影像核医学与分子影像

Nuclear Medicine and Molecular Imaging

第3版

主　编　黄　钢　申宝忠

副主编　陈　跃　李亚明　王全师　兰晓莉

编　　委（以姓氏笔画为序）

王全师（南方医科大学南方医院）　　　　金龙云（牡丹江医学院）

申宝忠（哈尔滨医科大学附属第四医院）　赵德善（山西医科大学第二医院）

兰晓莉（华中科技大学同济医学院附属协和医院）　袁耿彪（重庆医科大学附属第二医院）

刘建军（上海交通大学医学院附属仁济医院）　徐惠琴（安徽医科大学第一附属医院）

关晏星（南昌大学第一附属医院）　　　　唐　军（苏州大学附属第二医院）

孙俊杰（蚌埠医学院）　　　　　　　　　黄　钢（上海健康医学院）

李小东（天津医科大学第二医院）　　　　韩星敏（郑州大学第一附属医院）

李亚明（中国医科大学附属第一医院）　　程　旭（南京医科大学第一附属医院）

陈　跃（西南医科大学附属医院）　　　　游金辉（川北医学院）

编写秘书　汤玲琳（上海交通大学医学院附属仁济医院）

人民卫生出版社

图书在版编目（CIP）数据

影像核医学与分子影像/黄钢,申宝忠主编.—3 版.
—北京:人民卫生出版社,2016

本科医学影像学专业第四轮规划教材

ISBN 978-7-117-23662-1

Ⅰ.①影⋯　Ⅱ.①黄⋯②申⋯　Ⅲ.①影象诊断-
核医学-医学院校-教材②影象诊断-医学院校-教材

Ⅳ.①R814.43②R445

中国版本图书馆 CIP 数据核字(2016)第 262373 号

人卫智网	www. ipmph. com	医学教育、学术、考试、健康， 购书智慧智能综合服务平台
人卫官网	www. pmph. com	人卫官方资讯发布平台

影像核医学与分子影像
第 3 版

主　　编：黄　钢　申宝忠
出版发行：人民卫生出版社(中继线 010-59780011)
地　　址：北京市朝阳区潘家园南里 19 号
邮　　编：100021
E - mail：pmph @ pmph. com
购书热线：010-59787592　010-59787584　010-65264830
印　　刷：三河市宏达印刷有限公司(胜利)
经　　销：新华书店
开　　本：850×1168　1/16　印张：24
字　　数：710 千字
版　　次：2005 年 8 月第 1 版　　2016 年 12 月第 3 版
　　　　　2021 年 11 月第 3 版第 10 次印刷(总第 25 次印刷)
标准书号：ISBN 978-7-117-23662-1/R・23663
定　　价：78.00 元

打击盗版举报电话：010-59787491　E-mail：WQ @ pmph. com
(凡属印装质量问题请与本社市场营销中心联系退换)

全国高等学校医学影像学专业第四轮规划教材修订说明

医学影像学专业本科教育始于 1984 年，32 年来我国的医学影像学高等教育进行了以教学内容和课程体系改革为重点的教学改革，并取得了阶段性成果。 教材是教学内容的载体，不仅要反映学科的最新进展，而且还要生动地体现教育思想和观念的更新。 教育教学改革的成果最终要体现在教材中并通过教材加以推广，这就要求教材建设应与教育教学改革相一致。 落实学校教育要把提高素质、传授知识、培养能力融为一体，推动教学方法改革，确立在教师主导下学生在教学过程中的主体地位，努力提高教育教学质量。 因此，在当前教育教学改革不断深入的形势下，努力抓好教材建设势在必行。

一、我国高等医学影像学教育教材建设历史回顾

1. 自编教材 1984 年，在医学影像学专业建立之初，教材多根据各学校教学需要编写，其中《放射学》《X 线物理》《X 线解剖学》在国内影响甚广，成为当时教材的基础版本。 由于当时办医学影像学（原为放射学）专业的学校较少，年招生人数不足 200 人，因此教材多为学校自编，油印，印刷质量不高，但也基本满足当时教学的需要。

2. 协编教材 1989 年，随着创办医学影像学专业的学校增加，由当时办医学影像学专业最早的天津医科大学发起，哈尔滨医科大学、中国医科大学、川北医学院、泰山医学院、牡丹江医学院等学校联合举办了第一次全国医学影像学专业（放射学专业）校际会议。 经协商，由以上几所院校联合国内著名的放射学家共同编写本专业和专业基础课的部分教材。 教材编写过程中，在介绍学科的基础知识、基本理论、基本技能的基础上，注重了授课与学习的特点和内容的更新，较自编教材有了很大进步，基本满足了当时的教学需要。

3. 规划教材 1999 年，全国高等医学教育学会医学影像学分会成立后，由学会组织国内相关院校进行了关于教材问题的专题会议，在当年成立了高等医药院校医学影像学专业教材评审委员会，组织编写面向 21 世纪医学影像学专业规划教材。

2000 年，由人民卫生出版社组织编写并出版了国内首套 7 部供医学影像学专业使用的统编教材，包括《人体断面解剖学》《医学影像物理学》《医学电子学基础》《医学影像设备学》《医学影像检查技术学》《医学影像诊断学》《介入放射学》。

2005 年，第二轮修订教材出版，增加了《影像核医学》《肿瘤放射治疗学》，使整套教材增加到 9 部。 同时期，我国设立医学影像学专业的学校也由 20 所增加到 40 所，学生人数不断增长。

2010 年，第三轮修订教材完成编写和出版，增加了《医学超声影像学》，使该套教材达到 10 部。 此外，根据实际教学需要，将《人体断面解剖学》进行了系统性的修改，更新为《人体断面与影像解剖学》。 这 10 年间，全球医学影像学发展极为迅猛，学科内容进一步扩增，我国设立医学影像学专业的学校也增加到 80 所，年招生人数超过 1 万人。

前三轮规划教材凝结了众多医学教育者的经验和心血，为我国的高等医学影像学教育作出了重要贡献。 第三轮教材中的《医学影像检查技术学》《医学影像诊断学》《介入放射学》《影像核医学》

《肿瘤放射治疗学》还被评为了普通高等教育"十二五"国家级规划教材,充分肯定了本套教材的编写质量。

二、第四轮医学影像学专业规划教材编写特色

面对社会的进步和科学技术的发展,医学影像学高等教育的教学呈现出四个方面的特点,即现代科学技术和医学教学融合、出现跨学科教学、学生参与教学过程的主动学习以及重视教育结果和质量。 教材的编写应密切结合我国目前医学教学改革的总体要求,密切结合医学影像学的发展对人才培养的要求,因此,全国高等学校医学影像学专业第三届教材评审委员会和人民卫生出版社在充分调研论证的基础上,决定从2015年开始启动医学影像学专业规划教材第四轮的修订工作。

第四轮规划教材的编写特色如下:

第一,立足人才培养,促进教材整体发展 教材建设不仅要符合现代化的教育理念,更要注重体现对学生素质教育、实践能力和创新意识的培养,要与医学影像学学科建设和课程建设紧密结合,服务于教学改革,充分反映教学改革和学科发展的最新成果。 坚持以本专业人才培养目标为教材编写的基础,打造成"教师好教""学生好学"的经典教材。

第二,加强顶层设计,创新教材建设机制 教材编写坚持遵循整套教材顶层设计、科学整合课程、实现整体优化的编写要求;鼓励实践教材建设,满足实践教学需要。 在理论教材方面,《人体断面与影像解剖学》书名再次论证,进一步优化为《人体断层影像解剖学》;在实验教材方面,根据教学实际需要,增加《医学电子学基础实验》;在学习指导与习题集方面,将全部理论教材品种配齐相应的《学习指导与习题集》;在数字出版方面,全部理论教材品种都配套编写了相应的网络增值服务,并与理论教材同步出版发行。

第三,坚持编写原则,确保教材编写质量 坚持贯彻落实人民卫生出版社在规划教材编写中通过实践传承的"三基、五性、三特定"的编写原则:"三基"即基本知识、基本理论、基本技能;"五性"即思想性、科学性、创新性、启发性、先进性;"三特定"即特定对象、特定要求、特定限制。精练文字,控制字数,同一教材和相关教材的内容不重复,相关知识点具有连续性,内容的深度和广度严格控制在教学大纲要求的范畴,力求更适合广大学校的教学要求,减轻学生负担。

本套规划教材将于2016年11月陆续出版发行。 希望全国广大院校在使用过程中,能够多提宝贵意见,反馈使用信息,为下一轮教材的修订工作建言献策。

全国高等学校医学影像学专业第三届教材评审委员会

主任委员

张云亭 （天津医科大学）

副主任委员

郭启勇 （中国医科大学）

黄　钢 （上海健康医学院）

申宝忠 （哈尔滨医科大学）

滕皋军 （东南大学医学院）

委员（以姓氏笔画为序）

于春水 （天津医科大学）

王志刚 （重庆医科大学）

王振常 （首都医科大学）

刘林祥 （泰山医学院）

杜　勇 （川北医学院）

杨建勇 （中山大学）

吴恩福 （温州医科大学）

张　辉 （山西医科大学）

金龙云 （牡丹江医学院）

徐文坚 （青岛大学医学院）

韩　萍 （华中科技大学同济医学院）

秘书

张雪君 （天津医科大学）

全国高等学校医学影像学专业第四轮规划教材目录

规划教材

序号	书名	主编	副主编
1	人体断层影像解剖学（第4版）	王振宇　徐文坚	张雪君　付升旗　徐海波
2	医学影像物理学（第4版）	吉　强　洪　洋	周志尊　童家明　谢晋东
3	医学电子学基础（第4版）	鲁　雯　郭明霞	王晨光　周英君
4	医学影像设备学（第4版）	韩丰谈	李　彪　李林枫　李晓原
5	医学影像检查技术学（第4版）	于兹喜　郑可国	余建明　于铁链　张修石
6	医学影像诊断学（第4版）	韩　萍　于春水	余永强　王振常　刘林祥　高剑波
7	介入放射学（第4版）	郭启勇	滕皋军　杨建勇　郑传胜
8	影像核医学与分子影像（第3版）	黄　钢　申宝忠	陈　跃　李亚明　王全师　兰晓莉
9	肿瘤放射治疗学（第3版）	徐向英　曲雅勤	伍　钢　李国文
10	医学超声影像学（第2版）	姜玉新　冉海涛	田家玮　胡　兵　周晓东

配套教材

序号	书名	主编
1	人体断层影像解剖学实验指导（第2版）	徐　飞　徐文坚
2	医学影像物理学实验（第4版）	仇　惠　张瑞兰
3	医用放射防护学（第2版）	洪　洋　谢晋东
4	医学电子学基础实验	王晨光　周英君
5	影像核医学与分子影像图谱（第2版）	王全师　黄　钢

学习指导与习题集

序号	书名	主编
1	人体断层影像解剖学学习指导与习题集（第2版）	付升旗　王振宇
2	医学影像物理学学习指导与习题集（第3版）	童家明　吉　强
3	医学电子学基础学习指导与习题集（第2版）	郭明霞　鲁　雯
4	医学影像设备学学习指导与习题集（第2版）	韩丰谈
5	医学影像检查技术学学习指导与习题集（第2版）	郑可国　于兹喜
6	医学影像诊断学学习指导与习题集（第2版）	于春水　韩　萍
7	介入放射学学习指导与习题集	郭启勇
8	影像核医学与分子影像学习指导与习题集（第2版）	陈　跃　黄　钢
9	肿瘤放射治疗学学习指导与习题集（第2版）	徐向英
10	医学超声影像学学习指导与习题集	冉海涛

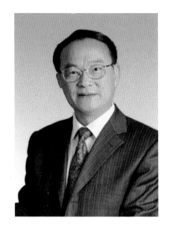

黄　钢

　　男，1961 年 7 月出生于湖南长沙。 二级教授，博士生导师，上海健康医学院院长；兼任亚洲核医学联盟学院院长，上海医学教育学会主委，中国数字医疗产业联盟理事长，第九届中华医学会核医学分会主任委员，《中华核医学与分子影像学杂志》主编，《中华生物医学工程杂志》《上海医学教育》《高校医学教育》、NUCL. SCI. & TECH.（SCI 收录杂志）等杂志副主编，PLOS ONE，Am J Nucl Med & Mol images 等 20 余本专业杂志学术编委。

　　从事核医学教学工作 30 余年，承担国家自然科学基金重点项目与面上项目、国家新药创制重大项目和"973"项目等 30 余项课题，至今在国内外发表论文二百余篇，其中在 Mol. Cell，Cancer Res，Oncogene 等 SCI 或 EI 收录杂志发表论文百余篇；主编全国医学院校规划教材及专著 10 余本，其中《影像核医学》获上海市高校优秀教材一等奖，《"以问题为导向的学习"导论》获上海市优秀教材，领衔《核医学》获上海市精品课程；先后获国家科技进步二等奖和华夏医学科技一等奖等十余项奖励。 首批入选上海市"百人计划"，并先后入选上海市优秀学科带头人；卫生部有突出贡献中青年专家称号，上海市医学领军人才、上海市领军人才及上海市影像医学核医学重点学科带头人等。

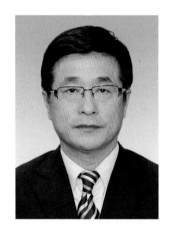

申宝忠

　　男，1961 年 2 月生于黑龙江省齐齐哈尔市。 现任中国医学科学院黑龙江分院副院长、哈尔滨医科大学附属第四医院院长、医学影像中心主任，黑龙江省分子影像重点实验室主任，黑龙江省分子医学工程技术研究中心主任。 兼任中华医学会放射学分会常委和中国抗癌协会肿瘤微创治疗专业委员会主任委员等职。

　　申宝忠教授从事肿瘤影像诊断和介入治疗临床、科研和教学工作 32 年，尤其在肿瘤分子成像研究领域贡献突出。 他是国家重大科学研究计划项目首席科学家（2014 年），国家科技进步二等奖第一完成人（2014 年），国家首批医学影像学临床重点专科带头人，龙江学者特聘教授。 发表 SCI 收录论文 95 篇，累计影响因子 400 分；近 5 年申报发明专利 15 项，已获授权 5 项（国际专利 2 项）；作为项目负责人先后承担国家重大科学研究计划、科技部和国家自然科学基金委重点重大项目等课题 28 项；以第一完成人获国家科技进步二等奖（2014 年）、黑龙江省政府科技进步一等奖（2012 年）及中国抗癌协会科技进步一等奖（2012 年）等奖励；主编和参编专著 18 部；荣获"中国医师奖""卫生部有突出贡献中青年专家""全国医药卫生系统先进个人"和"全国优秀科技工作者"等荣誉称号。

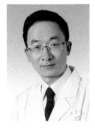

陈　跃

　　男，1968年6月出生于四川自贡。 二级教授，博士生导师。 西南医科大学附属医院核医学科主任。 四川省学术技术带头人。 四川省医学会核医学专业委员会第七届主任委员。 中华医学会核医学分会委员，PET学组副组长。 中国医师协会核医学医师分会委员。《中华核医学与分子影像杂志》编委。 获第三届中国核医学医师奖。

　　1992年以来从事核医学教学、医疗和科研工作。获得四川省科技进步奖二等奖2项，中华医学科技奖二等奖1项。获国家自然科学基金、省厅课题14项，发表SCI论文46篇。获发明专利3项。主编、副主编教材专著10部。主编国内第一部《儿科核医学》专著。培养博士、硕士研究生20余人。

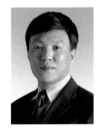

李亚明

　　男，1960年10月16日生于沈阳。 中国医科大学附属第一医院核医学科主任，二级教授，博士生导师，国务院政府特殊津贴专家。 现任中华医学会核医分会主任委员，中国医师协会核医学分会副会长，中国核学会核医学分会候任理事长；中国核医学网络学院院长；中-美核医学院院长；《中华核医学与分子影像杂志》副总主编等社会兼职。

　　自1983年以来一直从事核医学教学工作。 主编"十一五""十二五"普通高等教育本科国家级规划教材，副主编国家卫生和计划生育委员会规划教材等多部。 主持中华医学会等教学改革课题多项；承担国家自然科学基金、教育部博士点基金等；获辽宁省政府科技进步二等奖、自然科学学术成果二等奖等。 培养硕士、博士研究生60余人。

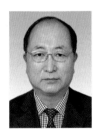

王全师

　　男，1959年7月出生于吉林省集安市。 现任南方医科大学南方医院核医学科主任，教授，主任医师，博士生导师。 中国医师协会核医学医师分会常委，中国核学会核医学分会常务理事，中国医学影像技术研究会常务理事、核医学分会副主委。《中华核医学与分子影像杂志》《中国临床医学影像杂志》《中国医学影像学杂志》常务编委。

　　从事核医学教学工作30年，在国内第一批开展PET/CT诊断及分子影像研究工作。 参编国家级规划教材《核医学》《影像核医学》多部。 发表论文100（SCI 17）余篇。 承担国家自然科学基金4项、国家科技部研发项目1项。

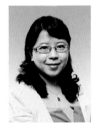

兰晓莉

　　女，1973年7月生于沈阳市。 教授，主任医师，博士生导师。 现任华中科技大学同济医学院附属协和医院核医学科及PET中心主任、教研室主任。 中国核学会核医学分会副理事长、中华核医学会青年委员会副主委等。《中华核医学与分子影像杂志》《中国临床医学影像》等杂志编委；15本影像专业英文期刊审稿人。 湖北省杰出青年基金及第七届湖北省青年科技奖获得者。

　　从事核医学教学工作15年。 以课题负责人获得国家自然科学基金重点及面上项目5项。 获得湖北省科技进步一等奖、教育部科技进步二等奖和中华医学科技奖二等奖。 发表学术论文110篇（SCI论文35篇），参编专著及全国规划教材15部。

为了适应21世纪影像医学快速发展及专业人才知识结构的变化，第4版影像核医学与分子影像的修订呈现了较大调整。全书修订根据国家卫计委全国高等医学院校规划教材编写指导思想和基本要求，以高等医学院校影像医学专业本科五年制学生为主要教学对象，在坚持"三基"（基础理论、基本知识、基本技能）、"五性"（思想性、科学性、先进性、启发性和适用性）、"三特定"（特定对象、特定要求和特定限制）原则的基础上，力求淡化学科界限，强化大影像概念，突出影像医学发展的主流特点，将影像核医学回归到其本源，成为影像核医学与分子影像，彰显了核医学的分子影像优势，从过去"是什么"的影像描述，到本版阐述"为什么"的核医学分子影像内涵，其重点就是期望学生在学习中客观科学地了解核医学分子影像不同于其他影像学的本质，即通过影像方式显示细胞及分子水平的活体功能表现及动态过程。全书修订本着继承前一版优点的基础上，迭代更新已逐步进入临床应用的核医学分子影像进展，做到系统、完整、先进、科学的统一，以达到满足当今医学影像教学的需要及临床的需求，力求培养具有适应现代医学发展与影像医学快速进步、具有终身学习能力的影像学医师。

全书内容共分为17章，包括影像核医学与分子影像的基础和临床应用两部分。前5章重点介绍了与影像核医学相关的物理概念、仪器设备、示踪剂和辐射防护、相关影像学技术的融合与比较、未来核医学分子影像在分子医学中的应用发展前景与价值、分子影像学的基本概念及转化应用的成功案例等，使学生初步了解和领会影像核医学与分子影像所涉及的成像原理及基本技术，对所涉及的基础内容和进展性工作，尤其是分子影像学的发展及其与核医学的本质联系有较为全面的认识；后12章重点是影像核医学与分子影像的临床部分，尽可能体现循证影像医学的临床应用及大影像的发展理念。包括神经、内分泌、心脏和肿瘤等各个脏器显像及常用的核素治疗，重点强调基本原理和图像分析要点，通过对各种典型影像的特征与规律的分析，典型病例的引入等，使学生能较为明确地掌握影像核医学在疾病诊断中的作用、特点及适用范围，并通过与各种影像学的比较，客观理解核医学的优势与价值。根据近年来核医学分子影像的发展需要及征求上一版使用的反馈意见，本书对多数章节进行了修订，主要变化如下：①突出影像医学人才培养的专业特点，将核医学分子影像、各影像技术特色及循证影像医学的概念与应用彼此联系，有机结合，以临床应用为导向，重在解决实际问题；②彰显核医学分子影像的优势特色。编写时在保持整个影像医学整体风格的延续性与关联性中，体现核医学在功能、代谢、受体与基因显像中的独特优势及其与其他影像技术的互补互融，力求推动学科间相互认识并合作提升，培养学生综合掌握影像医学知识、客观理解各种影像的优势，根据循证理论在临床灵活运用，提升影像医学各项技术在临床中的价值；③强化核医学分子影像作为影像医学发展的主流趋势，承载着基础研究与临床应用直接联系的重任，其优势是动态客观地定量描述启动疾病发生的分子作用、促进疾病发展的基因表达、反映疾病预后的蛋白变化、评估治疗效果的动态反映、设计研发新药的靶点定位与机制研究等，将直接影响与变革现代和未来医学模式，是转化医学应用最为成功的范例；④全书力求图文并茂，图表直观，体现影像核医学与分子影像的特点，提高可读性；⑤补充了放射生物学与放射防护章节，力求体现核医学的完整性，并让学生客观了解放射性核素的生物效应、优势与问题及合理防护的基本概念与要求，为科学应用好核医学分子影像技术提供理论基础。

虽然影像核医学与分子影像发展历程较短，但发展速度很快，其优势是高灵敏显像实时动态监测活体的生理与生化过程及分子生物学表现，其特色是引入了分子医学及分子生物学的最新研究成果，有效揭示机体从微观基因结构与功能改变到疾病的发生发展过程与相互关系。 在设备进展中，PET/CT、SPECT/CT、PET/MRI 等影像融合设备相继问世，使核医学影像进入一个新的发展阶段，为现代分子医学研究提供了更为先进可靠的方法与思路，对临床医学的发展具有不可替代的贡献。 因此本书在修订时，力求通过体现现代科技与分子医学最新成果及其在医学临床中的应用，使学生在掌握影像核医学基础知识、基础理论及基本技能基础上，启迪学生思维与吸引学生对医学新技术的关注。 虽然本书的主要使用对象是影像医学专业五年制本科学生，但因本书所具有的特点与内容的先进性，必然对核医学研究生入学考试和职业医师考试有重要的参考价值。

为集思广益并体现 21 世纪影像核医学与分子影像的新进展，同时兼顾我国影像核医学发展的现状与水平，人民卫生出版社与国家卫计委有关部门经专家推荐组织了由国内近 20 所医学院校具有较丰富临床教学和实践经验的专家教授参与本书编写。 在编写过程中，参编专家严谨务实辛勤编著，彼此支持相互合作，在完成初稿后又进行了集体互审，再返回编者修改完善，随后由正、副主编及多位编者全面统筹调整并再次修改补充，在此我们谨向所有直接或间接支持、关心、指导本书编写与出版的领导、专家和同仁们致以最衷心的谢意。

参加本书编写的所有人员有一个共同心愿，就是齐心协力精诚合作、严肃认真群策群力，力求做到系统、完整、先进、科学的统一，以达到满足 21 世纪医学影像教学及临床需要。 但限于作者的水平及时间，本书难免存在一些不足之处，恳请各医学院校的教师、学生、临床医师和读者给予斧正，在此先致谢意。

黄　钢　申宝忠

2016 年 8 月

第四章　现代核医学影像技术应用进展　　43

第五章　分子影像学　　68

第六章　肿瘤显像　　93

第七章 骨、关节系统显像 142

第八章 心血管系统显像 159

第十四章　血液和淋巴系统显像　　306

第十五章　核素治疗　　317

第一章 核医学影像基础与设备

影像核医学是通过成像设备对放射性核素释放的射线（γ射线）进行灵敏与实时的检测，对人体正常与异常变化进行动态与静态、全身与断层成像的影像技术。了解放射性核素及其释放射线的物理特性和变化规律对于深刻理解和掌握核医学影像技术，充分发挥核医学影像技术在医学应用中的优势具有重要意义。近年来，影像核医学发展迅速，由功能、代谢、血流的脏器成像，全面进入到代谢、受体及基因成像，成为目前真正用于临床的分子影像技术，实现了从脏器成像到动态的分子水平成像，成为现代医学与分子医学不可或缺的重要技术手段。

第一节 核医学物理基础

一、放射性和放射性核素

原子是物质结构的基本组成单位。原子主要由位于中心的原子核（nucleus，n）及核外带负电荷的高速旋转电子（electron，e）组成。原子核由带正电荷的质子（proton，p）和不带电荷的中子（neutron，n）组成。原子核中的质子数与中子数可以发生转换。

（一）元素与核素

原子核中的质子数相同的同一类原子统称为元素（element）。对特定元素而言，其质子数是恒定不变的，但中子数是可以变化的，中子数的数量决定了该原子核的稳定性。

原子核中的质子数、中子数及能级状态均相同的同一类原子统称为核素（nuclide）。每种元素可以包括若干种核素，目前已知的核素有2300多种，分别属于100多种元素。核素可分为稳定性核素和放射性核素。

（二）同位素与同质异能素

原子核中的质子数相同，中子数不同的核素，在元素周期表中处于相同的位置，属于同一种元素，互称为该元素的同位素（isotope）。

原子核内质子数和中子数都相同但能级不同的核素互称为同质异能素（isomer）。它们均具有相同的化学性质，但物理学性质各有不同。

（三）放射性与放射性核素

放射性（radioactivity）主要是指特定元素中不稳定的原子核自发释放射线，形成稳定元素不再发射出射线的一种自然现象。由不稳定原子核释放的射线主要包括α粒子、β粒子和γ（X）射线等。这个过程我们也称之为核衰变（nuclear decay）。

放射性核素是指能够自发发生放射性衰变，并发射出放射线[α粒子、β粒子和γ（X）射线]的核素，统称放射性核素（radioactive nuclide），也称为不稳定性核素（unstable nuclide）。放射性核素转变为稳定性核素往往需要多次衰变才能完成，也称为递次衰变。放射性核衰变转变成稳定性核素的过程遵循质量和能量守恒定律。在已经发现的2300余种核素中稳定性核素只有297种。放射性核衰变释放的α粒子、β粒子及γ（X）射线均具有固定的物理特性。这些射线与物质的相互作用是核医学影像设备成像的基本原理。

二、核衰变

放射性核素自发地发生核内结构或能级的变化，同时发射出某种射线（如α、β、γ射线）而转变为另一种核素的现象称为核衰变。根据放射性核素所发射的射线类型不同，核衰变主要分为α衰变、β衰变和γ衰变。

（一）核衰变规律

具有不稳定原子核的特定放射性核素衰变的变化规律是恒定的。放射性核素衰变不因温度、压力、

磁场等理化性质而改变,遵守一种普遍的指数函数衰变规律。其原子数随时间遵从负指数函数规律而衰减。以公式表示:

$$N = N_0 e^{-\lambda t}$$

N_0 为 t=0 时的放射性核素的原子核数。

N 为经过一定时间 t 后的放射性核素的原子核数。

e 为自然对数的底(e≈2.718)。

λ 为衰变常数(decay constant),是反映放射性核素衰变速率的特征性参数,是指每个原子核在单位时间内衰变的几率。表示为单位时间内某种放射性核素自发衰变的母核数和当时存在的母核总数之比。每一种放射性核素均有固定的衰变常数。

（二）半衰期

为了形象地描述放射性核素随时间衰变的规律,常规使用半衰期代替衰变常数对放射性核素衰变规律进行描述。

1. 物理半衰期 放射性核素在自然衰变过程中,所有的原子数减少至一半所需要的时间称物理半衰期(physical half life,$T_{1/2}$),简称半衰期($T_{1/2}$)。这是放射性核素所特有的物理性质。半衰期与衰变常数的转换关系为:

$$T_{1/2} = 0.693/\lambda$$

核医学常用的各种放射性核素的物理半衰期如表 1-1 所示。

表 1-1　各种常用放射性核素的物理半衰期

放射性核素	物理半衰期	放射性核素	物理半衰期
^{99m}Tc	6.0 小时	^{13}N	9.97 分钟
^{201}Tl	3.0 天	^{15}O	2.03 分钟
^{67}Ga	3.3 天	^{18}F	109.8 分钟
^{131}I	8.02 天	^{68}Ga	67.8 分钟
^{111}In	2.8 天	^{82}Rb	1.26 分钟
^{11}C	20.3 分钟		

2. 生物半衰期（T_b） 指进入生物体内放射性核素经过生物排泄,放射性活度减少到原来一半所需要的时间。

3. 有效半衰期（T_{eff}） 指放射性核素引入生物体内后,放射性活度在生物排泄和自然衰变双重作用下,减少到原来一半所需要的时间。

物理半衰期、生物半衰期和有效半衰期三者之间的转换关系为:

$$T_{eff} = (T_{1/2} \cdot T_b)/(T_{1/2} + T_b)$$

（三）核衰变类型

放射性核素衰变释放的射线主要包括 α 粒子、β 粒子及 γ（X）射线。根据释放的射线种类不同,放射性衰变的类型分为 α 衰变、β 衰变以及 γ 衰变。放射性衰变前的原子核一般称为母核,发生衰变后的核称为子核。

1. α 衰变 指放射性核素衰变过程中放射出一个 α 粒子的衰变类型。主要发生于 $Z>82$ 的核素（图 1-1）。α 粒子是由两个带正电子的质子和 2 个不带电荷的中子组成。具有能量高、电离能力强和射

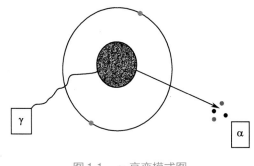

图 1-1　α 衰变模式图

程短的特点。主要应用于核医学治疗。

$$^A_Z X \rightarrow ^{A-4}_{Z-2} Y + ^4_2 He + Q$$

$$^{226}_{88} Ra \rightarrow ^{222}_{86} Rn + ^4_2 He + 4.879 MeV$$

2. β 衰变　指放射性核素衰变过程中放射出一个 β 粒子的衰变类型。主要包括 β⁻ 衰变、β⁺ 衰变和电子俘获（EC）（图 1-2）。β 粒子包括带有高速的负电子（β⁻）或正电子（β⁺），质量极小，容易受到电磁场影响。其穿透能力较 α 粒子稍强。主要适用于核医学治疗。

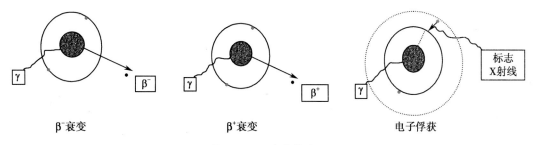

β⁻衰变　　　　　β⁺衰变　　　　　电子俘获

图 1-2　β 衰变模式图

（1）β⁻衰变：主要发生于富中子核素。指不稳定原子核内一个中子转换成质子，放射出一个电子（β⁻粒子）。同时伴随着反中微子（$\bar{\nu}$）的释放。

$$^A_Z X \rightarrow ^A_{Z+1} Y + \beta^- + \bar{\nu} + Q$$

$$^{32}_{15} P \rightarrow ^{32}_{16} S + \beta^- + \bar{\nu} + 1.71 MeV$$

（2）β⁺衰变：主要发生于贫中子核素。指不稳定原子核内一个质子转换成中子，放射出一个正电子（β⁺粒子）。同时伴随着中微子（ν）的释放。

$$^A_Z X \rightarrow ^A_{Z-1} Y + \beta^+ + \nu + Q$$

$$^{18}_9 F \rightarrow ^{18}_8 O + ^0_{+1} e + \nu + 0.663 MeV$$

（3）电子俘获（EC）：又称为逆 β 衰变，主要发生于贫中子核素。指不稳定原子核吸收一个核外轨道电子，使核内的一个质子转变为中子和中微子的衰变类型。新产生的子核一般以不稳定激发态的形式存在，在跃迁到基态的同时可以释放 γ（X）光子。

$$^A_Z X + ^0_{-1} e \rightarrow ^A_{Z-1} Y + \nu$$

$$^{55}_{26} Fe + ^0_{-1} e \rightarrow ^{55}_{25} Mn + \nu$$

3. γ 衰变　γ 衰变是指激发态原子核回到基态或低能状态，放射出 γ 光子的衰变类型。γ 光子是一种波长小于 0.2 埃的电磁波。具有穿透能力强，组织电离密度低等特点。主要适用于核医学显像。

激发态原子核在由激发态向基态跃迁时，可以将多余的能量直接传给核外电子，使其获得足够的能量脱离轨道成为自由电子，这一过程称内转换（internal conversion）。内转换也是一种常见的 γ 衰变类型。

$$^{Am}_Z X \rightarrow ^A_Z X + \gamma$$

$$^{99m}_{43} Tc \xrightarrow{6.02h} ^{99}_{43} Tc + \gamma$$

$$^{113m}_{49} In \xrightarrow{1.7h} ^{113}_{49} In + \gamma$$

（四）放射性计量

描述放射性核素的计量单位主要包括放射性活度,比放射性活度和放射性浓度。

1. 放射性活度（radioactivity） 放射性活度是放射性核素最基本的计量单位。定义为单位时间内发生的核衰变次数。放射性活度的国际制单位是贝克勒尔（becquerel,Bq）,定义为每秒发生一次核衰变。衍生单位有千贝可（kBq）、兆贝可（MBq）和吉贝可（GBq）等。

$$1GBq = 10^3 MBq = 10^6 kBq = 10^9 Bq$$

常用单位是居里（curie,Ci）。衍生单位包括毫居里（mCi）和微居里（μCi）,它们的关系为：

$$1Ci = 10^3 mCi = 10^6 μCi$$

常用单位居里与国际制单位贝克勒尔的转换关系是：

$$1Ci = 3.7×10^{10} Bq。$$

2. 比放射性活度和放射性浓度 比放射性活度（specific activity）是指单位质量物质内含有的放射性活度,简称比活度,单位是 Bq/g 或 Bq/mol。放射性浓度（radioactive concentration）是指单位体积溶液内含有的放射性活度,单位是 Bq/L。

三、射线与物质的相互作用

射线与物质的相互作用包括直接带电粒子（α 粒子、β 粒子、电子、质子等）或非带电粒子（如 X 射线、γ 射线、中子等）等与入射物质中的原子发生作用所引起的效应。射线与物质的相互作用是进行放射性探测、显像及放射性治疗等应用的基础。

（一）带电粒子与物质的相互作用

1. 电离（ionization） 入射带电粒子使原子的轨道电子获得足够能量,脱离原子造成原子的电离,形成正负离子对。电离的强弱常用电离密度（ionization density）来表示,即带电粒子在单位路径上产生的离子对数。一般说,带电粒子的电荷量越大,速度越慢,所经过物质的密度越大,则电离密度越大。

2. 激发（excitation） 入射带电粒子所携带的能量不足以使原子内的轨道电子脱离原子,只能使低能级的轨道电子跃迁到高能级轨道上去,整个原子处于能量较高的状态的过程,这个过程称激发（excitation）。处于激发态的原子很容易自发跃迁回到基态,同时释放出特征 X 射线或俄歇电子。

3. 散射（scattering） 入射带电粒子在原子核库仑电场作用下,运动方向和速度发生变化,但不辐射光子,也不激发原子核的过程。α 粒子由于质量大,其径迹基本上是直线进行的,散射不明显。β 粒子的质量较轻,散射较明显。

4. 韧致辐射（bremsstrahlung） 入射带电粒子在原子库仑场的作用下,运动方向和速度发生变化,带电粒子的部分动能转化为连续能谱的电磁辐射,这种辐射称韧致辐射。产生韧致辐射的能量与带电粒子能量成正比,与原子序数 Z^2 成正比,与带电粒子的质量平方成反比。因此,在防护韧致辐射时应采用低密度材料,如有机玻璃、铝等（如图 1-3）。

5. 湮没辐射（annihilation radiation） 入射的带电粒子与其反粒子发生碰撞时,其质量可能转化为 γ 射线的过程。如正电子与物质相互作用

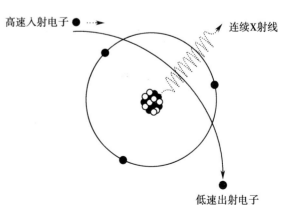

图 1-3　韧致辐射模式图

完全耗尽其动能前，与物质中的自由电子相结合，正负两个电子的静止质量转化为方向相反、能量各为 0.511MeV 的两个 γ 光子（图 1-4）。正电子发射断层显像仪（PET）的显像原理即是通过符合探测放射性核素发射的正电子湮没灭辐射释放的两个 γ 光子进行成像。

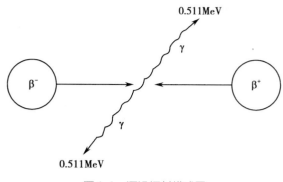

图 1-4 湮没辐射模式图

6. 契伦科夫辐射（Cherenkov radiation） 当高速带电粒子在透明介质中以大于光在这种介质中的传播速度运动时，带电粒子的部分能量以电磁波的形式辐射出来，这种现象契伦科夫辐射。

7. 吸收作用（absorption） 带电粒子与物质相互作用产生电离和激发等效应，使射线的能量逐渐消耗，当能量全部耗尽，该射线则不再存在，称为被吸收。吸收前射线在物质中的运动走行的距离称射程。

（二）光子与物质的相互作用

X（γ）射线既是一种电磁辐射，也是一种粒子（光子）。X（γ）光子与物质相互作用时不能直接引起物质的电离，主要是发生光电效应、康普顿效应和电子对效应等作用（图 1-5）。

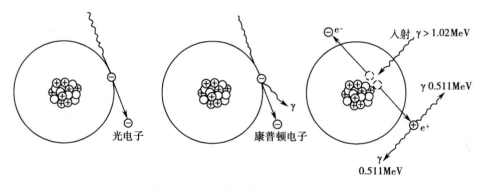

图 1-5 光子与物质的相互作用模式图

1. 光电效应（photoelectric effect） 是低能时 X（γ）光子与物质相互作用的最主要形式。X（γ）光子与物质原子的轨道电子发生相互作用，将其全部能量传递给轨道电子，使其脱离原子成为自由电子（光电子）的过程，称为光电效应。原子序数的增加，光电效应发生的几率增加；X（γ）光子的能量越大，光电效应发生的几率减少。相对于水，光电效应发生几率占优势的能量范围为 10～30keV。

2. 康普顿效应（compton effect） 主要发生在 X（γ）光子能量较高范围时。X（γ）光子和物质原子内的轨道电子发生相互作用，部分能量传递给轨道电子，X（γ）光子本身能量减少，运动方向发生改变；获得能量的轨道电子脱离原子成为自由电子（反冲电子）。这种过程称为康普顿效应。相对于水，康普顿效应发生概率占优势的能量范围为 30keV 至 25MeV。

3. 电子对效应（electron pair effect） 仅发生在入射 X（γ）光子能量高于 1.02MeV 时。相对于水，光电效应发生几率占优势的能量范围为 25～100MeV。当 X（γ）光子从原子核旁经过时，在原子核库仑场的作用下形成一对正负电子，称为电子对效应。形成的正电子可继而在物质中与一个自由电子结合发生电子对湮没作用，产生湮没辐射。

核医学诊疗常用的放射性核素释放的 γ 射线能量范围主要位于 10～500keV，与人体组织（Z≤20）的主要作用是康普顿散射；与防护用铅（Z=82）的主要作用是光电效应。但是，它产生的次级电子及正负电子对可以仍会产生电离效应。

5

（三）中子与物质的相互作用

中子不带电,它和γ射线一样都不能直接使物质电离,要通过与物质相互作用时产生的次级粒子才能使物质发生电离。中子与原子核的作用方式有弹性散射和核反应等。中子将一部分能量传递给被碰撞的原子核,使它受到反冲脱离壳层电子作用成为反冲核运动,从而引起物质的电离和激发。

第二节　核医学成像基础

γ光子(流)在穿透一定厚度的吸收物质时,可与吸收物质发生光电效应、康普顿散射及电子对效应而被吸收。核医学成像主要指通过成像设备对γ射线与吸收物质相互作用后产生的电离对、荧光等信号进行探测和计数,并重建成图像的过程。1957 年,Anger 发明伽马相机(γ camera),奠定了影像核医学发展的基础。随着技术的发展,核医学显像仪器 SPECT、PET、PET/CT、SPECT/CT 及 PET/MRI 目前均已经进入到常规临床应用。

一、γ射线探测器

γ射线探测器是核医学成像设备的基础单元,由闪烁晶体和光电倍增管组成。入射的γ光子与闪烁晶体发生光电效应和康普顿散射,产生次级电子;这些次级电子随后与闪烁晶体发生电离或激发作用;晶体发生退激,部分能量以可见光(荧光)形式释放。荧光光子经光学窗进入光电倍增管,将荧光信号转化为电流脉冲信号,进行数据处理或重建成像。

（一）闪烁晶体

闪烁晶体是可将入射γ光子相互作用后沉积能量转换为可见光(荧光)的一类材料。晶体材料的组成直接决定着对γ射线探测的灵敏度,能量分辨率及计数效率等性能。理想的闪烁晶体主要应具备下列特性:原子序数较大,对射线有很高的吸收系数;发光效率高,发光强度与入射线的能量有良好的线性关系;荧光衰减快,光学均匀性好以及对产生的荧光透明性好等等。目前核医学仪器中常用的闪烁晶体主要包括碘化钠[NaI(Tl)],锗酸铋(BGO)、硅酸镥(LSO)或硅酸钆(GSO)等等(表 1-2)。

表 1-2　常用闪烁晶体的性能指标

晶体类型	密度（g/cm）	Zeff	辐射长度（mm）	光电效应概率（%）	光输出（ph/MeV）	衰减时间（ns）	闪烁发射波长（nm）	折射指数
NaI(Tl)	3.67	51	29.1	17	41 000	230	410	1.85
BGO	7.1	75	10.4	40	9000	300	480	2.15
LSO	7.4	66	11.4	32	30 000	40	420	1.82
GSO	6.7	59	14.1	25	8000	60	440	1.85

NaI(Tl)晶体是目前核医学仪器中使用最为广泛的闪烁晶体。NaI(Tl)晶体是γ光子的良好吸收物质,产生的荧光光子数与入射γ光子的能量成正比,可用来测量γ光子的能量。一定厚度的 NaI(Tl)晶体可以将入射的γ光子的全部能量沉积,且大部分转变成可见光,光输出量高,荧光信号强,探测的灵敏度高。NaI(Tl)晶体产生的荧光自吸收损失小,荧光持续时间短,可满足高计数率的要求。

锗酸铋(BGO)、硅酸镥(LSO)或硅酸钆(GSO)等闪烁晶体主要用于正电子发射断层显像。BGO 晶体的密度是 NaI(Tl)晶体的 2 倍,具有较大的原子序数和密度,使得它对γ光子具有很好地吸收,有效增加其对 511keV 光子探测的灵敏度。它的主要缺点是衰变时间较长,不利于 3D 采集。LSO 只有约 40

纳秒的衰变时间,高光输出量使得它成为非常适合 3D 采集的快速晶体。GSO 能量分辨率远高于 BGO 和 LSO,衰变时间也较短,也非常适合 3D 采集。

（二）光电倍增管

光电倍增管是利用光电效应和二次电子发射制成的将微弱光转换成电信号的真空管。主要由光阴极、打拿极（又称倍增极）、阳极组成。光电倍增管放大倍数可达 $10^3 \sim 10^9$。闪烁晶体的光信号首先进入光电倍增管,在光阴极上发出光电子,经过 $8 \sim 12$ 个打拿极的连续倍增,二次电子簇流最后被阳极收集,形成电流脉冲。光电倍增管中阳极上获得的电子簇流与进入的荧光信号强度成正比,也与入射闪烁晶体的 γ 光子的能量成正比。因此,闪烁探测器是一种能量探测器。

早期的 γ 照相机只有十几个圆形光电倍增管。目前的 γ 照相机已经增加到 $37 \sim 107$ 个光电倍增管,形状也不仅是圆形,还有正方形、六角形等。这些光电倍增管均匀地排列在晶体的后面,紧贴着晶体。当射线进入晶体,与晶体相互作用产生的信号,被该部位一个或多个光电倍增管吸收,转变成电压信号输出。这些输出信号经过综合和加权最终形成图像。每一个光电倍增管感受到信号的多少和强弱决定射线发出的位置。光电倍增管数量的多少与定位的准确性密切相关。数量多则探测效率和定位的准确性就高,图像的空间分辨率和灵敏性也高,图像质量就能得到很大的提高。

（三）前置放大器

由光电倍增管阳极输出的电脉冲一般都很微弱,如果直接把这种微弱信号通过电缆传输,送到离探头较远的主放大器进行放大,将会造成信号的损失和畸变。为了防止这种情况的出现,经常采用射极跟随器作为前置放大器。射极跟随器具有输入阻抗高、输出阻抗低的特点,同时起到稳定电压和温度的作用,其输出与输入呈线性变化,具有比较好的跟随特性,比较适合与光电倍增管合作。通过功率放大作用,将闪烁计数器输出的微弱信号进行放大,并传送到主放大器。

（四）记录和分析脉冲信号的数据处理系统

1. 定标器 是一种控制和记录电脉冲信号的数字化电子仪器装置。它常由稳压直流电源、放大器、甄别器、数据处理系统等部分组成。

甄别器的作用就是用来排除本底和噪声信号的干扰,保证目标信号的正常输出。甄别器除了限制幅度过小的脉冲通过以外,还起到对输入脉冲的整形作用。对一切大于限制电压的脉冲均可并进入计数器进行计数,对一切小于限制电压的脉冲皆被剔除掉。这种甄别器称为下限甄别器。此外还有上限甄别器,它的作用是对一切小于限制电压的脉冲均可并进入计数器来计数,对大于限制电压的脉冲皆被剔除掉。此限制电压称为甄别阈,甄别阈的阈值可根据实际测量需要来确定。

2. 脉冲幅度分析器 也叫脉冲高度分析器。它记录的是脉冲幅度,反映的是电压高度。有些定标器还带有脉冲幅度分析器。它是一种能把不同幅度的输入电压脉冲加以甄别分组,并加以记录的仪器。它主要由上限甄别器、下限甄别器及反符合电路组成。

每次能同时划分并记录脉冲的组数称为"道数",每道电压的范围称为"道宽"或"窗宽",也就是两个甄别电压的差。每次只能测量一组的脉冲幅度分析器称为单道脉冲幅度分析器。每次能同时测两道以上的脉冲幅度分析器称为多道脉冲幅度分析器。

如果脉冲幅度都小于下限甄别阈,那么整个电路就没有脉冲信号输出;如果脉冲幅度大于下限甄别阈而又小于上限甄别阈,那么这种脉冲信号就能被电路输出到后续电路。如果脉冲幅度都大于上限甄别阈,那么整个电路也会没有脉冲信号输出,这个任务是由反符合电路来完成。只有脉冲幅度刚好落在道宽范围内时,才能被记录下来。这种测量方式称为微分测量。

二、常用核医学仪器

核医学仪器从结构上看,基本上有两大部分组成:一是闪烁探测器,由闪烁体,光电倍增管,电源和放大器-分析器-定标器系统等组成;二是记录和分析脉冲信号的数据处理系统。大部分核医学仪器均采用集成化、数字化的计算机系统进行数据处理,大大加快了射线探测的处理速度,使其更适合于医学临床应用。目前常用的主要核医学仪器主要包括井型 γ 计数器、液体闪烁计数器、放射性活度计、脏器功能测定仪(如甲状腺功能测定仪)及脏器显像仪器(如 γ 相机、SPECT、PET)等等。

(一) 井型 γ 计数器

井型 γ 计数器由井型 NaI(Tl)晶体探测器和线性脉冲放大器、脉冲幅度分析器、定标器等组成。井型 γ 计数器是核医学工作最常使用的仪器之一,主要用于血液、尿液、分泌物和其他样品的体外放射分析。

(二) 液体闪烁计数器

液体闪烁计数器是由包括两个光电倍增管的符合探头和电子测量装置组成。主要用于测定 ^3H 和 ^{14}C 等放出低能 β 射线的核素和其他低能射线。例如,俄歇电子、内转换电子、质子、慢中子、β 粒子和低能 γ 射线等。液体闪烁技术在生物医学中已经广泛用于物质代谢、体外放射分析、遗传工程以及生物大分子结构与功能有关的研究。

(三) 脏器功能测定仪

脏器功能测定仪由探头、线性脉冲放大器、脉冲幅度分析器和计数率仪以及微机系统组成。在微机系统软件支持下,可进行多种脏器功能的测量。如甲状腺吸碘率、肾小球滤过率、肾有效血浆流量、心功能仪等等。

1. 甲状腺功能测定仪　甲状腺功能测定仪又称甲功仪,由准直器、闪烁探测器、光电倍增管、放大器、配套电子线路以及计算机构成,是一种利用放射性碘作为示踪剂测定人体甲状腺功能的仪器。放射性 ^{131}I 作为碘的同位素可被甲状腺组织摄取并参与甲状腺激素的合成,其被摄取的数量和速度与甲状腺功能密切相关。

2. 肾功能测定仪　肾功能测定仪又称肾图仪。肾图仪一般有两个探头,分别固定在可以升降和移动的支架上。检查时将两个探头分别对准左、右侧肾脏,由静脉弹丸式注射显像剂后,通过两套计数率仪电路,记录左右两肾区对放射性显像剂的积聚和排泄过程,所得到的时间-放射性曲线就是肾功能曲线(即肾图)。

3. 手持式 γ 射线探测器　手持式 γ 射线探测器是一种小型便携式 γ 射线探测器。由探头和信号处理显示器两部分组成,具有体积小、准直性能好、灵敏度高、使用方便等特点。探头有闪烁型和半导体型两类,信号处理显示器由数字显示装置和声控信号处理系统组成,主要应用于术中探测前哨淋巴结,有利于准确、彻底地清扫前哨淋巴结。

(四) γ 照相机

γ 照相机由准直器,闪烁晶体,光电倍增管(PMT),预放大器,放大器,X、Y 位置电路、总和电路和脉冲高度分析器(PHA),以及显示或记录器件等组成。它能够获取放射性示踪剂在生物体内特定脏器或组织内的运动和分布状况,以二维图像的形式反映该脏器或组织的生化代谢功能的变化。是高级核成像设备(如 SPECT、PET 等)的成像基础。

(五) SPECT(SPECT/CT)

单光子发射型断层扫描仪(SPECT)是 γ 照相机与计算机技术相结合而进一步发展的核影像装置,它既继承了 γ 照相机的功能,又应用了计算机断层的原理,较 γ 相机增加了断层显像的能力,是目前影像核医学中最重要的显像设备之一。随着集功能成像和结构成像为一体的 SPECT/CT 融合设备的发明和商品化,SPECT 已经逐渐被 SPECT/CT 所取代。

(六) 双探头符合线路断层显像仪

双探头符合线路断层显像仪(dual-head tomograph with coincidence,DHTC)至少有两个探头,并带有符合探测电路,同时还带有 X 线或 γ 射线的透射衰减校正。它不仅能进行常规单光子核素显像而且能完成 ^{18}F 标记物正电子核素显像。由于 DHTC 的 NaI(Tl)晶体必须兼顾高低能两类核素的有效探测,过薄的晶体将明显降低高能核素的探测效率,因此此类仪器多采用5/8或3/4英寸等厚晶体,甚至1英寸。DHTC虽然可以进行正电子核素显像,但仍属于SPECT的一种。图像分辨率较PET明显要低,且无法完成PET的动态采集、定量分析等功能。但由于价格远低于PET,许多基层医院仍在使用。

（七）PET（PET/CT）

正电子发射型断层扫描仪(PET)是当前影像核医学中最先进的显像设备。主要用于显示正电子发射体的放射性核素在组织或脏器中的分布。PET/CT融合结构性成像和功能性成像技术为一体,克服了PET在临床实践应用中的定位缺陷,在现代临床医学中已经成为一个关键的分子影像技术。

第三节　单光子发射型计算机断层显像

SPECT是针对每次衰变仅发射单个γ光子的放射性药物进行断层显像的技术。1979年,Kuhl等采用旋转γ照相机探头采集数据和计算机影像重建的技术,研制出世界上第一台发射型计算机断层显像仪(SPECT),并利用该技术可将扫描图像进行三维重建,使影像核医学成像技术取得了革命性的进步。2004年,第一台商业化SPECT/CT进入临床,影像核医学成像技术进入到功能与结构成像融为一体的新发展阶段。目前SPECT/CT已经成为影像核医学的主流设备之一。

一、SPECT成像的基本原理

SPECT主要由γ照相机探头和计算机影像重建技术组成。γ照相机由准直器,闪烁晶体,光电倍增管(PMT),预放大器,放大器,X、Y位置电路,总和电路和脉冲高度分析器(PHA),以及显示或记录器件等组成。它能够获取放射性示踪剂在生物体内特定脏器或组织内的运动和分布状况,以二维图像的形式反映该脏器或组织的生化代谢功能的变化。

（一）成像准直器

放射性核素衰变发射的γ光子是各向同性的,任一位置的γ光子均可以到达闪烁晶体的任一部分,仅仅闪烁晶体无法进行成像。成像准直器主要由铅或钨合金等吸收物质制成,厚度足以吸收不同能量的γ光子。其主要作用是仅允许特定方向前进的γ光子和晶体发生作用,大多数γ光子被准直器阻挡。

准直器的主要参数包括孔数、孔径、孔长(或称孔深)及孔间壁厚度等也决定了系统的空间分辨率、灵敏度和适用能量范围等成像性能(表1-3)。

表1-3　不同类型准直器的物理性能

准直器类型	孔径（mm）	孔数（个）	长度（mm）	壁厚（mm）	系统灵敏度（kps/Ci）	系统分辨率（mm）	适用能量范围	应用核素
低能通用准直器	1.9	32 900	35	0.2	270	8.7	75~170keV	^{99m}TC
低能高分辨准直器	1.5	18 100	35	0.2	160	7.9	75~170keV	^{99m}TC
中能通用准直器	2.3	10 000	33	1.5	190	10.7	170~300keV	^{67}Ga
高能通用准直器	2.6	5400	36	2.6	140	10.4	270~360keV	^{131}I

成像准直器按照几何结构也可以分为平行孔准直器、扩散型准直器、会聚型准直器、针孔准直器等类型。其中平行孔准直器是目前临床最常使用的。

（二）SPECT探测器

SPECT探测器是二维探测器。晶体一般采用矩形大NaI(Tl)晶体,尺寸约50cm×60cm。NaI(Tl)是高原子序数晶体,对于140keV的γ光子,大部分相互作用发生在NaI(Tl)晶体前端2~5mm内。因此,SPECT探测器通常采用9.5mm(3/8英寸)厚度的薄晶体,最适合的γ光子能量为100~200keV。带有符合探测功能的SPECT系统,为兼顾511keV的γ光子的探测效率,一般使用15.9~25.4mm(5/8~1英寸)厚度的晶体。

SPECT探测器的光电倍增管一般呈蜂房式排列,通过光导覆盖在NaI(Tl)晶体的背面。这些PMT除了把微弱的荧光信号转换成电信号外,还担负着定位的功能。NaI(Tl)晶体发射荧光时,每个光电倍增管电流脉冲的幅度取决于它离荧光发射点的远近,通过类似求重心的方法,可以从各个光电倍增管的输出估计荧光发射的位置。

(三)SPECT电子学线路

1. X、Y位置电路 光电倍增管产生的信号一般比较小,难以进行处理,所以必须放大。信号放大分为两步:预放大器和线性放大器。预放大器对PMT输出脉冲作初步放大,同时匹配PMT与后续电路之间阻抗,以便系统对该脉冲的进一步处理。经过预放大器后脉冲有一定幅度,再通过线路送到线性放大器。线性放大器进一步放大来自预放大器的信号,并输出到X、Y位置电路。PMT数目越多,图像上所有脉冲的X、Y位置精度越好,即图像空间分辨率越好。

2. 脉冲高度分析器 Z脉冲在总和电路形成后进入脉冲高度分析器(PHA),PHA分析Z脉冲的幅度,选通具有所需要能量的脉冲。设置PHA窗位置和宽度,则落入该窗的脉冲(即所需能量的γ光子)可以通过PHA。对于X、Y脉冲,只有在其Z脉冲落入选定的PHA能窗范围内才能被显示和记录。如果Z脉冲不能通过PHA,则X、Y脉冲无效。在设置能窗时,窗中心要对准感兴趣的能峰,窗的宽度基本包括整个光电峰。在临床中,窗宽一般设置为20%。

3. 模数转换器(ADC) γ相机输出的模拟信号在进入计算机之前,必须进行数字化处理。这一过程主要通过模数转换器(ADC)进行。常用的ADC为8位和16位,即将一个模拟信号转换为8位或16位2进制数。ADC位数影响图像空间分辨率,一幅相同尺寸的图像,转换位数越多,图像就越精细。

二、SPECT的成像技术与应用

SPECT主要由准直器、晶体、光电倍增管矩阵、位置和能量电路、机架和计算机影像处理系统等部分组成。SPECT的突出优点仍然是反映人体功能和代谢方面的变化,这是与X线CT、MRI和其他影像技术不同之处。SPECT断层图像与普通γ相机平面图像相比有明显优点。SPECT断层显像克服了平面显像对器官、组织重叠造成的小病灶掩盖,提高了对深部病灶的分辨率和定位准确性。

(一)SPECT图像采集

1. 能窗选择 SPECT的探头能够根据应用放射性核素发射γ光子的能量选用不同的能窗。一种放射性核素具有多种γ光子能量,显像时可以设置1~3个能量窗,实现单核素多能量采集;或多种放射性核素发射γ光子能量,显像时设置多个能量窗实现多核素采集。

2. 矩阵 矩阵指将视野分割成很多正方单元,以X和Y方向分割数表示,如128×128等。通常矩阵越大,分辨率越高,但是它受探头系统分辨率的限制,临床应用时像素的大小等于1/2 FWHM(半高宽)最为合适。旋转型γ照相机的FWHM常为12~20mm,因此要求像素为6~10mm,对大视野探头采用的是64×64矩阵。此外,矩阵增到128×128,每一像素的计数将会下降4倍,这会大大降低统计学的可靠性。就单独为贮存所采集的数据来说,贮存容量就需增加4倍。再加上由于图像重建、滤波、衰减校正等运算量的增加,以及全部断层数据量的增加,就更需要增加贮存容量和处理的时间。

3. 采集模式

(1)静态采集:预置计数或预置时间采集,最后由存入众像素中的总信息量组成一帧影像。通常采用较大的矩阵(256×256或128×128)。

(2)动态采集:一般用帧模式(frame mode)采集,即将收集到的计数信号直接按位置信号存入相应的像素,预置帧率及总帧数。一次采集最多可设置三个时相的帧率和帧数,连续自动采集,逐帧直接成像。也可用表列式(list mode)采集,即将采集的计数信号连同位置信号一起按时间先后排列贮存,然后根据需要重新排列成像,较为灵活,但所用容量较大。通常采用较小的矩阵(64×64),增加处理速度。

(3)门控采集:门控采集是以生理信号对动态帧模式采集进行门控,例如用心电图的 R 波触发 R-R 间期内等时(如 1/15、1/32 R-R 间期)动态采集。由于 R-R 间期时间很短,计数不多,故不可能只采集一个 R-R 间期的信息即能成像,而需重复上述采集数百次,将各次采集到的相同时相的信息都按像素贮存,当计数足够时停止采集,用各像素积累起来的信息乃可以建成一个心动周期内不同时相的心脏影像。通常采用较小的矩阵(64×64),图像总计数不小于 5000K。

(4)全身扫描采集:根据身体指定部位的计数率,自动确定床速或探头移动速度,进行从头到足或从足到头的采集。总计数一般不小于 1000K。

(5)断层采集:SPECT 探头围绕身体旋转 360°或 180°,获得不同角度的一维放射性分布曲线,称投影截面。信号经放大和模数转换后送入计算机,按预定程序重建图像后,由横向断层影像的三维信息再经影像重新组合可以得到矢状、冠状断层和任意斜位方向的断层影像。矩阵一般采用 64×64 或 128×128,每帧计数应不小于 100K。

(二)SPECT 衰减校正

SPECT 重建图像的变量是放射性活度。衰减效应对活度造成的减少并不代表脏器的吸收和代谢功能,必须加以校正。对一些大脏器,尤其是实质性脏器,衰减形成的图像是使脏器的中心放射性减低,脏器的边缘放射性增高。为了消除这些组织衰减所造成的图像,重建图像要进行衰减校正。衰减校正的结果是把脏器深部丢失的放射性补偿上去。衰减校正可以在重建前,重建中或重建后进行。衰减校正有均匀衰减校正和非均匀衰减校正两类,因均匀衰减校正运算容易实现,是目前最常用的方法。

(三)SPECT 散射校正

衰减效应是指有用的光子数减少,散射效应则是指无用的光子数增加。散射效应是原始 γ 光子在组织或其他物质中产生次级辐射,而产生的次级 γ 光子的能量又在主放射性核素的能窗内。散射效应可降低图像对比度。散射校正(scatter correction)比较复杂,有的厂家已采取了一些校正措施。

(四)SPECT 图像重建

图像重建是指利用一物体在多个(轴向)投影图重建目标图像的过程,其将图像的投影视为退化过程,将重建的过程视为恢复。广泛应用于 SPECT 图像重建的方法有滤波反投影法和 OSEM 法。

1. 滤波反投影法 反投影法就是将原始图像在各个方向上的投影数值反向投影回图像矩阵中去,其先将原投影值沿投影方向填充到图像矩阵中的各个单元中,然后将单元中的值相加。

直接反投影系统的缺点是,在重建过程中会丢失许多高频成分(图像的细节、物体的边缘、噪声在频域中通常表现为高频成分),换言之它可以使得点源发散,周围产生许多本底影,导致中心值的相对降低,在图像上的直观表现为星状伪影。

为了保证图像的复原,需要在投影之前,对高频成分进行加强,所以在临床应用时,引入了恢复滤波函数,利用褶积(卷积)计算,将投影数据高频部分过度放大后,再进行反投影,从而形成了滤波反投影法(图 1-6)。

由于高频成分中包含有大量的噪声数据,如果简单地依照恢复滤波函数的标准进行选择,重建后图像的品质会很低。在临床应用时,需要应用者结合具体成像过程,合理选择函数及其参数来保证图像的精度与分辨率。

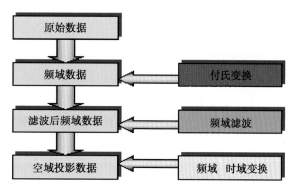

图 1-6 滤波反投影过程示意图

2. 迭代重建算法 此类算法又称代数重建法（algebraic reconstruction technique，ART），级数展开重建法。其基本做法是：先假设一个断层图像的计数分布，然后将其与实测数据相比较，对不符的部分进行修正得一修正影像，再将其与实测值比较，如此逐步逼近。与计算量较少的滤波反投影法相比，迭代重建法有着如下特点：可以重建出对比度较高的图像，这对于内部密度突变或中心与周围计数率相差较大的影像尤其重要。对于投影面较少的图像，可以借助多次迭代的手段，重建出清晰的影像。但由于其计算量较大，对于硬件的要求较高，目前仅在 PET 或 3D 重建中应用。SPECT 系统仍然广泛使用滤波投影。

（1）传统迭代法（MLEM）：每一帧图像都要与各方向的投影多次比较多次迭代，计算繁琐，时间耗费长。

（2）有序子集最大期望值法（ordered subsets expectation maximization，OSEM）：OSEM 的收敛速度取决于每迭代子集的数目。设投影方向为 N，则 OSEM 较之 ML-EM 的运算速度快 N 倍。

（五）SPECT 图像融合（SPECT/CT）

随着带有 X 线 CT 的核医学设备的推出，核素显像和 CT 的图像融合的逐渐应用，核素断层显像的发展又进入到一个新的阶段。SPECT/CT 是在 SPECT 的基础上，附装一台具有诊断功能的 CT 成像装置。两台设备分别完成 SPECT 和 CT 的图像采集，并通过显像床的精确移动和计算机图像融合技术获得集功能和结构为一体的医学融合图像，达到临床应用目的。但是，就设备使用而言，无论是图像采集、处理还是诊断，SPECT/CT 不是独立的 SPECT 和 CT 的合并，而是二者的定性和定位优势进行的有机结合，SPECT 的精确定位缺陷得到弥补，SPECT 的功能成像优势被进一步得到放大，在现代临床实践中的应用价值也愈加重要。

三、SPECT（SPECT/CT）的质量控制

高质量的重建图像，来自高质量的 SPECT 原始投影图像。对于 SPECT 系统，要严格按照要求完成每日、每月和季度、年度的质量控制程序。

（一）SPECT 质量控制

1. 均匀性的评价和校正 均匀性指有效视野内各部位对均匀分布的放射源响应的差异，是 SPECT 最基本和最重要的性能参数，直接关系到是否能如实反映所测体内放射性分布的情况。显像系统的不均匀性可以产生显像伪影，影响显像质量。SPECT 中的均匀性分为：固有均匀性、系统均匀性、断层均匀性。

2. 空间分辨率 表示 γ 照相机探头分辨两个点源或线源最小距离的能力。它同样分为固有分辨率和系统空间分辨率。系统空间分辨率由固有分辨率加准直器共同决定。空间分辨率的测定有 3 种方法：四象限铅栅测定法、线伸展函数测定法、线性模型测试法。

3. 平面源灵敏度 指某一采集平面对平行于该面放置的特定平面源的灵敏度。平面源灵敏度测试主要用来检验仪器工作是否正常和比较各种准直器的计数效率。灵敏度明显下降反映 γ 照相机有问题，灵敏度增高则是有污染等因素造成。

4. 空间线性 空间线性描述 γ 照相机的位置畸变。分为固有线性和系统空间线性两种。空间线性应在中心视野（CFOV）和有效视野（UFOV）中测量。

5. 最大计数率 反映 γ 照相机对高计数率的响应特性。

6. 多窗空间位置重合性 不同能量窗对一点源图像的 X、Y 方向的最大位置偏移是检验多窗重合性的指标。测量点源为准直的 ^{68}Ge 点源。

7. 固有能量分辨率的测定 卸掉准直器，置点源于探头下方，使点源照射探头全视野，用多道分析器测量能谱曲线，能谱曲线峰值为分母，半高宽为分子的相对百分比即为照相机的能量分辨率。

8. 旋转中心（center of rotation，COR）漂移的测量和校正 旋转中心指探头的机械旋转中心，

应与计算机矩阵中心相一致,表现为置于矩阵中心的点源的重建影像成点状,其中心与矩阵中心重合。如影像中心偏离矩阵中心,表明旋转中心有漂移,通常以偏离的像素数表示漂移的程度,超过规定标准应进行校正。

9. 显像系统的综合评价 采用含放射性的体模来进行测试,可得到图像对比度、显像噪声、视野均匀性、衰减校正的准确性等参数。本试验有助于观察在近似临床实际情况下 SPECT 的整体性能。

（二）CT 的质量控制

CT 的质控主要侧重于 CT 值准确性的检测上。在进行 SPECT-CT 图像采集前,要先完成 CT 的质量控制检测。将水模放置在检查床上,水模的上下表面要和床板垂直,按标准质控程序检测,整个水模和水模不同区域的 CT 值均数和 SD、均匀度达标后,才能进行 CT 图像的临床采集,才能保证准确空间定位的目的。

（三）SPECT/CT 的质量控制

SPECT/CT 的质量控制是在完善的 SPECT 和 CT 质量控制的基础上,加上 SPECT/CT 融合的质量控制才得以实现的。SPECT/CT 质控关键在于两种图像的准确配准。

1. SPECT/CT 配准 同机图像融合技术的关键是两种影像系统的准确对位。造成影像对位误差的主要原因可能是两种因素的协同作用:①重力导致的检查床下垂;②床板伸出的距离越长变形越大,下垂距离越大。

2. 检查床的位置 在图像采集过程中,要采取措施控制 SPECT 和 CT 采集过程中床板下沉不一致性所导致的两者图像失匹配。如果床板的高度没有调节达到这一要求,必须请工程师予以调整。此外,患者的受检查部位要放在检查床上规定的区域内。

3. SPECT/CT 图像采集过程中的要求 患者不能有位置的移动。患者移动会使 CT 和 SPECT 几何位置失配准,导致 CT 在融合图像中定位不准确,核素显像衰减校正不正确,图像采集失败。

第四节 正电子发射型断层显像

正电子(β^+)与物质的相互作用主要是发生湮灭反应,转变为两个运动方向相反的 511keV 的 γ 光子。正电子发射型断层显像(PET)通过符合探测技术同时进行 γ 光子对的探测并成像,是专门用于正电子类放射性药物显像的影像设备。正电子类放射性核素(如 ^{11}C、^{15}O、^{13}N)都是构成有机体基本元素的同位素,标记生物活性物质后,几乎不改变机体的生理、生化过程。PET 在脑功能科学研究和恶性肿瘤的临床应用中具有非常巨大的价值。

一、PET 成像的基本原理

（一）湮灭符合探测

正电子类放射性核素(如 ^{11}C、^{15}O、^{13}N)发生衰变时释放出正电子。正电子很快(约 10^{-10} 秒)与周围介质中的普通电子发生湮灭反应,转变成两个方向相反,即两个光子成 $180°$,能量 511keV 的 γ 光子。相对位置的两个探测器可以对 γ 光子对进行同时探测。符合电路通过预设符合时间窗(5～15纳秒)对湮灭光子进行甄别接受,只对两个探测器之间的连线上真正的湮灭光子对有响应。两个探测器之间的连线又称为响应线(line of response,LOR)。因此,湮灭符合探测又称做电子准直(图 1-7)。PET 通常使用大量探测单元组成探

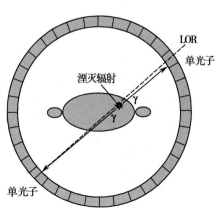

图 1-7 正电子湮灭辐射和符合探测原理示意图

测器环,环中的每一个探测单元均与相对的许多探测单元建立符合探测关系,可对有效视野内任何方向的湮灭光子进行探测。

1. 真符合事件 两个探头同时探测到的来自一个湮灭辐射事件的 γ 光子,且这两个光子均没有和周围物质发生作用而改变方向。这是 PET 真正需要测量的计数。

2. 随机符合事件 由于存在符合线路的分辨时间,在此时间范围内进入两个探头的任何无关的两个光子也会被记录下来。这种不是由湮灭辐射产生的 γ 光子符合称随机符合。有两种方法可以估计随机符合的数量:一是由两个探头采集到的计数率和符合时间由数学公式计算。另一种方法是在符合时间窗之外再开一个延迟时间窗,根据延迟窗内的计数估计随机符合。随机符合的存在会增加图像本底,降低信噪比。利用上述两种方法虽然可以对其进行估计和校正,但实际上对于落在符合窗内的一对计数,机器是无法真正区分它是真符合还是随机符合。计数率增加 1 倍,随机符合增加 2 倍,所以通过增加计数率来提高图像质量有一个极限,超过这个极限,再增加计数率,图像质量反而下降。

3. 散射符合事件 γ 光子在飞行过程中还会产生康普顿散射,γ 光子和吸收物质的一个电子作用,改变了电子动能的同时使 γ 光子改变了运动方向,这个光子和与它相对应的另一个光子同时进入两个相对的探测器,记录下来的事件称为散射符合。它虽然是一次湮灭辐射事件,但反映出的位置已经不准确了。散射事件与计数率无关,对于特定的物体和放射性分布模式,它是固定的。

(二) PET 探测器

为提高符合探测的效率,PET 大部分是由多个探测器模块组成环状,可以同时接受任意方向上的 LOR 符合事件,灵敏度高,且利于快速成像。通过在轴向组合多列探测器环,可以同时对一定轴向长度的机体进行成像,增加纵向视野。探测器模块是 PET 的基本单元,主要由闪烁晶体和光电倍增管组成。

由于湮灭光子的能量比较高,PET 探测器的闪烁晶体主要采用锗酸铋(BGO)、硅酸镥(LSO)或硅酸钆(GSO)等高原子序数和高密度材料。BGO 晶体是早期 PET 探测器最常采用的晶体材料,对高能 γ 光子具有很好的阻止能力,2.4cm 厚即可捕获 90% 的 511keV 光子,对高能 γ 光子有很好的探测效率和空间分辨率。硅酸镥(LSO)或硅酸钆(GSO)目前已经成为主流的 PET 探测器晶体材料。其对高能 γ 光子的阻止能力虽然略低于 BGO 晶体,但发光半衰期短,适合高计数率的湮灭符合探测。

传统 PET 探测器模块的普通光电倍增管没有空间分辨能力,通过少量 PMT 与晶体阵列耦合,采用重心计算 γ 光子的入射位置。探测器的空间分辨率受到光电倍增管大小的影响,极限约 4~5mm。随着技术的发展,目前新的 PET 探测器模块也采用多通道光电倍增管、位置灵敏光电倍增管、半导体光电读出器件等新技术,用于取代普通光电倍增管,增加信号输出和空间分辨率,减少外界磁场影响。

(三) PET 电子学线路

由于 PET 探测器的计数率非常高,PET 电子学线路主要采用快电子学技术。主要包括 ADC 母板、符合电路板、查找表电路以及数据采集电路等组成,由计算机统一处理。

湮灭光子入射到 PET 探测器模块引发电流脉冲,令 ADC 母板将位置信号转换成数字信号并汇集到 ADC 母板,进行正确符合;符合电路接在接受并甄别为符合事件后进入查找表电路;查找表电路根据符合电路输送的位置信号,确定相对位置探测器的 LOR,构成成像视野。

二、PET 的成像技术与应用

PET 的结构框图与 X 线 CT、SPECT 基本相同,由数据采集系统、数据处理系统、图像显示及检查床四部分组成。

(一) PET 数据采集

1. 成像类型 PET 数据采集按照成像的模式主要分为静态采集、动态采集、门控采集和全身采集等。

(1) 静态采集:是临床最常用的显像方式。将显像剂引入体内,经过一定时间,当显像剂在体内达到平衡后进行采集的一种显像方式。一般静态采集有充足的时间采集到足够的信息量。

（2）动态采集：是在注射显像剂的同时进行的一种连续、动态的数据采集方法，获得连续、动态的图像序列，可以观察显像剂在体内的时间和空间变化，研究显像剂的体内动态分布过程。与 SPECT 不同的是 PET 动态采集获得的是断层图像。动态采集每帧采集的时间短、信息量低，图像一般不适合肉眼直接观察分析，需要进一步处理，显示研究部位内显像剂随时间变化的趋势或规律。

（3）门控采集：主要用于心脏显像检查。心脏的舒缩运动具有明显的周期性特点，利用门控方法采集心动周期同步信息，以消除心脏运动对采集的影响。具体方法是利用受检者自身心电图 R 波为触发信号，启动 PET 采集开关。将 R-R 间期分成若干等时间间隔，连续、等时地采集 1 个心动周期各时相内心脏的系列影像数据，将足够的心动周期的各个相同时相的数据叠加起来，即生成具有代表性的一个心动周期的系列影像。同样，门控采集通过呼吸门控用于肺显像检查，以减少呼吸运动对肺癌病灶显示的影响。呼吸门控主要用于肺癌的精确放疗。

（4）局部采集：多用于某些脏器（如大脑、心脏等）显像检查，如果已知病灶可能局限于身体某个区域，可进行身体某些部位的局部显像检查。

（5）全身采集：主要用于恶性肿瘤的诊断及了解全身的转移情况。全身采集是连续分段静态采集的组合，经计算机处理将多个相邻的静态采集连接起来，获得全身图像。通常全身采集扫描范围应包括：从颅顶至大腿中段或颅底至大腿中段（脑部单独进行 3D 采集），获得脑以及从外耳道至大腿中部的病灶分布情况。对于可能累及头皮、颅骨、脑组织或者累及下肢的肿瘤，扫描范围应当从头顶至足底，为探查肿瘤全身累及范围提供依据。

2. 数据采集　PET 数据采集投影的不同方向的空间分布主要分为 2D 数据采集和 3D 数据采集（图 1-8）。

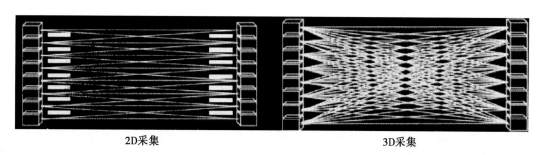

2D采集　　　　　　　　　　　　3D采集

图 1-8　2D、3D 采集示意图

（1）2D 数据采集：早期的 PET 主要应用 2D 数据采集。2D 数据采集是在每一探测器环之间装备约 1mm 后的钨制环状隔板（septa），避免斜入射光子进入探测器，可有效减少随机符合时间和散射符合事件。

（2）3D 数据采集：目前的 PET 大部分均采用 3D 数据采集。3D 数据采集在撤除隔板的条件下进行采集，探测器能够探测到轴向任何角度的入射光子。与 2D 数据采集相比，3D 数据采集探测到的光子对信号可提高 8 ~ 12 倍，有利于缩短采集时间，减少放射性药物注射剂量，提高图像信噪比。但是，由于散射符合及随机符合量也明显增加，要获得较好的图像，必须进行有效的校正技术。另外，3D 数据采集由于数据量大，对计算机处理的要求也非常高。

3. 数据存储　PET 数据采集按照数据存储格式也可分为投影模式和表模式。

（1）投影模式：投影模式数据通常按照正弦图的方式进行组织。数据采集后，每出现一个有效符合事件，就记录在对应的 LOR 的内存单元上，一条 LOR 就是一条投影线。投影模式数据可以直接进行图像重建。

（2）表模式：表模式采集是将每个湮灭事件的 LOR 空间位置、时间、能量等信息以数据列表的形式进行记录。表模式数据必须重组为静态、动态或门控的投影数据后才能进行图像重建。

（二）PET 衰减校正

湮灭辐射产生的 γ 光子与人体发生相互作用,可以发生光电吸收或康普顿散射,这两者均可以造成 γ 光子对在其发生的 LOR 上计数减少,成为衰减效应。康普顿散射后改变运动方向的 γ 光子也可能在另外的 LOR 探测到假计数,也称为散射效应。因此,PET 成像必须对这两种效应均进行校正,才能获得高质量的图像。PET 衰减校正一般采用实际测量获得衰减数据进行校正。

（1）外置放射源透射扫描:主要采用正电子放射源^{68}Ge,通过在人体外放置正电子放射源获得衰减校正因子。在放射性棒源围绕身体旋转时,采集放射性源从体外透射人体后所剩余的光子。透射扫描和空白扫描的结果相结合可以计算得到组织的衰减系数。

（2）同机 CT 透射扫描:随着 PET/CT 融合设备的发明,目前主要通过同机 CT 扫描获得衰减数据,既可以提供优良的透射图像,又节省了 PET 成像的时间。由于 CT 球管产生的 X 线能谱(70～140kv)与湮灭光子的能量 511keV 不同,在人体的衰减情况不同,实际应用需要进行两者之间衰减系数的转换。CT 扫描仅用于衰减校正和解剖定位,可采用低毫安/秒设置,以减少患者的辐射剂量。

（三）PET 图像重建算法

图像重建算法是决定 PET 图像质量的关键因素之一。PET 使用的重建算法主要包括解析算法和迭代算法。

（1）解析算法:主要基于 Radon 线积分模型。建立投影数据的二维傅立叶变换与图像的三维傅立叶变换之间的关系,求得图像重建问题的解析解。解析算法具有重建速度快的优势,但也存在 PET 数据的统计噪声严重,重建图像的精确度受到限制。

（2）迭代算法:采用泊松随机模型描述 PET 成像过程,能够更好地解决统计数据噪声对图像质量的影响问题,但重建速度慢。目前,最常用的迭代重建算法是经过有序子集最大期望值法(ordered subsets expectation maximization,OSEM)。优点是具有较好的分辨率和抗噪声能力,重建的图像解剖结构及层次清楚,伪影少,病灶变形少,定位、定量较准确。

（3）飞行时间(time of flight,TOF)技术:TOF 技术是降低图像噪声的有效图像重建方法。TOF 技术是 PET 在探测到一对 γ 光子时,能精确探测出两个光子达到两个探测器的时间差,根据光子的飞行速度,精确计算出湮灭事件在 LOR 上的位置。也就是可以直接确定体内湮灭事件发生的位置,得到湮灭事件发生位置的直接分布图像,因此,获得的 PET 图像清晰,噪声低。TOF 技术需要测量出光子的精确飞行时间,对 PET 系统的硬件提出了更高的要求。目前,最新的 PET 系统对光子飞行时间的测量精度,即时间分辨率为 580 皮秒(580×10^{-12}秒),反映在湮灭事件的定位上是 8.7cm 范围以内的定位精度。因此,可以完全消除 8.7cm 以外的图像噪声影响,实现局部重建。TOF 技术的应用降低图像噪声,提高图像信噪比,提高了图像的对比度,提高了系统的灵敏度,缩短了扫描时间。

（四）PET 图像融合技术

1. PET/CT　PET/CT 是在一个机架的前部安装 CT 成像装置,后部安装 PET 成像装置。患者检查时,检查床首先进入 CT 视野进行 CT 扫描,获得 CT 图像后检查床移动到 PET 视野,进行 PET 显像。用 CT 图像对 PET 采集数据进行散射和衰减校正后,重建出 PET 断层图像,再将 CT 图像和 PET 图像融合到一起。由于进行 CT 和 PET 采集时患者体位不变,且两种检查间间隔时间非常短,所以 CT 的解剖图像和 PET 的功能代谢图像可以通过软件精确地融合在一起。这种精确融合的图像解决了 PET 显像解剖位置定位不清和 CT 检查缺乏代谢信息的矛盾,两种检查方法间相互取长补短,密切结合,其意义远远大于单独进行的 PET 和 CT 检查。

2. PET/MRI　PET/MRI 系统以超导 MRI 为基础进行复合设计,采用 LSO 晶体和 APD(雪崩光电二极管)器件构成与 MRI 兼容的 PET 探测器环,并将其内置于超导 MRI 的磁体腔内,实现了 MRI 系统与 PET 系统的同机融合。PET 系统由内置于磁体腔内的 PET 探测器环系统和设置在磁体外部安全区域的电子学系统及连接两者的电缆组成。借助高场超导 MRI 的高分辨率和 PET 的高灵敏度,可以实现解剖结构显像和功能成像的互补,同时实现 MRI 的功能成像与 PET 的功能成像的强强联合和交叉验证。由于 MRI 无电磁辐射,受检者的辐射剂量也会大为减低。

三、PET（PET/CT）的质量控制

PET 是一个精密影像设备,在临床应用过程中必须保证系统始终处于良好的工作状态。因此,必须对 PET 进行质量控制。

（一）PET 的性能参数与质控指标

PET 性能评价主要有空间分辨率、散射、灵敏度、计数特性和随机符合、均匀性、散射校正精度等。

1. 空间分辨率（spatial resolution） 反映了 PET 系统所能分辨的两点间的最近距离。包括径向、切向和轴向分辨率。通常使用点扩张函数（point spread function, PSF）、半高宽（FWHM）和等效宽度来描述。半高宽越大,点源的扩展程度就越大,分辨率就越低。

2. 成像灵敏度（sensitivity） 指在计数损失和随机符合均可以忽略的情况下,PET 系统对湮灭事件的真符合探测比率。灵敏度的决定因素包括探测器素所覆盖的立体角和探测器效率,还取决于衰减、散射、死时间及数据的采集模式。如以三维采集来代替二维采集,灵敏度将显著增加。在一定的统计误差条件下,灵敏度又制约扫描的时间和所需的示踪剂剂量,当示踪剂剂量一定时,灵敏度越高,所需的扫描时间越短。

3. 散射分数（scatter fraction） 散射分数是散射符合计数在总符合计数中所占的百分比,它描述 PET 系统对散射计数的敏感程度,散射计数越小,系统对散射符合排除的能力越强。

4. 计数率特征 反映了由于计数损失引起的,真符合计数率、随机符合计数率、散射符合计数率等与放射性活度的偏差。随着视野内的辐射源强度增加,PET 的计数率也随之增加,但到一定程度后,由于死时间的影响而不再增加,即达到饱和,在辐射源进一步增加时,计数率开始下降。

5. 噪声等效计数（NEC） 反映系统散射符合及随机符合引起的噪声对图像质量的影响。等于真符合计数率与总计数率的比值乘以真符合计数率,可以用来评估 PET 成像质量。

6. 计数损失及随机符合校正精度（accuracy of corrections for counts losses and random） 计数损失及随机符合校正精度描述 PET 系统对随机符合及由死时间引起计数丢失的校正精度。

7. 散射校正精度（accuracy of scatter correction） 散射校正精度描述 PET 系统对散射符合事件的剔除能力。

8. 衰减校正精度（accuracy of attenuation correction） 衰减校正精度描述 PET 系统对射线在介质中衰减的校正能力。

9. 图像质量（image quality） 通过人体模型,在模拟临床采集的条件下,用标准的成像方法来比较不同成像系统的图像质量。用不同大小热灶、冷灶的对比恢复系数及背景的变异系数来描述图像的质量。

（二）CT 的质量控制

PET/CT 仪器对 CT 的质量控制主要包括以下九个方面:水膜平均 CT 值测试、水膜 CT 值标准偏差测试、高对比度分辨率的测试、低对比度分辨率的测试、CT 值的均匀性测试、检查床定位精确性的测试、定位线指示灯的精确性测试、扫描野范围内的 CT 值误差测试和噪音水平的测试。以上测试达标后才能进行 CT 图像的临床采集,才能保证准确的定位目的。

（三）PET/CT 质量控制

为了确保 PET 和 CT 图像的质量和融合精确对准,容积对准质量控制（volumetric quality control, VQC）是必须要执行的,目的是检查 PET 和 CT 重建图像的容积对准,计算和应用软件重新对准以获得良好对准。

容积对准质量控制执行时间在最初安装后的 4~8 周,每周执行 1 次,然后,每月应执行 1 次,在涉

及移动 PET 扫描架或扫描床的任何维修过程之后,都应执行容积对准质量控制。容积对准质量控制模型由厂家随机配备,由许多含有玻璃纤维的低衰减材料制成,在容积校准过程中使用的是同一模型。

对于测量精确度和校准来说,图像质量是很重要,必须完全校准 CT 和 PET 系统。扫描 VQC 模型之前,应执行一次快速 CT 校准和高质量 PET 空白扫描校准 30 分钟。容积质量控制过程按给定顺序及以下步骤执行:①定位 VQC 模型;②模型扫描和重建 VQC 图像;③VQC 处理和软件重新对准。这样才能使 PET/CT 扫描仪处于最佳工作状态,使 PET/CT 显像检查获得的数据及图像准确、可靠。

本章小结

核医学物理基础与设备是影像核医学临床应用的基础。 了解放射性核素及其释放射线的物理特性和变化规律对于深刻理解和掌握核医学影像技术,充分发挥核医学影像技术在医学应用中的优势具有重要意义。 本章首先介绍了与核医学影像相关的物理知识和概念,为进一步学习显像设备奠定基础;其次介绍了核医学显像的基础知识和基本概念,并着重介绍了 SPECT 和 PET 两种常用设备的结构以及显像原理和质量控制。 期望通过本章的学习为后续影像核医学的临床应用奠定基础。

（刘建军　黄　钢）

第二章　放射性药品

放射性药物(radiopharmaceuticals)是指用于临床诊断或治疗的放射性核素或其标记化合物,是核医学发展应用的基石。放射性药物的化学量极微,没有药理作用,主要利用其发射的射线来进行诊断和治疗。用于临床诊断或者治疗的放射性核素制剂或者其标记的化合物并获得国家药品监督管理部门许可的放射性药物称为放射性药品(radioactive drugs)。按照我国药品管理法将放射性药物列入特殊管理的药品,需同时遵循普通药品和放射性药品的法律法规。

第一节　放射性药品及作用机理

一、放射性核素的来源

临床使用的放射性核素一般是由人工方法获得。主要通过核反应堆(nuclear reactor)、放射性核素发生器(radionuclide generator)和回旋加速器(cyclotron)生产。

(一) 核反应堆照射生产

核反应堆是获得医用放射性核素的主要方法和来源。原子核被具有一定能量的其他粒子或原子核撞击后转变为另一种原子核的物理过程称为核反应。将容易发生核裂变并自己维持连续不断的核裂变反应的物质(如^{235}U和^{239}Pu)作为核燃料,并可人为控制其反应速度的装置叫做核反应堆。所以,核反应堆是可控制的核裂变装置。它可使辐射能比较平缓地释放出来,依其强大的中子流轰击各种靶核产生放射性核素。重水型反应堆(图2-1)生产的核医学诊断和治疗常用放射性核素有:^3H、^{14}C、^{32}P、^{51}Cr、^{99}Mo、^{113}Sn、^{125}I、^{131}I、^{133}Xe、^{153}Sm、^{198}Au、^{203}Hg等。核燃料^{235}U和^{239}Pu发生核裂变后可产生400多种裂变产物,但有实际分离提取价值的仅有十余种。对核医学诊断和治疗有意义的裂变核素有:^{90}Sr、^{99}Mo、^{131}I和^{133}Xe等。

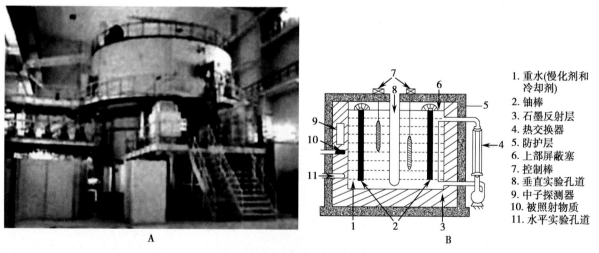

1. 重水(慢化剂和冷却剂)
2. 铀棒
3. 石墨反射层
4. 热交换器
5. 防护层
6. 上部屏蔽塞
7. 控制棒
8. 垂直实验孔道
9. 中子探测器
10. 被照射物质
11. 水平实验孔道

图2-1　核反应堆
A. 核反应堆外观;B. 重水型核反应堆构造示意图

(二) 放射性核素发生器

从长半衰期核素(母体核素)中分离出短半衰期核素(子体核素)的装置称为放射性核素发生器,临床上也称之"母牛"。放射性核素发生器使用十分方便,核医学常用的有:$^{99}Mo-^{99m}Tc$、$^{188}W-^{188}Re$、$^{82}Sr-^{82}Rb$、$^{81}Rb-^{81}Kr^m$等放射性核素发生器。其中$^{99}Mo-^{99m}Tc$发生器(图2-2)是目前核医学临床最常用发生器。

$^{99}Mo-^{99m}Tc$发生器中的^{99}Mo(钼)的半衰期为66小时,其衰变产物中87%为^{99m}Tc(锝),其余约

12.4% 直接衰变为 ^{99}Tc。^{99m}Tc 的半衰期为 6 小时,发射能量为 140keV 的 γ 射线,为 SPECT 显像中最常用的放射性核素。^{99}Mo-^{99m}Tc 淋洗后 ^{99m}Tc 增长到最高活度需 22.8 小时,故 ^{99}Mo-^{99m}Tc 可每天淋洗一次,24 小时再次淋洗得到的 ^{99m}Tc 的活度约为前次获得的 80%。

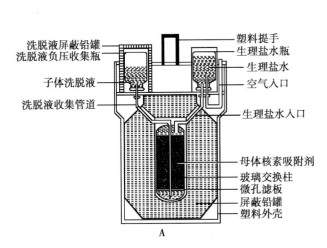
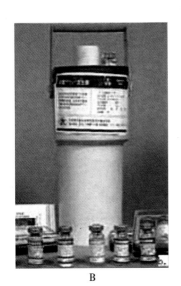

图 2-2　放射性核素发生器
A. 放射性核素发生器示意图;B. 发生器及配套药品

目前我国生产的医用 ^{99}Mo-^{99m}Tc 发生器有两种,即裂变型和堆照凝胶型 ^{99}Mo-^{99m}Tc 发生器。前者的优点是体积小,洗脱液内的 ^{99m}Tc 比活度高,便于使用;缺点是成本较高、工艺较复杂、并产生大量的放射性废物。后者的优点是生产工艺较简单,价格较低廉。缺点是一周后 ^{99m}Tc 洗脱液的比活度明显下降,难以进行有效的"弹丸式注射",从而影响动态显像的质量。

(三) 回旋加速器生产

回旋加速器是一种可将带电粒子加速到特定能量后轰击靶原子核制造放射性核素的装置(图 2-3)。回旋加速器由磁场系统、射频系统、离子源、真空系统、靶系统和冷却系统组成。

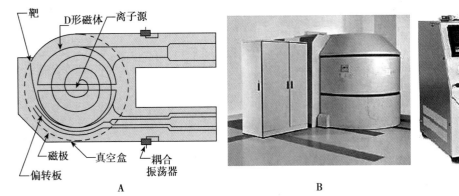
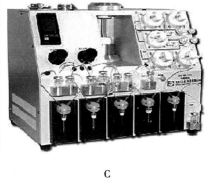

图 2-3　回旋加速器
A. 回旋加速器结构示意图;B. 医用小型回旋加速器;C. 化学合成模块

质子、氘核、氚核、α 粒子等带电粒子在电场作用下,进入磁场系统中做圆周飞行。当粒子通过磁场中二个半圆的 D 形电极缝隙时,电极的极性改变,粒子加速,飞行半径加大。当粒子被加速到一定速度后,带有巨大能量的粒子被引出轰击各种靶核,可引起不同核反应,生成多种放射性核素。医学中常用的回旋加速器生产的放射性核素有 ^{11}C、^{13}N、^{15}O、^{18}F、^{67}Ga、^{111}In、^{123}I、^{201}Tl 等。

二、放射性药品的制备

选择合适的方法,制备出优质的放射性药品是影像核医学得以充分发挥其作用的重要环节。放射性药品的制备主要有以下几种方法。

(一)化学合成法

化学合成(chemosynthesis)是借助有机合成和化学工程相结合的技术。本法是制备放射性药品最经典的方法。其原理与非放射性物质的化学合成法相似,不同之处在于合成的原料中含有放射性。化学合成法可分为取代法(有机化合物分子中的原子基团被放射性核素或其基团所置换的方法)、加成法(通过加成反应将不饱和有机分子制备成标记化合物的方法)、逐步合成法(以最简单的放射性化合物按预定的合成路线逐步合成复杂的有机标记化合物的方法)等等。

(二)生物合成法

生物合成(biosynthesis)是利用动物、植物、微生物的代谢或生物活性酶作用,将放射性核素转运到所需的化合物分子上的技术。本法主要用于氨基酸类物质的合成,如用于胰腺显像的^{75}硒(^{75}Se)蛋氨酸就是采用生物合成法制备的。生物合成法包括微生物发酵、植物细胞培养和酶促合成等方法。

(三)同位素交换法

同位素交换(isotope exchange)是标记化合物分子上的一个或几个原子被不同质量数的同种原子所置换的标记方法。如将要制备的普通化合物 AX 和放射性化合物 BX* 混合,在特定条件下,放射性化合物中的 X* 与普通化合物中的 X 发生交换反应后可获得 AX*。其反应通式如下:

$$AX+BX^* \rightleftharpoons AX^*+BX \quad (\text{"} * \text{"号表示该核素具有放射性})$$

本法获得的 AX* 与 AX 具有不同的核物理性质,但化学性质和生物学性质均相同。同位素交换法包括气相曝射交换法(gas-exposure exchange method)、液相催化交换法(liquid-catalytic exchange method)等方法。

(四)络合反应法

络合反应(complexing reaction)是将中心原子(或离子)与一定数目(多于中心离子的氧化数)的负离子或中性分子直接结合,组成复杂的离子或分子络合物的方法。本法是制备放射性药品的常用方法,尤其在影像核医学显像用^{99m}Tc 放射性药品的制备中应用最多。

络合反应法合成的放射性药品,有些需加入双功能螯合剂,经螯合作用(chelation)后生成复杂的"放射性核素-螯合剂-被标记物"形式的螯化物。例如^{111}In 标记单克隆抗体程序:①将 pH 8.2 的单克隆抗体和 0.05mol/L 碳酸氢钠缓冲液与 DTPA(二亚乙基三胺五乙酸)酸酐混合,在 20 秒钟内完成连接反应,通过 Sephadex G50 色谱柱除去其水解产物 DTPA,获得"单克隆抗体-螯合剂"连接体;②将^{111}In 与适当配体形成^{111}In-络合物再与单克隆抗体-螯合剂连接体混合,即可获得"^{111}In-螯合剂-单克隆抗体"螯化物。当用 DTPA 作螯合剂时,酒石酸盐、乙酸盐和 8-羟基喹啉均可作为^{111}In 的配体,其标记率可达100%,并无需进一步纯化。^{99m}Tc 也可由 DTPA 酸酐进行类似的标记。

需要注意的是,由于此类药品中含有螯合剂,被标记物的理化性质和生物学性质可能发生变化,在临床应用前应予注意。

(五)其他制备方法

除上述常用制备方法外,还有一些应用较少的方法如:

1. 热原子反冲标记法(hot atom recoil labelling method) 是利用核反应过程中产生的高动能反冲热原子与被标记化合物结合的方法。

2. 加速离子标记法(accelerated ion labelling method) 在电场中加速放射性核素或其化合物经电离形成的离子,使该离子达到一定的能量,轰击被标记化合物的方法。

3. 辐射合成法（radiation synthesis method） 是利用辐射源照射有机化合物可分解产生多种自由基，从而引起原子和分子的跃迁获得一系列标记化合物的方法。

（六）正电子放射性药品的制备方法

正电子放射性药品大多应用加速器生产的超短半衰期^{11}C、^{13}N、^{15}O、^{18}F 等制备而成，其制备时间应控制在 2 个半衰期之内完成。故此类正电子放射性药品的制备基本全部在计算机控制的具有严密防护的自动合成装置和特制的化学合成模块（chemistry process control unit，CPCU）中进行。

^{18}F 的物理半衰期较长（110 分钟），可灵活标记多种有机化合物，是最常用的正电子核素。其标记的正电子药品通常的制备的方法有：亲核氟代标记法和亲电氟代标记法。如应用最广泛的正电子药品^{18}F-FDG 就是在脱氧葡萄糖（DG）上加氟制备的。合成起始原料为三氟甘露糖，经 CPCU 氟化、酸水解二步合成制得。

^{11}C 的物理半衰期为 20.4 分钟。碳是构成生物分子的重要元素之一，^{11}C 可取代生物分子中任意位置上的 C，其标记的药品不影响该分子的生物化学性质。因此，^{11}C 标记的放射性药品也是 PET 的重要显像剂。^{11}C 的半衰期很短，且生物分子中的 C 处于骨架上。因此，^{11}C 的放射性药品不能采用取代法，通常采用较少步骤的快速化学合成法和酶促合成法制备。

^{68}Ga、^{82}Rb、^{62}Cu 等正电子放射性药品的制备与^{99m}Tc 放射性药品相似，多采用配套的配体药盒。

三、放射性药品的分类

放射性药品有多种分类方法：按放射性核素的物理特性（半衰期、辐射类型）的不同可分为长半衰期、短半衰期、超短半衰期、单光子、正电子和 β⁻ 粒子等放射性药品；按放射性核素的来源不同可分为核反应堆（包括裂变）、加速器和放射性核素发生器产生的放射性药品；按放射性药品的理化性质、剂型和用药途径的不同可分为离子型、胶体型、络合物型、注射剂型、口服溶液型、胶囊剂型、气雾剂型等。

临床核医学通常根据放射性药品的不同用途，将其分为放射性诊断药品与放射性治疗药品两大类；依其使用方法的不同又可分为体内诊断、体内治疗和体外分析用放射性药品；体内诊断用放射性药品又可分为显像和非显像用放射性药品；显像用放射性药品还可分为单光子和正电子放射性药品。此外，核医学治疗也有少量的体外治疗用放射性药品，如^{32}P、^{90}Sr 等用于某些浅表病变的敷贴治疗。

（一）诊断用放射性药品

1. 显像用放射性药品 也称为显像剂（imaging agent）。系指可通过某种途径和方法引入体内后，可被核医学探测仪器在体外探测到，从而适用于显像和功能测定的一类放射性药品。此类放射性药品除必须符合药典要求：如化学性质、生物学分布、无菌、无热原、无毒性等。此外根据显像的需要其发射核射线的能量、衰变方式、半衰期及生物学特性方面也有一定的要求。

（1）射线能量：SPECT 显像的 γ 光子能量以 80～200keV 为宜。能量过低射线穿透组织时衰减明显，能量过高不利于防护。^{99m}Tc 为纯 γ 光子发射体，能量140keV，$T_{1/2}$ 为 6.02 小时；其化学性质易于标记特定的显像用配套药品；且由发生器生产，容易获得。^{99m}Tc 的这些优良的性能使其在 SPECT 显像中最为常用。而 PET 则可通过电子准直的符合探测技术探测正电子湮没辐射时发射出的能量为 511keV 的 γ 光子。

（2）衰变方式：理想的用于 SPECT 显像的核素最好是纯单能、纯 γ 射线发射体，如^{99m}Tc。用于 PET 显像的放射性核素大多为超短半衰期生理性同位素，如^{18}F（$T_{1/2}$ 110 分钟）、^{11}C（$T_{1/2}$ 20 分钟）、^{13}N、（$T_{1/2}$ 10 分钟）、^{15}O（$T_{1/2}$ 122 秒）等，故通常多由安装在医院内的小型回旋加速器即时生产，就地使用。正电子放射性核素发生器也可获得正电子核素，如^{68}Ge-^{68}Ga、^{82}Sr-^{82}Rb、^{62}Zn-^{62}Cu 等。这为正电子放射性核素的临床应用开辟了一条新的途径。

（3）半衰期：放射性核素物理半衰期应能保证药物的制备、给药和检查。半衰期过长增加了受检者的辐射剂量，也不利于重复检查。而有效半衰期应为检查的 1.5 倍左右，这样可以通过增加药物剂量来提高影像质量,并降低受检者的辐射剂量。

（4）生物学特性:显像剂应具有在靶组织中聚集快、血液中清除快,靶/非靶比值高的特性。靶/非靶比值即显像剂在靶组织中的放射性活度与相邻组织的非靶组织的放射性活度比。通常平面显像要求比值在 5∶1 以上,断层显像要求在 2∶1 左右。

常见的显像用放射性药品见表 2-1 和表 2-2。

表 2-1　SPECT 常用显像剂

显像剂	用　途
$^{99m}TcO_4^-$	甲状腺,唾液腺,Meckel 憩室显像
^{99m}Tc-MIBI	心肌灌注,肿瘤,甲状旁腺显像
^{99m}Tc-ECD,^{99m}Tc-HMPAO	脑灌注显像
^{99m}Tc-DTPA	肾、尿路,脑脊液,肺通气显像
^{99m}Tc-MDP	骨关节显像
^{99m}Tc-MAA	肺血流灌注,血栓显像
^{99m}Tc-硫胶体	消化道出血,肝胶体,肺通气,淋巴显像
^{99m}Tc-RBC	血池,消化道出血显像
^{99m}Tc-DMSA	肾皮质、肿瘤显像
^{99m}Tc-MAG3	肾显像
^{99m}Tc-PMT	肝胆动态显像
^{99m}Tc-HL91	乏氧显像
^{99m}Tc-TRODAT-1	受体显像
^{123}I,^{131}I	甲状腺,甲状腺癌转移灶显像
^{131}I-6-IC	肾上腺皮质显像
^{131}I-MIBG	肾上腺髓质显像
^{131}I-OIH	肾显像
^{201}Tl	心肌灌注,肿瘤显像
^{67}Ga	肿瘤,炎症显像
^{123}I-IAZA	乏氧显像
^{123}I-VIP	受体显像

表 2-2　PET 常用显像剂

显像剂	用　途
^{18}F-FDG	葡萄糖代谢显像
^{18}F-FET/FPT	氨基酸代谢显像
^{18}F-氟代甲基/乙基胆碱	胆碱代谢显像
^{18}F-FLT	核酸代谢显像
^{18}F-FMISO	乏氧显像
^{18}F-NaF	骨血流,骨盐代谢显像

显像剂	用　途
^{18}F-RGD	血管生成显像
^{18}F-FESP	多巴胺 D2 受体显像
^{18}F-β-FP-CIT	多巴胺转运蛋白显像
^{18}F-FES	雌激素受体显像
^{18}F-Annexin V	凋亡显像
^{15}O-H$_2$O	血流灌注显像
^{13}N-NH$_3$. H$_2$O	血流灌注显像
^{82}RbCl	血流灌注显像
^{62}Cu-Cu(PTSM)	血流灌注显像
^{11}C-MET	氨基酸代谢显像
^{11}C-乙酸盐	脂肪酸代谢显像
^{11}C-胆碱	胆碱代谢显像
^{11}C-β-CIT	多巴胺转移蛋白显像

　　需要说明的是,随着核医学检查方法的不断创新,有些体内诊断用放射性药品并非用于显像和功能测定。如用于诊断幽门螺杆菌(Helicobacter pylori,H. pylori)感染的^{14}C-尿素呼气试验(^{14}C-urea breath test,^{14}C-UBT),该试验将放射性药品引入体内,采集患者呼出的气体进行检测。

　　2. 体外分析用放射性药品　系指不引入体内,仅在实验室内通过体外放射分析技术,如放射免疫分析、免疫放射分析、放射受体分析、受体的放射性配体结合分析、放射性酶分析等实验中应用的放射性药品。临床习惯将其称之为放射性试剂(radioactive reagent)。该类放射性药品一般使用较长半衰期、发射低能 γ 或 β 射线的放射性核素,以保证其有较长的试剂有效期,同时射线容易测量,辐射防护简单或无需特殊防护。常用的有^{125}I 等。

　　(二)治疗用放射性药品

　　指可通过一定途径和方法将其引入体内后,能够浓聚在病灶处,利用其发射的放射线对病变组织产生电离辐射生物效应,起到治疗疾病作用的一类放射性药品。放射性治疗药品是利用其发射射线的电离辐射生物效应而非药理作用达到治疗目的,与显像用放射性药品在核射线的能量、衰变方式、半衰期及生物学特性方面的要求不完全相同。

　　1. 射线能量　从治疗角度考虑,射线能量越高越好,但通常认为 β$^-$射线最大能量在 1MeV 较理想。

　　2. 衰变方式　目前主要使用的核素是 β$^-$衰变方式。β$^-$射线组织射线短(数毫米),电离能力强。浓聚于病灶后能在局部产生较强的生物效应,达到既治疗病灶又减少稍远正常组织损伤的效果。伴有 γ 射线的 β$^-$衰变核素因可通过显像探测药物在体内的分布,因此伴有 γ 射线的 β$^-$衰变核素被认为是较理想的用于放射性治疗的核素。

　　虽然高 LET 的 α 核素比 β$^-$更适于治疗,但由于 α 核素价格昂贵,不易获得;通常 α 核素都有化学毒性;且标记化合物的制备仍进一步研究,这限制了 α 核素在治疗中的应用。此外,由于俄歇电子能量低、射程短,能从分子水平上治疗疾病,因此俄歇电子核素在治疗中的应用也引起了人们的关注。

　　3. 半衰期　有效半衰期不能太长,也不能太短,一般认为数小时至数天为宜。

　　4. 生物学特性　放射性治疗药物的靶/非靶比值越高越好。靶/非靶比值太低时,通常病灶达不到足够的治疗,且有可能会对骨髓或其他辐射敏感性较高的组织脏器带来较大的辐射损伤。

治疗用放射性药品相对较少，^{131}I 是目前治疗甲状腺疾病最常用的放射性治疗药品。^{89}SrCl$_2$、^{153}Sm-EDTMP、^{117}Sn^m-DTPA、^{117}Lu-EDTMP 等放射性药品在骨转移癌的疼痛缓解治疗中也获得了很好的疗效。其他的放射性治疗药品还有^{32}P、^{90}Y、^{131}I-MIBG 等。^{188}Re 治疗或预防血管成形术后再狭窄和^{131}I、^{188}Re 碘油介入治疗肝癌也得到了应用。放射性粒子(^{125}I、^{103}Pa)植入治疗肿瘤也已经应用于临床。常见的治疗用放射性药物见表 2-3。

表 2-3　常见的放射性治疗药物

治疗药物	用　途
^{131}I	甲亢,分化型甲状腺癌及其转移灶
^{131}I-MIBG	嗜铬细胞瘤,神经母细胞瘤
^{89}SrCl$_2$	骨转移瘤
^{153}Sm-EDTMP	骨转移瘤
^{188}Re-HEDP	骨转移瘤
Na$_2$H^{32}PO$_4$/NaH$_2^{32}$PO$_4$	真性红细胞增多症
	原发性血小板增多症
	慢性白血病
放射性胶体(^{32}P、^{198}Au、^{90}Y、^{186}Re)	癌性胸腹水
Zevalin(^{90}Y)	非霍奇金淋巴瘤(RII)
Bexxar(^{131}I)	非霍奇金淋巴瘤(RII)
^{131}I-chTNT	中晚期肺癌(RII)
^{90}Y-SSA/^{177}Lu-SSA	生长抑素受体阳生肿瘤(RRI)

四、放射性药品的质量控制

优质的放射性药品是保证核医学显像有效性和安全性的极其重要的物质基础。放射性药品的质量直接影响核医学显像的质量,故放射性药品的质量控制(quality control, QC)和质量检验(quality tests, QT)至关重要。QC 和 QT 是两个相关但不同的概念,QC 是为达到规定的质量要求所采取的作业技术和活动,即 QC 包括 QT。通常,用于核医学显像的放射性核素及其配套药盒都是由获得 GMP(good manufacturing practice)认证资格的专业厂家生产的,其 QC 在生产厂家已经完成,并通过药监部门严格的质量监督。但在实际应用中,还须在医院的核药房内将放射性核素与配套药盒(冻干品)进行复溶混合,方可制备成可引入人体的放射性药品。这种放射性药品是复溶混合形成的一种新的化合物,因此在医院的核药房对其进行 QT 是非常重要的。

QT 主要有物理、化学和生物学检验三方面内容。①物理检验包括:药品性状(颜色、透明度、粒子等)、放射性核素鉴别、放射性核纯度、放射性活度等;②化学检验包括:pH 值测定、放射性化学纯度和化学纯度等检验;③生物学检验包括:无菌(高压灭菌或过滤除菌)、无热原(细菌内毒素测定)、安全实验和体内分布实验等。与普通药品检验相同的部分详见《中华人民共和国药典》,本节仅介绍放射性药品的特殊检验。

1. 放射性核素鉴别　检验放射性药品中的放射性核素是否为标识的放射性核素。临床核医学科可采用测量物理半衰期或用 γ 谱仪扫描该药品 γ 能谱的方法进行鉴别。

2. 放射性核纯度（radionuclide purity）　放射性核纯度是指放射性药品中所要求的放射性核素其

活度占样品放射性总活度的百分比。它是反映放射性药品中是否含有或有多少放射性核杂质的重要指标。若放射性药品中含有超标的放射性核杂质,将会影响显像的质量,并有可能给受检者增加不应有的辐射危害。放射性核杂质可用 NaI(Tl) 或 Ge(Li) 半导体多道能谱分析仪或测定放射性核素半衰期等方法来检测。

3. 放射性活度 放射性药品活度测定是保证合理用药、获得优质影像和减少不必要辐射的基础。对于内照射治疗尤其重要。一般放射性药品的活度值的测定值在经过衰变校正后应与标示值相差不大于±10%。

放射性活度的测定方法有绝对测量法和相对测量法,临床核医学科一般采用相对测量法,即用活度计进行测定,需注意的是,活度计应定期用待测核素的标准源进行校准。

4. 放射化学纯度（radiochemical purity） 放射化学纯度是指放射性药品中所要求的化学形式的放射性占总放射性的百分比。它是反映放射性化学杂质含量的重要指标。放射化学杂质的存在可影响药物的体内分布和代谢,从而影响检查结果。如,常用 ^{99m}Tc 标记的放射性药品中游离的 ^{99m}TcO$_4^-$ 含量过高可致血本底增高,使甲状腺、胃黏膜等组织显影,并使受检者增加不必要的辐射,故需严格控制。最常用的放射化学纯度测定方法是纸层析法,必要时可用薄层层析法(TLC)、高压液相色谱法(HPLC)和电泳法测定。

纸层析是以层析纸为固定相,以适当的展开剂作为流动相。由于放射性药品中不同组分与固定相的吸附能力和在流动相中溶解度不同,因此将放射性药品点样于固定相一端,当展开剂沿层析纸纤维上行时,放射性药品中的不同组分随展开剂上行的速度也不相同,这样各个组分在层析纸上的移动距离不相同,从而各组分得以分开。通常以比移值(rate of flow value, Rf)来表示各组分移动的相对速度,即各组分移动的距离与展开剂移动距离的比值。Rf 在 0 ~ 1 之间,在相同的展开系统中,某组分的 Rf 恒定不变(图 2-4)。

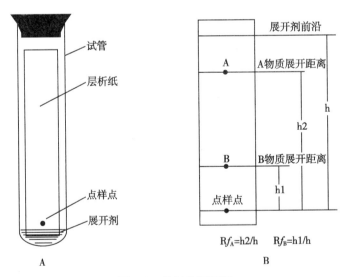

图 2-4　放射性纸层析
A. 纸层析；B. 比移值示意图

纸层析的测定可采用放射性扫描、分段测量或放射自显影的方法。临床上可用 SPECT 进行扫描,获得到放射性层析谱图,由 ROI 测得药品的放射性计数值和总计数值,根据下面公式计算得出放射化学纯度。

放射化学纯度=放射性品的计数值/总计数值×100%

5. 化学纯度（chemical purity） 化学纯度是指放射性药品中所需化学形态的含量占所有化学形

态总量的百分比,也是反映放射性药品中某些非放射性化学成分(化学杂质)含量的指标,与放射性无关。化学杂质一般是在生产过程中带入的,某些过量的化学杂质可引起毒副反应或影响放射性药品的制备和使用。如,高锝[^{99m}Tc]酸钠注射液中的铝含量过高将影响对红细胞的标记。化学纯度的检测常采用滴定法、分光光度法、原子吸收等方法测定。

6. 毒性检验 放射性药品与普通药品一样,在临床应用前均需进行严格的毒性检验,以确保用药安全。然放射性药品与普通药品又有所不同,放射性药品中的非放射性化学成分在毫克级水平(0.1~1mg),一般不引起化学毒性反应,因此,放射性药品的毒性主要是辐射安全性问题。针对辐射安全的评价指标称为医用内照射剂量(medical internal radiation dose,MIRD),MIRD的大小与用药剂量直接相关,可通过动物实验进行估算。体内诊疗用放射性药品其MIRD值必须低于国家法规的规定。

7. 生物分布试验 生物分布试验是了解药品在生物体内不同时间的分布状况和确定不同组织内积聚量的实验,是研究药代动力学的主要方法。

进行药代动力学实验时,给药途径应与药品的临床应用一致。如果用小动物为实验材料(小白鼠、大鼠),可分不同时间点组,给药后不同时间处死动物采集主要脏器测量放射性,计算每克脏器的摄取百分率;如果用大动物,可通过显像的方法勾出感兴趣区,计算各脏器的摄取百分率。通过生物分布试验,计算各器官和血液中药品成分占总注入剂量的百分率,选择出靶/非靶摄取比值(ratios of target-to-nontarget,T/NT)或靶器官/本底比值(target/background,T/B)高的放射性药品,对于保证核医学显像的有效性、准确性具有重要意义。

第二节 放射性药品的作用机理

无论是诊断用放射性药品还是治疗用放射性药品,其化学量极微,无药理作用,发挥作用的是放射性核素发射的射线。核医学显像是通过探测体内各组织脏器发出射线的强弱,给出放射性药品在体内的分布图。核医学治疗是通过高LET射线的电离辐射生物效应对病灶细胞进行杀伤,达到治疗的目的。

一、诊断用放射性药品作用机理

1. 细胞选择性摄取

(1)特需物质:某些细胞完成某种功能所特需的物质可被该细胞选择性摄取。例如^{131}I和^{131}I标记的胆固醇与天然碘和胆固醇一样,是合成甲状腺激素和肾上腺皮质激素的必要的特殊原料,可用于甲状腺和肾上腺皮质显像;^{18}F标记的脱氧葡萄糖(^{18}F-FDG)与天然葡萄糖一样可被脑细胞和心肌细胞当作能源物质摄取,且其聚集量明显高于其他组织,故可使脑组织和心肌显像。

(2)特价物质:有些细胞可以选择性摄取特价物质。例如心肌细胞能摄取正一价金属阳离子和正一价小分子化合物,如类似K$^+$特性的^{201}Tl和^{99m}Tc-MIBI的正一价部分可被心肌摄取,使心肌显像;又如^{99m}Tc标记的脂溶性零价小分子物质,^{99m}Tc-HMPAO可通过血-脑屏障进入脑细胞使脑组织显影。

(3)代谢底物和异物:特定的脏器组织细胞具有选择性摄取并清除机体代谢产物和入侵异物的功能。例如^{131}I标记的玫瑰红(^{131}I-rose Bengal)、^{99m}Tc标记的亚氨二乙酸(^{99m}Tc-iminodiacetic acid,^{99m}Tc-IDA)类放射性药品可被肝细胞摄取并随胆汁排出,故可用于肝胆系统显像。微粒状^{99m}Tc硫化锑胶体(^{99m}Tc-antimony sulphide colloid,^{99m}Tc-ASC)可被肝、脾、骨髓和组织内的单核-吞噬细胞当作异物吞噬,使肝、脾、骨髓和淋巴系统显像。^{131}I-邻碘马尿酸(^{131}I-orthoiodohippurate,^{131}I-OIH)由肾小管上皮细胞摄取,随尿液排出,故可用于肾脏和尿路显像。

2. 化学吸附和离子交换 羟基磷灰石晶体是骨骼的主要无机物成分,其表面富含PO$_4^-$、Ca^{2+}、OH$^-$,

Na^+、K^+、Mg^{2+}、Sr^{2+}、F^-、Cl^- 等阳性和阴性离子,他们能与血液和组织中相同的离子或化学性质类似的物质进行交换。当静脉注射 ^{99m}Tc 标记的磷酸盐类放射性药品,如 ^{99m}Tc-MDP 可以和羟基磷灰石晶体表面的离子交换并吸附在骨盐中,使骨骼显像。

急性心肌梗死时,钙离子迅速进入死亡心肌细胞形成羟基磷灰石晶体,^{99m}Tc-焦磷酸钠(^{99m}Tc-PYP)可进入死亡心肌细胞与羟基磷灰石晶体结合,使心肌梗死灶显像。

3. 特异性结合　放射免疫显像(radioimmunoimaging,RII)是以放射性核素标记单克隆抗体作为显像剂,引入机体后可与相应的抗原形成特异性结合物,使含有该抗原的病变显像。临床多用于恶性肿瘤的定位诊断,也称导向显像。利用受体与配体特异性结合的显像称为放射受体显像(radioreceptor imaging,RRI)。放射性标记白细胞和纤维蛋白可以特异性地集聚在炎性病灶和血栓部位,是探测深部炎性病灶和血栓的有效方法。

4. 微血管栓塞　静脉注射大于肺毛细血管直径($>7\mu m$)的颗粒型放射性药品,如 ^{99m}Tc-大颗粒聚合人血清白蛋白(^{99m}Tc-macroaggregated albumin,^{99m}Tc-MAA)可随血流进入肺毛细血管床,并暂时性栓塞在肺部,而使肺显影。

5. 生物区通过和容积分布　将不参与代谢过程,只是作为示踪剂的放射性药品如 ^{99m}Tc-二乙三胺五醋酸(^{99m}Tc-DTPA)引入蛛网膜下腔或侧脑室,它将随脑脊液流动并均匀地分布在各脑池、脑室和蛛网膜下腔,从而获得不同部位脑脊液中放射性的分布图像。

^{99m}Tc-RBC 经肘静脉"弹丸式"注射,它将依序通过上腔静脉、右心房、右心室、肺血管床、左心房、左心室、升主动脉、主动脉弓、降主动脉,使这些管腔陆续显影,称为放射性核素心血管造影(radionuclide cardiac angiography)。^{99m}Tc-RBC 随血流从动脉进入相应脏器的血管床,可获得相应脏器的动脉灌注影像,称血池显像(blood pool imaging)。本法可使某些含血量明显增高的病变如出血部位、血管瘤等显像。

二、放射性治疗药品的作用机理

放射性核素治疗是临床核医学的重要组成部分,是一些疾病的常规治疗方案,有的已经成为首选治疗方案(骨转移肿瘤)。随着分子医学的发展,放射性核素特异性分子靶向治疗也逐步进入临床应用。核医学治疗主要为核素内照射治疗,小部分为外照射治疗。

1. 特异性摄取　利用脏器特异性摄取放射性药品,致脏器内浓聚放射性药品,其发射的射线对病灶细胞进行杀伤,像 ^{131}I 治疗甲亢、甲状腺癌,^{153}Sm-EDTMP、$^{89}SrCl_2$ 治疗骨转移肿瘤、^{131}I-MIBG 治疗嗜铬细胞瘤等。

2. 特异性结合　利用抗原抗体的特异结合、受体与配体的特异结合机制,用放射性核素标记相应抗体、配体制备的放射性药品可特异性的结合到富含相应抗原或受体的肿瘤细胞上,从而杀死肿瘤细胞,达到治疗的目的。

3. 介入治疗　通过穿刺、插管、植入等介入方法将放射性药品引入病灶并滞留其中,从而对病灶处进行治疗。如 ^{32}P-玻璃微球治疗肝癌;放射性胶体治疗恶性胸腹水、关节滑膜炎;放射性核素血管内照射预防血管再狭窄;放射性粒子植入治疗肿瘤等。

4. 敷贴治疗　将发射 β 射线的放射性核素根据体表病灶形状制成相应形状的密封源,紧贴在病灶表面进行照射(属近距离外照射),如皮肤表面血管瘤、局灶性湿疹、神经性皮炎等。

本章小结

放射性药品是用于临床诊治的放射性核素或其标记化合物。　放射性核素主要由核反应堆、核裂变产物、放射性核素发生器、回旋加速器获得。　放射性药品的制备方法主要有化学合成法、同位素交换法、络合反应法等。 依据用途的不同可将放射性药品分为诊断用和治疗用二大类，此二类药品的射线能量、衰变方式、半衰期等各有相应的要求。 诊断用放射性药品的放射性核素通常要求是短半衰期、能量为 80～300keV、发射 γ 射线的核素，正电子药品则是发射正电子的放射性核素；而治疗用的放射性药品则多为发射高 LETβ 射线的核素；二者均要求有高的 T/NT 比值。

放射性药品是具有放射性的特殊药物，发挥作用的是依靠其发射的放射线。 放射性药品的质量检验除需符合《中华人民共和国药典》的要求外，还需对其放射性核素纯度、放射性活度、放射化学纯度、化学纯度、辐射安全性和生物分布等指标进行检验。

（孙俊杰）

随着计算机科学、信息学以及材料科学等技术的发展,医学成像技术快速进步。以核医学 SPECT、PET 成像技术为代表的分子与功能成像和以 CT、MR 成像技术为代表的解剖与功能图像的结合已经成为当今医学影像发展的一个主流趋势。多功能、多模式及多参数成像已经逐步进入临床实践成为临床诊疗常规。

第一节　核医学成像

放射性核素示踪技术是核医学产生和发展的最基本的方法学基础,无论是实验核医学还是临床核医学的各种应用均是以放射性核示踪技术为基础,结合其他技术而建立的。放射性核素示踪技术以放射性核素或其标记化合为示踪剂(tracer),应用射线探测技术探测其发射的射线,来研究示踪剂分布及变化规律的技术。放射性核素示踪技术是匈牙利科学家 Hevesy 于 1923 创立,他用^{212}Pb 研究了铅在植物体内的分布,并于 1943 年获得诺贝尔化学奖。

放射性核素示踪是基于放射性示踪剂与被研究物质具有相同的化学性质和生物学特性,即同一性原理,通过放射性示踪剂来显示被研究物质的变化。标记示踪剂的放射性核素衰变发出的射线可被射线探测仪器探测和记录,从而可通过示踪剂进行精确的定性、定量、定位研究。依据研究对象的不同,放射性核素示踪技术可分为体内(in vivo)示踪和体外(in vitro)示踪。

体内示踪也称整体示踪。是指以完整的生物有机体作为研究对象,可通过体外观察或取标本测量以了解示踪物在机体内的运动规律。它多用于研究物质吸收、分布、转运及排泄过程。核医学显像及功能测定就是利用核医学设备在体外对引入体内的示踪剂进行追踪,获得示踪剂在体内分布、浓聚、代谢和清除规律及速度和数量的变化,利用适当的数学模型进行处理,得到组织脏器的影像或组织脏器的功能参数。体外示踪也称离体示踪,是从整体分离出来的组织、细胞、体液等为研究对象。多用于某些特定物质(蛋白质、核酸、细胞因子、酶、受体等)的生物活性物质的定量测定、转化规律和某些精细结构的研究。如体外放射分析测定微量生物活度物质含量;^{3}H-TdR 掺入实验测定细胞周期、细胞活性等均属此类。

一、核医学显像的特点

利用放射性核素示踪技术在活体内实现正常和病变组织的显像是核医学显像的基本原理。核医学显像需要将放射性药品引入体内,由于其放射性核素与标记化合物的生物学行为同天然元素或其化合物一样,能够参与机体的正常或异常代谢过程,可选择性地聚集在特定的脏器、组织或病变部位,因此,借助核医学成像设备,可在体外探测到脏器与邻近组织或脏器内正常组织与病变组织间的放射性浓度差,并以一定的模式成像,获得可反映脏器和病变组织的形态、位置、大小、功能和代谢等状况的核医学影像(图 3-1)。核医学显像是分子水平显像,能在分子水平观察人体的生理、生化、代谢等变化。

(一)图像信息多元化

现代核医学显像已成为是一种集脏器解剖、形态、功能、代谢、受体分布及基因表达等信息为一体的功能代谢性分子影像。通过对图像的分析,既可观察到靶器官的形态、位置、大小和放射性的分布状况,又可通过 ROI 技术精确计算显像剂在靶器官的分布,获取反映脏器血流、功能和代谢状况的参数。故核医学显像具有图像信息多元化的特点,被称之为核医学分子影像。

(二)早期诊断价值

由于核医学显像为功能代谢性影像,故在靶器官仅发生功能异常改变阶段就能反应出来,如全身骨骼显像对恶性肿瘤骨转移的检查,可比 X 线检查提早 3～6 个月检出;对原位恶性骨肿瘤手术范围(实际累及范围)的确定比常规 X 线检查准确。虽然,冠状动脉介入造影是目前公认的诊断冠状动脉病变的"金

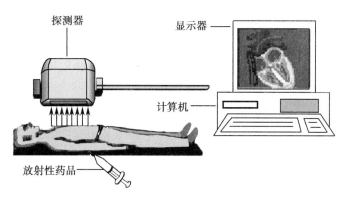

图 3-1 核医学显像原理示意图

标准",但对直径<1mm 的血管栓塞亦难以发现,而核素心肌灌注显像可以反映出其支配范围的心肌血供情况。实践证明,核医学显像对某些疾病的检查有较高的灵敏度,故对疾病的早期诊断具有重要价值。

（三）定位、定性、定量和定期诊断

核医学显像的许多方法,如 RII、RRI、正电子代谢显像以及双核素显像等技术,能对靶组织进行定位、定性、定量分析,对某些恶性疾病的分期具有一定的临床价值。如在肿瘤性质的判定、转移灶或原发灶的寻找、心肌细胞活性的确定、癫痫病灶的定位、肝脏占位性病变鉴别诊断、老年性痴呆、脑受体密度等方面的定位、定性、定量和定期诊断,明显优于其他检查方法。

（四）细胞和分子水平显像

由于核医学显像仪器和显像剂的飞速发展,使核医学影像可以观察和分析脑、心肌、肿瘤等组织细胞的功能代谢,如[18]F-FDG 的 PET 显像,可以观察大脑细胞在思维活动中的糖代谢变化情况、心肌细胞除极和复极的糖代谢变化、心肌梗死部位的无氧糖代谢情况以及肿瘤的糖代谢情况。核医学显像诊断已进入细胞和分子水平,在活体内以特定分子或生物大分子为靶目标的分子成像技术,即分子影像学的研究中占有极其重要的地位。

（五）无创性检查方法

虽然核医学显像需将放射性药品引入体内,但其用量极微,单次核医学显像检查对患者的辐照剂量仅相当于一次 X 线平片的 1/10,或一次 CT 检查的 1/100 剂量。尤其是短半衰期核素和超短半衰期核素的开发应用后,对孕妇、幼儿已不作为禁忌对象。此外,放射性药品的化学量极微,故无过敏反应和药物毒性反应。核医学显像除极少的特殊造影外无需动脉穿刺或插管。故核医学影像检查是一种无痛苦、无毒副作用的无创性检查方法。

二、核医学显像的类型

根据影像采集的状态、时间、方式、部位、显像剂对病变组织的亲和力等,可将核医学显像分为如下类型:

（一）静态与动态显像

1. 静态显像（static imaging） 指显像剂在脏器或病变部位达到相对稳定时,采集放射性分布图像的显像(图 3-2A)。由于这种显像对时间条件限制不严,放射性在一定时间内变化不大,故可采集足够的放射性计数用以成像,所得影像清晰。较多用于观察某器官的形态、位置、大小、放射性分布等。

2. 动态显像（dynamic imaging） 指连续采集显像剂在体内随血流运行、被脏器组织不断摄取和排泄的过程、放射性活度随时间变化等状况的显像(图 3-2B)。这些图像可以提供不同时间的感兴趣区(region of interest,ROI)信息,还能以电影形式显示靶器官的活动情况。由于引入了"时间-放射活性曲线"的概念,非常适用于脏器功能的判断。如,甲状腺、心、脑、肝、肾、胃排空、骨摄取、肝胆系统等的功能指标测定。

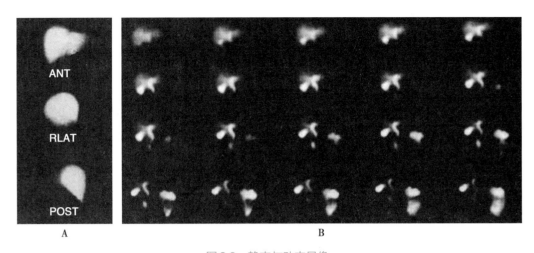

图 3-2　静态与动态显像
A. 肝静态显像；B. 肝胆动态显像

（二）静息与负荷显像

1. 静息显像（rest imaging）　是反映患者处于基础状态下心脏对显像剂的摄取和分布情况的显像（图 3-3）。它常与负荷显像匹配使用。

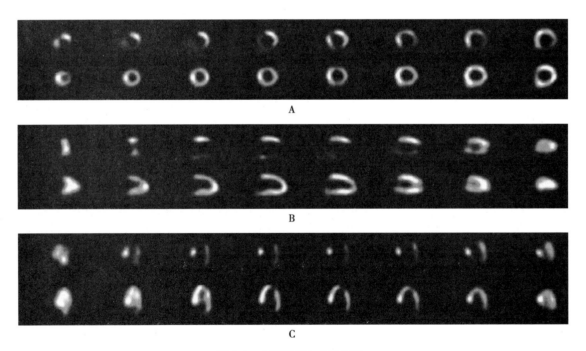

图 3-3　心肌静息与负荷显像
A. 心肌短轴断层，上排负荷显像、下排静息显像；B. 心肌垂直长轴断层，上排负荷显像、下排静息显像；C. 心肌水平长轴断层，上排负荷显像、下排静息显像

2. 负荷显像（stress imaging）　负荷显像也即运动显像，是在运动或药物介入状态下采集靶器官放射性分布信息的显像（图 3-3），亦称介入显像（interventional imaging）。负荷显像主要用于心脏储备功能的检查，能探测到静息显像时不易发现的病变。

（三）阴性与阳性显像

1. 阴性显像（negative imaging）　是以病变组织对特定显像剂摄取减低为异常指标的显像方法（图 3-4A）。功能正常的脏器组织能选择性摄取特定的显像剂而显影，而病变组织因失去正常功能故不能摄取显像剂或摄取明显减少,而表现为放射性缺损或减低的影像,故又称"冷区"显像(cold spot ima-ging)。如,心肌灌注显像、肝胶体显像和肾显像等。

2. 阳性显像(positive imaging) 是以病变组织对特定显像剂摄取增高为异常指标的显像方法(图3-4B)。由于病变区域的放射性分布明显高于正常脏器组织故又称"热区"显像(hot spot imaging)。如,亲心肌梗死灶显像、血池显像、RII、RRI 等均为阳性显像。

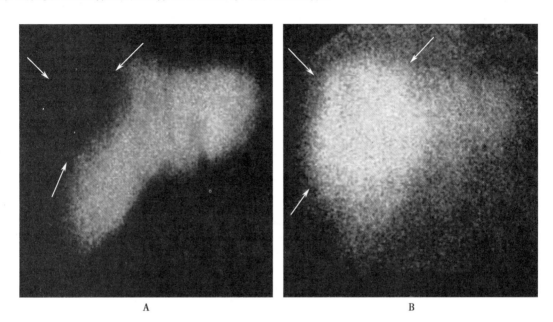

图3-4 阴性与阳性显像
A. 肝胶体显像(阴性显像);B. ^{67}Ga 亲肿瘤显像(阳性显像)

(四)早期与延迟显像

1. 早期显像(early imaging) 通常指将显像剂引入体内 2 小时以内进行的显像(图3-5A)。其影像主要反映组织的血流灌注和早期功能状况。

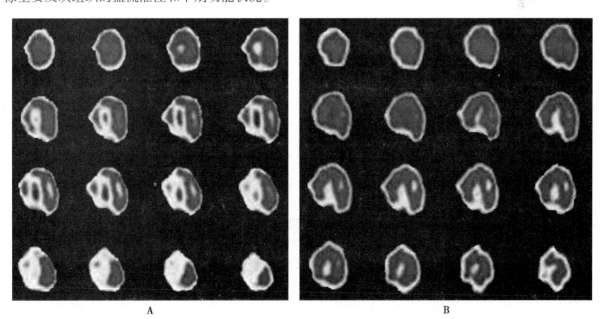

图3-5 阴性与阳性显像
A. ^{201}Tl 心肌显像;B. ^{201}Tl 心肌延迟显像

2. 延迟显像（delay imaging）　是将显像剂引入体内 2 小时以后进行的显像(图 3-5B)。对于某些病变组织摄取特定显像剂的能力下降,早期显像往往表现为放射性分布稀疏或缺损,通过延长时间再次显像,可判断病变组织的性质。如^{201}Tl 心肌灌注显像,对比早期与延迟显像的变化,可鉴别心肌缺血和心肌梗死,对于冠心病的治疗具有重要的指导意义。

三、核医学显像的方法

核医学显像的基本方法主要包括:显像药品、显像时间、显像体位、准直器和设备工作条件的选择,以及患者检查前的准备等内容。

（一）患者检查前的准备

患者在许多核医学显像前的准备项目是排除干扰因素,获得满意的检查结果以及保护患者免遭额外辐射所必须采取的措施。如,采用^{131}I-19-碘代胆固醇进行肾上腺皮质显像前,应采取措施封闭甲状腺、停用影响显像药品摄取的药物、清洁肠道和促胆囊收缩排出胆汁等。

（二）显像药品的选择

选择优良性能的显像药品是保证核医学显像有效性和安全性的关键。一般而言,应选择能快速进入靶器官、靶/非靶比值高、合适而稳定的靶组织滞留时间、适宜的 γ 射线能量、放射性浓度高的显像药品。

（三）显像时间的选择

放射性药品引入机体后,其进入靶组织和达到最佳靶/非靶比值的时间与药物在体内的生化过程和代谢速率有关,也受靶组织的功能状态、对药品的吸收能力以及不同的用药途径等因素的影响。因此,根据药物在体内的转归特点和不同的应用目的,选择最佳的显像时间是获得优质影像的重要条件。对于了解靶组织功能状况的动态显像,最佳显像时间的选择尤为重要。

（四）显像体位的选择

针对不同部位脏器和不同的显像目的,选择正确的体位对图像的质量非常重要。核医学显像有多种体位,常用体位有前位、后位、左右侧位和斜位等。心肌显像时,为了清晰地显示左、右心室,常采用左前斜 45°位进行显像。

（五）准直器和设备工作条件的选择

探测不同能量的 γ 射线应选用相应性能的准直器。另外,根据显像器官和组织的深浅、大小和厚度和显像的目的,选择高灵敏度或高分辨率准直器。如甲状腺显像主要采用高能针孔型准直器。

第二节　相关影像学技术

一、X 射线计算机断层成像仪

X 射线计算机断层成像仪(X-ray computed tomography,X-CT)是一种应用 X 线进行医学诊断的成像技术,被誉为自伦琴发现 X 射线以后,放射诊断学上最重要的成就。自 1972 年成功制造第一台头部 X-CT 后以来,发展非常迅速。从第一、二代平移/旋转扫描方式的 CT 机,至采用了滑环技术的螺旋 CT,以及目前常规装备的电子束 CT 以及超速 CT、双源 CT 等等。CT 机性能也不断提高,可以不间断地连续扫描,大大提高扫描速度,并具有图像清晰、分辨率高等优点。

X-CT 设备基本组成部分主要包括 X 线管、探测器和扫描架以及计算机与图像显示和存储系统。当 X 射线源和探测器围绕人体旋转一周,得到不同角度处透射的 X 射线的强度信号。通过计算机迭代重建,求出每一体素对 X 射线的衰减系数,并排列成数字矩阵进行存储。数模转换器将数字矩阵中信号转换成不同灰度的像素并按矩阵排列，构成 CT 图像。这些像素反映的是相应体素的 X 线吸收系数。CT 图像的像素越小，数目越多，空间分辨力高。目前，常规 CT 图像的像素数目可达到 512×512。CT 图像是重建图像，常用的是横断面。根据需要 CT 图像也可重建冠状面和矢状面图像，多角度查看器官和病变的关系。

X-CT 解决了传统 X 线摄影图像中器官重叠、密度分辨率低、不能反映病灶三维结构等固有缺陷。可以很好地显示人体由软组织构成的所有器官，获得良好的解剖图像，具有很高的密度分辨力。临床实践一般使用 CT 值来代表人体组织的吸收系数，显示组织密度的高低，单位为 Hu（Hounsfield unit）。通常情况下，水的吸收系数为 10，CT 值定为 0Hu；骨皮质密度最高，CT 值定为 +1000Hu，而空气密度最低，定为 -1000Hu。其他组织的 CT 值则位于 -1000Hu 到 +1000Hu 之间。

X-CT 的基本检查技术主要包括普通扫描、增强扫描和造影扫描。普通扫描又称为 CT 平扫，主要指不注射造影剂的 CT 扫描。增强扫描是指静脉注入水溶性碘造影剂后再进行扫描的方法。使用的造影剂主要包括泛影葡胺，可使病灶与邻近组织间的密度差异增加，提高病灶的检出率和定性诊断的准确率。造影扫描主要是指先进行器官或结构的造影，然后再进行扫描的方法。如脑池造影、血管造影 CT 扫描等。X-CT 的检查技术根据扫描部位及显示器官的不同，也可分为不同部位 CT 扫描如头颈部 CT 扫描、胸部 CT 扫描、腹部 CT 扫描、盆腔 CT 扫描等，或不同器官 CT 扫描如眼 CT 扫描、肝脏 CT 扫描等。这些扫描技术均需要采取不同的准备方法和 CT 采集参数。

X-CT 目前已经广泛用于临床疾病的诊断，能够清楚显示全身组织器官的复杂解剖结构，显示病变与周围正常结构的关系。而且，通过各种 CT 扫描技术的联合应用，CT 成像还可以立体直观地显示病灶的三维空间关系，血管性病变等等，进一步提供 CT 图像的诊断效率。但我们也应该清楚，CT 图像只是显示组织衰减系数的差异，其衰减系数主要由密度决定，因此显示的仍然是组织密度的差异，只能明确病变的范围和周围结构组织的关系，疾病的定性诊断仍存在一定困难。核医学影像技术如 SPECT、PET 与 CT 检查技术融合在一起，形成了既有分子功能信息又有精细解剖结构的图像，可大大提高疾病的定性诊断准确率。

二、核磁共振成像技术

磁共振成像是利用原子核中质子在磁场强度环境中共振后出现的信号进行成像的一种影像诊断技术。1973 年，Lauterbur 教授首次使用梯度磁场进行空间编码，产生了第一幅磁共振图像。近年来发展十分迅速，已日臻成熟完善。MRI 所提供的信息量大，且不同于其他成像技术，对软组织的独到分辨率远优于其他成像方法，可同时获得三维解剖结构及生理、病理、代谢、血流灌注等信息，在诊断疾病中有很大优越性和应用潜力。MRI 在传统成像技术基础上，还可以在 MRI 图像上通过分子成像标记物，对分子在体内进行定位，在分子影像中的应用至关重要。

磁共振设备主要由磁体、梯度线圈、射频发射器及 MR 信号接收器、计算机系统等部分组成。磁体有常导型、超导型和永磁型三种，直接关系到磁场强度、均匀度和稳定性，并影响 MRI 的图像质量。处于静磁场中的氢核[1]H 会有两种取向，取向不同，氢核所具有的磁势能也就不同，它们之间存在能量差。如果外界施加的电磁波的能量正好等于不同取向的氢核之间的能量差，则处于低能态的氢核就会吸收电磁波能量跃迁到高能态（受激吸收），这就是所谓的核磁共振。当外界停止施加电磁波，被激发的氢核从高能态恢复到原来的低能态，这种现象称为弛豫（relaxation）。这一恢复过程称为弛豫过程，是磁共振成像的关键部分。

弛豫过程是一个能量转换的过程，所需的时间则称之为弛豫时间。弛豫时间又分为纵向弛豫时间（longitudinal relaxation time，简称 T_1）和横向弛豫时间（transverse relaxation time，简称 T_2）。T_1 是指由纵向磁化转到横向磁化之后再恢复到纵向磁化激发前状态所需时间，是反映组织纵向磁矩恢复快或慢的物理指标，反映的是组织间 T_1 差别的 MRI 图像，也称为 T_1 加权像（T_1 weighted image，T_1WI）。T_2 是反映横向磁矩衰减的过程,即横向磁化所维持的时间,反映组织间 T_2 特征参数时,则为 T_2 加权像(T_2 weighted image,T_2WI)。人体的各种组织因组成成分不同具有不同的 T_1 和 T_2 值。这种组织间弛豫时间上的差别,是 MRI 的成像基础。

MRI 的扫描技术主要采用多层面、多回波的自旋回波技术,包括回波时间(echo time,TE)和脉冲重复间隔时间(repetition time,TR)。短 TR 和短 TE 采集可得 T_1WI 图像,长 TR 和长 TE 扫描可得到 T_2WI 图像。获得图像不仅包括横断面图像,而且还需要矢状面或(和)冠状面图像。病变在不同 T_2WI 中信号强度的变化,可以帮助判断病变的性质。MRI 扫描也可从静脉注入能使质子弛豫时间缩短的顺磁性物质作为造影剂,进行造影增强。常用的造影剂为钆-二乙三胺五醋酸(Gadolinium-DTPA,Gd-DTPA)。随着 MRI 技术的深入研究,弥散加权成像、弥散张力成像、灌注加权成像、BOLD-fMRI 等新的 MRI 的扫描技术也逐步应用于临床,对疾病的诊断具有非常重要的价值。

1. 弥散加权成像(DWI)　弥散是分子等微观颗粒由高浓度区向低浓度区的扩散移动,即布朗运动。机体水分子的运动在不同方向上并不一定相同,具有各向异性特征。在常规的磁共振成像序列中,分子随机热运动(弥散)对 MRI 信号的影响是非常微小的。弥散成像序列就是通过对成像序列的设计将弥散运动对 MRI 信号的作用突出出来。表观弥散系数(apparent diffusion coefficient,ADC)是目前常用评价弥散成像结果的参数。在弥散加权图像上,当水分子弥散受限时,由弥散导致 MRI 信号降低的效应降低,表现为高信号,ADC 值较小,在 ADC 图上表现为低信号。DWI 作为目前唯一能非侵入检测活体组织内水分子运动的技术,在病变的检出中具有重要价值,尤其对良、恶性病变的鉴别诊断具有重要意义。

2. 弥散张力成像(DTI)　DTI 是利用弥散敏感梯度从多个方向对人体内水分子的弥散各向异性进行量化的技术。在病理情况下,组织结构及生化的改变均会影响水分子的弥散,因此检测组织内水分子的弥散各向异性可以从微观角度反映病变组织的改变。单次激发平面回波技术(Single-shot Echo-Planar Diffusion Tensor Imaging)是目前 DTI 最常用的成像方法。DTI 是一项可以无创性显示脑内白质纤维束的成像技术,能够有效地评价脑白质结构的完整性与方向性,在显示脑白质纤维方面具有其他方法无法替代的优越性,是目前唯一可以在活体上显示脑白质纤维束的无创性成像方法,其已经逐渐应用于临床。

3. 灌注加权成像(perfusion-weighted imaging,PWI)　PWI 是一项能够活体检测组织或病变血流灌注情况、了解微循环状态及血流动力学特征的磁共振功能成像技术。PWI 是利用血管内造影技术,通过静脉注射高浓度顺磁性造影剂,对脑灌注情况进行定量分析的磁共振成像技术。PWI 反映组织局部血流灌注情况,评价血流动力学参数。磁共振灌注加权成像主要有两种方法:①使用自身动脉血液中的可自由扩散的水质子作为内源性对比剂的成像方法,称动脉自旋标记法(arterial spin labeling,ASL);②团注非扩散顺磁性对比剂的首过成像法,较为常用的是动态磁敏感对比增强灌注加权成像(dynamic susceptibility contrast-perfusion weighted imaging,DSC-PWI)。PWI 在临床上的应用主要用于脑缺血性病变、脑肿瘤的诊断与研究和心肌缺血的早期发现。

4. BOLD-fMRI　BOLD 是利用自身血液(血红蛋白)作为固有对比度增强剂的一种成像方法。BOLD 信号强度的改变反映的是局部血流动力学变化的结果。血液中的血红蛋白分为氧合血红蛋白与去氧血红蛋白,二者具有相反的磁特性:前者为逆磁性,后者为顺磁性。去氧血红蛋白的顺磁性能使组织毛细血管内外出现非均匀磁场,导致质子横向弛豫加快、缩短 T_2*,从而使核磁信号减弱。而大脑神经元活动的增强,往往使局部血流与血容量增加,并超过组织氧需求的增长,使氧摄取分数降低,引起血液中氧合血红蛋白增加。在氧合血红蛋白增加的区域,局部磁敏感性降低,磁敏感性的降低使横向弛豫信号的丢失减少,导致正向的 BOLD 效应。

总之,磁共振成像作为一种新的影像诊断技术,其显像原理完全不同于其他成像技术,可同时获得精细解剖结构及生理、病理、代谢、血流灌注及分子分布等信息,在临床应用及分子影像中的价值将越来越得到肯定。

三、超声技术

超声(ultrasound,US)是一种高频机械波。它的声源振动频率超过20 000Hz,最高可达10^{15}Hz。诊断用超声波的频率在1MHz(10^6Hz)至100MHz之间。超声波具有频率高、波长短、方向性强、能量大、危害小等特点。在过去的半个多世纪中,医学超声成像技术发展迅速。从早期的A型(ampli-tude mode)、M型(motion mode)一维超声成像、B型(brightness mode)二维超声成像,发展到动态三维成像;由黑白灰阶超声成像发展到彩色血流成像;超声造影、谐波成像(harmonic imaging,HI)、多普勒组织成像等新技术也已应用于临床。医学超声成像技术已经成为医学成像中颇具生命力而不可替代的现代影像诊断技术。

超声的临床医学影像诊断技术可分为两大类,即基于回波扫描的超声诊断技术和基于多普勒效应的超声诊断技术。基于回波扫描的超声诊断技术基本原理是利用超声波在不同组织中产生的反射和散射回波形成的图像或信号来鉴别和诊断疾病。这种技术主要是用于解剖学范畴的检测,以了解器官的组织形态学方面的状况和变化。基于多普勒效应的超声诊断技术基本原理是利用运动物体散射或反射声波时造成的频率偏移现象来获取人体内部的运动信息。这种技术主要是用于了解组织器官的功能状况和血流动力学方面的生理病理状况,如观测血流状态、心脏的运动状况和血管是否栓塞等。

第三节 图像融合与图像存储

随着医学影像技术的发展,功能图像和解剖图像的结合已经成为医学影像发展的一个发展趋势。多模式成像、多参数成像在临床诊断与治疗中的作用也日益显现。随着计算机技术的发展,大影像、大数据概念的提出对图像的存储、传输与管理提出了非常高的要求。

一、图像融合

随着对疾病认识的深入,任何单一成像模式在反映疾病的角度和层次方面均存在着固有缺陷,集合各成像模式的优势,多角度、多层面反映疾病的总体特征也就成为现代医学影像技术的发展方向。但由于医学成像技术如X射线、超声、CT、MRI、SPECT、PET等的成像原理,图像采集模式、格式及图像大小和质量等特性均存在差异,同一个病灶不同的成像信息很难进行精确匹配,往往需要临床诊断医生通过空间想象及丰富的经验才能进行。医学图像融合就是将不同医学成像设备获得的图像经过适当的空间配准、叠加和变换处理,从而获取一个部位或病灶不同的图像信息,使临床诊断和治疗更加准确。经过多年的研究开发,医学图像融合技术已经获得很大发展,广泛应用于临床疾病诊断和治疗。

1. 图像融合过程 医学图像融合的过程主要包括预处理、图像配准和图像融合等三个部分。

(1)图像预处理:主要是对需要进行融合的不同成像模式的图像数据进行去噪音、兴趣区分割等处理,统一数据格式和图像分辨率,使融合图像在空间分辨率和空间方位上大致接近。

(2)图像配准:是以误差最小化为原则,将不同图像归一化的过程。相互配准往往需要对图像采用一种或几种空间变换,使相互融合图像达到空间上的高度一致。

(3)图像融合目前主要采取基于像素的方法和基于图像特征两种方法。基于像素的方法简单,但效果一般。主要是将2幅图像对应的像素灰度值进行加权求和逐点处理,得到融合图像。基于图像特征的方法算法原理复杂,但效果较好。是指通过小波变换法、多分辨率形态滤波法等数学方法对图像进行特征提取、目标分割等处理后获得融合图像。

2. 图像融合类型 随着计算机科学、材料科学研究的进展,图像融合可以分为异机融合和同机融合两种。

（1）异机图像融合：主要指将不同影像设备获得的图像进行融合的方法,可分为同类图像融合(如 SPECT 和 SPECT,CT 和 CT 等)和异类图像融合(如 SPECT 和 CT,PET 和 MRI 等)。异机图像融合的过程主要包括图像的特征提取,图像的对位和显示分析,通过解剖结构图像(MRI,CT)信息对融合图像进行数据重建等。其中对位技术是异机图像融合的关键。融合图像的显示一般以解剖结构图像为基准,另一个图像迭加在基准图像上,通过伪彩显示。目前,对于刚性组织如脑的对位研究已基本解决,图像融合可以达到很高的匹配,而对于非刚性组织(如腹部)的对位尚待进一步研究。

（2）同机图像融合：主要指在对同一机架内不同影像设备获得的图像进行融合的方法。由于融合图像来自同一机架内同时进行图像采集,从根本上解决了异机图像融合中对位难题,图像融合的准确性非常高,实现过程更为简单。融合设备的发明,对医学影像学的发展具有革命性的作用。

3. 融合影像设备 随着功能成像设备和解剖成像一体化设备的发展,医学影像诊断技术已经进入一个新的阶段。目前已经常规应用于临床的融合显像设备主要包括 PET/CT,SPECT/CT,PET/MRI 等。

（1）PET/CT：PET/CT 是把 PET 与 CT 两种影像设备置于一个机架内,可以同时采集 PET 和 CT 信息的融合设备。PET/CT 融合结构性成像和功能性成像技术为一体,克服了 PET 在临床实践应用中的系列障碍,将临床实践和医学研究紧密地结合在一起,在临床应用中将成为一个关键的分子影像技术。而随着 PET 探测器的进一步改进、TOF 技术对信噪比的进一步改善和快速 CT 技术的进一步融合,PET/CT 探测的灵敏度和分辨率也将得到进一步增强,在分子医学的实践中发挥更大的作用。

PET/CT 融合设备主要包括分离的 PET 探头和 CT 探头组成,PET 探测器和 CT 探测器可以紧密连接在一个机架内,也可以间隔一段距离,通过显像床的移动进行图像采集的精确定位。PET/CT 检查首先进行 CT 扫描,完成后显像床自动移动到 PET 视野内进行 PET 扫描。采集图像通过计算机软件融合在一起,获得 PET/CT 图像。由于 PET 和 CT 采集是在同一显像床进行,图像融合精度可以达到一个非常高的水平。CT 提供的解剖信息不仅弥补了 PET 图像空间分辨率的不足,还同时为 PET 图像提供了一种快速而精确的衰减校正方法,缩短了传统 PET 显像应用^{68}Ge 放射源进行衰减校正的时间。PET/CT 的临床应用非常广泛,在肿瘤、心脏病、脑部疾病以及炎症等方面均显示出独特的优越性。已经成为肿瘤基础研究和临床应用中不可缺少的诊断工具。

（2）SPECT/CT：第一台商业化的 SPECT/CT 出现在 2004 年。鉴于 PET/CT 融合机器在商业上的巨大成功,人们对于与之类似的 SPECT/CT 系统的兴趣越来越大。而且,由于单光子放射性核素较长的半衰期和巨大的化合物标记特性,短半衰期正电子核素无法承担的速度较慢的机体生理病理和分子表达变化的缺陷更是为 SPECT/CT 分子影像的发展敞开了一个非常巨大的发展空间。初步的研究也表明,SPECT/CT 增加的解剖信息提高了扫描结果的灵敏度和特异性,融合 SPECT/CT 对于单模式显像的额外价值,同时也表明了这个有前途的技术将会在临床实践中担当越来越重要的角色,SPECT/CT 较之平面扫描或 SPECT 在良恶性骨病,甲状腺癌,神经内分泌瘤,甲状旁腺腺瘤的显像以及头颈部和骨盆区域前哨淋巴结的探测方面的优越性已被清楚地显示。另外,由于闪烁扫描和源于 CT 的详细解剖信息的互补对于放疗计划和放射性核素治疗中特异器官的放射性剂量测定的改善提供了可能性,SPECT/CT 多模式显像的评估也允许放疗肿瘤靶标准确的放射量测定和放射性核素治疗反映的评价,这对于在吸收剂量和生物效应间建立清楚的关联很有价值。而随着高密度、高输出通量、快速闪烁时间的新一代 SPECT 探测器(如硅酸鲁、半导体探头)的进一步开发应用、快速采集程序(flash3D)以及快速 CT 与 SPECT 的进一步融合,特别是广谱示踪剂的进一步开发和应用,SPECT/CT 在分子影像中的地位将进一步得到提高。

（3）PET/MRI：PET/MRI 是将 PET 和 MRI 技术整合在一起的一种融合影像设备。鉴于 MRI 极高的软组织分辨率和功能性 MRI 的临床应用,PET/MRI 一直被认为是最具发展前景的融合影像技术,可在现代分子影像中发挥及其特殊的作用。但由于 PET 光电倍增管受磁场的影响及其他一些物理的影响因素,PET/MRI 的研究一直到近年来才取得突破性进展,并进入商业化临床应用。

由于 MRI 电磁场与 PET 系统的相互作用,PET/MRI 融合设备的发展一直受到限制。理想的 PET/MRI 融合设备是在同一机架内将 PET 和 MRI 设备融合在一起,实现 PET/MRI 扫描视野的同一性和同时间的数据采集。随着具有磁场兼容性 PET 探测器研发的突破以及 PET 衰减校正、MRI 大孔径磁体、全身覆盖的射频线圈等技术难题的解决。应用磁兼容的雪崩光电二极管(APD)代替传统的光电倍增管,各种硬件如射频主体线圈、PET 探测器、梯度线圈、主磁体线圈及磁体屏蔽线圈在机架内从内到外成环排列,从而第一次实现了 PET/MRI 同机融合。通过采用硅光电倍增管技术,其时间分辨率达到了传统光电倍增管的水平,且可以实现 TOF 技术。揭开 PET/MRI 同机融合设备的临床应用的新篇章。

目前,随着同机融合设备在临床的应用,PET/MRI 的价值已经获得肯定。PET/MRI 不仅可以提供高分辨率的精细软组织解剖结构信息,还可以通过灌流技术、扩散技术以及波谱技术提供功能性信息,与 PET 分子信息融合,成为研究轻度认知障碍、阿尔茨海默病、帕金森病、癫痫等等脑功能性疾病最理想的设备。

二、图像计算机存档与传输系统

图像计算机存档与传输系统(picture archiving and communication system,PACS),是通过计算机和网络技术对医学影像进行数字化处理的系统,主要由医学影像采集系统、数据处理与管理系统、影像传输系统、影像数据存储系统、图像显示系统和影像打印与输出系统等组成。PACS 系统是一个涉及影像医学、核医学、数字图像技术、计算机技术、通讯技术及图像处理与分析技术等多学科综合的新技术,对医学影像诊断、远程医疗及教学的发展具有不可估量的作用。目前,PACS 已经成为医院进入数字化信息时代的重要标志之一。

PACS 系统根据规模可以分为影像科内部(Mini PACS)、医院内医学影像发布系统(小型 PACS)、全院级 PACS 以及区域 PACS 四大类。基本结构包括影像采集设备、数据存储系统、数据处理系统、传输网络及显示系统等。

1. 图像采集 由于不同影像设备生产厂商的图像存储格式、传输方式不同,导致不同影像设备的图像信息不能够自由交换。美国放射学会(ACR)和美国电子厂商联合会(NEMA)联合建立了医学数字图像存储与通信标准 DICOM(digital imaging and communications in medicine)标准,以规范医学影像及其相关信息的交换。目前,医学影像诊断设备主要包括 CT、MRI、DR、ECT、PET 等,一般均提供 DICOM3.0 的标准接口,可以直接获取图像数据。

DICOM 标准涵盖了医学图像的采集、归档、通讯、显示及查询等信息交换的协议,通过数据集和数据元素来保存各种医学图像数字信息,对应的标记是 8 位 16 进制数。DICOM 文件由 DICOM 文件头信息和至少一个图像数据的数据集组成。DICOM 文件头信息主要用于描述文件所集合的数据集,主要包括患者的有关信息(如姓名、ID 号、出生日期等)、影像设备的有关信息(如成像时间、成像设备厂家等)和文件大小等数据。目前,DICOM 标准 3.0 已经成为医学影像信息交换的国际通用标准,实现了医学影像信息的自由交换,推动了远程诊断和 PACS 的发展,并且使 PACS 系统与 HIS、RIS 其他医学应用系统的集成成为可能。

2. 数据存储 PCAS 系统存储策略的设计直接决定了系统性能的好坏。图像存储设备按照存储介质(阵列硬盘、磁光盘、磁带、DVD 或 CD-R 等)的不同主要分为在线存储、近线存储和离线存储等三种类型。然而,由于医学图像数据的海量以及对图像信息随机存储高效率的要求,图像存储往往需要借助于图像存储架构的设计。目前,图像存储架构的方式主要包括以服务器为中心的直接存储、以数据为中心的网络存储以及由以网络为中心的 SAN。

(1)以服务器为中心的直接存储:以服务器为中心的存储结构,即直接附加存储(direct attached storage,DAS)是将 RAID 硬盘阵列直接连接到服务器扩展接口下的数据存储设备,数据备份是通过服务器的 CPU 来实现。其本身是硬件的堆叠,存储效率较低,价格便宜。

(2) 以数据为中心的网络存储:以数据为中心网络直接存储(NAS)是一种直接连在 IP 网络的存储设备,存储系统不再附属于某个特定的服务器或客户机,而是利用现有的以太网技术,通过以太网接口将存储设备连接到 LAN,数据不再通过服务器备份输出,直接在客户机和存储设备间传送。NAS 可以无需服务器直接上网,通过专门用于数据存储的操作系统内置与网络连接所需的协议,使网络的存储容量增加,具有非常好的可扩展性和数据吞吐量。NAS 在备份过程中要同时满足备份和正常的数据访问,数据量大,将消耗网络资源。

(3) 以网络为中心的 SAN:SAN 是一种基于光纤通道技术,由专用光交换机和存储设备组成的独立专用存储网络系统。服务器通过光纤与光交换机(或光集线器)直接相连,数据和存储设备形成一个数据存储专用网络,并以数据块的形式进行存储。独立的专用网络存储方式 SAN 具有可扩展性高等优势,最合适作为高通量数据库数据存储。

随着计算机及网络技术的发展,PACS 系统已被医疗机构越来越广泛接受,其功能也从简单的浏览存储,向区域性 PACS 和计算机辅助诊断 CAD 方向发展。通过 PACS 系统取代传统的胶片来进行图像的管理、存储和诊断;通过 PACS 系统将各种影像、医嘱和诊断报告实现医院医师共享;通过网络进行适时远程会诊和诊断,并建立特定医学影像检查分析决策系统。

第四节　医学显像诊断效能评价

医学检查方法的最终目的是为了获取准确、可靠、有效的疾病信息,为临床医师对患者做出正确的临床决策提供准确的资料。然而,疾病信息的准确性、可靠性和有效性与实验方法的效能有着密切的关系,实验方法的效能又受多种因素的影响(如:实验的仪器性能、方法、对象、病程、病变性质以及操作者的素质等等)。因此,对于核医学显像实验者而言,只有充分认识本实验的效能,才能熟练运用核医学显像方法,获取准确的信息并作出正确的诊断结论。对于临床决策者来说,不了解检查方法的效能或对检查方法的效能不能正确的评价,也就不能正确应用检查的结果,将会导致对疾病信息的错误估价,甚至作出错误的临床决策。

一、医学显像诊断效能评价的概念

效能(efficiency)是指切实地达到目标或产生所要求的绩效,以及创造一个鲜明印象的能力。核医学显像诊断效能是指核医学显像获取的某一疾病的信息或得出的诊断结论,对于该疾病的最佳临床决策(clinical decision making),包括最佳诊断和最佳治疗方案的制订所具备的有效作用能力;运用科学的、合理的统计学分析方法对这一能力进行客观评判和价值定位,即为核医学显像诊断效能评价。

二、医学显像诊断效能的评价方法

按照临床流行病学的原理和方法评估核医学显像的诊断价值,与公认的最正确的诊断方法"金标准(gold standard)"进行比较,可获得客观反映核医学显像诊断效能的特征值。

各种临床诊断的结果会出现四种情况:真阳性(true positive,TP),指经诊断而被正确分类的患者数目;假阳性(false positive,FP),指经诊断而被错误分类的非患者数目;假阴性(false negative,FN),指经诊断而被错误分类的患者数目;真阴性(true negative,TN),指经诊断而被正确分类的非患者数目。对这四种结果(以 a、b、c、d 来表示)进行计算分析,可获得以下效能评价指标:

(一) 灵敏度和特异性

1. 灵敏度(sensitivity,Sen)　即真阳性率;表示所有受检患者中阳性结果的比例,理想的诊断灵

敏度为100%。Sen=a/（a+c）×100%

2. 特异性（specificity，Spe）　即真阴性率；表示所有受检健康人中阴性结果的比例,理想的诊断特异度为100%。Spe=d/（d+b）×100%

3. 假阴性率和假阳性率　假阴性率（false negative rate,FNR）,即漏诊率（β）；表示将患者诊断错误的概率,该值愈小愈好。假阳性率（false positive rate,FRR）,即误诊率（α）,表示将非患者诊断错误的概率,该值愈小愈好。

$$漏诊率（β）= c/（a+c）×100\% = 1-Sen（灵敏度）$$
$$误诊率（α）= b/（b+d）×100\% = 1-Spe（特异度）$$

4. 正确指数（Youden's index）　又称约登指数,是综合评价真实性的指标,表示诊断方法确定真正的患者与非患者的总体能力。指数越接近1,诊断效能越好。

$$约登指数 = （Sen+Spe）-1$$

5. 准确度（accuracy，ACC）　也称真实性（validity）,表示所有受检者正确结果的比例,理想的准确度为100%。

$$ACC = （a+d）/（a+b+c+d）×100\%$$

（二）预测值

预测值（predictive value,PV）,即预告值；表示诊断方法能做出正确判断的概率。分为阳性预测值和阴性预测值。

1. 阳性预测值（positive predictive value，PPV）　即阳性结果事后概率；指真阳性人数占诊断阳性总人数的百分比,表示所有阳性者患病的概率。

$$PPV = a/（a+b）×100\%$$

2. 阴性预测值（negative predictive value，NPV）　即阴性结果事后概率；指阴性人数占诊断阴性人数的百分比,表示诊断阴性者属于未患病的概率。

$$NPV = d/（c+d）×100\%$$

（三）似然比

1. 阳性试验似然比（positive likelihood ratio，+LR）　是患者实验结果真阳性比例与健康人实验结果假阳性比例的比值,即：敏感性/（1-特异性）。表明结果阳性时,患病与不患病几率的比值。比值越大（如≥10）,患病的概率越大,实验越好。

2. 阴性试验似然比（negative likelihood ratio，-LR）　是患者实验结果假阴性比例与健康人实验结果真阴性比例的比值,即：（1-敏感性）/特异性。表明结果阴性时,患病与不患病几率的比值。比值越小（如≤0.1）,不患病的概率越大,实验越好。

（四）受试者工作特征曲线

受试者工作特征曲线（receiver operating characteristic curve,ROC曲线）分析源于20世纪50年代的雷达信号探测理论,目前已广泛应用于医学诊断领域,是国际上公认的诊断效能评价的标准方法。

ROC曲线分析的实质是在敏感性和特异性的基础上,运用特定的数学模式将单一的临界值（cut off value）演变为多个临界值,分别计算出不同临界值的敏感性和特异性,以真阳性率（灵敏度）为纵坐标,假阳性率（1-特异度）为横坐标作出,得出反映灵敏度和特异度相互关系的曲线。

ROC曲线越凸向左上角,表明其诊断价值越大,越准确。对两种或两种以上诊断系统进行ROC曲线和ROC曲线下的面积分析判断,曲线下面积越大,其诊断价值越高（图3-6）。

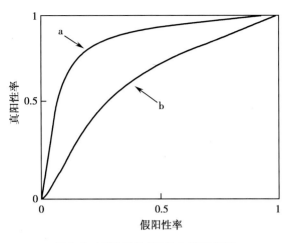

图 3-6　两种显像 ROC 曲线示意图

三、核医学显像诊断结果可靠性评价

核医学显像诊断结果的可靠性(reliability)是指诊断结果的制定者即图像观察者在重复观察图像后,给出相同的正确结论的比率(即重复性)。由于医学影像检查的固有性质,决定其结果判断过程离不开观察者的视觉系统对图像的直观感觉,因此,在图像判断过程必然包含观察者的许多主观影响因素。由此可见,除上述评价核医学显像诊断效能的常用统计学方法外,要保证核医学显像的可靠性还需有针对观察者主观判断能力的评价标准。目前,常用于可靠性评价的检验方法主要有两种。

1. 批内解释的可靠性检验　由不同的观察者独立观察同一批图像后得出的相同结论的比率(一致性)。具体方法是:集中一批正常和不同异常程度的图像,随机地交给参加这一检查的不同观察者进行观察并作出解释,观察者必须在不了解患者情况的条件下独立观察。本法需要较大数量的图像,数量越大评价结论越可靠。

2. 批间解释的可靠性检验　由同一观察者独立观察一批图像后得出的结论与间隔一定时间复习该批图像后得出的结论其相同的比率。为避免观察者首次阅片后已经了解情况的影响,复习该批图像的间隔时间应尽可能延长,并适当增加图像的数量,打乱首次阅片的图像顺序。

本章小结

随着计算机科学、信息学以及材料科学等技术的发展,医学成像技术已经得到迅速发展。以核医学 SPECT、PET 成像技术为代表的功能成像和以 CT、MRI 成像技术为代表的解剖图像的结合已经成为医学影像发展的一个发展趋势。第一节主要重点阐述了核医学成像技术的特点,核医学显像的常用机制及核医学显像类型,简单介绍了核医学显像在早期诊断价值、定位、定性、定量和定期诊断、细胞和分子水平显像和无创性检查的优点。第二节主要阐述了医学影像相关技术如 CT、MRI 等成像技术的原理、特点以及临床应用,只有了解其他成像技术与核医学成像技术具有的异同点,才能更好地在临床中运用各种显像技术。第三节主要阐述了图像融合以及图像存储的一些基本概念,以及目前常规应用的核医学融合影像设备的特点及常规应用。第四节主要阐述了核医学成像技术的诊断效能评价方面的一些基本概念,只有充分认识的效能,才能熟练运用不同显像方法,获取准确的信息并作出正确的诊断结论。

（孙俊杰　刘建军　金龙云）

核医学影像是核技术、物理学、化学、生物医学、计算机技术等多学科相互融合,并将功能影像信息成功地融入到疾病诊断、疗效评估及治疗决策中的一门医学影像技术。21世纪,随着分子生物学技术的迅速发展并与放射性核素示踪技术的相互融合,形成了核医学新的分支学科——分子核医学,使核医学的诊断进一步深入到细胞及分子水平,从分子水平揭示生命现象的本质、生命活动的物质基础和组织细胞新陈代谢的变化规律,阐明病变组织受体密度与功能的变化、基因的异常表达、生化代谢和细胞信息传导的改变等,为临床疾病的诊断、治疗、疗效评估等提供分子水平信息。自1999年正式提出分子影像学(molecular imaging)的概念以来,在当今的分子影像技术中,核医学分子影像已经走在前列,特别是代谢显像、受体显像等技术已经广泛应用于临床,是目前最为成熟的分子影像技术。

核医学分子影像技术的发展不仅将成为分子水平的诊断手段,而且这些技术的进一步发展和成熟还有可能开发新的分子靶向治疗药物,尤其是以受体、抗体等介导的核素治疗。放射性核素分子靶向治疗不仅可以利用放射性核素释放的射线杀伤病变细胞,同时还可发挥生物治疗作用,获得生物与放射双重治疗效果,将有可能成为生物靶向治疗的重要内容之一。本章着重介绍核医学分子影像主要内容、研究方法和进展。

第一节　核医学分子影像技术主要内容

核医学分子影像的理论基础是"分子识别"(molecular recognition)。例如,抗原与标记抗体的结合、受体与相应配体的结合都是分子识别的结果;反义探针与基因的分子识别是建立在核苷酸碱基互补的基础上;酶与底物的识别也同样具有分子基础。因此,分子识别是核医学分子影像的重要理论依据之一,核医学诊断与治疗的本质都是建立在放射性药物与靶器官或靶组织特异性结合的基础之上。根据标记分子探针与靶分子结合的类型或原理不同,核医学分子影像主要分为代谢显像、受体显像与核素受体靶向治疗、放射免疫显像与放射免疫治疗、基因与报告基因显像、凋亡显像等。

一、代谢显像

代谢显像(metabolism imaging)是利用放射性核素标记葡萄糖、脂肪酸、氨基酸等相关代谢底物作为显像剂,引入体内后,由于其生物学行为同天然元素或其化合物类似,能够参与机体的正常或异常代谢过程,反映相关代谢底物的细胞摄取与转运、代谢与转化。但多数显像剂不会参与整个代谢过程并沉积于相关细胞中,而是可选择性地聚集在特定的脏器、组织或病变部位;借助核医学成像设备,可在体外探测到脏器与邻近组织或脏器内正常组织与病变组织间放射性分布的差异,为临床提供反映局部组织细胞的存活、增殖、分化等生物学代谢功能信息,从而对疾病进行早期诊断和疗效评价。

目前临床应用最为广泛的是葡萄糖代谢显像。此外还有针对蛋白质、核酸、磷脂酰胆碱、脂肪酸等的代谢显像(表4-1)。各种代谢显像在肿瘤、心血管系统相关章节中均有介绍,在此不做详述。

表4-1　核素代谢显像的主要类型

种类	代谢显像机制	常用显像剂	临床应用
葡萄糖代谢显像	参与葡萄糖代谢	^{18}F-FDG	各种肿瘤、神经/精神疾病、心肌细胞活性
氨基酸代谢显像	氨基酸参与蛋白质的合成、转运和调控	^{11}C-MET、^{18}F-FET、^{18}F-FDOPA	脑胶质瘤、恶性淋巴瘤、肺癌、乳腺癌和脑转移瘤
核苷酸代谢显像	核酸的合成和代谢可以反映细胞分裂增殖的情况	^{11}C-TdR、^{18}F-FLT	脑胶质瘤、肺癌、食管癌、淋巴瘤、喉癌、结肠癌和鼻咽癌

种类	代谢显像机制	常用显像剂	临床应用
乙酸盐代谢显像	确切机制尚不清楚,可能与肿瘤组织中脂肪合成增加有关	^{11}C-acetate	前列腺癌、肝癌、脑胶质瘤、鼻咽癌、淋巴瘤、肺癌、结肠癌、卵巢癌和肾细胞癌
胆碱代谢显像	胆碱是磷脂酰胆碱的前体,后者在细胞增殖过程中增加	^{11}C-choline	脑肿瘤、肺癌、食管癌、结肠癌、膀胱癌和前列腺癌
脂肪酸代谢显像	正常心肌主要利用脂肪酸及葡萄糖作为其能量来源	^{11}C-PA、^{18}F-FTHA、^{18}F-FT、^{123}I-BMIPP	评价缺血性心脏病及心肌病等的心肌能量代谢情况

二、受体显像

受体显像是利用放射性核素标记配体或配体类似物为显像剂,引入体内后,利用配体与受体特异性结合的原理,在体外用 SPECT 或 PET 显像,显示受体空间结合位点及分布、密度和功能。受体显像是将放射性核素显像的高灵敏度与受体-配体结合的高特异性和高亲和性相结合的一种特异性显像。由于配体或配体类似物多为小分子的肽类或化合物,具有分子量小、血液清除速度快、穿透力强和低免疫原性等优点,所以受体显像是安全和灵敏的。目前,受体显像已经被广泛地用于肿瘤、神经和心血管系统疾病的诊断、治疗及基础研究中。

(一) 肿瘤受体显像与受体介导的核素靶向治疗

由于肿瘤细胞膜上的受体往往过量表达,因而放射性核素标记配体可与相应细胞膜上的受体特异性结合而使肿瘤显像,用于肿瘤定位诊断、指导治疗和疗效评价。目前研究较多的肿瘤特异性受体包括生长抑素受体(somatostatin receptor,SSTR)、整合素受体、血管活性肠肽(VIP)受体、转铁蛋白受体(TfR)、叶酸受体等。部分肿瘤受体显像已进入临床试验,如生长抑素受体显像和整合素受体显像等。

基于受体与相应配体结合的高特异性、高选择性、高亲和性的特性,以治疗用放射性核素(如^{131}I、^{111}In、^{177}Lu、^{90}Y 等)标记特异性配体,注入生物体后,借助配体的靶向作用将放射性核素导向受体高表达的肿瘤组织,发挥射线的辐射生物效应,有效地杀伤肿瘤细胞,这就是受体介导的放射性核素靶向治疗的原理。核素靶向治疗的关键是筛选合适的放射性配体,其必备条件是放射性配体特异性强、性质稳定、作用可靠、能在靶细胞内达到高浓度并且停留时间足够长。目前^{131}I-MIBG 对高度摄取^{131}I-MIBG 的肾上腺素能受体病变的治疗,及生长抑素类似物介导的核素靶向治疗已成功用于临床。

1. 生长抑素受体核素显像与靶向治疗 生长抑素受体为 G 蛋白偶联的跨膜型受体,共有 5 种不同的受体亚型(SSTR1-5)。人类约有90%的神经内分泌肿瘤和部分非神经内分泌肿瘤如脑膜瘤、星形细胞瘤、乳腺癌等均存在 SSTR 高密度表达。生长激素抑制素(生长抑素,somatostatin,SST)是一个由 14 个氨基酸组成的小分子环形多肽,由下丘脑、垂体、脑干、胃肠道、胰腺以及甲状腺、颌下腺、肾上腺、前列腺、胎盘、肝脏、胆囊等器官组织分泌,生物活性极其广泛。生长抑素受体显像(somatostatin receptor scintigraphy,SRS)是以放射性核素标记的生长抑素类似物为显像剂,进入体内后与肿瘤组织高表达的生长抑素受体特异性结合,使放射性核素浓聚在肿瘤组织,通过活体显像对肿瘤进行检测和诊断。

由于天然生长抑素在人体内很不稳定,生物半衰期很短(约 3 分钟),因此并不适合于 SSTR 显像。自 1982 年瑞士 Bauner 合成了含 8 个氨基酸的 SST 类似物 octreotide(奥曲肽)以来,已有越来越多的 SST

类似物被合成并引入 SSTR 显像。这些 SST 类似物不仅保留其与受体结合的生物学特性,且半衰期明显延长(50~100 分钟),如兰乐肽(lanreotide)、伐普肽(RC-160)、MK678 及以 Tyr 取代第三位 Phe 的改进型 octreotide[(Tyr^3)奥曲肽]等。铟-111-标记奥曲肽(^{111}In-DTPA-octreotide,Octreoscan)是第一个市场化的生长抑素受体显像剂。随后多种放射性核素用于不同生长抑素类药物的标记,如 I(^{131}I、^{125}I 和 ^{123}I)、^{99m}Tc、^{67}Ga、^{68}Ga、^{90}Y、^{188}Re 及 ^{64}Cu 等。目前,^{68}Ga-DOTA-Tyr3-octreotide[DOTATOC]、^{68}Ga-DOTA-TATE、^{90}Y-DOTA-TOC 以及 ^{177}Lu-DOTA-TOC 已经在临床得到普遍应用。

　　SRS 主要用于高表达 SSTR 的神经内分泌肿瘤(如胰腺内分泌肿瘤、嗜铬细胞瘤、副神经节瘤、胃肠道类癌、支气管类癌、甲状腺髓样癌、小细胞肺癌、垂体腺瘤)的诊断,由于此技术是基于受体与配体结合的效应关系,具有其他影像学难以比拟的高特异性。有报道显示,SRS 对类癌诊断的灵敏度达 80%~100%,且由于其为全身显像,可以显示传统显像方法无法确诊的远处转移病灶(图 4-1)。

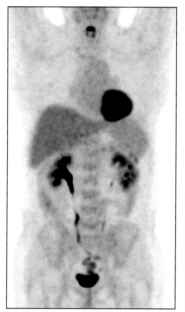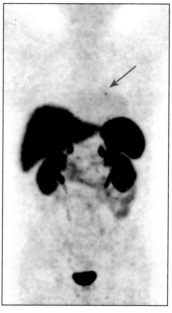

图 4-1　肺内类癌^{18}F-FDG PET 显像(左图)和^{68}Ga-DOTA-TATE PET 显像(右图)

左图:^{18}F-FDG PET 显像未见局限代谢异常增高病变;右图:^{68}Ga-DOTA-TATE PET 显像示左肺代谢局限增高影(红色箭头所示)。手术证实为大小 0.5cm 的肺类癌

　　应用治疗用放射性核素标记 SSA 可对高表达 SSTR 的肿瘤进行核素靶向治疗,疗效肯定。最早应用的放射性核素是^{111}In,利用其发出的俄歇电子产生的电离生物效应对肿瘤进行治疗,但由于其能量较低,组织穿透力弱,治疗效果欠佳。此后逐步改用组织穿透力较强的 β 射线发射体的放射性核素^{90}Y 及^{177}Lu(图 4-2)。Kwekkeboom 等研究发现,^{177}Lu-DOTA-TOC 治疗后可见肿瘤明显缩小,完全反应及部分反应者约为 28%,而病情稳定者约 50%,治疗结果明显优于^{111}In-octreotide。需要指出的是,^{177}Lu 发射 β 射线和 γ 射线,既能进行治疗又可以同时进行肿瘤显像,而^{90}Y 仅发射 β 射线无法进行显像。因而,^{177}Lu 较^{90}Y 标记的 SSA 进行肿瘤治疗优越性更多。

　　2. 整合素受体显像　新生血管是恶性肿瘤表现其生长、浸润和转移等生物学行为的重要前提。1971 年,Folkman 首次提出了"肿瘤生长依赖于血管新生"的概念,无论原发性或转移性肿瘤,其持续性生长都必须依赖于新生血管的形成。整合素受体在新生血管表达丰富,因此以整合素受体为靶点的显像成为近年来肿瘤显像的重要研究方向。

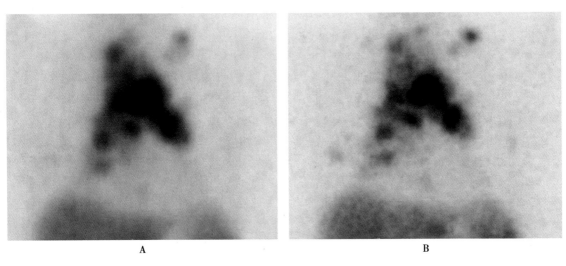

图4-2　甲状腺髓样癌[90]Y-DOTATOC（3.33GBq）治疗前后[111]In-DTPA-octreotide 显像图
A. 治疗前；B. 治疗后

　　整合素是一种跨膜异二聚体糖蛋白，对细胞的黏附、增殖、分化、转移、凋亡起着重要的调控作用。整合素家族是由 19 种 α 亚基和 8 种 β 亚基以非共价键结合形成的 25 种不同亚型构成。目前研究最多、应用最广的是整合素 $\alpha_V\beta_3$。在新生血管形成过程中，该整合素受体高表达于内皮细胞表面，在介导内皮细胞迁移和存活过程中起着重要的作用。RGD 肽是一类含有精氨酸-甘氨酸-天冬氨酸（arginine-glycine-aspartic acid，RGD）的小分子多肽，该氨基酸序列可与整合素 $\alpha_V\beta_3$ 特异性结合，从而介导新生血管的形成及扩展。整合素受体新生血管显像即基于上述原理，利用放射性核素标记的 RGD 肽作为示踪剂，静脉注射后通过 RGD 肽的分布显示整合素受体 $\alpha_V\beta_3$ 在体内的分布，从而明确新生血管的位置，并对其进行定量分析。

　　用于整合素受体核素标记的显像剂报道众多。如[111]In-RP748、[99m]Tc-NC100692、[18]F-Galacto-RGD 和[68]Ga-NOTA-RGD 等等。多聚化的 RGD 肽（如二聚体、四聚体和十聚体等）与整合素 $\alpha_V\beta_3$ 之间具有更高的亲和力，但大多聚化物存在肝脏摄取高的问题，因而影响图像质量。国内多家研究所或医院进行了 RGD 多肽的核素标记和临床转化研究，相继报道了多种不同的分子探针如[99m]Tc-3P-RDG2（图 4-3、图 4-4）、一步法[18]F 标记 RGD 分子探针[18]F-AlF-NOTA-PRGD2（图 4-5）、[68]Ga-NOTA-PRGD2（图 4-6）等等，这些显像剂成功用于肿瘤诊断和疗效评估，并在心肌梗死、脑梗死的动物实验和临床初步研究取得较好显像结果。

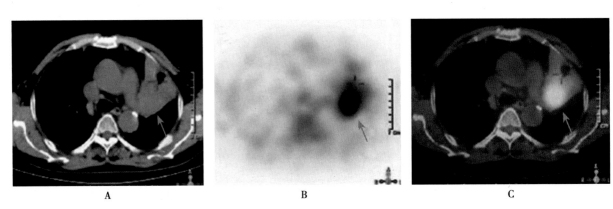

图4-3　左肺上叶中分化鳞癌[99m]Tc-3P-RDG2 SPECT/CT 显像图
A. CT；B. SPECT；C. 融合显像图。橙色箭头所示为病变组织

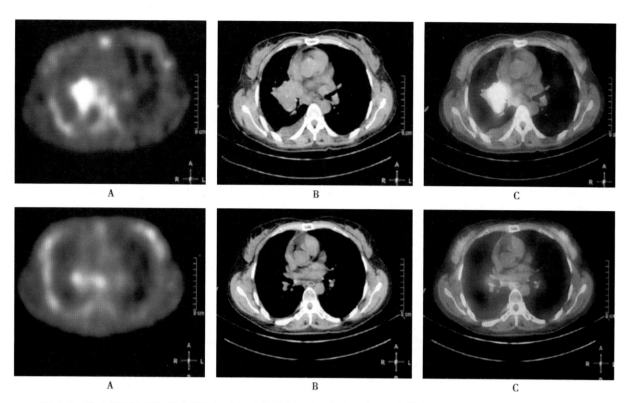

图 4-4 左上肺近肺门区非小细胞肺癌治疗前（上排）、治疗后（下排）^{99m}Tc-3P-RDG2 SPECT/CT 显像图
A. SPECT；B. CT；C. 融合显像图。经靶向药物治疗后病变摄取较治疗前明显减低,治疗有效

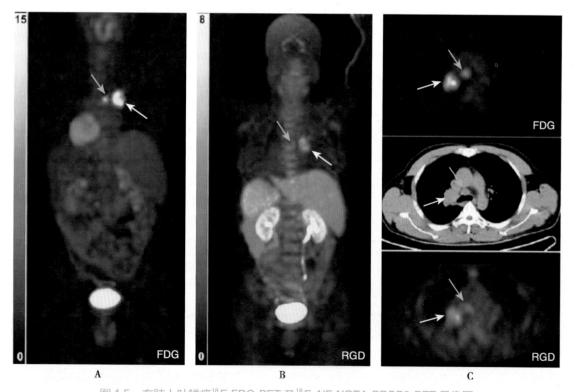

图 4-5 右肺上叶鳞癌^{18}F-FDG PET 及^{18}F-AlF-NOTA-PRGD2 PET 显像图
A. 右肺上叶近肺门区鳞癌^{18}F-FDG PET 显像图；B. ^{18}F-AlF-NOTA-PRGD2 PET 显像图；C. 纵隔淋巴结转移显像图。白色箭头所示为肺部原发灶（鳞癌）；橙色箭头所示为纵隔淋巴结转移灶

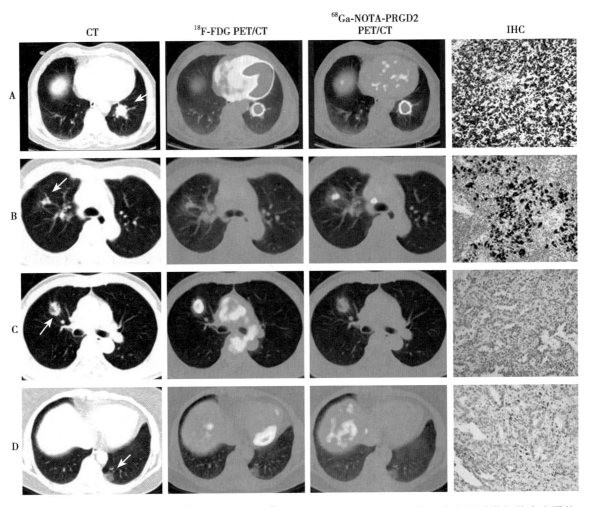

图 4-6　肺部恶性肿瘤病变 CT、^{18}F-FDG PET 和 ^{68}Ga-NOTA-PRGD2 PET 显像，病变同时进行整合素受体 αvβ3 免疫组化显像（IHC）

A. 左肺下叶中分化腺癌，FDG 和 RGD 显像均为阳性，IHC 显像为强阳性；B. 右肺上叶高分化腺癌，FDG 摄取阴性，RGD 摄取阳性，IHC 阳性；C. 右肺上叶高分化腺癌，FDG 摄取阳性，RGD 阴性，IHC 阴性；D. 左肺下叶高分化腺癌，FDG、RGD 和 IHC 均为阴性。RGD 摄取与整合素受体 αvβ3 在病变中表达程度相关

3. 肾上腺素受体显像与靶向治疗　肾上腺素受体在体内分布广泛。肾上腺素受体显像可用于心脏功能、心肌存活性的判断，在肿瘤方面亦可用于肾上腺髓质肿瘤的早期诊断和鉴别诊断。目前研究较多且进入临床应用的是去甲肾上腺素（NE）的类似物，如间位碘代苄胍（metaiodobenzylguaniding，MIBG），可应用放射性核素 ^{123}I 或 ^{131}I 进行标记，以 SPECT 成像（图 4-7）。正电子药物标记的肾上腺素受体显像包括 ^{18}F-氟多巴胺、^{11}C-羟基麻黄碱等。肾上腺素受体显像对嗜铬细胞瘤和某些非嗜铬细胞瘤如神经母细胞瘤、副神经节瘤、甲状腺髓样癌等，灵敏度较高，特异性可达 100%。

应用 ^{131}I 标记 MIBG，基于 ^{131}I 释放 β 射线，在所聚集的病变部位产生低剂量率、持续内照射作用，加之 MIBG 可以靶向富集于含肾上腺素能受体的肿瘤（如嗜铬细胞瘤、恶性嗜铬细胞瘤及其转移灶、神经母细胞瘤等），因此 ^{131}I-MIBG 能抑制和破坏肿瘤组织和细胞的活性，以达到治疗目的。国内外研究均表明，^{131}I-MIBG 对神经内分泌肿瘤具有确定的治疗效果，对恶性嗜铬细胞瘤有一定的疗效，尤其可改善症状，控制血压，降低儿茶酚胺量等，但完全治愈仍有一定难度。

4. 血管活性肠肽受体显像　血管活性肠肽受体（vasoactive intestinal peptide receptor，VIPR）全身分布广泛，在多种消化系统、神经内分泌系统、生殖系统等肿瘤中也有很高的表达。血管活性肠肽（VIP）

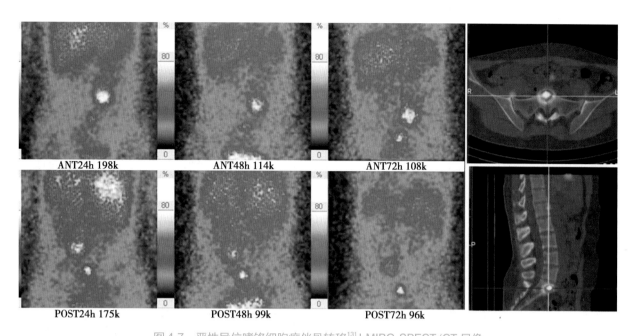

图 4-7　恶性异位嗜铬细胞瘤伴骨转移[131]I-MIBG SPECT/CT 显像

图像自左向右分别为注射显像剂后 24、48 及 72 小时 SPECT 前位（上排）和后位（下排）显像，下腹部左侧及下腹部正中见放射性局限浓聚影，SPECT/CT 融合显像示下腹部正中病变为嗜铬细胞瘤骨转移

是由 28 个氨基酸组成的多肽，具有扩张血管、刺激呼吸与增高血糖浓度等生物活性。利用核素标记 VIP 及其类似物可以对 VIPR 的表达进行显像。

Virgolini 等率先开展了[123]I-VIP 肿瘤受体显像研究，发现肝、脾和正常胃肠道组织的摄取量相对较少，因此[123]I-VIP 对于胃肠道肿瘤显像效果较好。而且，[123]I-VIP 显像能够检出直径小于 2cm 的肿瘤，甚至 CT 未能发现的部分类癌。[123]I 或[131]I 标记的 VIP 已应用于肠道腺瘤与内分泌肿瘤、类癌、胰腺癌、嗜铬细胞瘤、甲状腺髓样癌、胃泌素瘤、Zollinger-Ellison 症等恶性肿瘤的临床诊断。在[123]I-VIP 显像阳性的 17 例结肠腺癌病例中，生长抑素受体显像仅检出 4 例阳性病例，而[123]I-VIP 显像的阳性检出率明显高于生长抑素受体显像。此外，[99m]Tc 标记的 VIP 显像剂（[99m]Tc-TP3654）、正电子显像剂（[18]F-RR-VIP、[64]Cu-TP3939）等均较好的显示与肿瘤内高表达 VIP 受体的特异性结合，肿瘤组织摄取迅速、显示清晰。

5. 生长因子受体显像　生长因子（growth factors，GF）是一类多肽类物质，包括表皮生长因子（Epidermal growth factor，EGF）、胰岛素样生长因子（Insulin-like growth factor-1，IGF-1）、血管内皮生长因子（Vascular endothelial growth factor，VEGF）和成纤维细胞生长因子（Fibroblast growth factor，FGF）等。GF 在酪氨酸激酶偶联型受体的介导下，促进细胞的增殖分化和组织的生长修复。

表皮生长因子受体显像：表皮生长因子（EGF）广泛分布于人体组织，具有促进表皮细胞、上皮细胞和间质生长的作用。表皮生长因子受体（epidermal growth factor receptor，EGFR）是一种酪氨酸激酶型细胞受体，常过度表达于非小细胞肺癌、膀胱癌、宫颈癌、卵巢癌、肾癌、胰腺癌和头颈部鳞状细胞癌，其表达的水平与肿瘤的恶性程度呈正相关，与患者的生存率呈负相关。EGFR 与相应配体结合后激活酪氨酸激酶，引起细胞过度分裂、增殖和恶变，是肿瘤发生、增殖失控的原因之一。[11]C-PD153035 是备受关注的 PET 显像剂，体外及肿瘤动物模型研究均显示[11]C-PD153035 能选择性的与 EGFR 结合，且具有较高的亲和力，注射后血液清除迅速，在肿瘤部位的浓聚与肿瘤 EGFR 密切相关。近期有文献报告应用该显像剂可用于肺癌靶向治疗患者的选择和疗效评估（图 4-8）。

血管内皮生长因子受体显像：VEGF 是血管内皮细胞增殖和渗透的主要诱导因子之一，通过与内皮细胞表面的特异性受体结合发挥作用，对血管生成的多个环节具有明显的促进作用，如促进血管内皮细胞增殖、分化、迁移和管腔结构形成，同时对血管内皮基底膜的降解也有明显的促进作用。VEGF 由多

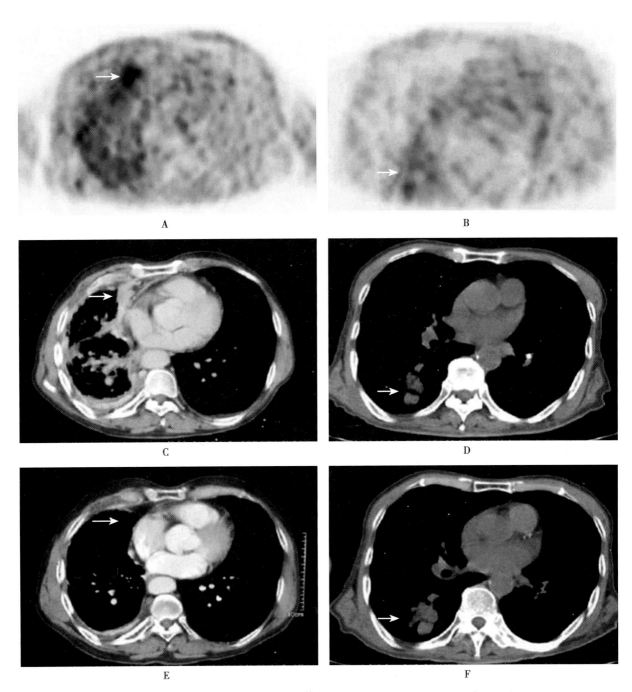

图 4-8　肺部腺癌患者（左侧）和鳞癌患者（右侧）[11]C-PD153035 治疗前基线显像（A，B）及相应的 CT 显像（C，D）

腺癌患者病变有明显显像剂摄取（A，箭头所示），该患者经易瑞沙治疗 6 周后病变形态明显变小（C，E）；而鳞癌患者局部病灶无明显显像剂摄取（B，箭头所示），经易瑞沙治疗后病变明显增大（D，F）。箭头所示为肿瘤病灶所在部位

种蛋白亚型组成，其中 VEGF165 和 VEGF121 是血管新生过程中发挥最主要作用的两个亚型。VEGF 主要通过两个内皮细胞特异性受体酪氨酸酶介导血管新生过程，分别为 Flt-1（VEGFR-1）和 Flk-1/KDR（VEGFR-2），两种受体主要存在于血管内皮细胞表面。血管内皮生长因子受体显像的基本原理是利用放射性标记的抗 VEGF 抗体与体内高表达的 VEGF 结合或利用放射性标记的 VEGF165 或 VEGF121 与内皮细胞表面高表达的 VEGFR 特异性结合，从而判断新生血管的状况，目前以后者应用较多，并有应用[111]In、[99m]Tc、[64]Cu 等多种核素成功标记的报道。

6. 转铁蛋白受体显像 转铁蛋白(transferrin receptor,Tf)是一种主要在肝脏合成的血清糖蛋白,其主要作用是通过细胞膜上的转铁蛋白受体(transferrin receptor,TfR)介导的内吞作用,将铁转入细胞内。在正常细胞中,TfR 的表达水平较低,由于快速生长的肿瘤细胞对铁的需求量增加,肿瘤细胞(如肝癌、乳腺癌、胰腺癌、神经胶质瘤、肺腺癌等)中转铁蛋白受体的表达显著增加。通过细胞膜 Tf 受体介导的内吞,Tf 进入细胞,且与细胞内特定组分结合并滞留于细胞内,这使得以放射性核素标记的 Tf 为载体进行肿瘤 Tf 受体分子成像成为可能。目前国内已有学者成功进行了荷肝癌 SMMC7721 裸鼠的^{99m}Tc-Tf 显像(图4-9)。

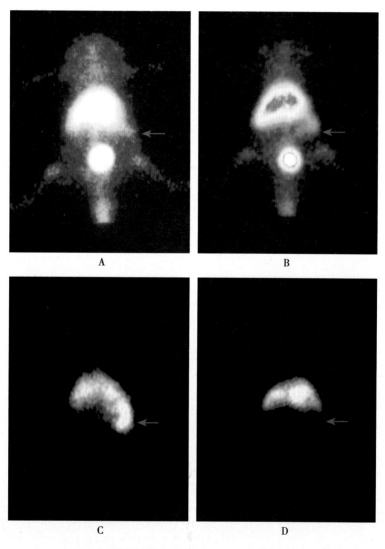

图 4-9 ^{99m}Tc-Tf Balb/c nu/nu 裸鼠模型显像图

A、B 和 C 分别示^{99m}Tc-Tf Balb/c nu/nu 裸鼠模型 1 小时、6 小时及 18 小时
显像图箭头所指为肿瘤部位;D 为注入非标记 Tf 后再注入^{99m}Tc-Tf 18h 非
标记 Tf 的抑制组显像图,肿瘤部位未见显影

7. 类固醇受体显像 类固醇受体(steroid receptor,SR)属于细胞内受体,具有配体依赖性转录调节作用,以失活和激活两种状态存在。类固醇受体显像包含雌激素受体(estrogen receptor,ER)、孕激素受体(progesterone receptor,PR)和雄激素受体(androgen receptor,AR)显像。研究发现,多数生殖系统肿瘤部分或完整地保留了其相应的正常 SR 系统,例如:大部分乳腺肿瘤富含 ER 和 PR、前列腺癌中富含

AR,它们的受体配基均含有类固醇结构。其他一些肿瘤,如脑膜瘤、鼻咽癌、喉癌、胃癌、结肠癌和子宫内膜癌等肿瘤也可表达 ER。因此应用类固醇受体显像有助于肿瘤显像。现已有数十种雌激素的衍生物用于放射性标记研究,常用的放射性核素有^{18}F、^{123}I、^{131}I、^{111}In、^{99m}Tc、^{186}Re 等。

雌激素受体显像(estrogen receptor scintigraphy,ERS):雌激素受体(estrogen receptor)是第一种被证实的类固醇激素受体。乳腺是雌激素的靶器官,其功能受雌激素的调控。但在乳腺上皮细胞发生病变后全部或部分丧失雌激素受体,此时癌细胞不再受雌激素控制。雌激素受体阳性的乳腺癌,激素治疗有效;而阴性患者用内分泌疗法效果很差甚至无效。因此,测定乳腺癌组织中雌激素受体表达,可以帮助选择治疗方案,预测化疗疗效。目前已经广泛应用于临床的雌激素受体显像剂是[^{18}F]氟代雌二醇(^{18}F-fluoestradiol,^{18}F-FES)。^{18}F-FES 已证明是雌激素受体有效的放射性配体,肿瘤内^{18}F-雌二醇摄取高者,说明肿瘤细胞表面 ER 高表达,而阴性者说明肿瘤细胞表面 ER 表达程度不高或不表达。系列乳腺癌病例研究表明,乳腺癌原发病灶对^{18}F-FES 的摄取率与肿瘤活检组织受体浓度之间呈良好的相关性(图 4-10)。近期国内研究团队应用^{99m}Tc 以螯合剂 DTPA 标记雌二醇(^{99m}Tc-DTPA-EDL)进行 SPECT 显像,在高表达雌激素受体的乳腺癌模型中得到较好的显像结果(图 4-11),在高表达雌激素受体的 MCF-7 荷瘤鼠肿瘤组织中注射后 4 小时^{99m}Tc-DTPA-EDL 摄取为 6.06% ±0.38% ID/g,明显高于低表达雌激素受体的 MDA-MB-231 荷瘤鼠肿瘤 1.57% ±0.28% ID/g。

8. 叶酸受体显像 叶酸受体(folate receptor,FR)在人体正常组织中表达较/极低,而在部分肿瘤如卵巢癌、乳腺癌、宫颈癌、鼻咽癌、结肠癌等高度表达,故采用叶酸受体显像对肿瘤进行特异性显像研究受到关注。目前用于制备叶酸复合物的核素主要有^{18}F、^{68}Ga、^{111}In、^{99m}Tc、^{123}I、^{64}Cu 等。^{111}In-DTPA-folate因具有较好的组织靶向性、肿瘤摄取浓度高、系统清除率快,目前已作为诊断探针进入卵巢癌Ⅰ-Ⅱ期临床研究。

9. 其他受体显像 受体显像的种类十分丰富,还包括胃泌素释放肽受体显像、胃泌素受体显像、多巴胺受体显像(^{18}F-DOPA)等等。这些显像均以肿瘤中高表达相关受体为基础,以放射性标记相应的配体或类似物为显像剂,以受体与配体特异性结合为机制,在恶性肿瘤的特异性诊断中发挥越来越重要的

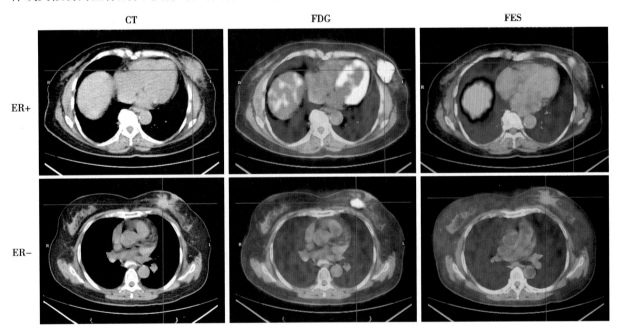

图 4-10 ER 阳性及阴性患者行 FDG 及 FES PET 显像,FES 代谢高低与 ER 表达成正比
上排:左侧乳腺包块,FDG 和 FES 显像均为阳性;患者术后病理:浸润性导管癌,ER(90% 肿瘤细胞阳性,强度+++)。下排:左侧乳腺包块,FDG 显像为阳性,FES 显像阴性;术后病理:浸润性导管癌,ER(-)

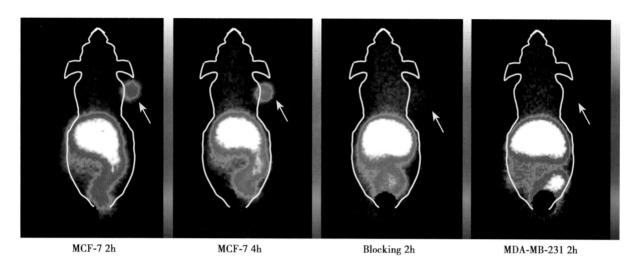

| MCF-7 2h | MCF-7 4h | Blocking 2h | MDA-MB-231 2h |

图 4-11 MCF-7、MDA-MB-231 荷瘤鼠 SPECT（^{99m}Tc-DTPA-EDL）显像图

MCF-7、MDA-MB-231 荷瘤鼠 SPECT 显像,阻断组为 MCF-7 模型鼠注射 10 倍未标记的 DTPA-EDL,黄色箭头指向肿瘤区域

作用。

（二）神经系统受体显像

神经系统含有丰富的受体,受体种类多,分布广泛。神经受体对维护中枢神经系统功能具有重要作用,并与多种神经和精神疾病密切相关。中枢神经递质和受体显像是根据受体-配体特异性结合的机制,用放射性核素标记特定的配体或神经递质,通过 PET 或 SPECT 显像,显示受体的特定结合位点及其分布、密度和功能,并定量其代谢参数,对神经系统疾病的诊断和鉴别诊断、发病机制的探讨、治疗方案的选择及疗效评价、预后判断等具有重要价值。

目前神经受体显像主要包括多巴胺受体显像及多巴胺转运蛋白、乙酰胆碱受体、苯二氮䓬受体、5-羟色胺受体和阿片受体等,它们分别在运动系统共济失调、学习记忆、癫痫、精神疾病、疼痛及药物依赖研究方面有重要价值,近年来取得了长足的进展。神经受体显像内容多、评价复杂。目前常用的神经受体、相应显像剂及在临床中的主要应用见列表(表 4-2)。

表 4-2 常用的脑受体显像剂及临床应用

显像剂类型	PET	SPECT	临床应用
Dopamine metabolism	^{18}F-FDOPA		PD
多巴胺转运蛋白（DAT）	^{18}F-FPCIT、^{11}C-β-CIT	^{99m}Tc-TRODAT1	PD、药物成瘾
单胺囊泡转运体（VMAT$_2$）	^{11}C-dihydrotetrabenazine（DTBZ）		PD
多巴胺受体			PD、精神分裂症、药物成瘾、HD、Tourette 病
D$_1$受体	^{11}C-SCH23390、^{11}C-SCH39166		
D$_2$受体	N-methyl-^{11}C-methylspiperone	^{123}I-IBZM	
	^{18}F-N-methylspiperone		
	N-methyl-^{11}C-thylbenperidol		
	^{11}C-eticlopride		
	^{11}C-raclopride		
D$_3$受体	^{18}F-7-OH-AFPAT		

显像剂类型	PET	SPECT	临床应用
阿片受体			癫痫、麻醉药成瘾、疼痛综合征
μ receptor	^{11}C-diprenorphine	^{123}I-Morphine	
δ,κreceptor	^{11}C-Carfentanil	^{123}I-IA-DNP	
苯二氮䓬受体	^{11}C-flumazenil(Ro15-1788)		癫痫
	[11]C(R)-PK11195(peripheral receptor ligand)		
5-HT 受体			抑郁症
H₁受体	^{11}C-mepyramine	^{123}I-Ketanserin	
乙酰胆碱受体	2,4-^{18}F-Fluorodexetimide、[11]C-TRB [76]Br-4-bromodexetimide	^{123}I-IQNB	AD、重症肌无力
NMDA 受体	[11]C-(s)-[N-methyl]ketamine		脑血管疾病、癫痫

（三）心血管受体显像

心脏具有丰富的交感神经,通过末梢释放去甲肾上腺素(NE)作用于心肌细胞中的 β1-肾上腺素能受体,NE 可为神经末梢所摄取。间位碘代苄胍(MIBG)是肾上腺素能神经元阻滞剂溴苄铵和胍乙啶的类似物,也是 NE 的功能类似物,可通过与 NE 类似的摄取途径-钠依赖性摄取进入交感神经末梢并存储于囊泡中,但不能被儿茶酚胺-O-甲基转移酶或单胺氧化酶代谢,因而可以反映心肌内交感神经受体的分布和活性。

常用的显像剂为[123]I-MIBG 或[131]I-MIBG。研究证实,急性心肌梗死、缺血性心脏病患者的病变心肌部位均可表现出[123]I/^{131}I-MIBG 摄取缺损或减低,其范围较[201]Tl 心肌血流灌注显像的缺损区更大,经治疗后其显像剂的充填也明显滞后于血流灌注的恢复,表明急性心梗和缺血性心脏病患者的病变心肌,在急性发病期和恢复期的去神经区均较血流缺损区更大、恢复更慢,所以[123]I/^{131}I-MIBG 心脏神经受体显像可以更敏感的反映心肌梗死或缺血的程度、疗效和预后。充血性心力衰竭患者 MIBG 的摄取明显减低,MIBG 心肌显像可用于评估该类疾病患者的预后。特发性心肌病患者,MIBG 的摄取水平与左心室心功能参数有密切关系,是评价心肌病分期的良好指标。糖尿病病程中是否侵犯心脏自主神经对其预后的判断极为重要,[123]I/^{131}I-MIBG 显像进行心脏交感神经机能评价可成为判断糖尿病病情的手段。

三、放射免疫显像与放射免疫治疗

1953 年 Pressman 应用[131]I 标记抗鼠骨肉瘤抗体,首次证明放射性标记抗体在骨肉瘤组织内的浓聚,这一开创性工作启动了放射免疫显像(radioimmunoimaging,RII)和放射免疫治疗(radioimmunotherapy,RIT)的研究。20 世纪 70 年代中期的单克隆抗体技术和 80 年代基因工程抗体技术的发展更促进了 RII 和 RIT 的加速发展。RII 与 RIT 均基于抗原抗体特异性免疫结合的原理,应用放射性核素标记特异性抗体,注入体内后,核素标记抗体与肿瘤细胞表面相关抗原进行特异性结合,使肿瘤内浓聚大量放射性核素,通过体外显像可对肿瘤病灶进行定位和定性诊断(RII);而通过放射性核素衰变过程中发射射线的辐照作用破坏或干扰肿瘤细胞的结构或功能,起到抑制、杀伤或杀死肿瘤细胞的作用(RIT)。

RII 与 RIT 主要的不同之处在于使用的放射性核素。RII 通常应用短半衰期、发射 γ 光子或正电子的放射性核素,如[99m]Tc、[111]In、[131]I、[123]I 和[18]F、[124]I、[64]Cu、[68]Ga 等,尤其是应用正电子核素标记后行 PET 显像,是近来年研究的热点。将 PET 的高灵敏度、高分辨率的特性与单抗的高特异性有机结合起来,提高了肿瘤的诊断效率,被称为免疫正电子发射型断层显像(immuno-positron emission tomography),简称免疫 PET。RIT 使用的放射性核素是能释放 α、β 粒子的放射性核素,如 β 辐射体(如[131]I、[186]Re、[188]Re、[90]Y)和 α 辐射体(如[211]At、[212]Bi、[213]Bi)。β 发射型核素可通过电离作用使细胞损伤,但其周围细胞可受到照射。α 发射型核素有优良的电离特性,同 β 发射体相比,其在单位组织路径上可传递更高的能量,最大射程更短,因此适合用于体积较小的肿瘤和微小转移灶。

迄今为止,RII 在临床试用已达数万例,包括结直肠癌、卵巢癌、乳腺癌、胃癌、甲状腺癌、肺癌、膀胱癌、黑色素瘤以及淋巴瘤等多种恶性肿瘤,其诊断的灵敏度达 70% ~ 90%。尽管取得了很大的进步,但 RII 真正在临床广泛应用还有困难,主要原因是血液本底高,血内滞留时间长,靶器官/本底的比值偏低,图像不理想、可能产生人抗鼠抗体反应(HAMA 反应)等。

RIT 作为一种极具潜力的肿瘤治疗手段也正逐步被临床应用,2002 年 FDA 批准了第一株用于肿瘤免疫治疗的放射性核素[90]Y 标记的完整鼠抗体 Zevalin 上市,主要用于淋巴瘤的放射免疫治疗,并已经取得了较好的效果。随后多种 RIT 药物获得 FDA 批准并用于恶性淋巴瘤的治疗中,包括[131]I-利妥昔单抗、[131]I-托西莫单抗等。目前 RIT 已经不限于恶性淋巴瘤,在实体瘤的治疗中也有较多的报道,其中包括乳腺癌、卵巢癌、结直肠癌和神经胶质瘤等。RIT 可用于实体瘤微小转移灶的早期或辅助治疗,特别适用于实体瘤原发灶手术切除后的辅助治疗。但就目前文献报道来说,因受多种因素影响,其临床效果并不十分理想。原因可能有:①实体瘤的放射敏感性较淋巴瘤低,因此需要更高的药物靶剂量才能取得明显疗效;②肿瘤对药物的吸收剂量与肿瘤的半径成反比,因此体积越大,对抗体的蓄积能力越差,且放射性分布不均一。RIT 对大肿瘤灶的治疗效果不佳,但对治疗微小的转移灶却有很好的效果。

针对上述问题,如何提高 T/NT 比值使其达到理想的导向性能,怎样提高蓄积在肿瘤内的标记核素的绝对活度,使放射免疫显像基础上的放射免疫治疗达到较好的疗效,是目前研究者普遍关心的问题。提高 RII 效果除了对特异性抗体进行基因重组改造外,还可采取以下策略:①抗体结构的改造:由于单克隆抗体具有高肿瘤摄取或滞留的特点,其可被用于放射免疫治疗或者靶向转运治疗药物。然而对于成像来说,放射性核素标记的单克隆抗体并不是最佳的选择。由于他们的血液循环半衰期较长,可能会造成血液和正常组织的放射性较高致使背景较高。因此,靶向能力和药代动力学得到优化的酶派生抗体片段或基因工程抗体片段受到研究者的青睐,如单链抗体(single-chain variable fragments, ScFv)、Fab'、F(ab')₂、嵌合抗体、重构型抗体、抗核抗体、单域抗体(或称为纳米抗体)等(图4-12)。目前常用

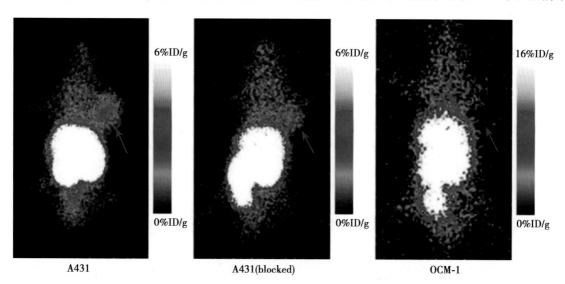

图4-12　[99m]Tc-Nanobody EG2(靶向 EGFR 的纳米抗体)在高表达 EGFR 肿瘤模型 A431 及低表达 EGFR 肿瘤模型 OCM-1 中 3 小时显像图
左图:荷 A431 肿瘤模型见上肢肿瘤部位放射性浓聚影;中图:预先注射大量未标记 Nanobody EG2 后,荷 A431 肿瘤模型上肢肿瘤部位显影明显减淡;右图:荷 OCM-1 肿瘤模型肿瘤部位未见明显放射性分布。红色箭头所示为肿瘤所在部位

单链抗体(ScFv),由重链可变区与轻链可变区连接起来的多肽链,分子量大约为 Fab 的一半,但其亲和力和特异性与 Fab 相同;ScFv 的肿瘤穿透能力为完整抗体分子的 100 多倍,在血中的半减期仅 0.5 小时;ScFv 能均匀分布于肿瘤,而完整抗体分子则主要聚集于接近血管部分;ScFv 的 T/NT 高达 40,为 Fab '的 3 倍和 Fab 的 2 倍。基于这些基因工程抗体的 RII 和 RIT 研究日新月异,表 4-3 总结了目前常用的抗体及基因工程抗体临床应用状况和优缺点;②预定位技术:最常用的是生物素-亲和素系统。由于生物素(Bt)和亲和素(Av)或链霉亲和素(sAv)之间具有高亲和力,一分子 Av 或 sAv 可结合四分子 Bt,借此可提高肿瘤对抗体的摄取;另一方面,Av 分子量小,从血中清除迅速。

表 4-3　常用的抗体及基因工程抗体临床应用状况和优缺点

	完整抗体	抗原结合片段	多价抗原结合片段	双价抗体	单链抗体
优点	对抗原的高度特异性及敏感性	快速靶向肿瘤 血液清除快 本底低 与完整的抗体相比产生免疫反应少 肿瘤穿透性高 显像时间:注射后 2~5 小时	血液清除快 本底低 肿瘤穿透性高 显像时间:注射后 4~5 小时	与亲代抗体的结合特异性相当 二价结合,活性高 肿瘤摄取高 比微抗体肿瘤滞留更好 肿瘤内滞留时间长 注射后 1~6 小时肿瘤摄取最高	肿瘤穿透性更好 血液清除快 免疫反应少 单链抗体:治疗效应更高,肿瘤对比好,清除慢,摄取率高
缺点	循环时间长,靶/非靶比值低 本底高 人抗鼠抗体反应 成本高	活性低 由于肾脏摄取高导致肾脏放射毒性	肾脏放射毒性	肾脏放射毒性	靶/非靶(肿瘤/正常组织)比值低 单价结合特性 功能活性低 肾脏和肝脏放射毒性

四、核素基因与报告基因显像

放射性核素基因显像是利用放射性核素标记的探针,在 DNA、mRNA 或蛋白水平上,体内无创伤的显示基因或基因表达产物(受体、酶或功能性蛋白)的一种显像方法。通过基因显像可以达到对疾病进行早期诊断或疗效评价的目的。根据基因显像显示目的及应用方法不同,可分为反义基因显像和报告基因显像。

(一) 反义基因显像

20 世纪 70 年代,研究发现反义寡核苷酸(antisense oligonucleotides, ASON)能够阻断特异基因的表达,而出现了一门全新的基因工程技术——反义技术。它根据碱基配对原则,利用 ASON 与细胞内的基因或 mRNA 特异结合,封闭基因的转录或 mRNA 的翻译,达到调节基因表达的目的。将放射性核素标记人工合成的 ASON,引入体内后通过碱基互补配对原则,与细胞内靶基因或 mRNA 特异性结合,利用显像仪器显示目的基因或基因过度表达的组织,形成了一种新的诊断方法-放射性核素反义显像。

以肿瘤为例,肿瘤组织因为癌基因的激活或抑癌基因的失活,导致某种或多种特异性癌基因 mRNA 的过度表达,如 *c-Myc* 基因在白血病和实体瘤中有高表达,*c-erbB* 或 *neu* 癌基因在乳腺癌等组织中有高表达等,在这方面进行的初步实验研究表明,将反义显像技术应用于肿瘤诊断是可行的。Dewanjee 在 1994 年首次进行了完整意义上的反义显像研究。他们应用[111]In 标记与 *c-myc* mRNA 序列互补的 15 聚体硫代寡核苷酸为实验组,以正义寡核苷酸作对照研究。结果表明,肿瘤细胞对 ASON 的摄取是对照组的 10 倍,摄取快、靶/非靶比值高。这是迄今为止反义显像最为成功的例子。目前有多种单光子核素

（如^{99m}Tc、^{111}In、^{131}I、^{123}I 等）及正电子核素（^{18}F、^{11}C、^{68}Ga 等）成功标记相同或不同 ASON 及其修饰物，并用于动物在体显像的研究（图4-13）。

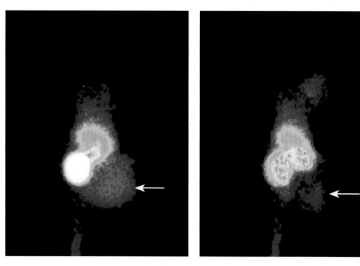

图 4-13 　^{99m}Tc-survivin ASON 在荷人肝细胞癌裸鼠模型的 SPECT 反义显像（左图）以及抑制显像（右图）
箭头所示为肿瘤所在部位

尽管反义基因显像理论成熟,应用核素标记 ASON 分子探针在体外和在体显像中均取得了长足的进展,但是所有的研究还都仅限于细胞及动物实验阶段,主要面临的问题包括以下一些方面:①ASON 的体内稳定性差:尽管天然的寡核苷酸有较好的杂交潜力,但在体内血浆中稳定性却有变化,半衰期从低聚核糖核酸的数秒,到寡二核苷酸的数分钟。为解决这一问题,需要在尽可能保留其原始序列与它们同类物质相近的基础上,对寡核苷酸的骨架进行化学修饰;②标记探针向靶细胞的传递和转运:合适的转运系统在反义显像中十分重要。增加 ASON 在细胞中转运能力的策略有将 ASON 偶联穿透肽或转运肽、应用基因治疗中的载体技术如病毒载体（腺病毒、逆转录病毒等）、阳离子脂类或脂质体等;③核素标记 ASON 的体内靶向特征:到目前为止,研究人员已经通过一系列体外细胞实验及在体显像等各种方法证实反义显像发生的机制是反义技术。但是需要注意的是,一些在体外得到阳性结果的核素标记 ASON 探针,在体内并不能得到同样的结果。标记探针在体内的药代动力学和组织生物分布、反义寡合甘酸的骨架、长度及溶解度、ASON 与血浆的结合能力、靶组织/细胞中 mRNA 的浓度等都是影响核素标记 ASON 体内靶向性的重要因素。将反义显像转化至临床仍有很多工作需要开展。

（二）报告基因显像

报告基因是一种编码可被检测的蛋白质或酶的基因,是一个其表达产物非常容易被鉴定的基因。报告基因显像则是将报告基因转染给靶细胞后,通过标记的报告探针与报告基因的表达产物特异性结合而显影。通过探针的聚集显示报告基因产物的数量或活性水平,从而间接提供报告基因表达水平及驱动报告基因表达的内源性信号或转录因子水平的信息,了解体内特异性基因或蛋白质表达的部位、水平、迁徙及持续时间等信息。报告基因显像的重要原则是,如果报告基因在体内不转录,就不会导致报告探针的聚集;相反,如果启动子导致报告基因转录,报告基因 mRNA 的翻译将引起报告基因编码产物与报告探针发生作用,从而产生可检测到的影像学信号。

基于核医学技术监测体内移植干细胞的报告基因显像主要包括 4 类:①酶/底物型:基于Ⅰ型单纯疱疹病毒胸腺嘧啶核苷激酶基因（herpes simplex virustype 1 thymidine kinase, HSV1-tk）和突变型单纯疱疹病毒胸腺嘧啶核苷激酶基因（mutant herpes simplex virus type 1 thymidine kinase, HSV1-sr39tk）作为报告基因(图 4-14、图 4-15);②受体型:以跨膜受体的基因作报告基因,如多巴胺 2 型受体、雌激素受体和生长抑素 Ⅱ 型受体(图 4-16);③转运体型:转运蛋白/底物报告基因系统,主要包括去甲肾上腺素转运蛋白和钠碘同向转运体系统等;④其他报告基因系统,包括抗原或抗体基因片段、转螯合 GGC 肽融合基因、酪氨酸酶基因等。表 4-4 列出几种主要报告基因及相应的报告探针。

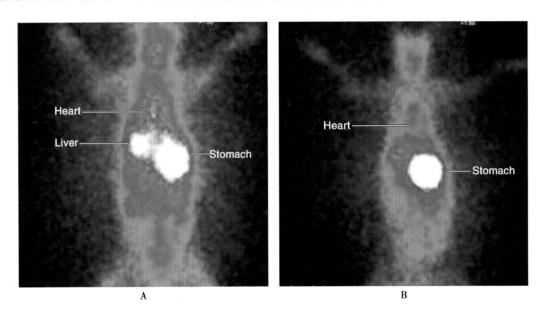

图 4-14 携带报告基因 HSV1-tk 的家兔的 PECT 显像图

A. 将携带报告基因 HSV1-tk 的腺病毒直接注射至家兔心肌内 24 小时,注射报告探针[131]I-FIAU 后行 SPECT 显像,注射组报告基因组心肌局部明显显影;B. 对照组无明显显影

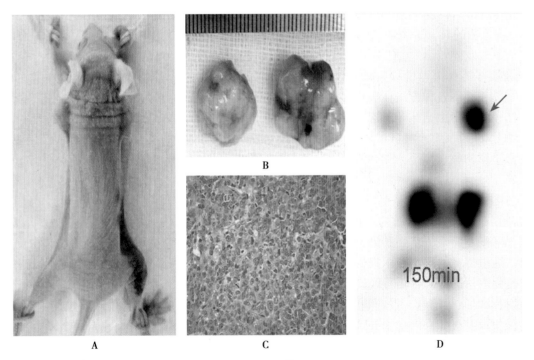

图 4-15 裸鼠移植瘤模型及其[18]F-FHBG PET 显像图

A. 人肝癌 BEL-7402 裸鼠移植瘤模型;B. 肿瘤大体标本;C. 肿瘤的 HE 染色(×400);D. 尾静脉注射[18]F-FHBG 150 分钟后裸鼠移植瘤 PET 显像图

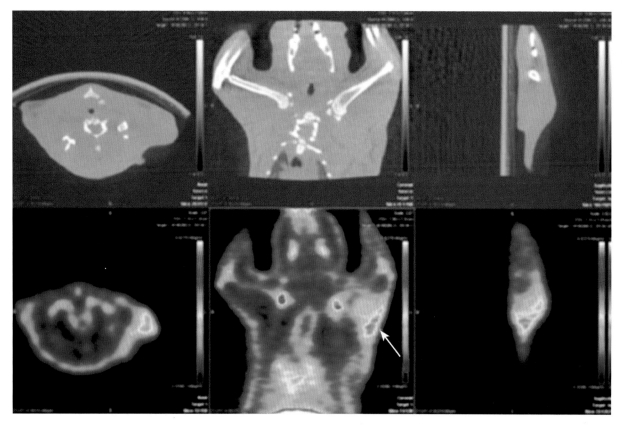

图 4-16　报告基因 hERL（雌激素受体配体结合域）的 ^{18}F-FES micro-PET/CT 显像图

将转染及未转染报告基因 hERL（雌激素受体配体结合域）的细胞分别注射至上肢后 24 小时，^{18}F-FES micro-PET/CT 显像图。箭头所示为注射转染 hERL 细胞之部位，局部见放射性浓聚；而对侧注射未转染 hERL 细胞，则未见放射性浓聚；上排 CT 图像，下排融合图像

表 4-4　核素显像用报告基因和报告探针

报告类型	报告基因	核素标记报告探针
酶/底物型	HSV1-tk	$[^{14}$C/^{123}I/^{124}I/^{125}I/^{131}I] FIAU，$[^{11}$C/^{14}C/^{18}F] FMAU，$[^{18}$F/76Br] FBAU，$[^{18}$F]FCAU，$[^{3}$H] FEAU，$[^{3}$H/^{18}F] FFAU，$[^{18}$F] FFEAU，$[^{18}$F] FPAU，$[^{18}$F]FBrVAU，$[^{18}$F] FTMAU，$[^{123}$I/^{125}I] FIRU，$[^{18}$F] FGVC，$[^{3}$H] PCV，$[^{18}$F]FPCV，$[^{18}$F] FHPG，$[^{18}$F]FHBG，$[^{11}$C]ABE
	HSV1-sr39tk	$[^{3}$H]PCV，$[^{14}$C]FIAU，$[^{18}$F]FHBG
	胞嘧啶脱氨酶（CD）	$[^{18}$F]fluorocytosine
	LacZ	$[^{125}$I]PETG，$[^{11}$C]β-galactosyl triazoles
受体/配体型	多巴胺 D_2受体（D_2R）	$[^{18}$F]FESP，$[^{11}$C]Raclopride，$[^{11}$C]N-methylspiperone
	生长抑素Ⅱ型受体（SSTr2）	$[^{18}$F/^{64}Cu/^{67}Ga/^{68}Ga/^{86}Y/^{111}In/^{123}I]-octeotide，^{99m}Tc-depreotide（P829），^{99m}Tc-vapreotide，^{68}Ga-DOTATOC
	雌激素受体（ERL）	$[^{18}$F]FES
转运体型	钠碘转运体（NIS）	^{123}I，^{124}I，^{125}I，^{131}I，^{99m}TcO$_4^-$，^{76}Br$^-$
	去甲肾上腺能转运体（NET）	$[^{131}$I]MIBG，$[^{11}$C]mHED
	多巴胺转运体（DAT）	^{99m}Tc-TRODAT-1

报告基因显像技术在分子影像学中起着重要作用,主要包括以下一些方面:①这些方法可以无创性研究转基因表达的部位、幅度以及持续时间,从而可以指导基因治疗过程;②在转录及翻译水平的显像以及蛋白质间相互作用的无创性研究,将有助于活体证实内源性基因与特异蛋白质的表达,作为基因组学与功能蛋白质组学研究技术的补充;③在活体研究植入细胞的定位及分布过程,可以更好地指导临床干细胞治疗及骨髓移植的顺利进行。

报告基因显像目前还处于临床前研究阶段,距离临床应用仍有一段距离。面临的问题主要包括:①基因的免疫源性和基因突变带来的问题;②转导或转染的基因是否分布到靶器官或靶组织,其分布是否为最佳,是否可以持续足够长的时间以便监测;③转导或转染的基因是否以足够高的水平定位于器官或组织;④报告基因转导或转染是否成功,基因转染载体选择是否合适等等。由于该领域内的研究很有可能应用于临床,使更多的人从中受益,未来研究的着眼点不仅在于加大、加深小动物报告基因显像研究的深度与力度,更应积极努力地将这些技术从实验室方法转变为临床实用的显像手段。

五、凋亡显像

细胞凋亡(apoptosis)又称为程序化细胞死亡(programmed cell death,PCD),是指细胞在一定的生理或病理条件下,遵循自身的程序自己结束生命的过程,是一切生物体细胞针对所处环境因素的特定改变产生的应答。细胞凋亡的生物学意义在于清除多余的、无用的、衰老的、异常的、有害的细胞,维持器官、组织、细胞数目的相对平衡。凋亡过度或不足是一些疾病的主要原因,其中肿瘤、自身免疫疾病、疱疹病毒和腺病毒感染等与凋亡抑制有关;而获得性免疫缺陷综合征(AIDS),神经变性疾病(如阿尔茨海默病、帕金森病)、再生障碍性贫血等则与凋亡的升高有关。人们可以通过抑制或者诱导细胞凋亡的方法来治疗相关的疾病,因此定量检测凋亡和监测其变化对认识疾病,评价、指导疾病的治疗以及开发新药等具有重要意义。

随着分子生物学技术的发展,人们对细胞凋亡的过程有了相当的认识,这个过程包括以下几个步骤:①与细胞内特异性蛋白相互作用的系列半胱氨酸蛋白酶(如半胱氨酸蛋白酶)的激活。每一个Caspase都与一个特定的抑制剂相关,使系统通过正、负反馈机制严格控制和调节;②DNA分子降解为50~300kb大小片段;③细胞内钾、氯离子漏出,导致细胞内脱水和体积缩小,发生凋亡的细胞片段被包裹在来自于细胞膜的小囊泡中,被称为"凋亡小体";④凋亡细胞将通过"凋亡小体"上的磷脂酰丝氨酸(PS)向邻近细胞发出信号,刺激吞噬细胞和邻近正常细胞吞噬残余的细胞成分。应用放射性核素进行凋亡显像就是针对上述凋亡发生、发展中的主要步骤为原理进行。核素凋亡显像是研究最早,也是目前最为成熟的体内凋亡探测技术。

1. 核素凋亡显像原理及显像剂

(1) 以磷脂酰丝氨酸为靶标的核素标记人膜联蛋白(Annexin V):细胞凋亡程序启动后,就按照固有的模式进行。凋亡的早期,细胞膜上的脂质分布发生改变,在质膜内层的磷脂酰丝氨酸(PS)快速暴露在细胞膜外层。质膜PS的出现是细胞凋亡的早期标志,PS的这一特性也使其成为探测细胞早期凋亡的目的靶。人膜联蛋白(Annexin V)是钙和磷脂结合的膜联蛋白超家族成员之一,与细胞膜上的PS有高度亲和力。当细胞凋亡时,Annexin V与PS结合位点明显增加100~1000倍。当Annexin V与PS的亲和力大于10^{-8}mol/L时,每个细胞的结合位点达到50 000~100 000即足以进行显像,故用放射性核素标记后的Annexin V作为显像剂,注入一定剂量后能与凋亡细胞膜外表面的PS结合而进行凋亡的显像和探测。

研究者已尝试多种放射性核素标记Annexin V,包括单光子核素^{123}I、^{125}I、^{131}I及^{99m}Tc、或正电子核素如^{11}C、^{18}F、^{64}Cu、^{124}I等标记。^{99m}Tc-HYNIC-Annexin V的应用最为广泛,所得产物标记率、比活度较高,稳定性良好,放射性化学纯度大于90%,现已有冻干品商业化药盒制备,并进入临床Ⅰ~Ⅲ期研究(图4-17)。^{18}F因具有较适合的半衰期,临床应用前景较好,在标记过程中,N-琥珀酰亚胺-4-氟苯甲酸酯

(SFB)是其合适的标记中间体。Murakami 等比较[18]F-SFB-Annexin V 和[99m]Tc-HYNIC-Annexin V 在正常大鼠和心肌缺血模型大鼠体内生物分布情况,发现凋亡心肌摄取两种显像剂的程度相仿,是正常心肌的3 倍,但前者在肝脏、脾脏及肾脏的分布明显低于后者,证实[18]F-SFB-Annexin V 可能在腹部器官的显像前景优于[99m]Tc-HYNIC-Annexin V。

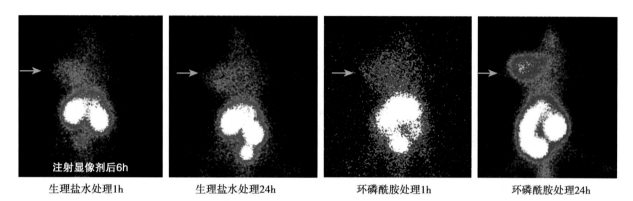

注射显像剂后6h

生理盐水处理1h　　　　生理盐水处理24h　　　　环磷酰胺处理1h　　　　环磷酰胺处理24h

图 4-17　荷瘤鼠肿瘤模型化疗药物诱导肿瘤细胞凋亡的显像图

绿色箭头所示为肿瘤所在部位,经过化疗药物环磷酰胺处理后,局部放射性分布明显浓聚,细胞凋亡增多;对照组(生理盐水处理组)未见放射性分布浓聚增加

（2）以 PS 和 PI 为靶标的核素标记 C2A-GST:C2A-GST 为突触结合蛋白 I C2A 片段-谷胱甘肽-s 转移酶融合蛋白(C2A-GST),是神经突触囊泡上具有重要功能的近膜胞质片段,有 Ca^{2+} 存在时,C2A-GST可以与外露的磷脂酰丝氨酸(PS)和磷脂酰肌醇(PI)结合,而且具有其分子量小、实体肿瘤穿透性强、血清除快等优点。目前已有应用[99m]Tc 及[18]F 标记 C2A-GST 的报道(图 4-18)。[18]F-SFB-C2A-GST 在体内主要通过肝、肾代谢清除,不能通过血-脑屏障进入脑组织,因而在肝、肾及脑的凋亡研究中受限,而在心肌、骨骼、肺等本底摄取低的组织器官的细胞凋亡前景较好。

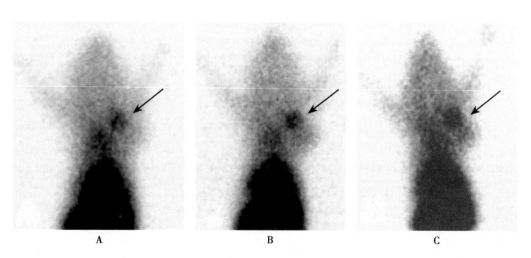

A　　　　　　　　B　　　　　　　　C

图 4-18　荷 H460 肺癌小鼠化疗后 72 小时[99m]Tc-C2A-GST 平面显像图（A、B、C 分别为注射显像剂后 2、4、6 小时显像），箭头所示为肿瘤所在部位

（3）以 Caspase 为靶标的凋亡影像探针:除以与 PS 特异性结合为凋亡显像原理开发不同显像探针外,以 Caspase 为靶标的探针也是近期研究的热点。Caspase 是半胱氨酸天冬氨酸特异性蛋白酶的简称。在正常情况下,Caspase 选择性地剪切一组蛋白质,导致其功能的丧失或结构变化,细胞发生凋亡。当Caspase 的活性受到抑制而引起细胞凋亡障碍,即细胞凋亡与增殖之间动态平衡失调时,就可能引起多

种肿瘤的发生、发展。Caspase 有多种家族成员,其中 Caspase-3 被称为"死亡蛋白酶",它是细胞凋亡的执行者,是凋亡信号转导通路中的效应分子,参与细胞的生理及病理性死亡过程,以磷酸化方式激活后导致细胞的不可逆性凋亡。因此,针对 Caspase-3 的放射性核素探针的设计和凋亡显像的研究方兴未艾。Nguten 等筛选出 ICMT-11 作为凋亡成像的影像物质,以 [18]F 标记合成具有高代谢稳定、对活化 Caspase-3 具有高亲和力的分子探针。国内研发 ^{18}F-Caspase-18(^{18}F-CP-18)与 Caspase-3 的结合能表达肿瘤组织中 Caspase-3 的活性,因此这一新型示踪剂的浓聚程度代表了细胞凋亡程度,在动物体内显像中取得较好的结果。

2. 核素凋亡显像主要临床应用 恶性肿瘤放化疗疗效评估:大量研究表明,治疗恶性肿瘤最常用的两种手段——放射治疗和化学治疗的主要形式不是细胞被动性死亡,而是主动反应形式,即细胞凋亡。因此应用放射性核素凋亡显像,就可以在治疗前后通过分析肿瘤凋亡情况而评价治疗效果。这是核素凋亡显像最有潜力的应用领域之一,可以用于恶性肿瘤监测疗效、评价预后、指导治疗方案以及研发抗瘤新药等。在一组 11 例滤泡性淋巴瘤患者中,在放疗前以及放疗后 24 小时进行 ^{99m}Tc-HYNIC-Annexin V 显像,并进行半定量评价。在放疗前的显像中,有 6 例患者无明显显像剂摄取,其余 5 例仅轻微摄取。而在放射治疗后,有 10 例患者照射局部显像剂摄取明显增加,与细胞学分析结果一致。Belhocine 研究证实,化疗后应用 ^{99m}Tc-HYNIC-Annexin V 显像阳性的患者生存率高于显像阴性的患者,而所有病例在治疗前均无明显显像剂摄取。

在心血管系统中的作用:许多心脏疾病伴有细胞凋亡的发生,如心肌梗死、心衰、心肌炎、药物性心肌毒性损伤等,核素凋亡显像可以无创评价心肌细胞凋亡情况。在 Kietselaer 的研究中,9 例严重充血性心力衰竭患者(左心室功能<0.35)进行 ^{99m}Tc-Annexin V 显像,其中 5 例有心肌核素摄取,这 5 例患者最近疾病均恶化,而其他病情平稳的患者无明显摄取。血管平滑肌细胞(VSCM)和巨噬细胞的凋亡均是动脉粥样硬化不稳定斑块的特征,因而应用核素标记 Annexin V 凋亡显像,可间接辨别斑块的性质。国内应用新西兰家兔动脉粥样硬化斑块模型,行 ^{99m}Tc-HYNIC-Annexin V SPECT 显像发现,试验组家兔的主动脉血管斑块片段的放射性摄取是非斑块血管片段的 2.6 倍,斑块显影清晰,且斑块内放射性核素分布与转移酶介导的三磷酸脱氧鸟苷-生物素刻痕末端标记(TUNEL 检测)的阳性细胞、斑块中巨噬细胞含量密切相关,证实了凋亡显像在不稳定动脉粥样硬化斑块无创显示的可行性(图 4-19)。

在神经系统中的作用:新生儿缺血缺氧性脑损伤发生后会导致细胞凋亡,是迟发脑细胞死亡的重要形式,患儿可能到 2~3 岁时才出现脑瘫症状而再进行治疗往往为时已晚,常规的检查方法很难早期发现。在正常人中,[99m]Tc-Annexin V 不能通过血-脑屏障而不会在脑部摄取。发生缺血缺氧性脑损伤后,显像剂可以通过血-脑屏障在病变处集聚,故可协助诊断,有助于及早发现并采取有效的治疗措施,改善患儿预后。帕金森病(PD)是由于中脑黑质多巴胺能神经元缺失和 Lewy 小体形成的神经退行性疾病,而多巴胺能神经元细胞凋亡可能是其重要的致病因素。体外细胞结合实验证明,[99m]Tc-Annexin V 可特异的与 1-甲基-4-苯基吡啶离子(MPP)诱导凋亡的多巴胺神经元结合,亲和力可达(7.16±1.78)nmol/L,且流式细胞仪检测的神经元细胞凋亡率与其膜结合的 ^{99m}Tc-Annexin V 放射性强度之间有较好的相关性($r=0.924, P<0.001$),提示 ^{99m}Tc-Annexin V 可能是检测多巴胺能神经元早期凋亡的方法。

在器官移植中的作用:器官移植后急性排异反应是较常见而严重的并发症之一,其产生的主要原因是移植器官的细胞凋亡。而 ^{99m}Tc-Annexin V 细胞凋亡显像能够在移植手术后 2 小时内快速获得细胞凋亡的信息,估计排异反应的严重程度,监测抗排异反应药物的疗效,对于心脏、肝脏、肺移植术后排异反应的早期诊断提供灵敏而准确的方法。

在其他疾病中的作用:一些慢性疾病的急性过程,如镰状细胞贫血、地中海贫血、多发性硬化症、系统性红斑狼疮和类风湿性关节炎均与凋亡急剧增加有关,这些疾病均有可能通过凋亡显像对疾病进行辅助诊断、病情观察和药物疗效评估。

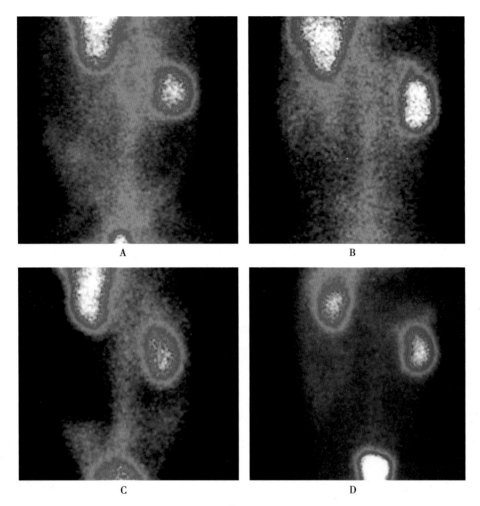

图 4-19　动脉粥样硬化斑块动物模型^{99m}Tc-HYNIC-Annexin V 凋亡显像（前位）
A、C 分别为实验组兔在显像剂注射后 10 分钟和 2 小时的腹部^{99m}Tc-HYNIC-Annexin V 平面
显像；B、D 分别为对照组兔 10 分钟和 2 小时的腹部显像

六、乏氧显像

乏氧（hypoxia）是恶性肿瘤细胞的一种重要的生物学特征，直径>1cm 的实体瘤多存在大量的乏氧细胞，从而对射线和某些化疗药物产生抵抗，成为肿瘤复发、再生长的重要根源。乏氧可通过诱导肿瘤产生乏氧诱导因子激活肿瘤细胞一系列基因表达和蛋白的合成，调控肿瘤细胞的生长、代谢、增殖、肿瘤血管生成、侵袭和转移，使肿瘤细胞在适应乏氧微环境的同时也具有独特的生物学行为。肿瘤乏氧细胞的存在不仅使肿瘤对放、化疗的耐受性增强，严重影响治疗效果，而且使肿瘤更具侵袭性，容易导致远处转移。

测定肿瘤乏氧状态有助于肿瘤患者实施个体化医疗。通常乏氧细胞的等效致死量是富氧细胞的 3 倍左右，相同的放疗剂量，含乏氧细胞多的肿瘤的放疗效果比含乏氧细胞少的肿瘤效果差，故有乏氧细胞者需要给予更高的剂量。因此，在实施放化疗前，无创准确地估计肿瘤的乏氧状态，对于制订合理的治疗方案、提高治疗的有效率具有重要意义。

放射性核素乏氧显像是利用放射性核素标记的乏氧显像剂进入肿瘤组织后，因乏氧导致的显像剂滞留，通过 SPECT 或 PET 而显影。目前可用于核素乏氧显像的显像剂主要有硝基咪唑类和非硝基咪唑类乏氧显像剂。研究较多的硝基咪唑（misonidazole，MISO）类显像剂，主要有^{18}F-fluoromisonidazole（^{18}F-

FMISO)和 MISO 衍生物[18]F-氟红硝基咪唑(FETNIM)、[123]I-IAZR,[123]I-IAZA,[123]I-IAZP,[131]I-VIM 等。非硝基咪唑类显像剂主要有[99m]Tc-HL91 和酮肟类化合物[64]Cu-二巯半卡巴肼(BTS)衍生物,如[64]Cu-PTSM 和[64]Cu-ATSM 等。HL91 等非硝基咪唑类显像剂其体内生物学特性和显像效果可能优于[18]F-FMISO 等硝基咪唑类显像剂。

放射性核素乏氧显像在肿瘤动物模型实验和临床初步应用都取得良好的结果。在人体临床应用方面,已经用于鼻咽癌、肺癌、头颈部肿瘤、胰腺癌的治疗前评估中。有研究应用[99m]Tc-HL91 观察 69 例鼻咽癌患者治疗前的乏氧状况,并分析各种临床因素与乏氧程度的关系。结果表明,69 例鼻咽癌患者有 63 例(91.3%)乏氧显像为阳性,其乏氧状况与患者年龄、性别、病理分型之间无统计学差异;但是与不同原发灶体积($<40cm^3$ 和 $\geqslant40cm^3$)之间及不同 T 分期(T_1+T_2,T_3+T_4)之间差异有统计学意义,提示大多数初治鼻咽癌患者原发灶存在不同程度的乏氧,原发灶体积与乏氧程度呈正相关。乏氧显像可用于预测放疗效果,指导放疗。对于[18]F-MISO PET/CT 显像阳性部位的肿瘤组织(图 4-20),在适当调强放疗时,局部增加放射剂量可提高疗效,减少复发。

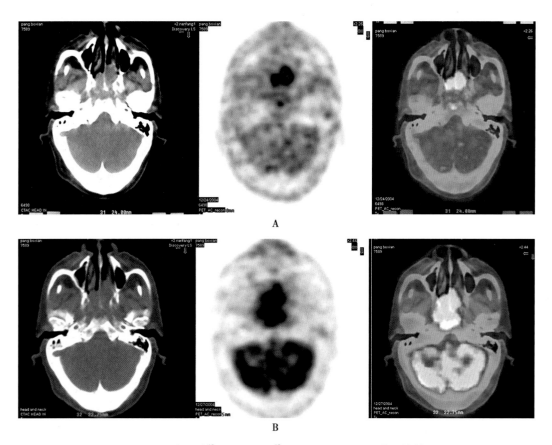

图 4-20   鼻咽癌[18]F-FMISO、[18]F-FDG PET/CT 显像图比较
A. ^{18}F-FMISO 乏氧显像;B. ^{18}F-FDG 显像。以上两种显像比较证明鼻咽癌肿瘤组织中部分肿瘤组织乏氧

第二节   核医学分子影像技术展望

核医学分子影像是一个新兴的研究领域,是在无创条件下,对生物体内分子或细胞水平的变化进行成像。这些变化可以是简单的特定细胞群的分布情况,也可以是已知的细胞受体表达水平、细胞与细胞

之间、甚至蛋白与蛋白之间的相互作用等的复杂事件。与离体状态下开展的活细胞研究相比,在活体内应用无创手段观察生物学进程是比较困难的。在过去20多年不断探索研究的基础上,在分子生物学、影像学、放射标记化学、计算机技术等相关学科的不断发展并互相融合的基础上,核医学分子影像取得了长足的进展。

一、核医学分子影像研究中几个重要环节

核医学分子影像研究有三个必备的重要环节:首先必须寻找和选择合适的分子靶点;二是设计与该分子靶特异、高亲和力并不改变分子靶点生物特性的核素标记分子探针;三是需要灵敏度高、分辨率好的成像仪器。

分子靶点的选择是整个研究成败的关键。核医学分子影像研究中,首先要知道哪些分子靶点与待解决的疾病或生物学问题密切相关。例如,恶性肿瘤形成过程中,一些癌基因、受体等出现过表达,可以针对这些因素寻找已经确证的分子靶点。理想的分子靶点应该在每个细胞中有足够的数量表达,以保证能够通过显像显示出来。

核素分子显像探针(又称为显像剂或放射性药物)十分重要,将显像剂引入体内后,能够发射出射线并被仪器探测。显像剂通常包括两个部分,一个是与目标分子靶特异性结合的部分,如特异性抗体、配体、反义寡核苷酸(ASON)等;另一个就是可以发射射线的放射性核素,如单光子核素^{99m}Tc、^{111}In、^{131}I、^{123}I等和正电子核素^{18}F、^{124}I、^{64}Cu、^{68}Ga等。在这两个部分中,包含了两个化学制备过程,一个是对于特异性抗体、配体、反义寡核苷酸等进行生产和修饰,这些修饰主要的目的是达到更好地与目的靶结合(如制备二聚体、多聚体等)、更容易进行核素标记(如连接双功能螯合剂等)、设计更为符合显像要求和体内药代动力学(如增加肾脏排泄、增加脂溶性以增加细胞摄取等)等;另一个是放射性核素标记,标记的过程与反应条件(如时间、温度、酸碱度、还原剂存在与否等)密切相关。在显像剂制备后,还需进行质量鉴定,如标记率、放射化学纯度、稳定性等。如果应用发射 α 或 β 射线的放射性核素标记,则可以达到核素靶向治疗的目的。需要注意的是,核素分子探针必须和放射性示踪剂在活体内的药代动力学和生物靶向过程相匹配,分子内同位素的标记应保证生物活性及生物完整性。

核医学显像仪器的发展方兴未艾,是分子核医学获得清晰、高分辨率图像必不可少的因素。核医学的影像是一种功能影像,其图像的解剖分辨率不能达到 CT、MRI 的水平。目前临床常规 PET 的空间分辨率可达 4~5mm,优于常规 SPECT(10mm 左右)的一倍,但是与 MRI 和 CT(约 1mm)相比仍有较大差距。小动物显像用 micro PET 显像分辨率可达 1mm,灵敏度达 200cps/μCi。此外,多模式成像 SPECT/CT、PET/CT、PET/MRI、micro PET(/CT)、micro SPECT(/CT)等显像仪器已经在临床和动物研究中广泛开展,提供了联合解剖与功能的更多信息。进一步提高仪器的分辨率和灵敏度是核医学分子影像仪器发展的方向,特别是新的晶体的应用、全数字式高分辨 PET 探测技术的应用等有望进一步改善仪器的性能,以更好地推动核医学及分子核医学的发展。

二、核医学影像技术未来发展方向

(一)多模式分子影像

近年来医学影像无论是放射学、核医学还是超声影像都有了飞跃发展,成像的灵敏度、分辨率、速度都有了本质改善。但是以反映解剖形态为特征的影像技术(如 CT、MRI 等)在显示组织或细胞分子信息方面的敏感性却没有很大提高,其探测灵敏度极限仍然停留在毫摩尔或微摩尔级水平。同样,以显示脏器功能、代谢信息为优势的核医学 SPECT 和 PET 显像,解剖分辨率却没有明显提高。而光学成像灵敏度高,但穿透力有限,对在体深部组织的显示有限。这些表明各种成像技术都受限于

自身的特点而存在某一不足,没有一种显像技术是十全十美的。目前解决这一问题的方法是"多模式分子影像"。

多模式分子影像(multi-modality molecular imaging)是指在一次影像检查中联合使用两种或两种以上的显像模式,不仅获得脏器、组织或病灶的解剖学信息,同时获得分子功能信息等,实现不同影像模式的优势互补,提高影像诊断效能。多模式的分子影像包括两层含义,一是指不同模式的影像仪器融合,如 PET/CT、SPECT/CT 和 PET/MRI 是目前最成功的多模式影像设备,大大提高了影像诊断的信息和准确性;二是多模式分子影像探针的设计,如在一个特异性的分子探针上同时连接放射性核素和磁共振成像的造影剂,将多功能探针引入体内后可以同时进行核素显像和磁共振成像,从而反映不同的信息。

（二）积极向临床推进转化

本章前述核医学影像最新进展十分丰富,但是绝大多数还在动物实验或临床前研究阶段,部分处于临床 I ~ Ⅲ 期研究,真正用于临床的核医学分子影像探针十分稀少。当然,并不是所有的研究都以临床应用为目的,例如旨在揭示蛋白-蛋白相互作用而证实疾病发生机理、细胞信号转导过程中分子水平变化等研究,就不是以临床应用为目的。而且,从分子靶点的选择到临床转化,所需周期较长,国外普遍为 3 ~ 7 年,国内研发所需时间可能更长,而一种新的显像药物于应用临床所需花费巨大。虽然面临困难较多,积极将开发的特异性核医学分子探针向临床转化,解决临床面临的问题是非常重要的。

（三）诊疗一体化

2002 年 Funkhouser 提出了治疗诊断一体化(theranostics)的概念,定义为结合治疗和诊断于一体,为人类疾病特别是癌症等重症疾病的诊疗提供了一种全新的思路和方法,推动现代医学由传统诊断和治疗向个体化医疗转变。一些集诊断与治疗于一体的核素(如[131]I、[177]Lu、[188]Re)等,既可以发射适合单光子显像的 γ 射线,又可以发射适合治疗的 β 射线,标记靶向分子(如抗体、配体等)后,有望实现诊疗一体化的目标。

由于纳米颗粒独特的物理、化学及生物学性质,其表面易于修饰和连接各种功能基团,使其成为诊疗一体化制剂的主要载体。一般由纳米颗粒、诊断成像域、治疗剂和靶向配体共同构成具有靶向性、诊断、治疗作用的多功能纳米复合物,实现对肿瘤组织和细胞的靶向成像与治疗,可在治疗开始前确定疾病性质、表型并进行分期,指导治疗方法的选择和剂量的确定、预测治疗反应和评估治疗效果。诊疗一体化纳米颗粒一般可设计为以下几种方式:①在显像纳米颗粒(如量子点、氧化铁和金纳米颗粒等)表面连接治疗剂(如抗癌药物、光敏剂等);②在治疗性纳米颗粒上附加显像(对比)剂(如荧光染料、光学或磁性纳米颗粒和多种放射性核素);③在一个生物相容性纳米颗粒(如聚合物纳米颗粒、铁蛋白纳米笼和多孔硅纳米颗粒)中同时封装显像剂和治疗剂;④也可设计为本身同时具有显像和治疗功能的独特纳米颗粒(如 porphysomes、[64]Cu-CuS、金纳米壳或笼)。目前 FDA 已批准了 35 种显像或治疗纳米颗粒用于临床试验,诊疗一体化纳米颗粒还处于早期转化阶段。

本章小结

21 世纪的医学影像学是分子影像的时代,分子核医学影像作为最为成熟的分子影像技术,必然引领这一领域的快速发展、向临床的转化和应用。在核医学分子影像技术中,代谢显像、受体显像及受体靶向核素治疗、放射免疫显像及放射免疫治疗、凋亡显像和乏氧显像等,均已经在恶性肿瘤、神经系统疾病、心血管疾病中应用并显示良好的前景,为多种疾病的诊断、治疗决策提供了分子水平的依据,必将在未来的医学发展中起到更为重要的作用。

核医学分子影像发展依赖选择针对疾病的分子靶点、设计相应高亲和、高特异的分子探针，并在高灵敏、高分辨的成像仪器中显示，这些需要医学、生物化学、分子生物学、合成与放射化学、药理学、生物医学工程、物理学、图像分析等多学科联合合作才能进行。分子核医学影像的未来将在多模态显像、转化医学、诊断治疗一体化等领域中进一步发展，并在临床疾病的诊疗中发挥日益重要的作用。

（兰晓莉）

分子影像学是指在活体状态下,应用影像学方法对人或动物体内的细胞和分子水平生物学过程进行成像、定性和定量研究的一门学科。对于现代医学模式来讲,以分子生物学、分子细胞学、分子药理学以及现代计算机技术等为基础的分子医学将成为现代医学的主要组成部分,分子影像学既是分子医学的重要组成部分,也是研究分子医学的有力工具。目前,在分子医学基础研究方面,尤其是功能基因组学/蛋白组学、药物基因组学等领域的分子成像研究已取得巨大进展,其无创、可重复提供活体、实时、动态、可视化的分子或基因信息,并可同时进行定量研究等优点,已经得到了广大医学科学工作者的认可。分子成像技术不仅是基础研究中具有诸多优势的重要技术手段,而且将成为基础研究成果转化到临床应用的重要桥梁。

第一节　分子影像学基本概念

一、基本概念

分子影像学是指在活体状态下,应用影像学方法对人或动物体内的细胞和分子水平生物学过程进行成像、定性和定量研究的一门学科。它应用分子探针,采用多种成像手段,对体内特定靶点进行成像。成像方法包括:放射性核素成像(radionuclide imaging)、磁共振成像(magnetic resonance imaging,MRI)、磁共振波谱成像(MR spectroscopy,MRS)、光学成像(optical imaging,OI)、超声成像(ultrasound imaging,US)及多模式融合成像(integration of multi-mode imaging)等。借助这些成像技术,生命系统内某些特定的生理或者病理过程,如基因表达、蛋白质之间的相互作用、信号传导、细胞的代谢以及细胞示踪等能够以直观的图像显现出来。

生命科学的发展为分子影像学的产生和形成奠定了基础,其中分子生物学和现代医学影像学的进步又使其快速发展成为必然。与生命科学领域内的其他学科相比,分子影像学具有如下特征:①将复杂的生物学过程(如基因表达、生物信号传递等)变成直观的图像,从而使我们能够更好地在分子水平理解生理、病理的机制及其特征;②同时监测多个分子生物学过程;③评估生理、病理分子水平上的进程;④发现疾病(如肿瘤)早期的分子变异及病理改变;⑤在活体上早期、连续性地观察药物治疗及基因治疗的机制和效果。

传统医学影像学提供解剖学方面的信息,显示最终的形态学改变,而分子影像学着眼于基因、分子及蛋白质异常所导致的初始变化,也就是说分子影像学捕捉的是疾病发生、发展的本质变化,而不是疾病发展到后期所表现出来的组织、器官几何形状的改变,因而其对病变具有早发现的特点;另外,它是基于生命体内病理生理的特异性标志物成像,更能够根据标记物的特性准确地对疾病做出判断,因而对疾病的诊断具有准确的特点;分子影像学还能够对同一个体进行实时、连续地观察,监测疾病发展及治疗过程中基因、分子及蛋白质水平的细微变化,对治疗效果进行评估,因而对疾病的发展及治疗监测具有精确、细微的特点。

二、分子成像学原理

分子成像按照成像原理分为直接成像、间接成像和替代物成像。

(一)直接成像

直接成像是指分子成像探针与成像靶点直接反应,所显示的图像揭示探针位置和浓度直接与探针和靶点(如抗原决定簇和酶)的相互作用相关。直接成像通过确定紧密结合于靶点的抗体或肽,可以对靶点成像,与原位杂交的原理一样。如果将这些抗体或肽用放射性核素标记,则可以进行放射性核素成像;如果连接于微泡或脂质体,则可以进行超声成像,当经静脉注入具有超声分子成像探针(即靶向性的微泡造影剂）后,微泡通过血液循环能够从分子水平识别并较长时间停留于靶组织或靶器官,从而在靶点产生特异性显影;如果连于磁性物质则可以进行 MR 成像;如果连于生物发光物质或者荧光素则可以进行光学分子成像。

（二）间接成像

间接成像相对复杂,必须具备报告基因和报告探针两因素,且报告探针与报告基因表达产物间应具有特异性的相互作用,或者报告基因表达产物本身就可作为报告探针。报告基因(reporter gene)是指能间接反映基因转录水平的编码某种酶或蛋白质的基因,其表达产物易被报告探针检测,且易与内源性背景蛋白相区别。报告探针是只有与报告基因表达出的产物特异性结合后才能够被成像设备检测到的成像物质。例如光学成像中的近红外荧光探针和萤火虫荧光素酶,MR 分子成像的转铁蛋白螯合铁。

间接成像是基于报告探针与相应靶分子(报告基因产物)作用而间接对感兴趣目标(如目的基因)进行成像,因涉及多种因素,较为复杂。在间接成像中报告基因常常通过内部核蛋白体进入位点(internal ribosomal entry site,IRES)与目的基因相连,这段融合的基因片段通过载体转染靶细胞并整合到靶细胞核内染色体 DNA 后,转录成 mRNA 进入胞浆,被核蛋白体通过 IRES 片段翻译成各自的蛋白质,其中报告基因表达的蛋白质即被用来成像。IRES 序列是使报告基因真正发挥作用的前提,因为通过它可以实现报告基因和目的基因共同表达各自的蛋白质,实现只要报告基因表达,就有目的基因的表达。报告基因编码的蛋白质可以是细胞内的酶,也可以是细胞膜表面受体或转运体,通过体外导入针对这些酶或受体的成像探针,与这些酶或受体发生作用后,经过信号放大,可被不同成像设备检测到并成像。所以间接成像是通过对报告基因的成像来间接实现对感兴趣目标的成像,直观地"报告"细胞内和基因表达有关的信号级联。

根据对报告基因表达产物分析方法的不同进行分类,报告基因可分为两类:体内报告基因和体外报告基因。作为报告基因应满足以下几个条件:①报告分子应不存在于宿主中或易于和内源性基因相区别;②应该有一个简单、快速、灵敏及经济的分析方法来检测报告基因的表达产物;③报告分子的分析结果应具有很宽的线性范围,以便于分析启动子活性的幅度变化;④报告基因的表达必须不改变受体细胞或生物的生理活动;⑤报告基因蛋白总数与报告基因可转录的 mRNA 的总数相一致。

分子成像应用的是体内报告基因。这种报告基因产物有几种:①细胞内酶,它可以将报告探针转换成代谢产物,后者被选择性地捕获在报告基因转染的细胞内(诱捕机制);②产物为受体或运输载体(transporter),它可以在成像过程中捕获探针。间接成像比直接成像应用广,尤其在临床前动物试验研究中。

（三）替代物成像

替代物成像是利用"替代标记物"探针来反映内源性分子或基因过程的下游结果。替代物成像不是利用分子探针和靶点的特异性相互作用,而是用现已使用的示踪剂/对比剂和成像方法对特异的内源性分子-遗传学过程进行成像,用于对诸如癌症等疾病发生特异的内源性分子-遗传学过程变化所产生的下游生理生化效应进行监测,因而主要用于疾病治疗效果的监测。替代物成像主要涉及 PET 分子成像领域。

替代物成像所应用的探针实际上早已开发,并在人类身上进行了研究。例如,多巴胺 D_2 受体(D_2R)示踪剂 ^{18}F-fluoroethylspiperone(^{18}F-FESP)应用于分子成像研究就是一个典型的例子。最初, ^{18}F-FESP 是作为对多巴胺 D_2 受体进行直接成像的标记配体而研制的,经过数年研究后被认证为 D_2R 示踪剂,用于帕金森病鉴别诊断。目前, ^{18}F-FESP 正用作 D_2R 报告基因 PET 分子探针,用于 D_2R 报告基因表达 PET 成像实验研究, D_2R 报告基因表达间接成像用于临床尚需进一步认证。但是, ^{18}F-FESP 却很快被用来作为替代物成像分子探针,用于帕金森病疗效监测和新药研究评价。另一个例子就是 FDG,FDG 是一种针对糖代谢酶活性进行直接成像的 PET 示踪剂,经过数十年认证后才广泛用于肿瘤、心脏疾病及脑部疾病的鉴别诊断。FDG 也可作为替代成像分子探针,用于肿瘤基因治疗效果的监测,但它对基因表达成像缺乏特异性,因而不能用于肿瘤基因治疗时基因表达的监测。

与直接成像和间接成像相比较而言,替代标记物成像转为对患者的治疗评估模式要容易得多,且耗时耗资最低,用替代物成像监测治疗反应的应用正在获得越来越多的重视,尤其关于新的通道特异性药物的研发和检测,但是替代物成像能成像的分子基因过程较少,且特异性有限。

三、分子影像探针

分子影像学是多领域交叉的一门学科,通常需要利用细胞生物学和分子生物学技术筛选和鉴定分子成像的靶点和与靶点特异性结合的亲和组件;选择并合成可供影像学设备探测的信号组件(signaling component),如放射性核素、纳米粒子、荧光染料、超声微泡等;利用放射化学(radiochemistry)或生物连接化学技术(bioconjugation chemistry)标记亲和组件,合成分子成像示踪剂,即成像探针(molecular imaging probes)。成像示踪剂(探针)合成后,可利用药理学技术优化分子成像示踪剂(探针),检测其靶向结合效率和活体药物代谢动力学特征;利用非侵袭性的影像技术捕捉探针在活体内的浓聚和分布特征等。分子成像示踪剂(探针)的合成是分子成像的关键。

(一) 概念

探针在分子生物学中,是指用于检测互补核酸序列的标记 DNA 或 RNA。而在分子影像学中指的是能够与某一特定生物分子(如蛋白质、DNA、RNA)或者细胞结构靶向特异性的结合,并可供体内或(和)体外影像学示踪的标记化合物分子,这些标记化合物分子能够在活体或(和)离体反映其靶生物分子的量和(或)功能。分子成像探针必须具备以下 2 个重要特征:①对与疾病密切相关的靶分子具有高度亲和力和靶向特异性;②可供影像学设备在活体外进行示踪。探针主要用于在活体内对生物过程进行成像、定量和测量研究。

(二) 基本结构

1. 房室型探针 房室型探针主要用来评估生理学参数的变化(血流和灌注)。在这种情况下,严格来讲所形成的图像并不是描述分子进程,而是一种替代物成像。

2. 靶向性探针 一般靶向性探针包括两部分,信号组件(signaling component)和亲和组件(affinity component)。信号组件是指能产生影像学信号且能被高精度的成像技术探测的造影剂或标记物部分(如放射性核素、荧光素、顺磁性原子及超声微泡等);亲和组件即靶向分子,是与成像靶点特异性结合的部分(如配体或抗体等)。通过放射性化学或者生物分子链接化学技术可直接把信号组件和亲和组件连接起来,也可通过引入交联试剂或衍生化试剂(crosslinking or derivatizing reagents)把二者连接起来(图 5-1,图 5-2)。

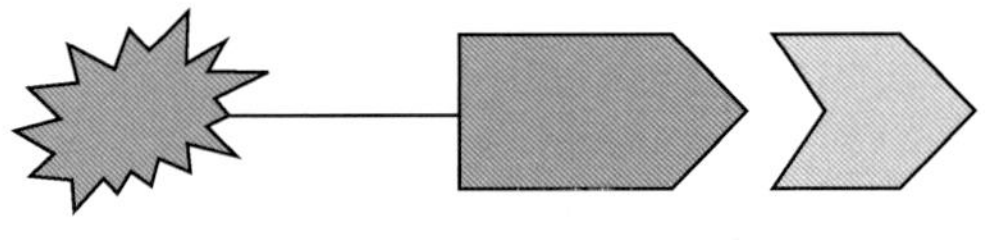

图 5-1 分子探针结构示意图
信号组件:PET,SPECT,光学,超声,微磁共振;连接物:长度、机动性、亲水性、总电荷;亲和组件:细胞,病毒,粒子,抗体,蛋白,多肽,小分子

3. "智慧型"探针 "智慧型"探针具有可激活的特点,只有当特定的靶物质存在的情况下才被激活产生信号。由于"智慧型"探针的背景噪声微乎其微,因此较其他类型探针更具有优势。分子探针无疑是分子成像最重要的前提,必须具有高灵敏度、高特异性、生物兼容性等特点。

4. 特异蛋白之间的分子识别 在某些病理情况下或报告基因表达后,会产生一些特异性或高表达的蛋白质。可将这些蛋白质作为成像靶点,利用特异蛋白质-蛋白质相互作用的分子识别,通过信号组件标记蛋白质来实现对靶分子的体外探测。酶成像是利用蛋白质-蛋白质相互作用的分子识别成像的一个特殊类型。目前,以特异蛋白之间的分子识别为基础的分子成像的研究取得了很大进展,典型的应用涉及细胞凋亡成像,肿瘤血管生成成像等。

5. 核苷酸链之间的分子识别 包括单链反义核糖核酸与细胞质内的 mRNA,反义脱氧核糖核酸与

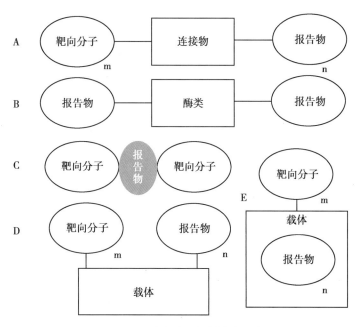

图 5-2　不同种类分子探针结构示意图

靶基因 DNA 链的互补链的结合等。核苷酸链之间的分子识别是基因表达成像中反义成像的基础。

6. 蛋白质与核酸分子的分子识别　某些激素分子可进入细胞内,与细胞核内的受体结合,形成激素-受体复合物,进而导致受体构象变化而形成复合物二聚体。复合物二聚体通过特异的 DNA 序列-激素反应元件识别,结合基因调控序列,最终达到调控转录的目的。

(三) 常见的分子成像探针

1. 放射性核素分子成像探针　放射性核素是目前应用最多的一类探针标记物。放射性核素的灵敏度极高,可以检测到 $10^{-18} \sim 10^{-14}$ g 的物质,在最适条件下可以测出样品中少于 1000 个分子的核酸含量。常用的放射性核素探针主要包括以下几类:代谢成像探针、乏氧成像探针、细胞增殖成像探针、凋亡成像探针、血管生成成像探针、受体成像探针(标记相应配体)以及报告基因。

2. 光学分子成像探针　目前常用的光学分子成像探针有荧光染料标记的探针、量子点标记的探针、可激活探针、拉曼探针和光声成像探针。

(1) 荧光染料标记的探针:目前已经开发出包括羰花青染料吲哚菁绿(indocyanine green,ICG)、异硫氰酸荧光素(fluorescein isothiocyanate,FITC)、近红外花青染料(cyanine)、鲍光过敏素(pyropheophorbide)、罗丹明染料(rhodamine)和 AlexaFluor 染料等多种荧光染料,用于合成荧光标记的光学分子成像探针(图 5-3)。但是,大部分荧光染料都有一定的毒性,不利于临床应用,而 ICG 安全性相对较高,已经应用于人体。

(2) 量子点标记的探针:半导体量子点(quantum dots,QDs)又称量子点或半导体纳米微晶体,目前文献报道主要是一种由 II ~ VI族或III ~ V族元素组成的,直径为 2 ~ 8nm,能够接受激光激发产生荧光的半导体纳米颗粒,特殊的结构使其具有独特的光学特性。有机染料的荧光信号往往随着照射时间延长而很快暗下来(光褪色),而量子点则可以持续很长时间而不褪色,其荧光寿命可达有机染料分子的 100 倍以上,耐光漂白的稳定性也是后者的近 1000 倍,这一特征对于研究活细胞中生物分子之间长期的相互作用是十分重要的,也为观察耗时较长的细胞过程创造了条件。

此外,不同材料及大小的纳米晶粒可提供发射峰为 $0.4 \sim 2\mu m$ 的光谱范围,这样就允许同时使用不同光谱特征的量子点,而发射光谱不出现重叠或很少有重叠,使标记生物分子荧光谱的区分、识别变得容易。

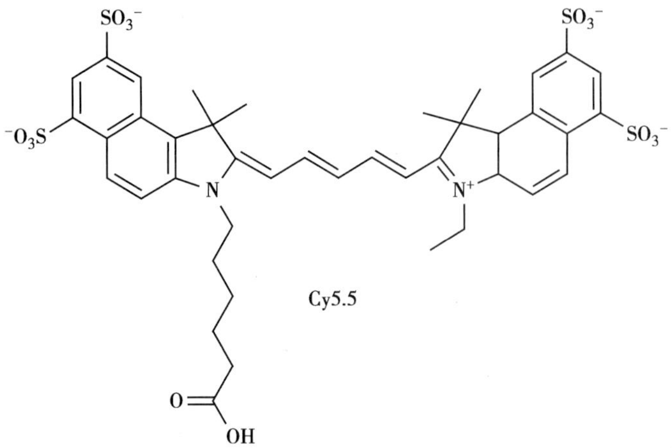

Cy5.5

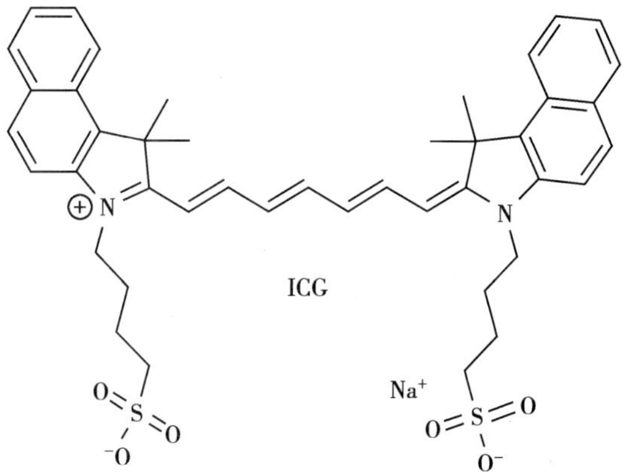

ICG

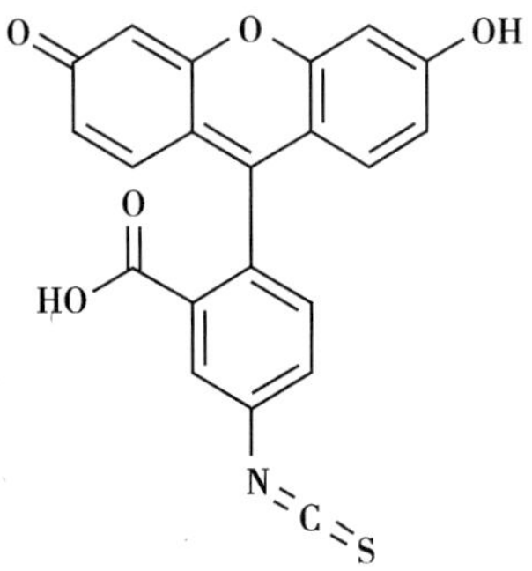

FITC

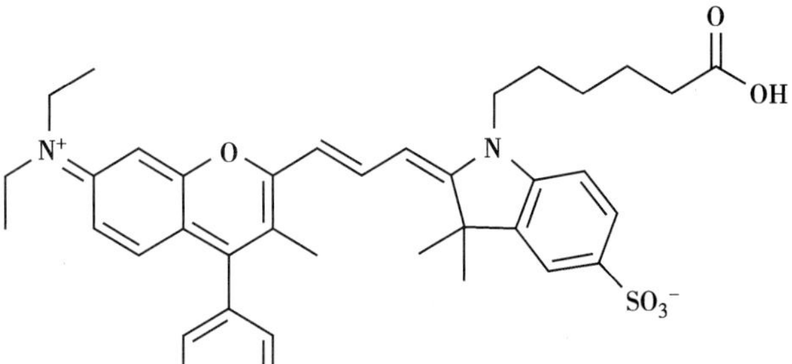

NIR 700

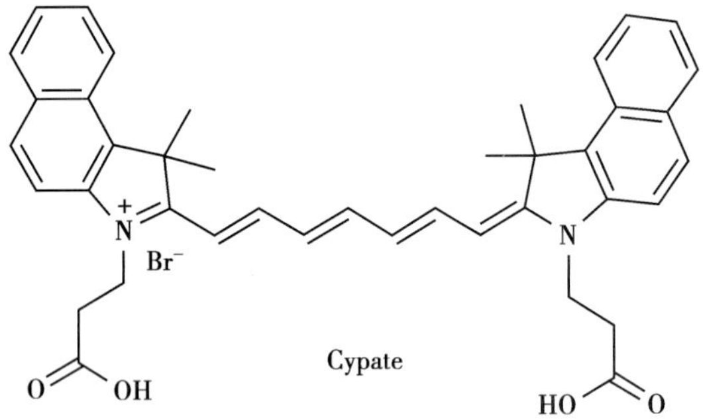

Cypate

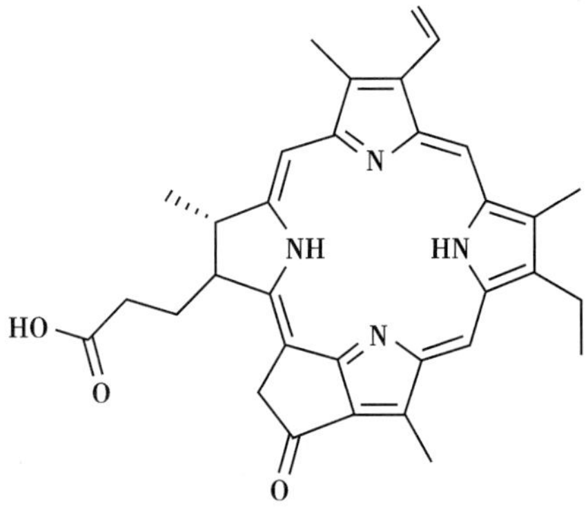

鲍光过敏素

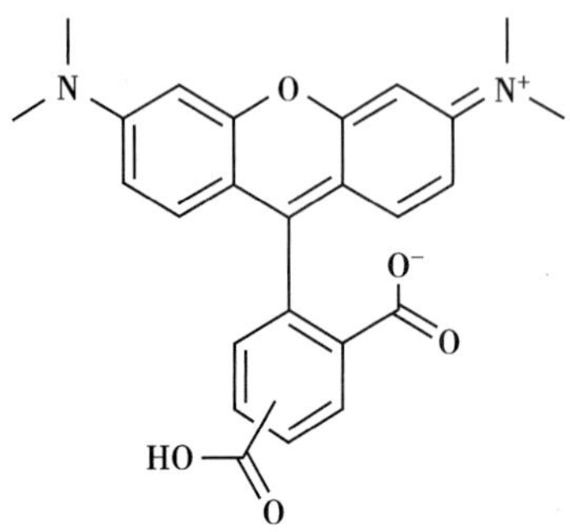

若丹明

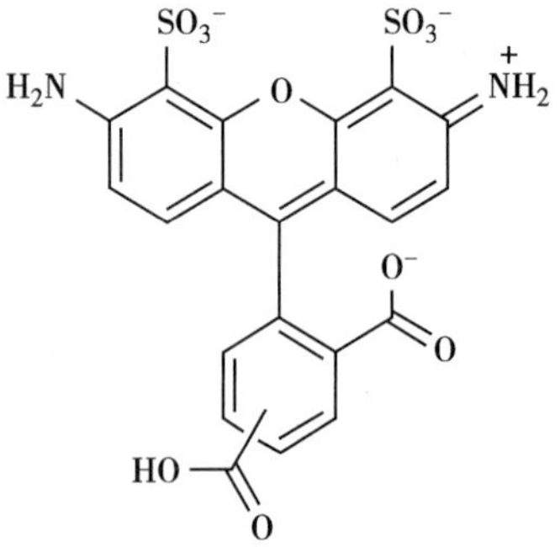

Alexa Fluor 488

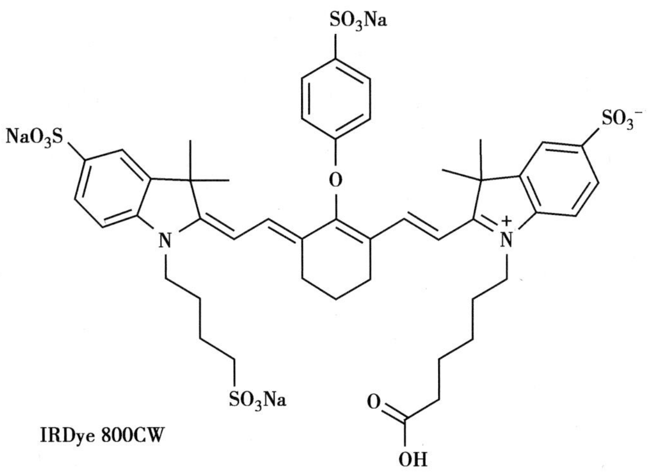

IRDye 800CW

图5-3　常用的荧光染料结构图

研究人员已经成功合成了直径约705nm的量子点,用来标记RGD合成近红外光学分子成像探针(图5-4),并成功用于小鼠的皮下移植瘤的肿瘤血管生成成像(图5-5)。

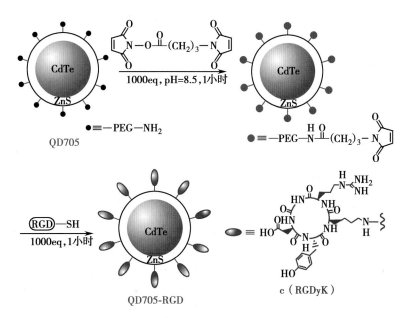

图5-4　QD-RGD结构示意图

（3）可激活探针:可激活探针一般用于酶激活的功能成像。它们往往含有两个以上的等同或不同的色素团,两个色素团通过酶特异性多肽接头彼此紧密相连这类探针,主要呈黑色,没有或者很少发射荧光,这主要是由于非常相近(等同色素团)或者共振能的转移(不同色素团)所造成的淬灭效应所致。多肽接头的切除,使它们的荧光团释放出来,荧光发射得以恢复(图5-6)。

因此,可激活探针的背景信号通常很低,但造影和检测的灵敏性却高于活性探针。酶靶点主要限于蛋白酶,包括组织蛋白酶、半胱氨酸天冬氨酸特异蛋白酶、基质金属蛋白酶、凝血酶、HIV和HSV蛋白酶以及尿激酶类血纤维蛋白溶酶原激活剂等。

（4）拉曼探针:量子点作为新一代荧光探针,近几年已成为生命科学、医学等领域新的研究热点。但量子点探针的稳定性、非特异性吸附是制约其生物医学应用的瓶颈问题,深入研究量子点的表面状态至关重要。拉曼光谱(Raman spectra),是一种散射光谱。光照射到物质上发生弹性散射和非弹性散射。

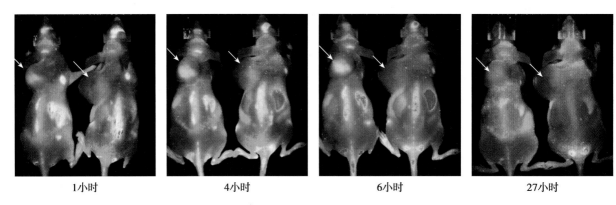

| 1小时 | 4小时 | 6小时 | 27小时 |

图 5-5　QD-RGD 介导的近红外荧光分子成像

左侧鼠为实验组,右侧鼠为对照组,可见左侧鼠探针引入 1 小时后,皮下移植瘤出现荧光信号强度明显增加,直至 6 小时达到高峰,27 小时基本消失。右侧对照组则引入未标记 RGD 的量子点,显示探针引入后,肿瘤荧光信号强度一直没有增加

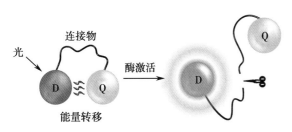

图 5-6　酶激活的光学探针示意图

弹性散射的散射光是与激发光波长相同的成分,非弹性散射的散射光有比激发光波长更长的和短的成分,统称为拉曼效应。由于拉曼光谱是一种基于物质内部拉曼散射信号而建立的分析方法,由于其可提供丰富的分子结构信息和表面信息,已经成为探测纳米粒子表面及界面的有力工具。

拉曼光谱成像技术是拉曼光谱分析技术的新发展,借助于现代共焦显微拉曼光谱仪器以及新型信号探测装置,它把简单的单点分析方式拓展到对一定范围内样品进行综合分析,用图像的方式显示样品的化学成分空间分布、表面物理化学性质等更多信息。研究人员合成了一种新的可被拉曼成像设备检测的炭纳米管(single walled nanotubes,SWNT),用 PEG 包裹 SWNT,改善其生物相容性和血流动力学特征,并用该纳米管联合 ^{64}Cu 标记了 RGD 合成了 PET 和拉曼双模式成像探针 ^{64}Cu-DOTA-PEG-SWNT-RGD(图 5-7),对探针的有效性和生物学分布特征进行鉴定,初获成功(图 5-8 和图 5-9)。

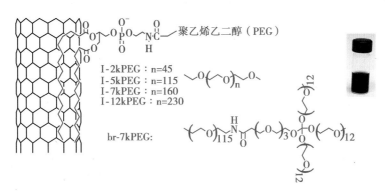

图 5-7　拉曼成像探针 SWNT-RGD 示意图

（5）光声成像探针(photoacoustic imaging):光声成像技术结合了组织纯光学成像和组织纯声学成像的优点,可得到高对比度和高分辨率的重建图像,且具有无副作用的优点,为生物组织的无损检测技术提供了一种重要检测手段,正逐步成为生物组织无损检测领域的一个新的研究热点。用时变的光束照射吸收体时,吸收体因受热膨胀而产生超声波,这种现象称为光声效应,产生的超声波称为光声信号(图 5-10)。对生物组织的光声成像,是采用"光吸收-诱导光声信号-超声波检测-图像重建"过程进行成像。

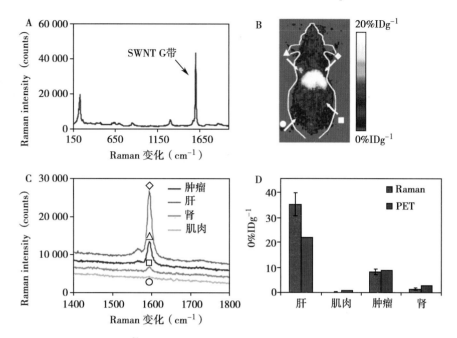

图 5-8　^{64}Cu-DOTA-PEG-SWNT-RGD 介导的 PET 成像

A. 探针的拉曼频移图谱,探针的发射的拉曼波峰在 1650nm;B. PET 图像显示探针在小鼠体内的全身分布图,放射性活性从强到弱为肝脏、肿瘤、肾脏,肌肉的放射性浓聚很少;C. 探针在不同器官分布的拉曼强度示意图;D. 拉曼成像和 PET 成像的探针量化示意图,显示探针在小鼠体内的全身分布特征

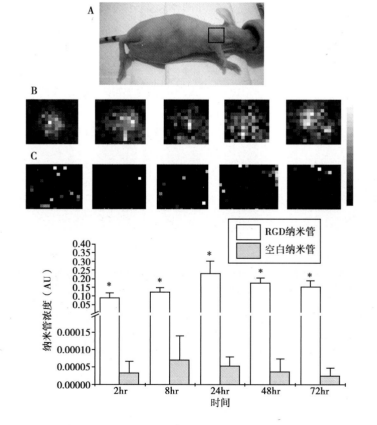

图 5-9　^{64}Cu-DOTA-PEG-SWNT-RGD 介导的拉曼成像

A. 利用可见光对肿瘤进行拉曼成像定位;B. 实验组在注射了 ^{64}Cu-DOTA-PEG-SWNT-RGD 探针后 2 小时、8 小时、24 小时、48 小时、72 小时的拉曼成像,显示探针注射后,肿瘤区拉曼强度明显增加;C. 对照组在注射了 ^{64}Cu-DOTA-PEG-SWNT 之后 2 小时、8 小时、24 小时、48 小时、72 小时的拉曼成像,显示肿瘤区拉曼强度增加不明显

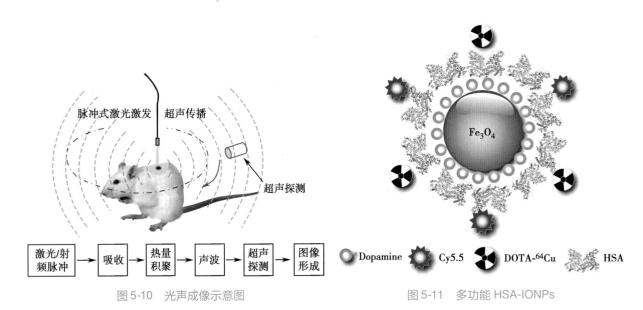

图 5-10　光声成像示意图

图 5-11　多功能 HSA-IONPs

Dopamine　　Cy5.5　　DOTA-^{64}Cu　　HSA

3. 磁共振分子成像探针　常用的磁共振分子探针主要包括以下几类：T_1 加权的探针、T_2 加权的探针、基于化学交换饱和转移（chemical exchange saturation transfer，CEST）的探针、MR 报告基因成像。值得一提的是，由于超顺磁性氧化铁纳米颗粒是重要的磁共振成像对比剂，可借此开发出一系列基于纳米技术的多功能成像探针。典型的是基于 USPIO 的 PET/MRI/近红外多模式成像探针 HSA-IONPs（图 5-11），并初步应用于荷瘤小鼠的多模式成像（图 5-12）。

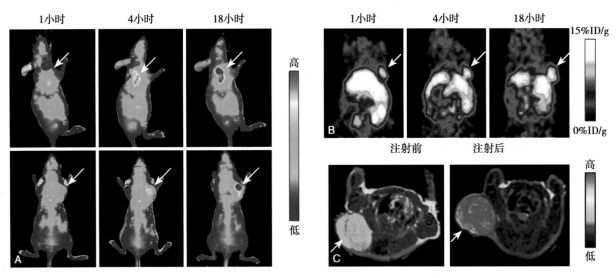

图 5-12　HSA-IONPs 多模式成像

A. 光学成像，显示 HSA-IONPs 注射后 1 小时，肿瘤荧光信号有所增加，至 4 小时、18 小时荧光信号增加更加明显；
B. PET 成像，显示 HSA-IONPs 注射后 1 小时，肿瘤区出现放射性浓聚，至 4 小时、18 小时放射性浓聚增加更加明显；
C. MRI 成像，显示 HSA-IONPs 注射之前，肿瘤 T_2WI 呈高信号，注射之后，显示肿瘤区 T_2WI 信号明显降低

第二节　分子影像与个体化医疗

个体化医疗是指根据个体携带的遗传信息制订针对某些疾病的预防、治疗策略。主要有两层含义：一是针对患者个体进行快速、准确的诊断；二是围绕诊断进行最有效，同时也是最经济的治疗。分子影像学，能够无创/微创、可重复提供在体、定量、实时、可视化、分子或基因信息，甚至多分子相互作用信

息。这些独特、真实的个体信息,正是个体化医疗的前提。通过分子影像学的方法筛选合适的患者进行有针对性的个体化治疗,避免了医疗资源的浪费,避免了给患者不必要或不适当的治疗。

例如贝伐单抗用于肿瘤抗血管生成治疗属于个体化治疗的经典之一。贝伐单抗(Avastin)是美国第一个获得批准上市的抑制肿瘤血管生成的药物,是一种基因工程单克隆抗体药物,通过抑制新血管形成所需的"血管内皮生长因子(VEGF)",使肿瘤组织新生血管生成显著降低,肿瘤细胞因无法通过血液获得氧和其他养分而生长缓慢甚至死亡,达到抗癌功效。但是,不同的患者,应用贝伐单抗治疗的疗效却不尽相同。另外临床试验也发现,该药物会导致高血压等副作用,极少数情况下还会引发比较严重的结肠穿孔。因此合理地选择患者进行治疗是取得最佳疗效、最大程度减少并发症发生的关键。以VEGF为靶点,对VEGF基因或者VEGF受体进行成像,活体、直观、准确地对不同患者肿瘤VEGF表达情况进行判断,是指导肿瘤患者贝伐单抗个体化治疗的有效方法。

功能PET显像在恶性胶质瘤方面也已经被证明可以比形态学成像更准确地反映肿瘤的程度。美国密西根大学开展应用^{11}C-MET PET显像确定原发性恶性胶质瘤患者的靶区的前瞻性研究。通过限制放射推进区域,有可能更安全的达到更高的剂量,所以局灶按比例提升剂量可能比均匀升高剂量更成功。手术后的功能PET显像或许能够确定残余肿瘤区域,这将对预测生存率有着非常重要的意义。MET-PET显示的摄取增加区域可能与肿瘤的复发高危区一致。因此,通过MET PET摄取确定代谢活跃性增加区域,可以明显改善靶区确定,减小受治疗的正常脑组织的区域。

PET显像对肿瘤治疗决策有重要意义。PET对肿瘤检查结果的影响被分为以下几级:"高"是指PET

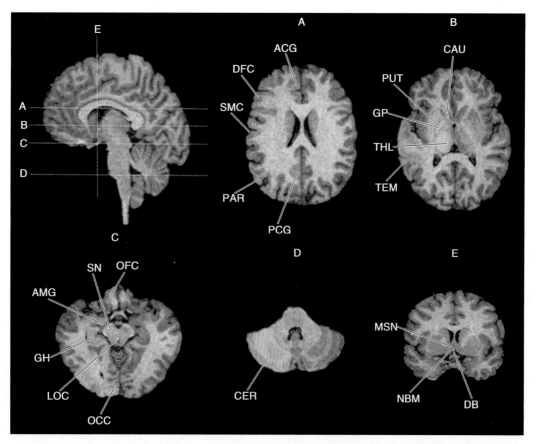

图5-13　正常的人类大脑的神经解剖影像学表明多种神经退行性疾病大脑所涉及的不同区域选择
选择有代表性的磁共振(MR)图像,显示四个横断面(A,B,C,D)和一个冠状面(E),选择部分的相对位置在矢状图上显示。区域显示前扣带回(ACG),杏仁核(AMG),背外侧前额叶皮层(DFC),小脑(CER),尾状核(CAU),布罗卡(氏)斜带(DB),海马回(HIP),苍白球(GP),蓝斑(LOC),内侧隔核(MSN),Meynert基底核(NBM),枕叶(OCC),眶额叶皮层(OFC),顶叶(PAR),后扣带回(PCG),壳(PUT),感觉皮层(SMC),黑质(SN),颞叶(TEM)和丘脑(THL)

改变了治疗的目的或方式,例如,姑息治疗或手术或药物治疗;"中",有治疗的改变但没有目的或方式的改变,例如,改变放射治疗剂量;"低",指原治疗计划仍然被认为是适当的;"无"指原计划似乎是不恰当的,但治疗没有改变,即 PET 被忽略。一项前瞻性研究报道了行[18]F-FDG PET 检查对肺癌患者的影响,这些患者包括了肺癌的各个分期。研究提示,[18]F-FDG PET 显像不仅很大程度改变了患者的分期,而且改变了患者的治疗方案。当[18]F-FDG PET 检查结果与常规检查不符时,利用组织病理学或连续影像学检查进行验证,结果表明[18]F-FDG PET 显像大部分结果是正确的。

PET 和 SPECT 已被用来显示特异性结构异常之前脑功能出现的明显异常改变。AD 的早期临床表现很难区别于其他痴呆症、情绪障碍、精神药物影响以及其他脑血管疾病,更特异和灵敏的 AD 的敏感标志物可以早期发现和鉴别诊断 AD(图 5-13)。例如评估相对速率的局部脑血流(rCBF)功能成像技术已成功地应用于研究和临床诊断 AD。这项技术的应用可以预测脑血流灌注和代谢活动的关系,检测颞顶的低灌注特征,以及可伴随额叶的低灌注。这些研究大部分应用如[133]Xe,[99m]Tc-HMPAO 等,进行 SPECT 灌注显像。虽然[^{15}O]H$_2$O PET 较少应用,但其结果也助于评估。多个已发表的研究认为 SPECT 脑血流灌注显像可以应用于 AD,具有诊断价值(图 5-14)。FDG 代谢显像在 AD 的研究与临床评估方面与灌注显像的应用有类似性,脑血流灌注和脑组织代谢需求是平行关系。与灌注显像类似,[18]F-FDG PET 在 AD 中的显像提示,后扣带回和顶叶和颞叶相关皮层代谢降低,小脑,基底神经节,丘脑和感觉运动皮层依然存在,不受影响。这些代谢缺陷往往在磁共振(MR)或计算断层扫描(CT)成像中没有明显的结构异常(图 5-15)。

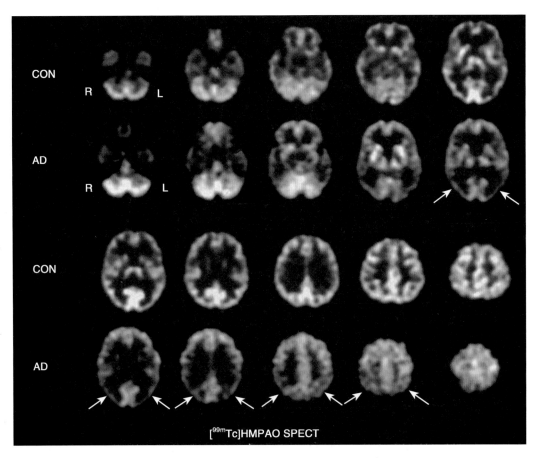

图 5-14　连续横断面[^{99m}Tc]-HMPAO SPECT 脑血流图像,42 岁健康女性对照(CON)和 67 岁的阿尔茨海默病女性(AD)

图像排列从低层面到高层面。值得注意的是相对于其他一些认知皮层区域,双侧颞叶与顶叶(用箭头表示)血流量减少,提示功能障碍

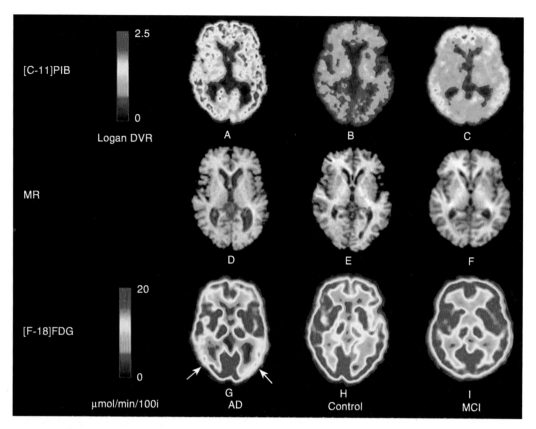

图 5-15　[11C]-PIB 的分布容积比（DVR）和脑18F-FDG 的利用率（FDG μmol/min，每 100g 脑组织）的参数图像，正常老年人对照组（control）、轻度认知功能损害（MCI）和可能的阿尔茨海默病（AD）患者

与对照组脑相比，[11C]-PIB 在 MCI 的侧颞叶，顶叶和额叶明显（图 C）摄取增加，这与 AD 患者的淀粉样蛋白沉积模式一致（图 A）。18F-FDG 的对照组图像（图 H）与 MCI（图 I）没有显示顶叶皮层明显的代谢缺陷，而这在 AD 则常见到，如箭头所示（图 G）。受试者相应的磁共振成像（图 D）没有明显异常，只显示轻度萎缩，这是正常老化的特征，而不是 AD 特异表现。这说明了功能成像诊断的优势，可以显示疾病功能损伤而 MR 图像上未见明显结构异常，使用特异性显像剂，有可能提高早期与鉴别诊断

第三节　分子影像与转化医学

一、探针的规范化和标准化

对于分子成像来说，其要解决的关键问题是分子探针的开发，对分子探针的开发需要经过严格的审批。分子探针的制作与高效的成像系统是成就特异性标记与活体细胞分子成像的关键。其中制作运用于人体的特异性探针是重中之重。探针的制作需要具有相关资质的多个单位合作进行。随着综合性大学的普及，中国目前有多所大学相互融合成综合性大学，这些大学具备合成相应分子探针的能力与资质。借助多学科合作的优势可望开发出一系列的分子探针。如中南大学影像医学、材料学、生物工程学、药理学、肿瘤医学多学科合作制作的清蛋白包裹的 SPIO，其生物相容性及相关性能均满足动物实验的需要，中南大学、东南大学及南方医科大学也开发了一系列基于 MR 的相关分子探针。

严谨的临床前研究是分子探针是否能走向临床应用的关键。对临床前研究而言，按照我国新药研究指导原则和新药审评办法的要求，参照 I 类新药标准，完成相关分子探针的临床前的急性毒性试验和长期毒性试验。

二、分子影像学的临床应用概况

分子和细胞生物学技术的不断进步,正为分子成像提供越来越多的分子靶点;化学与制药技术的发展,正为分子成像提供越来越多的分子靶向药物;成像设备与技术的发展,正为获取分子信息提供越来越好的条件;生物技术的开发也使许多辅助基础研究工具已为常规所用,如分子克隆、微型组合、芯片阵列、机器人、快速光谱测定和复杂计算机分析等。但是,分子水平基础学科的成果到无创成像方法显示的临床前研究,再到临床应用之间还存在着一定的差距。

1. 放射性核素成像　放射性核素成像(PET、SPECT),以[18]F-FDG 等作示踪剂,显示的高放射性物质的聚集情况,在病变定位、定性、鉴别及发现远处转移灶等方面,临床已有大量成熟的应用。PET、SPECT用特异性放射性物质探测表达的蛋白质,用放射性成像标记编码细胞内酶的标记基因、编码细胞表面蛋白质或受体的标记基因(图 5-16)。已有大量研究表明,通过检测药物靶向部位保留的放射性,可显示基因、蛋白、受体等诊断或治疗的效果。微 PET 和微 SPECT 可充分利用小鼠的形状和大小,提高用于小动物 PET 设备的敏感性,提高各向同性的空间分辨率,使其小于 1mm。常规空间分辨率高达 25μm 的体外数字自动放射照相术也已经作为一种附属研究工具用于体内放射性核素技术。

2. MR 成像　MR 成像有较高空间分辨率,能观测多个成像参数。以超顺磁性探针(如 USPIO)为基础,MR 对比剂与物理、化学和生物学放大技术等融合,可提高 MR 成像的靶向性、敏感性。通过受体过度表达机制,可使受体基因表达成像;通过亲淋巴性超顺磁性纳米颗粒,可使临床阴性的转移淋巴结成像;通过磁性标记的树突细胞,可活体监控细胞治疗过程中树突细胞的传递和迁移类型(图 5-17)。

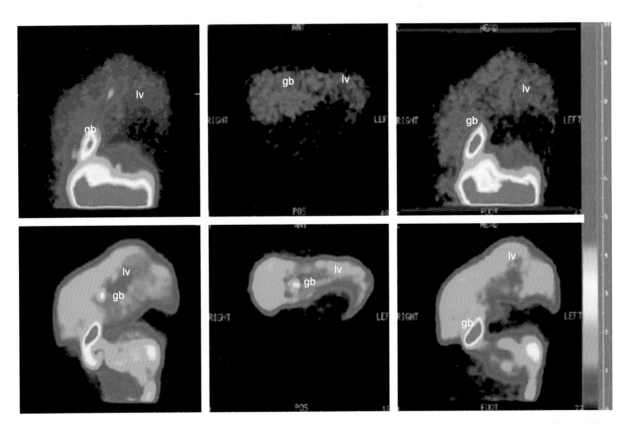

图 5-16　放射性核素基因表达成像应用活体正电子发射断层成像(positron emission tomography,PET)观察猴肝脏胸苷激酶基因转基因表达

上排为对照组,下排为经静脉注射 Ad-CMV-HS1-tk 和[^{18}F]FHBG 对比剂 48 小时图像,可以观察到肝脏部位放射性浓聚,提示 *HSV1-tk* 基因表达。胆囊和肠道内观察到的放射性浓聚可能是由于示踪剂经胆汁排泄的过程所致

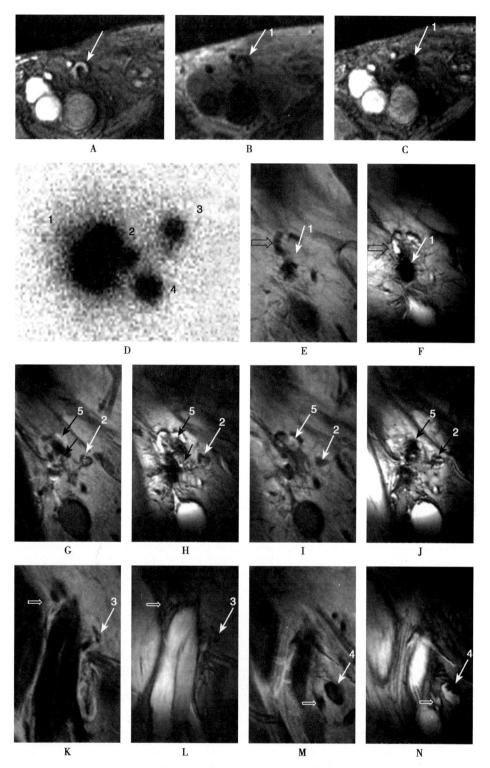

图 5-17　应用磁共振成像监测患者经淋巴结注射 SPIO 和[111]In 标记的树突状细胞的分布

A. 梯度回波（GE）轴位磁共振成像显示右侧腹股沟淋巴结接种细胞前呈高信号；B. 自旋回波（SE）轴位成像（SPIO 低敏感性的序列）显示同一淋巴结接种细胞后的表现；C. GE 轴位成像显示同一位置淋巴结（1）接种细胞后信号降低；（D ~ N）应用磁共振和闪烁成像监测患者经右侧腹股沟淋巴结注射 SPIO 和[111]In 标记的树突状细胞的迁移；D. 活体闪烁成像显示接种细胞后 2 天，树突状细胞从淋巴结（1）迁移到邻近的三个淋巴结（2 ~ 4）；（E ~ N）5 组冠状位 GE 和 SE 图像显示细胞接种 2 天后树突状细胞从淋巴结（1）（E ~ F）向下站 4 个淋巴结（G ~ N）迁移。空心箭头指示不包含 SPIO 的淋巴结，SE 像为黑灰，GE 像为白色。实心箭头指示 GE 像 SPIO 阳性淋巴结，GE 像含有 SPIO 淋巴结较 SE 像明显降低。淋巴结（1）内 SPIO 浓度最高，与闪烁成像结果一致微 MR 成像可获得较高的磁场和梯度磁场,信噪比和空间分辨率显著提高。小啮齿动物,乃至培养细胞都可在一窄孔系统中进行 MR 成像,分辨率可超过 $50\mu m \times 50\mu m \times 50\mu m$。

3. 光学成像 荧光成像、弥散光学断层术、表面加权成像(反射弥散断层图像)、相控阵列探测、光学相干断层成像、共焦激光断层扫描、多光子成像或活体显微镜成像等属于光学成像方法,以荧光、吸收、反射或生物荧光为基础,可用于体内基因表达的成像。除了近红外线荧光成像和表面共焦及双光子成像外,这些技术近期只初步用于小动物的实验成像。相控阵和弥散光横断成像技术用近红外光的方法可为距体表数厘米的人身体的一部分成像。近红外线荧光成像依赖自动熄灭近红外线荧光探针,可在被酶(例如蛋白激酶)激活后检测到。例如组织蛋白酶 B 和组织蛋白酶 H 蛋白激酶活性成像可检测出毫米大小的肿瘤。这预示着一些涉及人类癌症、感染、炎症、心血管疾病和变性疾病的内生性蛋白激酶成像的希望。用绿色荧光蛋白成像可以使实验动物的表面结构(穿透深度约 1~2mm)成像。作为生物荧光代表的荧光素酶表达成像可用于转变肿瘤细胞或细菌机体的分布与生长动力学成像,用于基因表达产物的空间分布成像(图 5-18)。光学成像可用于整个动物的转基因表达之后成像,但分辨率较低。在微观水平,10μm 的分辨率可用光相干横断成像实现。用活体显微镜可以产生小鼠模型亚细胞水平的荧光表面下成像。

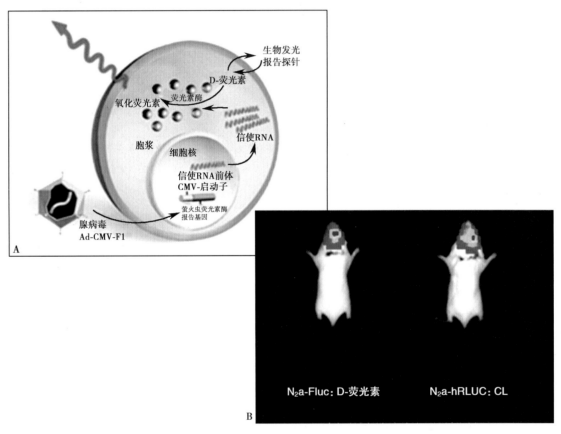

图 5-18 报告基因光学成像

A. 应用萤火虫荧光素酶报告基因成像的原理示意图。细胞被含有成像基因的病毒载体转染后,启动子启动成像报告基因(Fluc)的转录,mRNA 翻译 Fluc 并产生可以与成像报告(D-Luciferin)探针反应的萤火虫荧光素酶。这种化学发光反应可以使 D-Luciferin 在 ATP、Mg^{2+} 和 O_2 的作用下转化为氧化荧光素(oxyluciferin)并发光,可以被敏感的光学成像系统检测。其他一些基因/底物系统也可以成像,如 hRluc 基因和底物 CL;B. 小鼠神经系统生物发光成像。Balb/c 小鼠经心脏注射 105 成功转染 CMV-hRluc(右)和 CMV-Fluc(左)24 小时的 N2a 细胞,随后经腹腔注射底物 D-Luciferin(1.5mg)或 CL(5μg)。底物注射 5~7 分钟后行活体成像吲哚菁绿(indocyanine green,ICG)是一种已经被美国食品药品监督管理局(FDA)批准用于人类心脏、肝脏功能检测以及眼底荧光造影的非特异性近红外荧光染料。对 ICG 进行修饰后制备的特异性、靶向性探针,使近红外光学分子成像进入临床成为可能。尤其是与临床现有的乳腺近红外成像、近红外荧光内镜技术以及术中近红外荧光成像相结合进行分子成像,将为肿瘤及动脉粥样硬化等许多疾病提供更准确的诊疗信息,大大提高临床疗效。

4. CT 成像 虽然分子事件的直接 CT 成像在一定程度上受限于目前的 CT 技术,但是 CT 可提供非常好的空间和时间分辨率。微 CT 用于转基因小鼠表现型的筛查及治疗效果评估,分辨率可达到 $50\mu m$。近年来可用于 CT 成像的纳米级对比剂的发展,使 CT 分子成像成为可能。铋硫化物纳米粒(Bi2S3 nanoparticle)具有五倍于传统碘对比剂的 X 线吸收率和更长的循环时间。实验研究显示了其对小鼠活体血管、肝脏以及淋巴结良好的增强效果。应用铋硫化物纳米粒制备的靶向性探针将在 CT 分子成像中发挥重要作用。另一种碘化合物纳米粒(N1177)已成功应用于兔动脉粥样硬化斑块内巨噬细胞活体 CT 成像(图 5-19)。金纳米粒由于对肿瘤同时具有诊断和治疗(放疗增敏)价值,也是 CT 分子成像研究的热点。

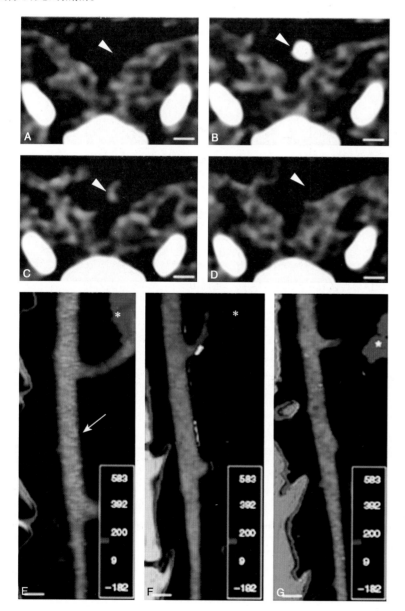

图 5-19 动脉粥样硬化斑块中巨噬细胞 CT 成像术中近红外荧光成像

A ~ D. N1177 注射前(A)、中(B)、2 小时后(C)兔主动脉同一粥样斑块(▲和↙)的轴位 CT 图像和注射常规对比剂 CT 图像(D),可以观察到注射 N1177 后粥样斑块明显的强化,而在常规对比剂图像未观察到。所有图像使用相同的窗宽、窗位;E ~ G. 同一兔N1177 注射 2 小时后 CT 扫描高密度区域被应用常规对比增强主动脉血管成像与彩色相差技术融合图像所证实。注射 N1177 后粥样斑块显示为高密度红点(E),但在注射常规对比剂(F)和对照组注射 N1177(G)的图像中均未显示。彩色标尺显示 HU 值。白色星号为脾。直线标尺=5mm

5. 超声成像 超声成像具有实时、方便等优点,超声微泡对比剂不仅应用于评价血流动力学及微血管改变,还使靶向诊断与治疗的活体示踪成为可能。微超声应用频率在 40~50MHz 的传感器,可使子宫内鼠胚胎在横向分辨率达到 20~40μm 和侧向分辨率达到 50~100μm 成像。可在胚胎发育早期或子宫内期进行转基因鼠和图像引导下转基因传递的评估。目前已报道的超声靶向分子成像研究主要在炎症、血栓形成以及肿瘤血管生成(图 5-20)等方面。随着超声微泡靶向性修饰技术的进步,靶向超声对比剂与传统超声成像系统以及腔内超声成像技术(IVUS)相结合,将很有希望使超声分子成像进入临床。

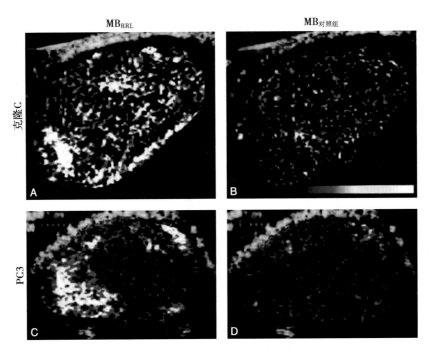

图 5-20 肿瘤血管生成超声成像

A. 小鼠 Clone C 肿瘤注射连接 RRL 的微泡(MBRRL)120 秒后减影彩色超声成像。在彩色区域内,对比剂增强信号形成红-橙-黄-白的分层。MBRRL 形成很强的对比增强效果;B. 与 A 同一只小鼠注射连接有对照肽的微泡同一层面图像;C,D. 应用小鼠 PC3 肿瘤与 A 和 B 类似的超声图像

6. 标记其他分子或路径的分子成像 以肿瘤血管发生变化的新内皮表面的表达标记为靶目标,可进行特异的肿瘤血管形成成像。例如,MR 成像用的顺磁性脂质体可以内皮整合素 αvβ3 作为靶目标;光学探针可以血管形成的相关性粘连蛋白同型体作为靶目标;放射性标记的尿激酶血浆酶原拮抗剂受体的类肽,黏附于激活的血小板表面的糖蛋白 Ⅱb/Ⅲa 受体的肽,糖蛋白的 Ⅱb/Ⅲa 受体以及抗肿瘤生长因子 β 受体的抗体的成像。^{99m}Tc 标记钙依赖磷脂结合蛋白 V 可用于器官移植急性排异、抗 Fas 引起的急性肝细胞凋亡及鼠类淋巴瘤环磷酰胺治疗的凋亡成像。放射性核素标记或近红外线荧光成像的方法,可测量细胞内与凋亡关系密切的天冬氨酸特异性半胱氨酸蛋白酶活性并监测其抑制剂的疗效。分子成像技术的快速发展,还呈现出多种图像技术融合和多种靶向标记并用的趋势,如 PET/CT、SPECT/CT、FMT/CT(图 5-21)、FMT/MRI(图 5-22)、PET/光学成像、PET/MRI 等,在检测的灵敏度、空间分辨率、图像重建技术、定量化程度、探针的多样性等各方面都有很大程度的提高。分子成像技术可对疾病进行早期探测和跟踪,并可望在致病因素尚未在体内酿成疾病时或在机体尚未出现症状之前即作出明确诊断,分子成像技术的发展可望临床医疗带来重大改革。

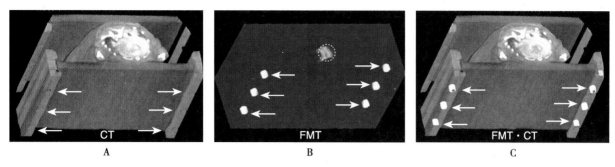

图 5-21　活体近红外断层与 CT 融合成像（FMT/CT）

基于预置标尺(箭头)的图像融合,标尺定于动物固定架上分别行 CT(A)和 FMT(B)。基于标尺通过软件计算杂交数据并形成融合图像

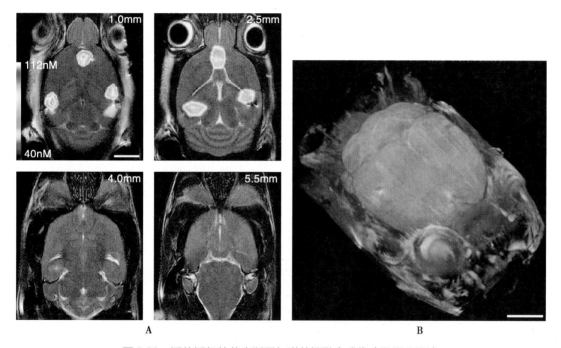

图 5-22　活体近红外荧光断层与磁共振融合成像（FMT/MRI）

A. 可见从表浅皮质到深部脑组织的断层融合图像;B. 荧光信号与磁共振图像的三维容积重建。标尺=3mm

第四节　分子影像与新药开发

一、概述

随着科学技术的不断进步,许多疑难杂症已经被人类征服,但新的疾病也不断涌现,再加上机体对某些药物的抗药性等因素,对新药物的研发是严肃而紧迫的课题。新药物不仅要满足疾病预防、诊断和治疗的目的,还应该在靶点选择性、效应强度或者安全性、有效性等方面优于目前的药物,同时还应具有更好的药代动力学特征,给药更为方便,副作用更小。

药物研发具有周期长、风险大、资本投入高的特点。有关文献指出,在美国,药物研发的平均周期为14.2 年,进行临床前试验的 10 000 种化合物中只有 5 种能进入到后续的临床试验,而最终只有 1 种能够通过 FDA 认证并获得上市批准。在药物研发的过程中,寻找合适的目标标记物,借以观测药物在体内的作用并作为临床终点的替代品至关重要。如何通过基因表达或新陈代谢的改变等结果确定标记物的安全和药效是一个需要深入探讨和研究的课题。在药物的研究过程中,我们必须解决以下几个问题:①监测药物的生物分布;②监测药物与靶点的结合情况即特异性;③研究药物在活体内的药效学,观察药物是否能达到特定的生物效果;④监测药物在实验动物体内的药代动力学,判断药物的代谢速率是否合适。只有这些问题在动物模型上得到满意的解决,药物才有可能进入临床研究。

目前关于生物药物的分布或基因的活体药物动力学的研究主要依靠对大量的、离体的实验结果的分析,例如先通过活检或尸检取得标本,然后再通过 PCR、原位杂交、免疫组织化学等方法进行分析。这些方法既无法从分子水平真实地、完整地反映新药在疾病治疗过程中的作用,又需要在不同的时间点处死实验动物来测定血药浓度,费时耗财。因此,迫切需要一种方法能活体监测药物作用靶点和感兴趣药物在体内转运的情况及其亲和力、药物毒副作用、给药途径、药物剂量学和药物疗效等。分子影像学,尤其是小动物 PET 能够很好地解决这些问题,加快药物先导化合物的进程;提供定量动力学、体内药代动力学和药效学数据;监测药物治疗效果,加速药物的开发和研究进程。药效的体内测定是传统药效检测的一个瓶颈,分子成像的应用有助于新药开发中的药物动力学和动态学分析,促进药品的早期开发,即在表型变化发生之前对早期、客观的标记物进行研究。因为利用该技术可以跟踪药物对患者体内细胞产生的直接作用,从而使得研究人员在几天之内而不是几个月就能知道某种药物是否有效。早在 1999年,哈佛大学的 Weissleder 等就提出了分子影像学的概念,它以体内特定分子作为成像对比度,在真实、完整的人或动物体内,通过图像直接显示细胞或分子水平的生理和病理过程,架起了分子生物学与临床医学的桥梁。

分子成像技术主要包括放射性核素成像、磁共振成像、光学成像等。在药物开发和药理学研究中,放射性核素成像通过正电子放射性核素(如^{18}F,^{11}C,^{15}O 等)标记药物,观察药物在活体中的分布和代谢,测量生理性刺激及病理学过程中药物分布与代谢的变化,从而为药物剂量、作用部位及可能发生的毒副作用等作出前瞻性判断。还可以观察药物之间或者药物与营养物质、受体及酶之间的相互作用。磁共振成像可以进行多参数成像,同时获得结构和功能信息,其应用主要体现在基因表达与基因治疗的评估、定量测定肿瘤血管生成、脑组织和神经系统疾病以及活体细胞、分子水平的功能性改变等方面。光学成像技术主要通过生物发光或激发荧光,观测活体内肿瘤的生长转移和特定基因的表达等生物学过程,对微小病灶的检测灵敏度较高,并且没有放射性,可以记录同一实验对象在不同时间点的数据,尤其可以对荧光蛋白和荧光素酶双重标记的药物进行体外检测。

近年来,专门用于小动物的成像装置陆续出现,大大促进了新药的开发、应用进程。这些小动物成像设备是在传统的影像学设备基础上发展起来的,除具备传统影像设备的优点外,尚具有以下主要的特点和优点:①体积小,结构紧凑,超高空间分辨率,可对小动物进行更加精确的分子成像;②价格较低,需要安装场地的面积较小,研究单位能够承受。此外,小动物成像已经成功用于动物基因治疗和基因表达监测的研究。转基因动物价格昂贵,而小动物成像可对同一只转基因动物反复进行分子成像研究,大大节约了实验动物的数量和费用。小动物分子成像为动物实验和临床研究提供了桥梁,因为动物成像实验结果可外推到人体。利用小动物分子成像,可以直接获取药物在各个组织内定量、动态的"药动学"和"药效学"参数,从分子水平得到靶器官的功能信息,这是传统成像技术所不具备的。它用于新药的研究与开发,可大大缩短新药开发的周期(一般 6~10 年),从而推动新药研制的步伐。

分子影像学可以在体外直接定量测定所标记的药物或化合物在活体内的分布,从细胞、分子的层面观测生理或病理变化,具有无创伤、实时、活体、高特异性、高灵敏度以及高分辨率等优点,有利于候选药物的早期筛选,及时中止不必要的实验过程,有效地降低开发成本、缩短开发周期、提高开发效率,从而为药物研发的模式带来革命性变革。

二、新药研发的不同过程与分子成像

药物的研发主要包括靶物表达确认、先导化合物(lead compound)筛选、临床前实验、临床实验、FDA

批准5个阶段。分子影像学可在其中多个阶段发挥重要作用。由于动物实验比离体细胞更接近真实情况,且人类基因组的破译及转基因动物的培育成功可以为多种疾病和病理过程提供模型基础,所以目前的临床前药物试验一般是在活体小动物身上进行的。本文将围绕几个药物研发的关键阶段,重点对分子成像在其中的应用作介绍(表5-1)。

表5-1　药物研发的不同阶段及研究内容

药物研发过程	靶点表达确认	先导化合物筛选	临床前研究	临床研究			FDA
				I 期	II 期	III 期	
所需时间(年)		3.8			8.6		1.8
实验人群	细胞生化分析		动物试验	20～80例健康志愿者	100～300例病患志愿者	1000～3000例病患志愿者	
实验目的	验证靶点是否识别特异的靶点起作用	从候选药物中筛选先导化合物成分并进行优化	评定药物安全性和生物活性	确定药物安全性和剂量	评估药物有效性,寻找副作用	验证药物有效性,检测长期使用的不良反应	过程审核/批准
成功率	10 000 种药物化合物			5 种进入临床试验			批准 1 种

（一）靶点表达物的确认

靶点表达物的确认是要验证靶物是否到达并识别了特异性靶点,是否正常发挥了调控病变的作用,靶物可以是单个基因、蛋白质或者其他分子,多数是以细胞为基础的体外生化分析。分子成像技术是理想的药物靶点表达物筛选技术平台。在这方面,分子影像学提供了强有力的工具。它不仅可以借助探针研究药物作用的靶器官、靶部位,而且可以深入到对与药物发生作用的受体、蛋白、生物因子、基因等分子层面的直接成像。借助标记药物能在靶部位聚集的特征,对药物作用靶点进行定位,深入药物的生物靶向性研究,指导先导化合物的修饰和改造。另外,通过对已知受体或离子通道与药物特异性结合的情况进行构效的研究,可将分子成像探针用于靶点特异性结合药物的筛选。同时,借助计算机辅助药物设计的新方法,可大大增加药物筛选的准确性和特异性。

例如:利用分子影像学中的受体成像技术,可预先对药物作用靶点上的受体进行定量示踪,实现对单一受体进行大量的化合物筛选,大大加快了筛选药物先导化合物的进程;还可通过研究药物对疾病相关基因表达的影响,利用基因成像来筛选药物;利用凋亡成像,了解某些疾病的病理过程,在此基础上开发出促进或抑制凋亡的药物等。还可以借助前面介绍的分子成像技术及相应的分子探针(如$^{11}C/^{18}F$标记的PET对比剂、荧光蛋白、磁性颗粒等),不仅可以判断靶物在生物组织中是否存在,而且可以定量观测它们在空间和时间中的分布。

报告基因技术也是了解基因表达和调控的有力工具。它通过把转录控制元件剪接到报告基因,可以直观地"报道"细胞内与基因表达有关的信号级联,具有敏感性高、方便可靠且适用于大规模检测等优点,在放射性核素、磁共振和光学成像中都有应用。此外,还可以通过同一报告基因与不同目标基因的结合,同时观测多种药物成分。由于报告基因的活性可以在培养的活细胞中保持几个星期甚至更长的时间,因此可以对药物的副作用及耐药性进行长期观察。但需要注意的是,如果报告基因与靶基因的相关表达链发生断裂,也可能导致错误的结果。作为目前药物研发中应用最广的技术之一,PET可以观测细胞内葡萄糖、氨基酸和脂肪等物质的代谢过程,获得药物吸收、分布、转运、排泄等多方面的信息,具有定量性好、灵敏度高、示踪方便等优点。在肿瘤血管增生中，为了验证药物对血管内皮生长因子受体（vascular endothelial growth factor receptor，VEGFR）的抑制作用，导入成像探针^{64}Cu-VEGF，使其直接与VEGFR 结合，通过 PET 成像技术，可以定量观测到 VEGFR 的存在。由于靶物确认阶段需要较高的检测灵敏度，再加上 MRI 信号强度与标记物浓度呈非线性关系，对物理参数的绝对定量也存在困难，因此 MRI 技术在这一阶段应用相对较少。

光学技术在靶物确认阶段的应用由来已久，尤其在传统的组织切片和细胞样品分析中。近年来，随着荧光蛋白、标记物的出现，荧光共聚焦扫描显微镜凭借高分辨率，快速光切片等优点，获得了科学家和医务工作者的青睐。通过绿色荧光蛋白（green fluorescent protein，GFP）选择性标记 GTP bound Ras 或者 Rapl，科学家们获得了内皮生长因子 EGF 激励下 2 种 GTP 酶 RAS 和 RAP 的实时位置信息。荧光共振能量转移（fluorescence resonance energy translation，FRET）和荧光寿命成像（fluorescence lifetime imaging，FLIM）是近几年出现的新技术，与双光子激发系统相结合，可以检测活细胞中药物和 DNA 的相互作用，如 Lang 等发现了低密度脂蛋白受体相关蛋白（LRP）是 BACE Ⅰ酶的一种新型底物；流式细胞仪是另一项广泛用于靶物确认的成像技术，可以在 1 秒内获得 10 万个细胞的多参数信息，已经被成功地应用于肿瘤细胞表面受体的确认中。应用近红外染料 Cy5.5 标记的抗体片段与 ED-B 纤维连接蛋白具有高度的亲和性，可以检测血管增生的发生。

（二）药物先导化合物的筛选

一旦药物靶点确定，接下来的工作就要进行药物先导化合物的筛选。其中高通量选通技术（high throughput screening，HTS）自 20 世纪 80 年代出现以后，就成为药物早期开发中不可缺少的重要手段。HTS 技术以分子和细胞水平的实验方法为基础，以微板为载体，通过建立分子或细胞的药物模型，直接观察药物对受体、酶或者离子通道等的影响，获知药物对细胞生长增殖的综合作用。通过快速灵敏的检测仪器采集实验结果数据，并用计算机对实验数据进行分析处理，同一时间可以对数以千万的样品进行检测。但是，由于高通量筛选所采用的主要是分子、细胞水平的体外实验模型，不能充分反映药物的全面药理作用，而且也与在体结果有差异，因此需要通过成像技术，尤其是分子成像技术在这方面进行优势互补。分子成像可以在基于细胞或者实验动物的样本上进行，尤其是光学分子成像，因其较高的灵敏度、高输出通量和低成本等特点，已经被用于反转录因子 p53 和缺氧诱导因子（HIF）的筛选中。Kung 等通过生物自发光成像，发现了一种 p300 的抑制因子，可以在体外培养基和体内移植瘤的环境下，减弱缺氧诱导因子的转录，具有活体内抗肿瘤的效果。蛋白质分离技术，是在探针的氨基和羧基片段上分别连接 2 种蛋白质，通过它们的相互作用产生成像信号。Paulmurugan 等利用 Renilla 分离片段和荧光素酶探针，观测不同配体和受体之间的相互作用，由于信号通过酶反应得到了放大，可以很方便地从培养基阶段移植到小动物试验。类似的技术见于激发荧光共振能量转移（FRET）和自发荧光共振能量转移（bioluminescence resonance energy translation，BRET）。在 FRET 中，供体和受体都是荧光分子；而在 BRET 中，生物发光分子作为供体，荧光分子作为受体。由于 FRET 和 BRET 的信号均取决于供体、受体之间的距离，因此可以实时准确地反映两者之间的作用。与 FRET 相比，BRET 不需外部光源激励，具有较高的灵敏度和较低的背景噪声。

（三）临床前实验

临床前实验的目的是为了检验药物成分的安全性，观察药物在体内的药理、毒理作用及药效学、动物药代动力学等方面的特性。由于意义重大，需通过大量的在体实验并经过长时期观测来验证。

分子成像技术在这一阶段的优势无可替代。分子成像技术在这方面的应用有两种方法——直接法和间接法。

1. 直接法 用影像学对比剂（多为正电子发射体）直接标记药物，观察活体中的药物分布和代谢或测量生理性刺激及病理学过程中药物分布与代谢的变化,从而对药物试用剂量、作用部位、可能发生的毒副作用等作出前瞻性判断。若用的是不同位置标记的药物,还可以判断其代谢反应的类型以及是何种代谢产物,观察药物与其他药物、营养物质、受体、酶等物质的相互作用。

2. 间接法 若某药物标记困难、无合适对比剂或费用太昂贵,则可引入合适的分子成像探针,观察药物对分子探针的影响,间接推断药物的作用。通过计算出分子探针的作用参数,可对活体组织中的生理生化过程作出定量的分析,如血流量、pH、能量代谢、蛋白质合成、脂肪酸代谢、神经递质合成速度、受体密度及其与配体结合的选择性和动力学等。在药理学研究中则可以测试药物对上述生理生化过程的影响。在研究内容方面,应用分子成像技术可以在开发药物的药理学、毒理学、药效学及药代动力学方面发挥作用。

(1)药理学:药物的药理学作用研究主要包括:药物与酶、受体的相互作用;药物对组织小区能量代谢的影响;药物对区域血流速度的影响等内容。分子成像的受体成像、酶成像等方法,应用影像学对比剂标记药物,可动态、直观地研究药物与酶、受体的相互作用情况,利用功能影像学的灌注等方法还可监测药物对区域血流速度的影响。

(2)药效评价:由于分子成像能以非侵入性的方式追踪和定量细胞代谢、细胞分裂增生、血流的动态分布、受体的表达与分布、神经传导物质的转运体功能以及某些特定疾病的病理变化,直接在活体实验动物或动物模型上对药物分子进行动态、连续、重复地观察,所以是真正的活体评价。分子成像使进一步微观评价药效、在治疗过程中检测药物效果、为临床提供最佳的治疗方案和筛选最有效治疗药物成为可能。目前,该药效评价方面的研究主要集中在肿瘤诊断与治疗中。例如在肿瘤病例中,可通过监测特异性更强的癌前病变分子的异常及细胞生长动力学、血管生长因子、肿瘤细胞标记物、基因等的改变来对肿瘤的部位和侵袭、转移等指标进行评价,这种成像手段可在肿瘤的表型产生之前进行靶向药物药效的评估。例如利用 GFP 裸鼠移植瘤模型可动态监测基因治疗抗肿瘤疗效。从图 5-23 可以看出,治疗

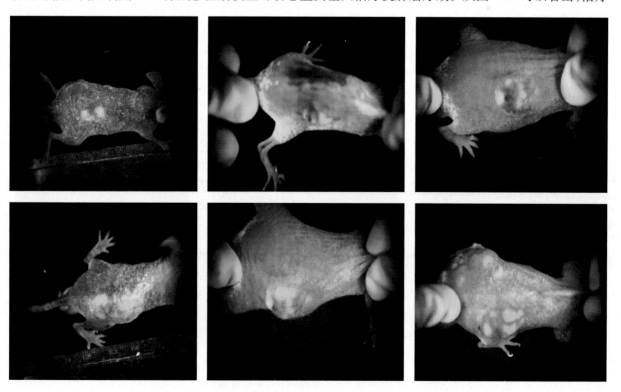

图 5-23 GFP 裸鼠移植瘤模型活体动态观察抗肿瘤药物疗效

组(上)肿瘤细胞转基因治疗后,肿瘤细胞生长缓慢,表现为荧光团块体积增长小;而对照组肿瘤生长迅速,表现为荧光团体积不断增大,由此证实基因治疗疗效确切。

(3)药物代谢动力学:药物代谢动力学主要研究药物在机体内的组织分布、是否穿越血-脑屏障、是否有器官特异性,计算药物代谢的速率、血药浓度及血浆与组织中药物含量比值等。分子成像的代谢成像(主要是 PET 代谢成像)是利用病变或其他靶组织或细胞所特有的代谢特点,通过放射性核素标记的代谢先导化合物对其进行定位。因此,用小剂量标记的治疗药物可以研究药物的释放、药物在体内的吸收代谢途径和对代谢产物作用位点进行跟踪和定位。例如,将放射性核素标记的药物注射入生物体内,利用 PET 和 SPECT 分子成像技术对该药物的分布进行探测,测定药物在生物体内的分布、药物定位和与受体结合率等,实时监测药物在体内代谢的全过程。

另外,通过分子成像还可以研究药物可能产生的组织损伤情况,即实现对药物毒理学的研究。从分子影像学技术应用的角度上讲,在药物开发的临床前研究中,PET、MR 及光学成像进行小动物活体成像已得到广泛应用。PET 用于小型啮齿类动物、犬类以及哺乳类动物实验中,例如日本的科研人员将 PET 用于猴,观测标记有 ^{18}F 新型治疗痴呆药物 FK960,有效地证实了 FK960 可以穿过血-脑屏障到达大脑的特定部位,为制订适合的临床剂量提供了有力参考。

磁共振成像无损伤,不需使用对比剂,能得到多方向(横断、冠状、矢状面等)和多参数的结构和功能信息,在中枢神经系统疾病如卒中、多发性硬化以及心血管疾病等方面都有应用。2000 年,Sipkins 等通过 MRI 观测患自身免疫性脑炎的活体小鼠大脑中白细胞黏附分子的表达,并证实了抗体共轭结合的顺磁性质粒(ALPLs)可以作为血管内皮疾病的成像剂。Chen 等科学家对多巴胺转运体拮抗剂注入后的动物脑部 MRI 图像进行分析,发现相关区域有显著的信号增强,与 ^{11}C-PET 显示的结果具有良好的相关性。

在光学方面,通过荧光素酶或 GFP/RFP 标记的肿瘤细胞,在小鼠的皮下接种,造成皮下肿瘤模型,给予特定的药物后,观察肿瘤细胞的生长和变化,可以观察到 100 个左右的细胞。Ventura 等利用荧光分子断层成像技术(fluorescence molecular tomography,FMT),通过细胞和在体动物成像,研究 p53 对软组织肉瘤的抑制机制。Montet 等同样利用 FMT 观测抗新生血管药物作用前后小鼠体内肿瘤血管体积的变化。

(四)临床实验

由于药物的反应存在种属差异性,一些动物实验中安全有效的药物,对人体可能药效不好或者不能耐受,只有正确而成功的临床实验才能及时有效地发现真正造福于人类的好药。由于 PET(或 PET/CT)分子成像、磁共振功能成像及超声分子成像在靶向治疗中的应用已经成功地进入临床,使得分子成像在临床药理学研究中的应用成为可能。临床药理学主要是监测药物治疗的全过程,提供机体的动态信息,并对比治疗前后疾病的状况,研究药物摄取的组织特异性与药物活性间的关系等。例如,利用分子成像研究肿瘤治疗前后的大小、代谢等情况的变化,可实时、连续地监测疗效,对于临床药物疗效的判定具有重大的意义。在代谢动力学研究中,PET 可以有 2 种应用:一种是用放射性核素直接标记药物;另一种是特定位点的占位性观测,即放射性核素标记的 PET 示踪剂与候选药物竞争性地与靶目标结合,从而确定药物与病灶的特异性。PET 应用于临床 I 阶段可以有效地排除 40% 的不合格药物,在后期则可以为给药方案提供参考。例如,通过 2 小时的 PET 观测,科研人员观察到了 ^{18}F 标记的氟康唑在人体心肝脾肺等不同器官的浓度,得出结论:400mg/d 的药量对于尿道炎、肝脾念珠菌病的治疗远远不够,尤其对于免疫力较差的患者需要加大服药频率或单次剂量。MR 成像可以选择不同的参数成像,获得丰富的信息。研究人员观测到人体的正常和病变肝组织对去唾液酸糖蛋白受体介导的超磁性对比剂具有特异性吸收现象。

近年来,MRI 在心血管疾病、动脉硬化以及心脏干细胞治疗等方面也有相关的研究报道。在光学成像方面,有学者在 2004 年依据 Sindbis 病毒对癌细胞表面超量表达的 LAMR 予以识别的机制,以荧光素酶基因分别标记病毒和癌细胞,观察了标记的病毒在体内对癌细胞的靶向识别和特异性杀伤;另有研究者则是通过生物自发光成像以及蛋白质互补技术研究 HIF-1 alpha 和 pVHL 的羟基化作用,对于阐明抗肿瘤增生药物的机制具有重要意义。

此外,将不同的成像模式相结合,例如 PET/CT 或 PET/MRI,在结构、功能以及分子水平上同时获取活体中生物分子在形态学、生理学以及新陈代谢方面的信息。有人利用 PET 和自发荧光双标记的探针,对一种以前列腺癌为靶向的人类 T 淋巴细胞修饰体进行了研究。在药物研发中究竟选择哪种成像模式取决于研究的具体问题,各种方法在技术上是互补的。PET 的突出优点是可以对分子靶向药物进行评估,最早在对比剂注入 24 小时后就可观测到发生的生理变化,而且 FDG PET 的某些指数与疾病的治愈率存在正相关,可以判断放射治疗的适宜人群。但是 PET 也有缺点,例如常见的对比剂 FDG 不仅会在肿瘤部位富集,还会在非肿瘤细胞集聚,这将对正常信号造成干扰;另外,PET 的空间分辨率不够高、时间分辨率受放射性核素半衰期的限制,需要回旋加速器产生质子,设备的使用和维护均较贵。与此相比,MRI 成像具有较高的空间分辨率和软组织对比度,并且其本身的多参数性质允许非侵入性地获得包括组织结构、器官功能、代谢甚至特定靶点细胞的信息,这对于疾病的早期诊断和药物治疗都有很大的意义。但由于磁性颗粒相对较大,在有些情形下难以穿过血-脑屏障;MR 波谱法在灵敏度方面也显得有些不足。光学分子成像灵敏度较好,但解剖定位不精准,穿透力有限。在靶物确认和药物先导化合物筛选阶段,荧光显微镜及相关技术应用广泛;在临床前的小动物实验阶段,一些宏观或断层成像方式如生物自发光反射成像和荧光分子断层成像则显示出越来越大的优势。

分子成像的优势在于可实时地观测活体细胞或分子的活性,它的发展很大程度上依赖于分子探针的研制,而药物的研发是一项融合了多项技术的浩大工程,目前仍有不少难题有待突破,要求科研机构、制药公司以及相关政府机关通力合作。当然,我们也看到,随着科学技术的飞速发展,放射性核素、光学、磁共振等成像模式都在向着便于操作、数据快速获取和实时分析等方向发展,这些都将加速分子成像向临床药物研发的应用。可以预见,随着细胞分子生物学以及图像处理技术的发展,再加上转基因动物、新型分子药物探针的出现,分子成像必将在新药开发、药效及药代动力学研究以及临床评估等方面发挥更大更广泛的作用。

总之,我国药学科学的发展正处在由仿制向创新战略转移的重要历史时期,药学研究的重心随之转移到加强新药研究与开发为中心的轨道上。开发研制新药将是今后相当一个时期内我国药学科学研究的主攻方向,是一项重要而艰巨的任务。目前我国药学事业所面临的严峻形势和任务的艰巨性要求新药研究与开发工作首先要着重加强药物的筛选,加强追踪可供开发的有效候补物质的开源性基础研究工作。随着分子影像学的迅速发展,分子成像在新药研究中的应用也必将日益广泛。

本章小结

本章首先介绍了分子成像的基本概念、基本技术、发展现状、临床前和临床应用前景。分子成像要选择靶点,靶点多为决定疾病发展进程的关键分子标志物,针对这些靶点选择特异性的亲和组件,一般是可与靶点特异性结合的配体或酶底物等,并选择特定的信号组件标记亲和组件,合成分子成像探针。目前合成靶向性探针的技术日益成熟,已经针对多种靶点研发出许多分子成像探针。核医学成像技术是基于脏器功能进行成像,同时可以使用特异性的靶向探针,所以比较适合进行分子影像学研究。目前,核医学的分子成像研究已经进入临床实用阶段,许多疾病的诊断与治疗方案正在进行巨大的改变。心血管疾病的个性化评估与治疗方面,分子成像可以提供一个独特的视角,如心肌缺血性损伤、心功能衰竭、左心室功能重塑、血栓、动脉硬化、新生血管形成、移植免疫排斥等。分子成像在肿瘤患者的诊断、分期、监测治疗效果、预后评估等方面正起着重要的作用。 在神经系统疾病方面，分子成像在早期评估、风险分层与评估、患者随访等是一个重要的工具，如肿瘤、痴呆、运动障碍、精神运动发作以及精神障碍。 在基础研究与药物研发方面，分子成像也正产生深远的影响，可以节省医药公司大量的研发费用与临床前期及临床实验药物效果的评估时间，可以大大加速从基础研究转向临床应用的转化过程。 随着分子成像这一新兴研究领域的蓬勃发展，我们将更好的理解疾病的发展过程。 我们深信，今天的基础研究工作势必将在明天的临床实践中发挥其重要作用。

（申宝忠）

恶性肿瘤是危害人类健康和生命的常见病,发病率呈明显的上升趋势,《世界癌症报告》报道 2012 年全世界有 1400 万新增癌症病例,癌症死亡人数达 820 万,其中中国新增癌症病例为 307 万,占全球总数的 21.8%,癌症死亡人数约 220 万,占到全球癌症死亡人数的 26.9%。肿瘤的预防和治疗已成为医学上亟待解决的重大难题之一。近年来,随着科学技术的飞速发展,核医学显像已经从单一的功能代谢显像(SPECT、PET)发展到与解剖形态影像(CT)的同机融合显像,PET/CT 及 SPECT/CT 已经广泛用于临床,并且在肿瘤的诊断、分期、疗效评价、监测复发及转移、评估预后等方面显示出越来越重要的作用。目前,PET/MR 也开始投入临床使用,可望为临床提供更多有价值的诊断信息。

第一节　^{18}F-FDG PET/CT 肿瘤显像

葡萄糖代谢是细胞的主要能量来源。正常细胞主要通过葡萄糖的有氧氧化磷酸化供能,在缺氧环境下则以糖酵解为主。然而肿瘤细胞的能量代谢具有明显不同的特点,即使在有氧条件下,肿瘤细胞仍以糖酵解的方式提供能量,而不是采用高效产生 ATP 的氧化磷酸化方式,有氧糖酵解是恶性肿瘤细胞能量代谢的主要特点。1930 年,德国科学家 Warburg 就发现了恶性肿瘤细胞的这一特点,并命名为"Warburg 效应"(Warburg effect)。

恶性肿瘤细胞为了与正常组织细胞争夺资源,以有氧糖酵解的方式供能,并且大量摄取葡萄糖。与氧化磷酸化相比,有氧糖酵解是一个低效供能方式。但它却保障了分裂中的细胞以更快的速度产生 ATP,满足了分裂相关的代谢需要,更重要的是为恶性肿瘤细胞提供充足的中间代谢产物以满足其活跃的合成代谢需求,保证了恶性肿瘤细胞的快速生长。有氧糖酵解过程中产生大量乳酸,导致机体内微环境酸化,使得一些内源性免疫细胞、免疫分子以及外源性碱性抗癌药物失效,又对细胞基质有分解破坏作用,有利于肿瘤细胞的浸润与转移,促进肿瘤生长,并对肿瘤细胞周围正常组织产生危害。

一、适应证与禁忌证

^{18}F-FDG PET/CT 在恶性肿瘤、脑及心血管系统疾病中已经得到了临床的广泛应用,特别是在恶性肿瘤的临床应用方面具有独特价值。大量的临床研究结果证明,^{18}F-FDG PET/CT 显像可为临床提供许多独特的有价值的诊断信息。

(一)肿瘤的良恶性鉴别诊断

肿瘤的良恶性鉴别是临床经常遇到的问题,CT、MRI 等现代影像技术解剖结构清楚,有很高的空间分辨率,但是,有些病灶难以判定良恶性。^{18}F-FDG PET/CT 显像可以从葡萄糖代谢角度提供病灶的生物学特征信息,为肿瘤的良恶性鉴别提供客观依据。

(二)肿瘤的分期

恶性肿瘤明确诊断以后,全面了解病变全身的累及范围,准确进行肿瘤分期是临床选择治疗方案的关键,直接影响患者的治疗决策、疗效和预后。由于恶性肿瘤的转移灶与原发灶具有相似的代谢特点,而且 PET/CT 检查注射一次 ^{18}F-FDG,就能方便地进行全身扫描,获得全身信息,不仅能检出原发病灶,而且能全面、直观地显示病变的全身累及范围,明确肿瘤的分期,为选择合理的治疗方案提供客观依据。国内外研究结果证实,^{18}F-FDG PET/CT 显像改变了 20%~40% 肿瘤患者的临床分期,调整了治疗方案。

(三)评价疗效

恶性肿瘤对放疗、化疗有效的反应首先表现为代谢降低,肿瘤的增生减缓或停止,随后才出现肿瘤的体积缩小或消失。肿瘤 ^{18}F-FDG 代谢显像提供的是葡萄糖代谢信息,可在治疗的早期显示肿瘤组织的代谢变化。因此,可以在 CT 或 MRI 出现病灶体积变化之前获得疗效信息,及时调整治疗方案,免除不必要的治疗,减少副作用,使患者收到最大的治疗效果。

（四）监测复发及转移

复发和转移是恶性肿瘤所具有的基本生物学特征,也是恶性肿瘤治疗后经常出现的问题。特别是恶性肿瘤治疗后随访发现肿瘤标志物增高时,[18]F-FDG PET/CT 全身显像对于发现复发及转移病灶具有重要意义。

（五）肿瘤残余和治疗后纤维组织形成或坏死的鉴别

恶性肿瘤经过手术、放疗、化疗以后,病灶局部出现的变化 CT 或 MRI 等影像学检查有时难以鉴别是治疗后纤维瘢痕形成或坏死,还是肿瘤残余。[18]F-FDG PET/CT 显像在这方面具有明显的优势,因为残余肿瘤组织的代谢率明显高于治疗后形成的纤维瘢痕或坏死组织,PET/CT 显像表现为[18]F-FDG 高摄取。

（六）寻找原发灶

原发灶不明转移癌(carcinoma of unknown primary,CUP)是指经组织病理学确诊为转移癌,但患者无恶性肿瘤病史,并且经过临床体格检查、实验室检查、免疫组织化学、常规影像学等检查方法仍不能明确原发灶部位的恶性肿瘤。本病在临床上并不少见,约占所有癌症患者的 3% ~ 5%。恶性肿瘤的转移灶与原发灶具有相似的代谢特点,[18]F-FDG PET/CT 全身显像有利于恶性肿瘤原发灶的检出。

（七）指导临床活检

活检的全称为活体组织检查(biopsy),是指采用有创性方法(如穿刺、钳取或切取等)从患者体内获取病变组织,进行组织病理学检查的诊断技术,可获得病变的组织病理学诊断。[18]F-FDG PET/CT 全身显像可显示恶性肿瘤的原发灶及转移情况,PET/CT 显像高代谢部位多为肿瘤细胞集中,而且增殖活跃的部位。同时有助于临床医师选择表浅、远离血管、神经等重要结构部位的高代谢病灶进行活检,容易获得正确诊断信息。

（八）指导放疗计划

放疗是一种肿瘤局部治疗方法,放疗追求的目标是最大限度地将放射剂量精确地分布到所要照射的靶区内,而且最大限度降低肿瘤靶区周围的正常组织的受照剂量,以获得最大治疗效益。适形放疗是一种新的放疗技术,即使放射高剂量的立体形态和肿瘤形态相适合,达到基本一致。适形放疗的关键是获得肿瘤在人体内的位置大小的三维分布信息,这主要是借助于各种断层影像手段,如 CT、MRI、PET/CT 等。因此适形放疗就是要获得三维重建图像并对肿瘤组织勾画三维分布的靶区,对靶区施加不同入射角度和线束的照射。

在临床实践中遇到的一个重要问题是如何确定靶区的位置和范围,CT 和 MRI 主要提供了人体的解剖结构信息,因此在确定放疗靶区时大都是依靠 CT 图像来勾画解剖意义的分布靶区。PET/CT 可以提供多种肿瘤生物学因素决定的治疗靶区内放射敏感性不同的区域,即生物靶区(biological tumor volume,BTV)。例如[18]F-FDG 可以反映肿瘤组织的葡萄糖代谢情况;[11]C-蛋氨酸可检测肿瘤蛋白质代谢;[18]F-FLT 可检测肿瘤核苷酸代谢;[18]F-FMISO 可以显示肿瘤组织的乏氧情况等。由于肿瘤细胞对以上因素的反应不同,靶区的范围也有一定差异。随着新的 PET 显像剂的研发,将 CT 解剖靶区与 PET 显示的生物靶区相结合进行综合分析,可以为放疗计划提供更加精准、可靠的信息。

（九）禁忌证

^{18}F-FDG PET/CT 显像检查无明确禁忌证。

二、显像方法

（一）[18]F-FDG

^{18}F-FDG(2-Fluorine-18-Fluoro-2-deoxy-D-glucose,2-氟-18-氟-2-脱氧-D-葡萄糖)是葡萄糖的类似物(图6-1),是临床最常用的显像剂。静脉注射[18]F-FDG 后,在葡萄糖转运蛋白的帮助下通过细胞膜进入细胞,细胞内的[18]F-FDG 在己糖激酶(hexokinase)作用下磷酸化,生成 6-PO$_4$-^{18}F-FDG,由于 6-PO$_4$-[18]F-

FDG 中的 ^{18}F-FDG 与葡萄糖的结构不同(2-位碳原子上的羟基被 ^{18}F 取代),不能进一步代谢,而且 6-PO$_4$-^{18}F-FDG 不能通过细胞膜而滞留在细胞内。在葡萄糖代谢平衡状态下,6-PO$_4$-^{18}F-FDG 滞留量大体上与组织细胞葡萄糖消耗量一致,因此,^{18}F-FDG 能反映体内葡萄糖利用状况。

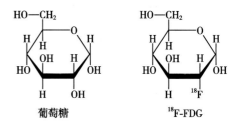

图 6-1 葡萄糖与 ^{18}F-FDG 分子结构式比较

绝大多数恶性肿瘤细胞具有高代谢特点,尤其是糖酵解作用明显增强,因此,肿瘤细胞内可积聚大量 ^{18}F-FDG,经 PET/CT 显像可显示肿瘤的部位、形态、大小、数量及肿瘤内的放射性分布。同时肿瘤细胞的原发灶和转移灶具有相似的代谢特性,一次注射 ^{18}F-FDG 就能方便地进行全身显像,^{18}F-FDG PET/CT 全身显像对于了解肿瘤的全身累及范围具有独特价值。在肿瘤的临床应用中,^{18}F-FDG PET/CT 主要用于恶性肿瘤的诊断及良恶性的鉴别诊断、分期、评价疗效、监测复发及转移、评估预后等。

(二)受检者的准备

^{18}F-FDG PET/CT 显像属于代谢显像。显像结果受多种生理、病理因素的影响。检查前准备的目的是尽量减少各种生理性因素的干扰,更真实地反映病理改变。

1. 检查前应禁食至少 4 ~ 6 小时,禁喝含糖饮料(可不禁水),含有葡萄糖的静脉输液或静脉营养也须暂停 4 ~ 6 小时。

2. 测量体重、身高。

3. 测定血糖浓度 血糖水平原则上应低于 11.1mmol/L,如果血糖>11.1mmol/L 最好先调整血糖至 11.1mmol/L 以下后再进行检查。需要静脉注射胰岛素的患者,一般需要在注射胰岛素 2 小时后再注射 ^{18}F-FDG,具体情况可根据胰岛素的类型与给药途径而定。

4. CT 对比剂的应用 对怀疑有胃肠道及盆腹部病变的患者,显像前可口服阳性或阴性对比剂;对于怀疑有肝脏、肾脏及头颈部肿瘤等患者,可根据临床需要使用静脉对比剂。需要静脉注射 CT 对比剂时,应按 CT 增强扫描相关要求进行。

(三)采集病史

1. 对于女性患者要了解有无怀孕、哺乳。孕妇和哺乳期妇女原则上应避免 PET/CT 检查。若因病情需要而必须进行此项检查时,应详细向孕妇说明可能对胎儿产生的影响,并要求签署知情同意书,哺乳期妇女注射 ^{18}F-FDG 24 小时内应避免哺乳,并远离婴幼儿。

2. 了解有无糖尿病史、药物过敏史、结核病史、手术史及最近有无感染等。

3. 详细采集病史,包括恶性肿瘤的部位、病理类型、诊断和治疗的时间(活检、外科手术、放疗、化疗、骨髓刺激剂及类固醇药物的使用情况等)和目前的治疗情况。

4. 了解图像采集期间患者能否静卧,能否将手臂举过头顶,有无幽闭恐惧症史等。

(四)注射 ^{18}F-FDG

1. 注射 ^{18}F-FDG 前平静休息 10 ~ 15 分钟。

2. ^{18}F-FDG 剂量:成人一般静脉给予剂量为 ^{18}F-FDG 2.96 ~ 7.77MBq/kg,儿童酌情减量,因显像仪器不同,剂量可根据具体情况适当调整。

3. 给药方法及途径 PET 显像检查放射性药物的引入途径绝大多数是采用静脉注射法。一般是先建立静脉通道,用生理盐水检查通道畅通后,注入 ^{18}F-FDG,并用生理盐水将管道内的 ^{18}F-FDG 冲洗干净。注射点应尽量选用病灶对侧手臂静脉,注射时防止注射点显像剂外漏,以免影响显像结果及定量分析。口服给药偶尔可用于个别难以静脉注射给药的幼儿。

4. 对于脑显像,^{18}F-FDG 注射前应封闭视、听 10 ~ 15 分钟;注射后患者应在安静、避光的房间内休息 45 ~ 60 分钟,不要与人交谈。

5. 对于全身显像,注射显像剂后在安静、避光的房间静卧休息45~60分钟,以使显像剂在体内代谢达到平衡。在此期间应尽量放松,避免肌肉紧张,以免出现肌肉生理性摄取,干扰诊断。

6. 显像前尽量排空膀胱尿液,减少尿液放射性对盆腔病变检出的影响。

7. 显像前尽可能取下患者身上的金属等高密度物体。

8. 应激情况下,如运动、紧张或寒冷等刺激可造成受检者出现肌肉紧张、棕色脂肪动员等生理性反应,干扰诊断。患者注射显像剂后应注意保暖、放松,必要时可给予5~10mg地西泮减少肌肉摄取。

（五）图像采集

1. 显像时间　通常在注射[18]F-FDG后60分钟开始进行显像,脑显像可适当提前进行显像,必要时可进行延迟显像。

2. 显像体位　常规取仰卧位,尽量双手上举抱头,特殊情况下也可采用其他体位,单独进行脑3D采集时双手不能上举。

3. 预定位扫描　PET/CT及SPECT/CT采用CT进行预定位扫描,PET及配有符合线路的SPECT采用PET及SPECT进行预定位扫描。

4. 发射扫描　采用2D扫描或3D扫描,目前临床使用的PET/CT主要采用3D扫描;常规采用静态采集,必要时可进行动态采集;门控采集主要用于心脏和肺显像检查。

5. 透射扫描　单纯性PET的透射扫描是利用棒源围绕身体旋转,采集棒源发出的射线从体外透射人体后所剩余的光子。透射扫描和空白扫描的结果相结合可以计算得到组织的衰减系数。透射扫描的主要目的是对发射扫描进行衰减校正,因此,每一个床位的透射扫描和发射扫描患者的身体位置必须保持不变,以免影响衰减校正。

PET/CT采用CT的X射线源代替棒源行透射扫描,在获得CT图像的同时,其信息可用于PET图像的衰减校正。

6. CT扫描　在PET/CT检查中,CT扫描可以用于衰减校正、解剖定位或CT诊断。如果CT扫描仅用于衰减校正和解剖定位,可采用低mA/s设置,以减少患者的辐射剂量;如果用于CT诊断,应当采用标准mA/s设置。

7. CT对比剂　对于腹部和盆腔的扫描可口服对比剂以提高病变的检出,口服的对比剂可以是阳性对比剂(如含碘对比剂);也可以是阴性对比剂(如水等)。但高浓度的钡剂或碘对比剂的聚集可产生衰减校正伪影,出现相应部位[18]F-FDG浓聚的假象,应当注意避免及识别。通常口服低浓度的阳性对比剂和阴性对比剂不会产生衰减校正伪影,也不影响PET图像的质量。必要时,可以应用静脉对比剂单独进行CT诊断扫描。

8. 患者的呼吸控制　CT扫描速度很快,通常是在吸气末屏气时采集图像,而PET扫描时间较长,患者不能长时间屏住呼吸完成采集,呼吸运动可能影响PET与CT扫描图像的空间上的一致性。PET/CT扫描要求PET图像上膈肌的位置与CT图像上膈肌的位置应当尽可能在空间上相匹配。因此,在PET和CT扫描过程中患者保持自然平静的呼吸比较适合。有条件的设备可进行运动校正或呼吸门控采集。

9. 放疗定位　注意与CT模拟定位的匹配、标志点、成像参数、定位专用床和激光定位系统以及呼吸门控技术在精确放疗中应用的一致性。

10. 再次就诊显像时,显像和图像处理等条件应尽可能与前次保持一致,以便于前后比较。

11. 图像资料的存贮与保存。

（六）扫描范围

1. 局部采集　局部采集多用于某些脏器(如脑、心脏等)显像检查,如果已知病灶可能局限于身体某个区域,可进行身体某些部位的局部显像检查。

2. 全身采集　主要用于恶性肿瘤的诊断及评价全身的转移情况。通常全身扫描范围应包括:从颅顶至大腿中段,也可以从颅底至大腿中段(根据病情需要,脑部可单独进行 3D 扫描),获得脑以及从外耳道至大腿中段的病灶分布情况。对于怀疑累及下肢的肿瘤患者,扫描范围应当从颅顶至足底,对于怀疑累及上肢的肿瘤患者,扫描范围应当包括双侧上肢。

(七) 早期显像和延迟显像

1. 早期显像　显像剂引入机体后在组织脏器摄取的早期进行的图像采集,称为早期显像。不同的显像剂,被不同的组织脏器摄取、代谢的速度不同,早期显像的时间点也不一样。^{18}F-FDG 通常在注射后60 分钟开始进行显像,脑显像可适当提前进行显像。

2. 延迟显像　延迟显像是相对于早期显像而言,是指在早期显像后经过一定的时间间隔进行的显像检查。显像剂不同,延迟显像的时间点不同,^{18}F-FDG 一般选在早期显像后 1.5~2.0 小时进行。通过比较早期显像与延迟显像病灶内 ^{18}F-FDG 积聚量的增减,分析组织脏器及病灶对 ^{18}F-FDG 的代谢、清除速率等,为肿瘤良恶性的鉴别诊断进一步提供依据,也有助于胃肠道生理性浓聚与肿瘤的鉴别。早期显像与延迟显像相结合也称为双时相显像。

(八) 图像重建

PET 图像重建常用滤波反投影法(filtered back-projection,FBP)和有序子集最大期望值迭代法(ordered subsets expectation maximization,OSEM)两种方法,目前主要采用 OSEM 法。飞行时间(time of flight,TOF)技术是降低图像噪声的有效图像重建方法。重建的图像可用横断面、冠状断面和矢状断面显示,也可以用旋转的最大强度投影(MIP)图像显示。CT 采用标准法重建。

(九) 图像融合

图像融合是将 PET 和 CT 两种不同图像经过变换处理使它们的空间位置坐标相匹配,图像融合处理系统利用 PET 和 CT 各自成像的特点对两种图像进行空间配准与结合,将 PET 和 CT 图像数据合成为单一图像。在融合图像中,通常 CT 的密度以灰阶,PET 的放射性分布以伪彩色显示,以便更清楚地突出病灶。图像融合是 PET/CT 的核心。

三、图像分析

(一) 正常图像

^{18}F-FDG 是葡萄糖的类似物,引入机体后在体内的分布与葡萄糖在体内的摄取、利用等代谢过程分布基本一致。如葡萄糖为脑部的最主要能量来源,脑部摄取较高;软腭和咽后壁可出现形态规整的对称性的生理性浓聚;双肺显像剂分布低而均匀;纵隔血池影较浓;肝脏及脾脏显像剂分布稍高,而且也比较均匀;^{18}F-FDG 主要通过泌尿系排泄,因此,双肾、双侧输尿管及膀胱可出现明显的显像剂浓聚;胃可出现生理性浓聚,腹部可见浓淡不均的肠影;全身其他部位轮廓及层次较清楚(图 6-2)。

(二) 异常图像

在 PET 显像图上出现 ^{18}F-FDG 分布异常浓聚(高代谢灶)或稀疏缺损(低代谢灶)即为异常图像。高代谢灶是指病灶的显像剂分布高于周围正常组织;低代谢灶是指病灶的显像剂分布低于周围正常组织;有时也可出现病灶的放射性分布与周围正常组织相等。

(三) 定量分析

PET 显像的本质是显示放射性药物在体内的代谢分布状况,采用定量方法研究显像剂在体内的分布过程可提供更多的量化诊断信息,有助于避免主观因素影响,也是 PET 显像检查的优势之一。通过定量分析可获得葡萄糖代谢率、蛋白质合成速率、DNA 合成速率、氧代谢率等定量指标。定量分析包括绝对定量分析和半定量分析。绝对定量分析操作复杂,临床常规检查难以实现,因此很少使用。最常用的指标为标准化摄取值(standardized uptake value,SUV),SUV 是描述病灶放射性摄取量的半定量分析指标,在 ^{18}F-FDG PET/CT 显像时,SUV 对于鉴别病变的良恶性具有一定参考价值。由于 SUV 的影响因素较多,使用 SUV 鉴别病变良恶性时,一定要结合病灶的位置、形态、大小、数量、病灶内的放射性分布

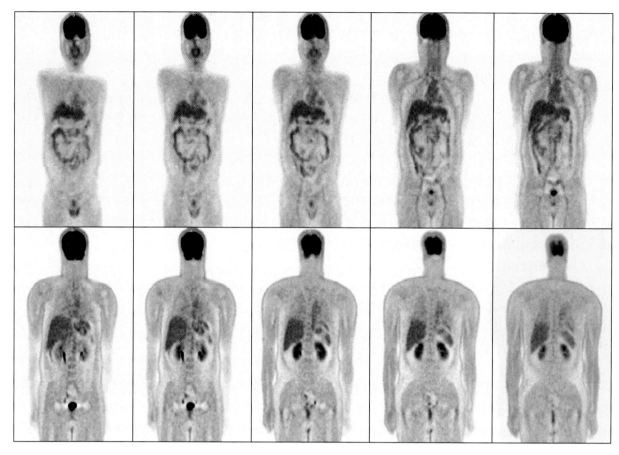

图 6-2　^{18}F-FDG PET 正常全身显像

及 CT 表现等,同时要密切结合临床进行综合分析。SUV 计算公式为:

$$SUV = \frac{单位体积病变组织显像剂活度（Bq/ml）}{显像剂注射剂量（Bq）/体重（g）}$$

此外,采用感兴趣区(region of intrest,ROI)技术可计算 ROI 的面积、像素的计数值之和、平均值、方差、标准差等定量参数。在对动态采集的数据进行分析时,利用时间-放射性曲线(time-activity curve,TAC)分析方法可研究体内 ROI 的显像剂分布随时间的变化。对于双探头 SPECT 符合探测显像常用肿瘤/非肿瘤比值(tumor/non tumor,T/NT)进行分析。

(四) 图像分析中的注意事项

1. ^{18}F-FDG PET/CT 对不同的肿瘤类型其检查的灵敏度不同,多种显像剂的联合应用,可提高诊断的准确性。

2. ^{18}**F-FDG 的生理性摄取与正常变异**　一些生理、病理及其他因素会影响^{18}F-FDG PET/CT 显像结果,如体位不适、肌肉紧张可出现相应部位肌肉的生理性摄取,声、光刺激可引起大脑相应功能区代谢增高,精神紧张及寒冷刺激可引起棕色脂肪^{18}F-FDG 高摄取,女性月经周期子宫及卵巢可出现生理性摄取,尿液的放射性对泌尿系及盆腔病灶产生影响,糖尿病高血糖患者可降低病灶对^{18}F-FDG 的摄取,使用胰岛素可出现全身肌肉的^{18}F-FDG 高摄取。

3. ^{18}**F-FDG 常见的假阳性**　①局部或全身感染性病灶:如活动性结核病、化脓性感染、霉菌病等;②非特异性炎性病灶:如嗜酸性肉芽肿、慢性胰腺炎、甲状腺炎、食管炎、胃肠炎、非特异性淋巴结炎等;③一些良性肿瘤可不同程度摄取^{18}F-FDG:如垂体腺瘤、肾上腺腺瘤、甲状腺腺瘤、腮腺混合瘤及

Warthin's瘤等；④手术、放疗或化疗等影响：如手术或活检部位的炎症、放射性肺炎、化学治疗后骨髓增生或胸腺增生、白细胞集落刺激因子（G-CSFs）促进骨髓造血组织的增生引起骨髓对^{18}F-FDG的摄取增加；⑤儿童及青少年：对于儿童鼻咽顶后壁交界区腺样体^{18}F-FDG PET显像表现为局限性放射性浓聚影，多为生理性改变；如果腺样体因炎症刺激可发生病理性增生，称为腺样体肥大，表现为^{18}F-FDG高摄取，常见于青少年。儿童胸腺组织未完全退化，可出现生理性浓聚。⑥其他：如冬眠心肌、大动脉炎等。

4. ^{18}F-FDG常见的假阴性　肿瘤太小（小于2倍PET系统分辨率）、细支气管肺泡癌、类癌、少部分高分化腺癌、富黏液成分的肿瘤、高分化肝细胞肝癌、肾脏透明细胞癌、前列腺癌、低级别胶质瘤、成骨性和骨硬化性骨转移瘤、神经内分泌肿瘤（尤其是高分化肿瘤）、近期曾给予大剂量的类固醇激素治疗、肿瘤坏死、糖尿病。

5. 正确认识^{18}F-FDG PET显像的假阳性和假阴性的表现及原因有助于更好地解释PET/CT结果。在诊断过程中重视同机CT提供的诊断信息，结合临床病史资料对PET和CT两种影像信息进行综合分析，重视相关影像学诊断信息之间的互补和彼此印证，如CT灌注增强、超声造影、磁共振波谱分析（MRS）、弥散加权成像（DWI）和灌注加权成像（PWI）对肿瘤的代谢、能量及血流变化可以提供重要信息。利用不同PET显像剂对肿瘤不同表型进行检测，有助于弥补^{18}F-FDG在肿瘤诊断灵敏度和特异性方面的不足。

6. 一些生理性因素应尽量避免，如检查前让患者做好准备，使患者处于符合PET/CT检查需要的状态；对于一些难以避免的影响因素在图像分析时注意加以鉴别，必要时可采用药物干预。

四、^{18}F-FDG PET/CT显像在肿瘤中的应用

（一）肺癌

1. 孤立性肺结节或肿块的良恶性鉴别　孤立性肺结节（solitary pulmonary nodule，SPN）是指肺内单发的、边界清楚的、直径≤3cm的圆形或椭圆形结节，SPN周围为正常肺组织，不伴有与之相关的肺不张或淋巴结肿大。直径>3cm的称为肺内肿块。对肺部孤立性结节及肿块的良恶性准确鉴别直接影响患者的治疗及预后，具有重要的临床意义。

（1）影像表现：^{18}F-FDG PET/CT显像是鉴别肺部孤立性结节或肿块良恶性的有效方法。恶性病灶表现为结节状的局限性放射性浓聚影，即高代谢病灶（图6-3）；CT于相应部位见软组织密度结节影，并有相应的影像学表现，如肿瘤分叶、边缘毛刺、血管集束征等。绝大多数良性病灶不摄取^{18}F-FDG或轻度摄取^{18}F-FDG。但也有小部分良性病变（如活动性肺结核、急性炎症等）出现^{18}F-FDG高摄取，表现为^{18}F-FDG浓聚影。

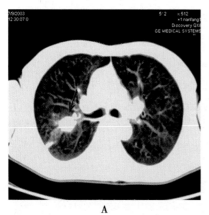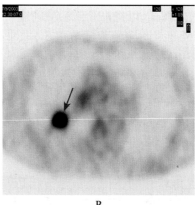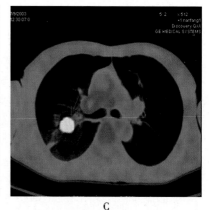

图6-3　肺癌^{18}F-FDG PET/CT显像
A. CT图像；B. PET图像；C. PET/CT融合图像。箭头指肺癌病灶

（2）鉴别方法：肺部孤立性结节或肿块的良恶性鉴别包括定性分析和定量分析两种方法。

1）定性分析：肉眼阅片于肺野内见到的结节状或块状异常浓聚影，将病灶的浓聚程度与纵隔血池的浓聚程度进行比较，有"二分法"和"五分法"。"二分法"认为：病灶的浓聚程度高于纵隔考虑为恶性肿瘤，病灶的浓聚程度低于纵隔考虑为良性病变。"五分法"将 SPN 的浓聚程度分为五级：Ⅰ级结节内无放射性浓聚，Ⅱ级结节内浓聚程度低于纵隔，Ⅲ级结节内浓聚程度等于纵隔，Ⅳ级结节内浓聚程度高于纵隔，Ⅴ级结节内浓聚程度明显高于纵隔。通常分级越高，恶性的可能性越大。PET/CT 检查获得的同机 CT 图像对于鉴别诊断具有重要价值，特别是增加肺部孤立性结节或肿块局部 CT 薄层扫描对于良恶性鉴别具有重要意义。

2）定量分析：SUV 是衡量病灶摄取^{18}F-FDG 多少的最常用的半定量指标。多数学者将 SUV = 2.5 作为良恶性鉴别界限，SUV>2.5 考虑为恶性肿瘤，SUV 介于 2.0 ~ 2.5 之间，为临界范围，SUV<2.0 可以考虑为良性病变。Gupta 等研究结果表明，肺癌组织的 SUV 为 5.63 ± 2.38，肺部良性病变的 SUV 为 0.56±0.27，两者相比差异显著（$P<0.001$）。由于 SUV 的影响因素较多，应当慎重使用。此外，也可使用肿瘤/非肿瘤（T/NT）计数比值及病灶/本底（L/B）计数比值法。

（3）临床评价：^{18}F-FDG PET/CT 显像能提供病灶的代谢方面的信息，对肺部孤立性结节良恶性鉴别具有重要价值。Patz 等报道，^{18}F-FDG PET 鉴别肺部孤立性结节良恶性的灵敏度、特异性和准确性分别为 82% ~ 100%，75% ~ 100% 和 79% ~ 94%。Ayesha S 等对 585 例 SPN 患者研究结果证明，496 例恶性 SPN 患者的 SUVmax 中位数为 8.5（范围为 0 ~ 36），89 例良性 SPN 患者的 SUVmax 中位数为 4.9（范围为 0 ~ 28）（$P<0.001$ = ；SUVmax 0 ~ 2.5 的 SPN 患者中 24% 为恶性，SUVmax 2.6 ~ 4.0 的 SPN 患者中 80% 为恶性，SUVmax>4.1 的 SPN 患者中 96% 为恶性。

1）假阳性问题：部分增殖快、代谢活跃的良性病变，如活动性肺结核、隐球菌性肉芽肿、肺脓肿、结节病等也可出现^{18}F-FDG 高摄取，SUV>2.5，导致假阳性结果。尤其在我国肺结核患者相对较多，应注意排除活动性肺结核的干扰。

2）假阴性问题：一些特殊类型的 SPN（如支气管肺泡癌、部分高分化腺癌及类癌等）对^{18}F-FDG 摄取不高，会出现假阴性结果。受仪器空间分辨率以及肺脏呼吸运动的影响，对于微小病灶 PET 难以检出，而且小于 PET 空间分辨率的小病灶的放射性浓聚程度常被低估，CT 所见的磨玻璃样密度结节，^{18}F-FDG PET 多为阴性。另外，糖尿病患者血糖水平过高也有导致假阴性的可能。

3）综合分析：肺部孤立性结节或肿块的良恶性鉴别直接关系到患者的治疗及预后。在进行鉴别诊断时，SUV 是一个重要的半定量分析指标，但由于少部分肺部良性病变的 SUV 与肺癌有部分交叉，因此，必须结合病灶的位置、大小、形态、病灶内的放射性分布进行定性分析，同时要了解患者的病史、临床症状、体征及其他客观检查结果进行全面综合分析，特别应当重视同机 CT 提供的影像学信息，对于 SPN 的鉴别诊断最好增加结节局部 CT 薄层扫描，以提高诊断的准确性。

2. 分期　根据肺癌的生物学特征及对临床治疗的响应不同，世界卫生组织（WHO）将肺癌分为小细胞肺癌（small cell lung carcinoma，SCLC）和非小细胞肺癌（non small cell lung carcinoma，NSCLC）两大类。小细胞肺癌恶性程度高、转移快，对放疗、化疗敏感，在确诊时往往已出现转移，外科手术意义不大，主要采用化疗。所以，对于小细胞肺癌的分期价值有限。目前对于非小细胞肺癌，在病情允许的条件下，手术完全切除肺癌肿瘤病灶是最佳选择。肺癌的分期是根据原发灶的大小及侵犯情况（T）、局部淋巴结转移（N）和远处转移（M）（TNM）分为 0 期 ~ Ⅳ期。肺癌分期的主要目的是区别可切除和不可切除的肺癌病例，针对患者情况决定治疗方法，使患者获益最大化。

（1）纵隔淋巴结转移：纵隔淋巴结转移的范围及数量直接影响到能否进行手术治疗。对于临床Ⅰ、Ⅱ期非小细胞肺癌患者，手术切除肺内肿瘤，同时彻底清除该肿瘤区域内的引流淋巴结是主要治疗方法。当患者出现对侧纵隔淋巴结转移（即 N_3）时，一般不主张手术治疗。由于纵隔结构复杂，CT、MRI 对于纵隔淋巴结转移的检出有一定的局限性。CT、MRI 对纵隔淋巴结转移的诊断标准（淋巴结短轴直径>1.0cm),缺乏特异性。大量手术切除的淋巴结病理研究结果证明,一些正常大小的淋巴结已经有转移,而一些直径>1.0cm的淋巴结为反应性增生,并没有转移。

^{18}F-FDG PET显像可提供功能代谢信息,属于肿瘤阳性显像,对纵隔淋巴结转移灶的检出具有一定的优势。Maron等对100例肺癌患者做了CT和^{18}F-FDG PET扫描,并与病理结果进行了比较,对纵隔淋巴结转移灶检出准确性^{18}F-FDG PET为85%,而CT为58%。Gupta等比较了不同大小淋巴结CT和^{18}F-FDG PET的诊断结果,两者检出淋巴结转移灶的准确性分别为61%和94%,发生差异的主要原因在于PET检出了≤1cm的小淋巴结转移灶。^{18}F-FDG PET在许多病例中检出了CT检查正常大小淋巴结的转移灶,或在CT检查发现增大的淋巴结病例中除外肿瘤转移。^{18}F-FDG PET/CT可将PET与CT进行同机图像融合,兼顾了功能代谢及解剖形态信息,为肺癌纵隔淋巴结转移的诊断提供更有效的方法。

(2)胸部其他部位及远处转移:^{18}F-FDG PET/CT全身显像对于发现胸部其他部位及远处转移具有明显的优势,能改变肺癌的临床分期。肺癌常发生淋巴结、肾上腺、脑、骨骼、肝脏等部位转移。^{18}F-FDG PET/CT显像对锁骨上窝淋巴结转移的检出灵敏度近于100%,但有时颈部肌肉紧张可出现生理性浓聚,干扰诊断,须加以鉴别。肾上腺是肺癌转移较常见部位,尸检资料提示有35%~38%的肺癌患者出现肾上腺转移,^{18}F-FDG PET/CT显像对肾上腺转移检出的灵敏度、特异性分别为100%和80%。脑主要靠葡萄糖供给能量,正常脑组织^{18}F-FDG摄取高,对转移灶的检出有一定的影响,肺癌脑转移^{18}F-FDG PET/CT显像有不同表现,可表现为局限性放射性浓聚影或局限性放射性减低影,也可表现为病灶周边放射性浓聚,而中间出现放射性稀疏缺损。^{18}F-FDG PET/CT对脑转移灶的检出不如MRI。肺癌常发生骨转移,^{18}F-FDG PET/CT诊断骨转移癌的灵敏度与SPECT全身骨扫描相近,但特异性较高。^{18}F-FDG PET/CT对于肝及腹部其他部位转移灶的检出具有重要意义。

总之,^{18}F-FDG PET显像从分子水平显示肿瘤组织的葡萄糖代谢情况,属于肿瘤阳性显像,为肿瘤的良恶性鉴别提供科学依据;同时由于肿瘤阳性显像可以明显突出肿瘤病灶,对于纵隔、肺门等解剖结构复杂部位淋巴结转移灶的检出具有明显的优势,而且一次静脉注射^{18}F-FDG,常规进行全身显像,这对于肺癌患者的全身评估(图6-4),准确分期具有重要临床价值。

3. 疗效评价 在肺癌治疗过程中,早期评估肿瘤对治疗的反应,可以及时调整治疗方案,免除无效而且具有副作用的治疗,赢得治疗时间,使患者获益最大化。肺癌对放疗、化疗有效的反应首先表现为代谢降低、肿瘤的增生减缓或停止,随后才出现肿瘤的体积缩小或消失。PET显像提供的是功能代谢信息,可在治疗的早期显示肿瘤组织的代谢变化,对于早期评价疗效具有重要意义(图6-5)。

4. 监测复发及转移 肺癌治疗后经常出现复发或转移,早期发现肿瘤的复发及转移,可以及时采取治疗措施,延长患者的生存时间,提高生存质量。特别是手术或放疗后,病灶局部出现的变化,CT或MRI等影像学检查难以鉴别是治疗后纤维组织形成,还是肿瘤复发。PET显像在这方面具有明显的优势,因为复发的肿瘤组织的代谢率明显高于治疗后形成的纤维瘢痕,同时PET全身扫描可以及时发现转移灶。

(二)颅内肿瘤

颅内肿瘤(intracranial tumor)分为原发性和继发性肿瘤两大类。原发性颅内肿瘤可起源于颅内各种细胞,如胶质细胞、神经元细胞、神经胶质前体细胞、松果体细胞、脑膜、脉络丛、毛细血管及淋巴细胞等。成年人常见的脑原发性肿瘤为垂体瘤、脑膜瘤和胶质瘤;儿童和青少年常见的脑原发性肿瘤为神经外胚层肿瘤、成神经管细胞瘤、星形细胞瘤和毛细胞性星形细胞瘤。继发性颅内肿瘤是其他部位恶性肿瘤转移或侵入颅内的肿瘤。

^{18}F-FDG PET/CT显像可用于颅内肿瘤的诊断、治疗后复发与纤维瘢痕形成的鉴别、评价疗效等。阅片时应注意大脑皮质^{18}F-FDG高摄取,放射性本底高,有时可比肿瘤还高,需要分析CT或MRI显示的病灶部位放射性分布状况,只要病灶的放射性分布高于白质,即为高代谢病灶,提示病灶有恶性的可能。

1. 胶质瘤 胶质瘤(glioma)起源于神经上皮细胞,主要有星形细胞瘤、少突胶质细胞瘤、混合性胶

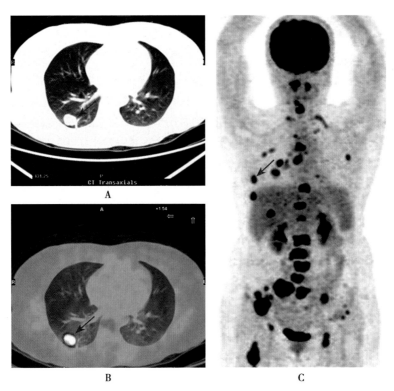

图 6-4　^{18}F-FDG PET/CT 示肺癌全身广泛转移
A. CT 图；B. PET/CT 融合图；C. MIP 图。箭头指肺癌原发灶

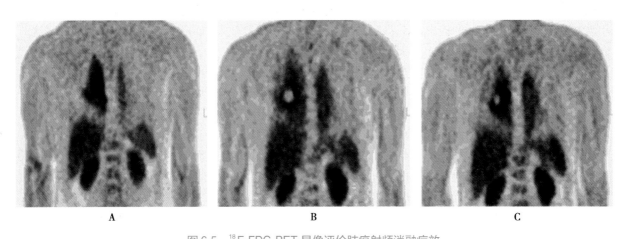

图 6-5　^{18}F-FDG PET 显像评价肺癌射频消融疗效
A. 2000-03-09 射频消融治疗前；B. 2000-03-21 射频消融治疗后病灶残余；C. 2000-06-01 射频消融治疗后残余病灶增大

质瘤、室管膜瘤和脉络丛肿瘤。胶质瘤是最常见的原发性脑肿瘤，约占全部颅脑肿瘤的 40% ~ 50%。星形细胞瘤（astrocytoma）占颅内肿瘤的 30%，占胶质瘤的 78% 以上。根据细胞的异形性、生物学行为及瘤体内有无血管增生，WHO 将星形细胞瘤分为四级：Ⅰ级（肿瘤内异形细胞少于 25%）、Ⅱ级（异形细胞为 25% ~50%）、Ⅲ级、Ⅳ级（异形细胞大于 75%）。Ⅰ级为良性，Ⅱ级为交界性，Ⅲ级、Ⅳ级为恶性。Ⅲ级为间变型星形细胞瘤，Ⅳ级是高度恶性的星形细胞瘤，称为多形性胶质母细胞瘤（glioblastoma multiforme，GBM）。按细胞类型分，毛发细胞型仅见于Ⅰ级；肥胖细胞型为恶性，出现在Ⅱ级以上；纤维细胞型和原浆细胞型良恶性均有，可出现于Ⅰ ~Ⅳ级。WHO Ⅰ级和Ⅱ级星形细胞瘤为低级别星形细胞瘤（low grade astrocytic glioma），WHO Ⅲ级和Ⅳ级为高级别星形细胞瘤（high grade astrocytic glioma）。少突

胶质细胞瘤(oligodendrocytoma)的发生率较星形细胞瘤低,且多发生于成年人,其组织学分级、分子生物学改变和临床治疗与其他胶质瘤明显不同,这种肿瘤对化疗较敏感。大多数少突胶质细胞瘤生长较慢,病程可长达十余年,但最终多转化为恶性肿瘤。它也分为低级别和高级别少突胶质细胞瘤。其分级较复杂,根据细胞核异常、有丝分裂、内皮细胞增生和坏死,可分为 WHO Ⅰ~Ⅳ 级。另外还有 Smith 和 Daumas-Duport 分级。存在明显内皮细胞增生、CT 或 MRI 显像存在明显对比增强者为 Daumas-Duport A 级,其 8 年生存率为 33%;而不存在明显内皮细胞增生、CT 或 MRI 显像不存在明显对比增强者为 Daumas-Duport B 级,其 8 年生存率为 15%。

室管膜(细胞)瘤(ependymoma)起源于室管膜细胞,可发生于脑室系统任何部位,尤其以第四脑室最为常见。

Ⅰ级星形细胞瘤 CT 平扫表现为界限清楚的低密度或略高密度区,Ⅱ级多表现为低、等混杂密度占位,Ⅰ、Ⅱ级胶质瘤常无或仅有轻度病灶周围水肿,占位效应常不明显,Ⅰ级星形细胞瘤常无强化,Ⅱ级星形细胞瘤可表现为环状强化,环壁大多数较整齐,但也有部分患者无明显强化;Ⅲ、Ⅳ级星形细胞瘤多表现为混杂密度,界限不清,水肿较明显,多位于脑白质深部,靠近中线的肿瘤有时可沿胼胝体向对侧蔓延呈蝴蝶状生长,常有坏死、囊变、出血,钙化极少见,部分Ⅱ级胶质瘤也可有此表现,Ⅲ、Ⅳ级星形细胞瘤增强时边缘强化明显,形态多不规则呈花冠状。

少突胶质细胞瘤 CT 表现为稍低密度、等密度或稍高密度,其特征性表现为瘤内有大而不规则形钙化斑,约占 70%,无或轻度瘤周水肿,占位效应轻,增强扫描强化不显著,多呈均匀性强化,少数为环状强化。室管膜瘤多位于脑室内,表现为等密度或稍高密度肿块,边缘不光整呈分叶状,瘤内常见小圆形点状钙化影,增强后可呈均匀性强化。

PET 对脑胶质瘤诊断及分级主要依据病灶对^{18}F-FDG 的摄取程度,胶质瘤对^{18}F-FDG 摄取高低主要取决于肿瘤细胞的葡萄糖代谢,特别是糖酵解的活跃程度。低级别(Ⅰ~Ⅱ级)胶质瘤恶性度低,肿瘤增殖较缓慢,糖代谢较低,表现为^{18}F-FDG 摄取较低或不摄取,病灶内^{18}F-FDG 摄取低于或接近白质;高分级(Ⅲ~Ⅳ级)胶质瘤恶性度高,糖酵解活跃,表现为^{18}F-FDG 高摄取,一般病灶^{18}F-FDG 摄取高于白质,接近甚至高于灰质,浓聚影的形态与增强 CT 相近,病灶周围水肿区域为低代谢改变(图 6-6)。但部分偏良性的肿瘤也可出现^{18}F-FDG 高摄取,如毛细胞性星形细胞瘤(pilocytic astrocytoma)和神经节神经胶质瘤(ganglioglioma)。

^{18}F-FDG PET/CT 显像可用于胶质瘤的诊断及分级,对治疗方案选择和评估预后具有重要价值。研究结果证明^{18}F-FDG 低摄取胶质瘤约 86% 的为低级别胶质瘤,而高摄取胶质瘤约 94% 为高级别胶质瘤。Delbeke 等研究结果显示,以肿瘤/白质比值>1.5 为阈值,^{18}F-FDG PET/CT 显像鉴别高级别和低级别脑胶质瘤的灵敏度和特异性分别为 94%、77%。^{18}F-FDG PET/CT 显像可显示肿瘤病灶的异质性,有助于引导肿瘤活检定位,获取反映肿瘤级别的准确信息。另外,^{18}F-FDGPET/CT 显像有助于疗效评价,预后评估,鉴别治疗后疤痕形成、坏死与肿瘤残余或复发。

2. 颅内淋巴瘤　颅内原发淋巴瘤(primary intracranial lymphomas)比较少见,约占颅脑肿瘤的0.8%~1.5%,多发于成年人。病灶一般位于基底节、胼胝体、脑室周围和丘脑,也可发生于小脑蚓部和脑干。病理上绝大多数原发性淋巴瘤均为非霍奇金淋巴瘤,肿瘤无固定形态,境界不清,可呈弥漫性浸润,有沿血管或血管周围间隙播散倾向。组织学表现为肿瘤细胞相对均匀一致,有侵袭性特征,可发生坏死。

CT 表现为稍高或等密度肿块,可单发或多发,边缘多较清楚,增强扫描呈均匀性强化。MRI 表现 T$_1$像等信号或低信号,T$_2$像为高信号。^{18}F-FDG PET/CT 显像肿瘤病灶多位于大脑中线,^{18}F-FDG 摄取常明显高于脑灰质,表现为高代谢病灶,病灶边界清楚,周围脑水肿程度相对较轻(图 6-7)。有时肿瘤可沿室管膜下播散,表现为脑室壁内多个高代谢病灶,增强扫描病灶强化且显示清楚。^{18}F-FDG PET/CT 对于颅内原发淋巴瘤的诊断灵敏度高,有助于检出隐匿病灶及评价肿瘤的恶性程度。颅内淋巴瘤对^{18}F-FDG

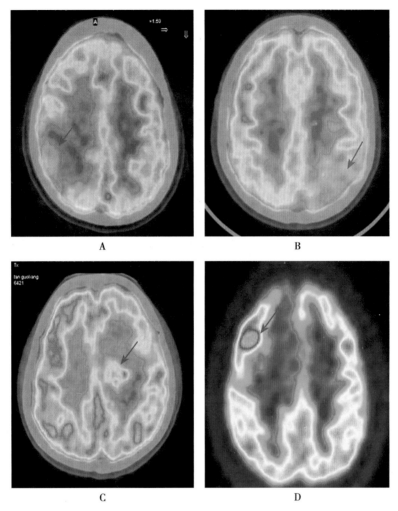

图 6-6　各级别脑胶质瘤 ^{18}F-FDG PET/CT 显像图

A. 胶质瘤 I 级；B. 胶质瘤 II 级；C. 胶质瘤 III 级；D. 胶母细胞瘤。箭头指病灶

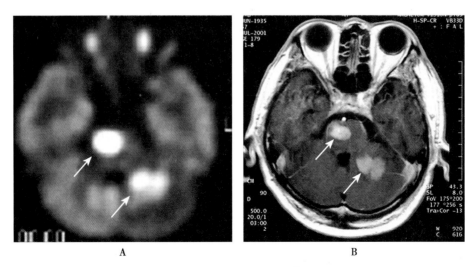

图 6-7　颅内（脑干及左侧小脑）恶性淋巴瘤 ^{18}F-FDG PET/CT 显像

A. ^{18}F-FDG PET 显像示高代谢灶；B. MRI 图。箭头指病灶

的摄取率的降低是治疗有效的标志,根据肿瘤对¹⁸F-FDG 的摄取率的变化,可以早期评价治疗效果,监测复发。另外,¹⁸F-FDG PET/CT 全身显像有助于检出淋巴瘤对颅外侵犯而更好地进行肿瘤分期。

3. 脑膜瘤　脑膜瘤(meningioma)生长缓慢,绝大多数为良性,发病率仅次于胶质瘤,占颅内肿瘤的15%～18%。多为单发,少数可多发。一般可分为内皮细胞型、纤维型、血管型、化生型和恶性脑膜瘤。多位于幕上,以大脑凸面、矢状窦旁及大脑镰旁最多见,其次为蝶骨嵴、鞍结节、颅中窝、嗅沟、小脑脑桥角等。多见于成年人,女性多于男性。脑膜瘤多为实性球形肿块,有完整包膜,境界清楚,与硬脑膜紧密粘连。可有钙化或骨化,少数有出血、坏死和囊变。较大肿瘤可嵌入脑内,脑皮质受压,除恶变者外,一般不浸润至脑实质内,极少数可恶变为脑膜肉瘤。肿瘤邻近颅骨可引起局部骨质增生硬化或变薄,甚至穿破颅骨向外生长。临床上肿瘤较小时,常无症状。肿瘤较大时可引起颅高压症状及相应的体征表现。大脑凸面的脑膜瘤常有癫痫发作;位于矢状窦旁脑膜瘤还可出现对侧下肢轻瘫或感觉障碍等。

CT 平扫肿瘤呈圆形或类圆形,边界清楚,密度等或略高。肿瘤多为宽基底与邻近颅板、大脑镰或天幕相邻,邻近骨质多有增生,少数可有骨质破坏。脑膜瘤血供非常丰富,增强扫描时呈均一强化,边界更清楚。多数脑膜瘤病灶无¹⁸F-FDG 高摄取,个别病灶出现¹⁸F-FDG 高摄取常提示肿瘤具有侵袭性。

4. 脑转移瘤　脑转移瘤约占全部临床脑肿瘤的 20%。恶性肿瘤死亡病例中的 10%～15% 可发生脑转移。肺癌最容易发生脑转移,可达到 40%,其次为乳腺癌(25%)、黑色素瘤(15%)、胃癌、结肠癌、肾癌、绒毛膜上皮癌等。脑转移瘤 60%～70% 的病例为多发,大病灶常伴有出血、坏死、囊性变及液化。

CT 平扫病灶密度不等,可表现为高、等、低及混杂密度,大病灶中间伴有坏死者,呈不规则环状。87% 的患者有脑水肿,小肿瘤大水肿是脑转移瘤的特征。增强扫描 94% 的病例有增强。而出血、坏死部位不强化。MRI 检查病灶呈稍长 T_1、长 T_2 信号改变,瘤周围水肿明显,形态多样。注射 Gd-DTPA 后绝大多数病例均有强化,强化形态多样,可呈结节状,点状均匀或不均匀强化,亦可表现为不规则状环形强化,边缘与周围组织界限清晰。

由于脑是靠葡萄糖供能,¹⁸F-FDG 显像时正常脑组织,特别是脑皮质¹⁸F-FDG 摄取较高,脑内转移瘤的图像表现也较复杂。可表现为病灶浓聚程度与脑组织相近、病灶浓聚程度低于正常脑白质、高于脑白质而低于脑灰质及高于脑灰质等四种类型(图 6-8),高摄取病灶多呈结节状或环状浓聚,周围常可见由于脑水肿所导致的代谢降低。¹⁸F-FDG PET/CT 对病灶的检出灵敏度与病灶大小有关,病灶大者往往¹⁸F-FDG 摄取较高而易于检出,小病灶检出困难。注意分析 CT 图像表现有助于提高检出率,特别须注意有

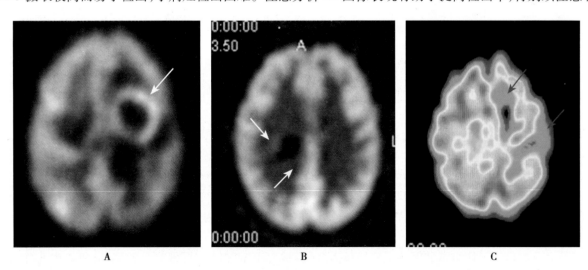

图 6-8　恶性肿瘤脑转移灶¹⁸F-FDG PET 显像图

A. ¹⁸F-FDG PET 显像示左额叶高代谢灶,病灶中心坏死;B. ¹⁸F-FDG PET 显像示右顶叶转移灶的放射性分布高于脑白质,低于脑灰质;C. ¹⁸F-FDG PET 显像示转移灶的放射性分布低于周围正常脑组织。箭头指病灶

无脑水肿存在。[18]F-FDG PET/CT 显像对脑转移瘤检出灵敏度为 50% ~70%，明显低于 MRI。因此[18]F-FDG PET/CT 显像阴性者并不能排除颅内转移的可能。表现为局限性放射性稀疏缺损者也难以与颅内良性病变相鉴别，因此其特异性也较差。对于怀疑脑转移的患者，全身[18]F-FDG PET/CT 显像有助于发现肿瘤原发灶。

（三）头颈部肿瘤

1. 鼻咽癌　鼻咽癌（nasopharyngeal carcinoma）是鼻咽部上皮组织发生的恶性肿瘤。本病可发生于世界各地，但以我国南方各省（广东、广西、江西、湖南、福建、台湾、海南等地）发病率最高，具有明显的地域聚集性、种族易感性和家族倾向性。男性发病率约为女性的 2~3 倍，30~59 岁为高发年龄组。鼻咽癌的病因与遗传因素、EB 病毒（Epstein-Barr Virus）感染及环境因素等有关。鼻咽癌 95% 以上是鳞癌，少数是腺癌、囊腺癌、黏液表皮样癌或恶性混合瘤。鳞癌中 85% 以上是低分化癌，不足 10% 是高分化癌，5% 左右是未分化癌。最常发生于鼻咽顶部，其次是外侧壁和咽隐窝，发生于前壁最少。也可见到原发肿瘤病灶在两个部位（如顶部和侧壁）同时出现。

（1）鼻咽癌原发灶的诊断：CT 和 MRI 诊断鼻咽癌的依据主要是鼻咽腔形态改变，鼻咽部软组织增厚或软组织肿块，左右不对称，咽隐窝变浅或消失等。但是部分鼻咽慢性炎症也可出现鼻咽部软组织增厚，甚至表现为鼻咽部软组织肿块，因此单纯依据形态改变缺乏特异性，另外部分较小的鼻咽癌可隐藏在黏膜下或鼻咽部正常软组织内而易出现假阴性。因此单独依靠 CT 和 MRI 进行鼻咽癌的定性诊断仍存在一定程度的不足。鼻咽癌原发病灶 PET 的影像可表现为结节状、团块状或厚片块状高代谢病灶（图 6-9）；CT 可表现为鼻咽部软组织增厚或软组织肿块，鼻咽腔形态改变，病灶位于侧壁者，常可同时见同侧咽隐窝和/或咽鼓管内口狭窄、消失。[18]F-FDG PET 对鼻咽癌检出的灵敏度（96%）高于 CT（90.1%）。

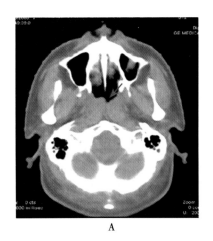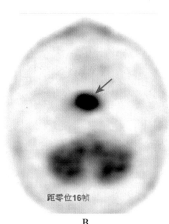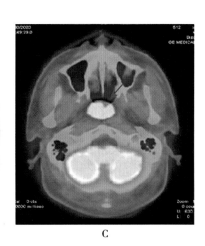

图 6-9　鼻咽癌[18]F-FDG PET/CT 显像见鼻咽部高代谢病灶
A. CT 图像；B. PET 图像；C. PET/CT 融合图像。箭头指病灶

（2）鼻咽癌的分期：鼻咽癌常见咽后间隙和颈部淋巴结转移，40% 鼻咽癌患者以颈部包块为首发症状，60%~80% 患者初诊时即可触及颈部包块。转移灶一般位于上颈自乳突下至锁骨上区，常以胸锁乳突肌为中心分布。晚期患者可有腋下、纵隔、腹膜后，甚至腹股沟等处淋巴结转移。对于淋巴结转移的诊断方法一般采用 CT 或 MR，诊断依据主要根据淋巴结的大小。但肿大淋巴结不一定是转移灶，炎症、手术及放化疗等均可致淋巴结反应性增大，而正常大小的淋巴结也可能是转移灶，仅以大小作为判断标准易导致假阳性和假阴性。

^{18}F-FDG PET/CT 诊断淋巴结转移的依据主要是淋巴结内有无明显代谢增高，可采用定性和半定量分析法。淋巴结出现放射性浓聚高于周围正常组织者为阳性，勾画感兴趣区域（ROI），计算 ROI 内的最

大标准摄取值（SUVmax），若以增大淋巴结处的 SUVmax≥2.5 为标准诊断淋巴结转移，[18]F-FDG PET/CT 的灵敏度和特异性分别为 91.8%、82.2%。较好地兼顾了高灵敏度和高特异性的要求，因此在淋巴结转移诊断方面，[18]F-FDG PET/CT 显像应是 MRI 和 CT 的补充手段。

^{18}F-FDG PET/CT 全身检查的价值在于检出远处转移灶，提高对隐匿性病灶的检出，更全面地、直观地、准确地对全身荷瘤情况进行评估（图 6-10），使治疗方案制定更科学。鼻咽癌患者约有 40% ~60% 死于远处转移，多在放疗后 1 ~2 年发生。鼻咽癌远处中骨转移最多见，其次是肺、肝转移，脑转移较少。

（3）评价疗效：鼻咽癌对放疗、化疗有效的反应首先表现为代谢降低，肿瘤的增生减缓或停止，随后才出现肿瘤的体积缩小或消失。[18]F-FDG PET/CT 显像可同时提供功能代谢和解剖结构信息，可在治疗的早期显示肿瘤组织的代谢变化。因此，可以在 CT 或 MRI 出现病灶体积变化之前获得疗效信息，及时调整治疗方案，免除不必要的治疗，减少副作用，使患者收到最大的治疗效果。

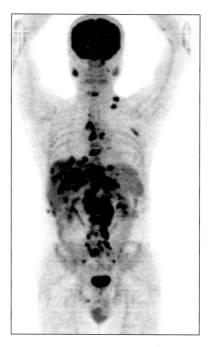

图 6-10　鼻咽癌广泛转[18]F-FDG PET/CT 显像 MIP 图

（4）监测复发及转移：鼻咽癌治疗后明确有无肿瘤残余、复发，对确定进一步治疗方案十分重要。由于治疗后肉芽增生、瘢痕形成，可导致鼻咽部软组织明显增厚，使 CT 在鉴别肿瘤残余、复发和瘢痕方面存在较大的困难。以鼻咽部组织增厚作为 CT 诊断鼻咽癌复发、残余的标准，假阳性率高、特异性差（分别为 43.4%、56.5%）。[18]F-FDG PET/CT 综合 PET 和 CT 所见，除了获得鼻咽部形态改变的解剖信息外，还可获得病灶的代谢信息，其诊断鼻咽癌残余、复发的特异性和准确性均明显高于 CT（两者的特异性、准确性分别为 91.3%、91.6% 和 56.5%、69.4%），因为复发的肿瘤组织的代谢率明显高于治疗后形成的纤维瘢痕（图 6-11、图 6-12）。[18]F-FDG PET/CT 在诊断鼻咽癌残余和复发方面的临床实用价值明显高于 CT，尤其适合用于 CT、MR 难以定性者。同时 PET/CT 全身扫描可以及时发现转移灶。

（5）在放疗中的应用：放射治疗是鼻咽癌的主要治疗手段，为了彻底地杀灭肿瘤，治疗前对病灶进行准确定位，确定肿瘤累及范围是治疗的关键。单纯型 PET 虽然能清楚地显示鼻咽癌病灶及其边界，

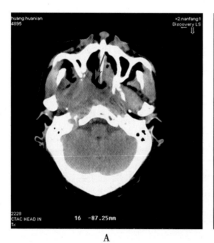
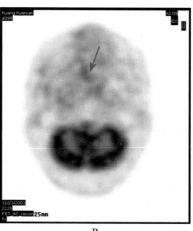
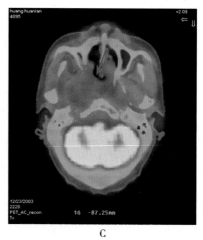

図 6-11　鼻咽癌治疗后，CT 示鼻咽部组织明显增厚，但 PET 提示肿瘤已灭活，随访 1 年证实肿瘤已灭活
A. CT 图像；B. PET 图像；C. PET/CT 融合图像。箭头指病灶

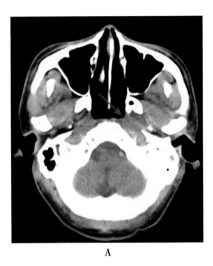
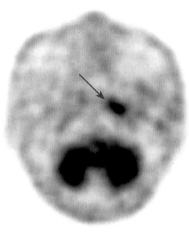
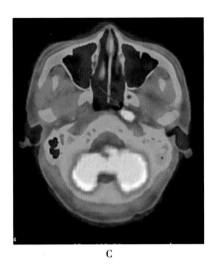

A　　　　　　　　　　　B　　　　　　　　　　　C

图 6-12　鼻咽癌治疗后，CT 示鼻咽部无明显异常，但[18]F-FDG PET 于左侧鼻咽部见代谢局限性增高，活检
病理证实肿瘤复发

A. CT 图像；B. PET 图像；C. PET/CT 融合图像。箭头指病灶

却无法将病灶进行解剖定位，无法明确病灶侵犯哪些组织，因此无法很好地指导临床放疗计划的确定；CT 能清楚显示病灶的所在，但是病灶与周围正常组织密度差异常不明显，难以准确确定病灶的边界。PET/CT 由于能将 PET 所见的高代谢病灶在 CT 上进行定位，兼顾了 PET 和 CT 的优点，在鼻咽癌病灶的定位及在显示鼻咽癌病灶对周围组织的侵犯方面优于 PET 和 CT。因此 PET/CT 在指导精准放疗方面具有明显的优势。

　　2. 喉癌　喉癌(laryngeal carcinoma)是喉部最常见的恶性肿瘤，在美国多发，在我国东北地区发病率最高，患者多在 50~70 岁发病，男多于女。发病与吸烟、酗酒、环境污染、长期吸入有害物质、乳头状瘤或喉黏膜白斑及病毒感染有关。病理研究证明喉癌中鳞状细胞癌占 93%~99%，腺癌、未分化癌等极少见。喉癌中声带癌约占 60%，声门上型癌约占 30%，声门下型癌约占 6%。喉癌易循黏膜表面或黏膜下浸润直接扩散，也可以经淋巴道及血行转移，远处转移约 30%，以肺、纵隔淋巴结、肝、骨多见。

　　喉癌的治疗包括手术、放疗、化疗及免疫治疗等，根据肿瘤的范围和转移情况选择合适的治疗方案。喉镜检查可以在直视下观察喉癌的肿瘤形态，并可以同时活检获得病理结果。CT、MRI 检查表现为喉部不规则软组织肿块，声带受累，周围软组织浸润，喉软骨破坏，颈部淋巴结转移。MRI 显示早期喉癌及其侵犯的范围较 CT 清楚，但显示软骨破坏不如 CT。

　　PET/CT 显像主要用于了解肿瘤的累及范围，进行临床分期，为临床选择治疗方案提供依据。[18]F-FDG PET/CT 显像原发灶及转移灶均表现为高代谢病灶(图 6-13)。因此，对喉癌的诊断、分期、疗效评价、监测复发及转移等方面均有重要临床价值(图 6-14)。Branstetter BF 等的研究结果表明，[18]F-FDG PET/CT 对喉癌诊断的灵敏度、特异性和准确性高达 98%、92% 和 94%。特别是 PET/CT 的应用克服了 PET 解剖定位不准确的缺点，提高了病灶定位和诊断准确性，使其临床价值实用价值进一步提高。

　　3. 甲状腺癌　甲状腺癌(thyroid carcinoma)是颈部最常见的恶性肿瘤，约占全身恶性肿瘤的 1%，近年来甲状腺癌的发病率明显上升。除髓样癌外，绝大部分甲状腺癌起源于滤泡上皮细胞。按肿瘤的的病理类型分为乳头状癌(70%)、滤泡状腺癌(15%~20%)、未分化癌(5%)及髓样癌(5%)。其中乳头状癌较早出现颈部淋巴结转移，但预后较好；滤泡状腺癌肿瘤生长较快，属中度恶性，易经血运转移；未分化癌预后很差，平均存活时间 3~6 个月；髓样癌来源于滤泡旁降钙素分泌细胞(C 细胞)，预后不如乳头状癌，较未分化癌略好。

　　甲状腺癌 CT 检查表现为甲状腺不规则软组织密度肿块，边界不清；增强扫描呈不规则强化。MRI

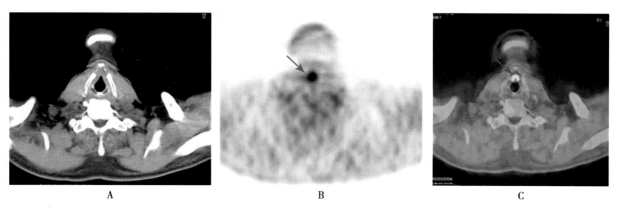

图6-13 前联合喉癌¹⁸F-FDG PET/CT显像,病理为高分化鳞癌,病灶小,但PET浓聚程度高;CT阴性
A. CT图像;B. PET图像;C. PET/CT融合图像。箭头指病灶

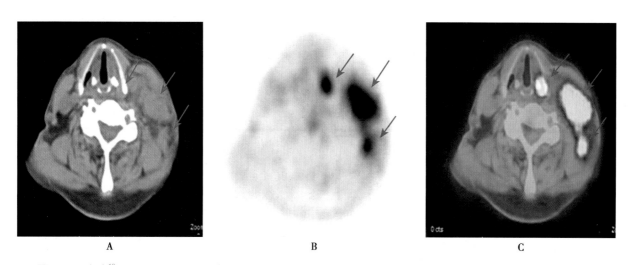

图6-14 喉癌¹⁸F-FDG PET/CT显像,PET示左侧梨状窝高代谢病灶,CT病灶不明显。 左颈多发淋巴结转移
A. CT图像;B. PET图像;C. PET/CT融合图像。箭头指病灶

显示甲状腺区长 T_1 长 T_2 异常肿块,向周围浸润,边界不规则;增强扫描呈不规则强化。¹³¹I全身扫描对分化程度高,有摄碘功能的甲状腺癌及其转移灶具有肯定的诊断价值,但对分化程度低,无明显摄碘功能的甲状腺癌及其转移灶的检出具有一定的局限性。

¹⁸F-FDG PET/CT显像对甲状腺癌诊断的灵敏度和特异性与肿瘤组织的病理类型有关,对于未分化癌¹⁸F-FDG PET/CT显像表现为高代谢病灶,甲状腺髓样癌阳性率约50%(图6-15),对于分化较好的其他病理类型甲状腺癌的诊断,¹⁸F-FDG PET/CT显像易出现较多的假阴性。

部分甲状腺良性病变,如甲状腺腺瘤、甲状腺功能亢进症、慢性甲状腺炎等可表现为¹⁸F-FDG高摄取,显示高代谢病灶,出现假阳性结果。在¹⁸F-FDG PET/CT临床实践中,经常出现甲状腺内局限性¹⁸F-FDG高摄取,而且这部分患者并不是因为甲状腺疾病就诊,因此也称为甲状腺"偶发瘤"。出现甲状腺"偶发瘤"的患者,多数临床最后证实不是甲状腺癌,而仅有大约1/3(25%～50%)的患者是甲状腺癌。因此,根据甲状腺内是否有局限性¹⁸F-FDG高摄取来诊断甲状腺癌特异性差,不适于甲状腺结节的良恶性鉴别。

甲状腺癌¹⁸F-FDG PET/CT显像良恶性鉴别困难,易出现假阳性和假阴性,用于分期也不是很合适。有鉴于此,¹⁸F-FDG PET/CT显像对于已经明确病理类型的甲状腺未分化癌,可用于手术治疗前的诊断并了解全身转移情况,以及评价疗效、监测复发及转移。对于其他病理类型的甲状腺癌,¹⁸F-FDG PET/

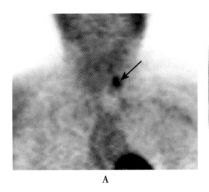
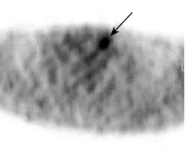
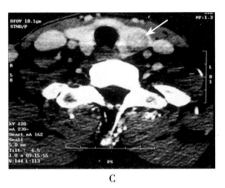

图 6-15　甲状腺髓样癌^{18}F-FDG PET/CT 显像 PET 见左叶甲状腺^{18}F-FDG 高代谢病灶；CT 于相应部位见占位性病变

A. PET 冠状断面图像；B. PET 横断面图像；C. CT 图像。箭头指病灶

CT 显像只用于以下三种情况：①甲状腺癌术后，^{131}I 全身显像阴性，而血清 Tg 含量持续升高和/或无法解释的形态影像学改变，怀疑有肿瘤复发/转移的患者；②^{131}I 全身显像有肿瘤复发和/或转移，^{18}F-FDG PET 检查可证实或发现有无新的转移病灶；③甲状腺髓样癌术后血清降钙素水平升高患者转移灶的探测。

4. 头颈部其他恶性肿瘤　主要包括鼻腔及筛窦肿瘤、上颌窦癌、口腔恶性肿瘤、口咽癌及涎腺恶性肿瘤等。

（1）鼻腔及筛窦肿瘤：鼻腔及筛窦肿瘤在头颈部肿瘤中排前 5 位，约占 9.4%。鼻腔恶性肿瘤的病理类型中鳞癌占 55.3%，其他类型还有坏死性肉芽肿、淋巴肉瘤、腺样囊腺癌、黑色素瘤、混合瘤、恶性组织细胞瘤、乳头状瘤癌变、息肉癌变、浆细胞瘤、横纹肌肉瘤、纤维肉瘤、血管肉瘤、癌肉瘤及乳头状癌等。鳞癌的好发部位为中下鼻甲、少数发生在鼻中隔；腺癌好发于鼻腔上部，常侵及鼻咽和颅底；恶性混合瘤多发生在鼻腔上部，生长缓慢；恶性黑色素瘤多发生在鼻中隔或中、下鼻甲，转移较晚，就诊时发现有颌下淋巴结转移的约占 10%。筛窦恶性肿瘤多数为鳞癌，少数为腺样囊腺癌、嗅母细胞瘤、软骨肉瘤。筛窦恶性肿瘤易破坏骨壁并侵犯相邻组织，鳞状细胞癌可见颌下淋巴结转移，腺样囊腺癌多为血行转移。

鼻腔和筛窦恶性肿瘤^{18}F-FDG PET/CT 显像表现为高代谢病灶（图 6-16、图 6-17），检出的灵敏度较高，可以用于肿瘤的诊断、寻找转移灶、评价疗效及监测复发（图 6-18）。但个别嗅神经母细胞瘤可为阴性。

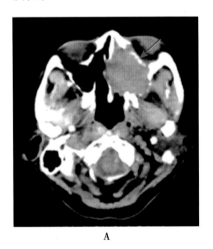
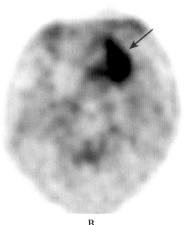
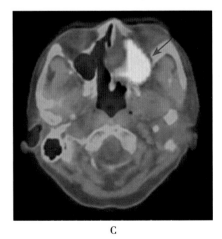

图 6-16　鼻腔鳞状细胞癌^{18}F-FDG PET/CT 显像，病灶侵犯相邻组织，PET 显示高代谢病灶；CT 于相应部位见软组织肿块

A. CT 图像；B. PET 图像；C. PET/CT 融合图像。箭头指病灶

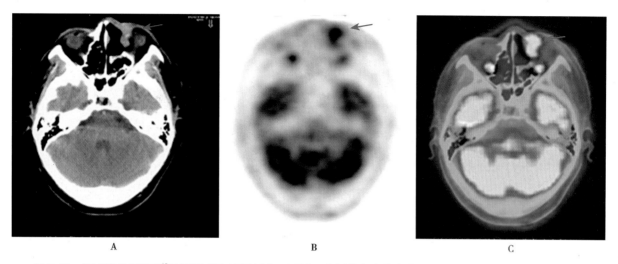

图 6-17 筛窦鳞状细胞癌^{18}F-FDG PET/CT 显像，PET 示左侧筛窦高代谢病灶；CT 于相应部位见软组织肿物
A. CT 图像；B. PET 图像；C. PET/CT 融合图像。箭头指病灶

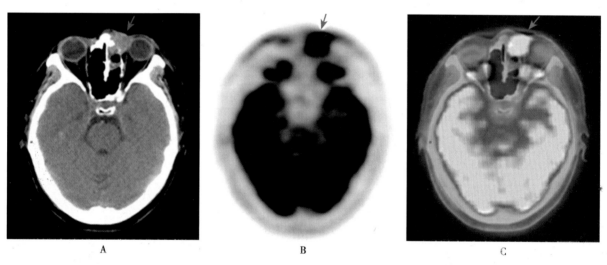

图 6-18 左侧筛窦癌术后复发^{18}F-FDG PET/CT 显像
A. CT 图像；B. PET 图像；C. PET/CT 融合图像。箭头指病灶

（2）上颌窦癌：在颌面部四组鼻窦中，上颌窦癌发病率居首位。病理类型 90% 以上为鳞状细胞癌，肉瘤、腺癌等较少见，且多发生于儿童和青少年。区域淋巴结转移和远处转移较少，淋巴结转移多出现于颌下和颈上深淋巴链，远处脏器转移发生率约为 10%。上颌窦癌及其转移灶^{18}F-FDG PET/CT 显像均表现为高代谢病灶（图 6-19），检出的灵敏度较高，可以用于肿瘤的诊断、寻找转移灶、评价疗效及监测复发。

（3）口腔恶性肿瘤：口腔包括唇、颊黏膜、舌前 2/3、硬腭、齿龈及口底。口腔恶性肿瘤在头颈部恶性肿瘤中占第 2 位。病理 90% ~95% 为鳞癌，肿瘤表现为乳头状型、外突型、溃疡型、浸润型，以溃疡型多见；少数腺癌，肉瘤罕见。齿龈颊黏膜、硬腭可有恶性黑色素瘤发生。口腔恶性肿瘤常出现淋巴结转移，其中舌癌最易发生淋巴结转移，以颌下及颈内静脉淋巴结上组转移多见，淋巴结转移率为 60% ~80%。远处转移较少见。口腔癌多为鳞癌，^{18}F-FDG PET-CT 显像表现为高代谢病灶（图 6-20、图 6-21），检出的灵敏度较高，可以用于肿瘤的诊断、寻找转移灶、评价疗效及监测复发。

（4）口咽癌：口咽介于软腭及舌骨两个平面之间。常见的肿瘤有扁桃腺癌、软腭及悬雍垂癌、舌根癌及会厌癌，以上部位也可发生恶性淋巴瘤。扁桃腺癌较多见，常表现为菜花状外生性肿物，以鳞状上

111

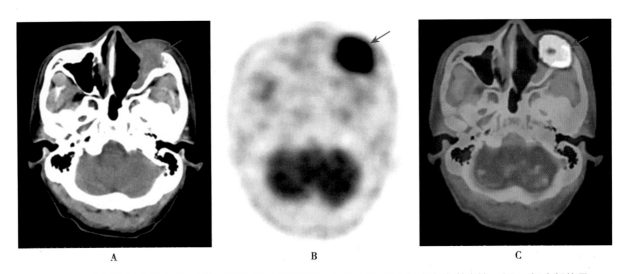

图 6-19　左侧上颌窦鳞状细胞癌[18]F-FDG PET/CT 显像，PET 示左侧上颌窦高代谢病灶；CT 于相应部位见软组织肿物

A. CT 图像；B. PET 图像；C. PET/CT 融合图像。箭头指病灶

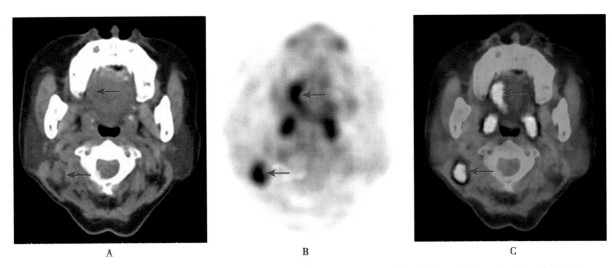

图 6-20　右侧颈部淋巴结转移性鳞状细胞癌，头颈部 MR、胸部 CT 多种检查均未找到原发灶。[18]F-FDG PET/CT 显像发现原发灶位于右侧硬腭

A. CT 图像；B. PET 图像；C. PET/CT 融合图像。箭头指病灶

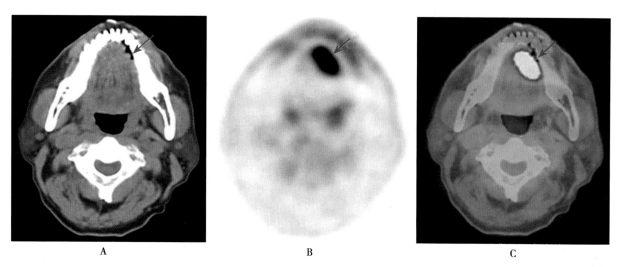

图 6-21　口底癌 ^{18}F-FDG PET/CT 显像，PET 示左侧口底高代谢病灶；CT 于相应部位密度无明显改变
A. CT 图像；B. PET 图像；C. PET/CT 融合图像。箭头指病灶

皮癌最多见，其他为低分化癌和未分化癌，易出现周围组织侵犯，约有 54%～85% 出现淋巴结转移；软腭及悬雍垂癌发生率低，病理以鳞癌最多见，其他类型为低分化癌、未分化癌和腺癌，较少发生淋巴结转移；舌根癌及会厌癌发生率相对较低，以病理类型以鳞癌最多见，其他类型有低分化癌、未分化癌、小涎腺来源的癌等，淋巴结转移常见（67.7%）；咽后壁也可发生癌变。口咽癌 ^{18}F-FDG PET/CT 显像表现为高代谢病灶（图 6-22），检出的灵敏度较高，可以用于肿瘤的诊断、寻找转移灶、评价疗效及监测复发。正常扁桃腺有时可见放射性浓聚影，特别是扁桃腺急性炎症时，扁桃腺增大，放射性浓聚程度高，应当注意加以鉴别。

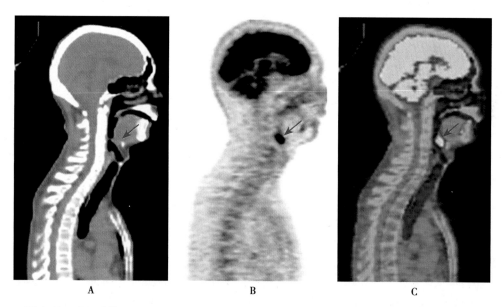

图 6-22　会厌癌 ^{18}F-FDG PET/CT 显像，PET 示会厌处高代谢病灶，较 CT 病灶显示清楚
A. CT 图像；B. PET 图像；C. PET/CT 融合图像。箭头指病灶

（5）涎腺恶性肿瘤：涎腺恶性肿瘤中以腮腺恶性肿瘤最多，小涎腺次之，颌下腺较少受累，舌下腺最少见。病理类型为黏液表皮样癌、恶性混合瘤、腺癌、腺样囊腺癌、腺泡细胞癌、鳞癌和未分化癌。 ^{18}F-FDG PET/CT 显像一般表现为高代谢病灶（图 6-23），但良性的腮腺混合瘤和 Warthin 瘤等可

出现明显¹⁸F-FDG摄取（图6-24），出现假阳性，使¹⁸F-FDG PET/CT诊断腮腺恶性肿瘤的特异性受到明显的影响。因此，对于涎腺肿瘤的良恶性鉴别价值有限。但对于病理诊断明确的涎腺恶性肿瘤可用于临床分期。

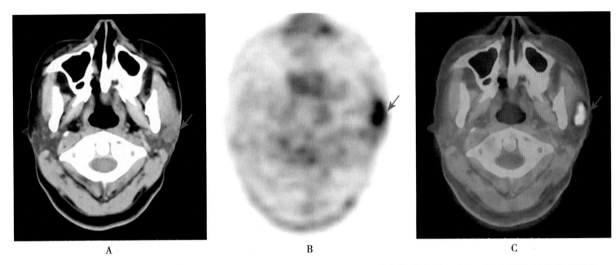

图6-23　右侧腮腺腺样囊腺癌¹⁸F-FDG PET/CT显像，PET示右侧腮腺高代谢病灶；CT于相应部位见软组织肿物
A. CT图像；B. PET图像；C. PET/CT融合图像。箭头指病灶

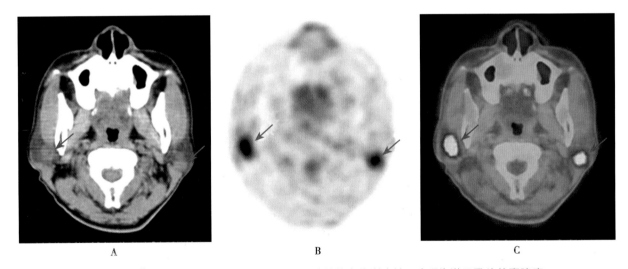

图6-24　¹⁸F-FDG PET/CT显像示双侧腮腺结节状高代谢病灶，病理为淋巴乳头状囊腺瘤
A. CT图像；B. PET图像；C. PET/CT融合图像。箭头指病灶

（四）淋巴瘤

淋巴瘤（lymphoma）是原发于淋巴结和结外淋巴组织等处的恶性肿瘤。根据临床病理学特点分为霍奇金淋巴瘤（hodgkin lymphoma，HL）和非霍奇金淋巴瘤（non-hodgkin lymphoma，NHL）两大类。NHL最为常见，约占淋巴瘤的90%，具有高度异质性，由属于不同病理类型的B细胞型、T细胞型和NK细胞型淋巴瘤组成。淋巴结和淋巴组织遍布全身，且与单核-巨噬细胞系统、血液系统相互沟通，所以淋巴瘤可发生于身体任何部位。淋巴瘤侵犯部位及范围不同，临床表现及影像分布也不同。原发部位可在淋巴结内，也可在淋巴结外的淋巴组织，晚期常表现为结内及结外侵犯。CT和MRI主要根据淋巴结的大小来判断淋巴结是否受侵犯，对小病灶及解剖结构复杂部位的病灶检出率低，对早期骨髓、肝脏及脾脏侵犯的检出灵敏度较低。剖腹探查病理结果证实，CT对于腹腔和盆腔恶性淋巴瘤检出的阳性符合率为

65%、阴性符合率为92%,阳性符合率较低的原因是 CT 仅从淋巴结的大小判断,特异性较低。

目前[18]F-FDG PET/CT 显像是公认的淋巴瘤评估的最佳方法。PET/CT 是根据肿瘤组织对[18]F-FDG 的摄取程度诊断淋巴瘤。国内外研究结果证明绝大多数淋巴瘤病灶[18]F-FDG 高摄取(图6-25),而且 HL 与 NHL 对[18]F-FDG 摄取程度无明显差异。淋巴瘤病灶对[18]F-FDG 高摄取,与周围正常组织差异明显,肿瘤/非肿瘤比值高,有利于淋巴瘤病灶的检出。病灶[18]F-FDG 摄取高低还与肿瘤的组织病理学类型、增殖情况和异质性等有关,[18]F-FDG 摄取高低也可反映肿瘤的恶性程度,恶性度高的淋巴瘤细胞增殖活跃,对[18]F-FDG 的摄取也高;恶性度低的惰性淋巴瘤对[18]F-FDG 摄取相对较低。淋巴瘤对[18]F-FDG 摄取率与肿瘤细胞的增殖率正相关,并与恶性程度平行,表明[18]F-FDG PET/CT 显像有助于判断恶性程度及预后。

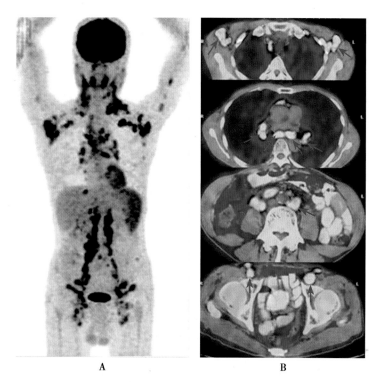

图 6-25　恶性淋巴瘤[18]F-FDG PET/CT 显像
A. MIP 图;B. 四帧横断层面 PET/CT 融合图,淋巴瘤病灶全身广泛累及,沿淋巴链双侧走行呈对称性分布。箭头指病灶

^{18}F-FDG PET/CT 显像惰性淋巴瘤易出现假阴性。如慢性淋巴细胞白血病/小淋巴细胞淋巴瘤、滤泡淋巴瘤、边缘区淋巴瘤/白血病、蕈样霉菌病/赛塞里(Sezary)综合征易出现假阴性。最常出现假阴性的是边缘区淋巴瘤,包括淋巴结边缘区淋巴瘤、结外边缘区淋巴瘤及脾边缘区淋巴瘤,还有原发性皮肤间变大细胞淋巴瘤及非特异性外周 T 细胞淋巴瘤等易出现假阴性。虽然惰性淋巴瘤的发病率占整个淋巴瘤的比例较低,但也要引起足够重视,当 PET/CT 显像无明显[18]F-FDG 高摄取时,应密切结合临床进行综合分析。

临床分期是影响淋巴瘤预后的重要因素之一。传统的分期主要是采用 CT,它对于淋巴结结内侵犯具有较高的灵敏度,但对于淋巴瘤早期骨髓及脾脏侵犯检出灵敏度较低。[18]F-FDG PET 显像对淋巴结节内病灶的检出灵敏度与 CT 相近,但对于淋巴瘤结外侵犯的检出灵敏度明显高于 CT,特别是 PET/CT 常规检查即为全身扫描,可全面直观地显示病变的全身累及范围,为临床准确分期、选择恰当的治疗方案提供客观依据。研究结果显示[18]F-FDG PET/CT 可作为一种单独检查手段用于淋巴瘤分期。大量的临床研究结果证实，^{18}F-FDG PET/CT 显像在恶性淋巴瘤疗效评价（图 6-26）、监测复发及预后评估等方面具有重要价值。另外，^{18}F-FDG PET 显像可以指导临床确定活检部位，提高淋巴瘤病理检查阳性率。

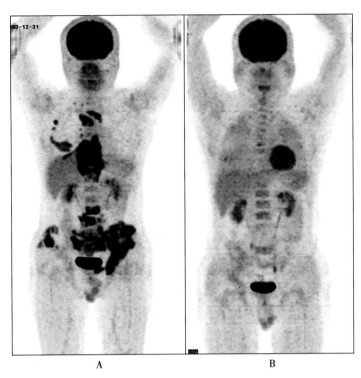

图 6-26　恶性淋巴瘤^{18}F-FDG PET/CT 显像（MIP 图）

A. 化疗前，PET 示恶性淋巴瘤多处侵犯；B. 化疗后，恶性淋巴瘤病灶基本消失

（五）乳腺癌

乳腺癌（breast cancer）多数起源于导管上皮，少数来自乳腺小叶终末导管，是女性常见的恶性肿瘤之一。临床对乳腺癌的诊断方法主要有体检、X 线乳腺摄片、超声及^{99m}Tc-MIBI 乳腺显像等。X 线乳腺摄片是乳腺癌筛查的常规方法，但对乳腺密度较高及乳腺成形术后的患者，X 线乳腺摄片诊断效果不理想。超声检查对乳腺癌的诊断有了很大的进展，具有很大的潜力。^{99m}Tc-MIBI SPECT 乳腺显像的灵敏度不高。乳腺癌可高度摄取^{18}F-FDG，PET/CT 显像显示高代谢影像（图 6-27），对乳腺癌原发灶诊断的灵敏度为 80% ~ 100%、特异性为 68% ~ 100%。应当注意的是病灶过小（<0.5cm）、肿瘤分化程度高、生长缓慢的乳腺肿瘤可出现假阴性；而乳腺活动性结核及乳腺浓肿可出现^{18}F-FDG 高摄取，显示高代谢病灶，应密切结合临床加以鉴别。

乳腺癌的转移灶与原发灶具有相似的生物学特性，PET/CT 显像常规进行全身显像，因此^{18}F-FDG PET/CT 显像对乳腺癌的分期有重要价值。Utech 等研究证明^{18}F-FDG PET 显像对腋窝淋巴结转移检出的灵敏度为 100%、特异性为 75%，并且无 1 例假阴性。Adler 报道^{18}F-FDG PET 显像对腋窝淋巴结转移检出的灵敏度为 95%、特异性为 67%。^{18}F-FDG PET 显像对腋窝淋巴结转移灶的检出灵敏度高，而特异性相对较低，具有较高的阴性预测值。值得注意的是在进行 PET 检查时，应选择病变的对侧肢体注射^{18}F-FDG，以免显像剂外漏，对腋窝淋巴结的检查产生影响。PET/CT 全身显像对乳腺癌骨骼、肺、脑、肝等远处转移灶的检出具有明显的优势。^{18}F-FDG PET/CT 显像对乳腺癌全面、准确地了解病变累及范围及程度，进行临床分期具有重要价值，可应用于监测乳腺癌术后复发或转移、评价疗效。

（六）消化系统恶性肿瘤

1. 食管癌　食管癌（carcinoma of esophagus）是指发生于下咽部到食管与胃的结合部之间的起源于

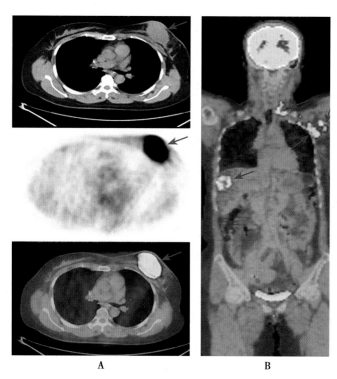

图 6-27　¹⁸F-FDG PET/CT 显像示左侧乳腺癌左侧腋下、左侧锁骨上淋巴结转移及肝脏转移。　箭头指病灶
A. 自上向下依次为 CT 图像、PET 图像及 PET/CT 融合图像；
B. 冠状断面 PET/CT 融合图像。箭头指病灶

鳞状上皮和柱状上皮的恶性肿瘤，其中鳞状细胞癌约占 90%，腺癌约占 10%。食管癌是临床常见的恶性肿瘤之一。临床上多将食管的解剖分段分为颈段和胸段，其中颈段是指从食管入口到胸骨柄上缘的胸廓入口处；胸段又分为上、中、下三段。胸上段是从胸廓入口至气管分叉平面；胸中段是从气管分叉平面至贲门口全长的上一半；胸下段是从气管分叉平面至贲门口全长的下一半。胸中段与胸下段食管的交界处接近肺下静脉平面处。通常将食管腹段包括在胸下段内。

临床用于食管癌诊断的方法主要有食管 X 线钡餐、CT、食管镜及食管腔内超声（EUS）等方法。食管镜检查是最可靠的诊断方法，可直接观察病灶的形态，并可在直视下做活组织病理学检查，以确定诊断。内镜下食管黏膜染色法有助于提高早期食管癌的检出率。食管腔内超声可应用于早期诊断，能准确判断食管癌的壁内浸润深度及对周围器官的浸润情况。但对于淋巴结及远处转移的诊断具有明显的局限性。

食管 X 线钡餐检查可观察食管的蠕动状况、管壁的舒张度、食管黏膜改变、食管充盈缺损及梗阻程度。早期食管癌 X 线钡餐检查的主要表现为：①黏膜皱襞增粗，迂曲及中断；②食管边缘毛刺状；③小充盈缺损与小龛影；④局限性管壁僵硬或有钡剂滞留。中晚期患者可见病变处管腔不规则狭窄、充盈缺损、管壁蠕动消失、黏膜紊乱、软组织影及腔内型的巨大充盈缺损。CT 可清晰显示食管与邻近纵隔器官的关系，食管癌 CT 可显示食管壁增厚，但难以发现早期食管癌病灶。

PET/CT 将解剖形态和功能影像融为一体，在显示解剖结构的同时提供病灶的功能代谢状况，对于食管癌诊断及分期具有明显的优势。食管癌原发灶对¹⁸F-FDG 高摄取，PET 显像原发灶表现为高代谢病灶，CT 表现为相应部位食管壁增厚，病灶显示清楚（图 6-28），有利于食管癌的诊断；食管癌转移灶与原发灶具有同源性，生物学性质基本一致，¹⁸F-FDG PET/CT 显像也表现为高代谢病灶，对于了解食管癌的全身累及范围，进行肿瘤分期具有重要意义，特别是对锁骨上窝淋巴结、纵隔淋巴结、腹膜后淋巴结转

移及肝转移等远处转移具有重要临床价值。值得注意的是少数患者由于胃食道返流,有时可在食道下段出现放射性轻度浓聚影,应结合临床予以排除。

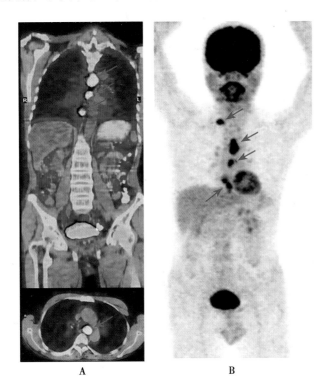

图6-28 多起源性食管癌伴右侧锁骨上窝淋巴结转移灶[18]F-FDG PET/CT显像
A. 上图为冠状断层面、下图为横断层面 PET/CT 融合图像;B. MIP 图

^{18}F-FDG PET/CT 在食管癌诊断、疗效评价、监测复发及转移、肿瘤残余和治疗后纤维组织形成或坏死的鉴别等方面具有重要临床应用价值。

2. 胃癌 胃癌(carcinoma of stomach)是胃黏膜上皮和腺上皮发生的恶性肿瘤,是消化道最常见的恶性肿瘤之一。胃癌的病理类型主要是腺癌,其他类型的胃癌有鳞状细胞癌、腺鳞癌、类癌、小细胞癌等,其中腺癌占95%,其他类型较少见。早期胃癌主要依靠胃镜并经胃镜进行活组织病理学检查确诊。[18]F-FDG PET/CT 显像由于仪器本身分辨率的限制,难以检出<1.0cm 的小病灶,即使发现早期病灶也必须结合胃镜检查结果。

进展期胃癌的诊断方法主要有 X 线钡餐、纤维胃镜及超声检查(包括腹部 B 超和超声胃镜)。一般胃癌患者均可通过胃镜进行活组织病理学检查确诊。[18]F-FDG PET/CT 对于进展期胃癌的主要临床价值在于肿瘤分期、评价疗效、监测复发及转移。为了提高 PET/CT 对胃癌的诊断效果,在进行 PET/CT 检查时可口服对比剂充盈胃,可采用低密度对比剂,如水或脂类;也可采用高密度对比剂,如低浓度泛影葡胺等,应当尽量使胃充盈。

正常情况下胃壁的厚度因扩张程度而异,足量对比剂填充、胃充分扩张时,正常胃壁厚度不超过5mm,并且整个胃壁均匀一致。胃癌 CT 显像表现为大小不等的软组织肿块影固定于胃壁,主要表现为病变部位胃壁增厚、僵硬,可见结节或凸凹不平;[18]F-FDG PET/CT 显像见相应部位呈放射性浓聚影,显示为高代谢病灶(图6-29)。同时 PET/CT 可显示肿瘤向胃腔外累及和浸润程度,有无突破浆膜,与邻近脏器的关系,有无直接侵犯肝脏或胰腺,判断胃周围淋巴结转移情况等,可全面评估肿瘤的全身累及情况,对胃癌进行分期。依据 PET/CT 表现可将胃癌分为四期。Ⅰ期:肿瘤限于胃壁,胃壁无增厚,无邻近或远处转移;Ⅱ期:胃壁厚度>1.0cm,但肿瘤未超出胃壁;Ⅲ期:胃壁增厚,并直接侵及邻近器官,但无远处转移;Ⅳ期:出现远处转移。

^{18}F-FDG PET/CT 显像胃癌原发灶及转移灶均表现为高代谢病灶,有利于对胃癌及其转移灶的检

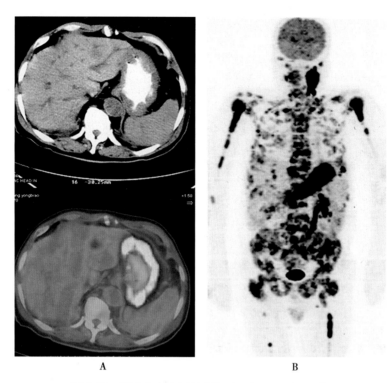

图 6-29 胃癌全身广泛转移 ^{18}F-FDG PET/CT 显像

A. 上图为 CT 图、下图为 PET/CTT 融合图像；B. MIP 图

出。但是，部分胃印戒细胞癌及黏液腺癌由于细胞内含有黏液成分，对 ^{18}F-FDG 摄取能力降低，PET 显像可出现假阴性结果。研究发现肿瘤细胞内黏液成分的含量与 ^{18}F-FDG 摄取能力负相关，在分析 ^{18}F-FDG PET/CT 胃癌显像结果时应当特别注意 CT 表现，结合临床其他资料进行综合分析。

值得注意的是在正常情况下，部分患者胃壁可出现 ^{18}F-FDG 较明显的生理性浓聚，对于可疑胃癌并出现胃壁局限性浓聚者，应当于进食后进行延迟显像。进食后延迟显像胃腔呈囊状放射性缺损影，如果进食后胃壁相应部位仍有局限性浓聚影，CT 见相应部位胃壁增厚，是胃癌较典型的表现，应当进行胃镜检查以明确诊断。

3. 结直肠癌 结直肠癌（colorectal carcinoma）是指发生于回盲部至肛门之间的肠道恶性肿瘤，是常见的消化道恶性肿瘤。结直肠癌主要为腺癌，包括管状腺癌、黏液腺癌、乳头状腺癌等，其余为未分化癌、腺鳞癌、鳞状细胞癌等。好发部位直肠最多，其次为乙状结肠，两者可占 2/3 以上。其余依次为盲肠、升结肠、降结肠及横结肠。

结直肠癌原发灶的诊断，首选纤维结肠镜检查，可在直视下观察病变情况，并且能同时活检获得病理学检查结果。钡剂灌肠、气钡双重造影是诊断结直肠癌的常用方法。CT 检查对于评估结直肠癌的累及程度、累及范围及肿瘤分期具有较高的临床价值。[18]F-FDG PET/CT 为结直肠癌的诊断提供了新的方法，对原发病灶诊断的灵敏度高。结直肠癌在 CT 上可表现为局限性腔内软组织肿块影，肠壁局限性或全周性增厚；[18]F-FDG PET 显像于相应部位可见放射性浓聚影（图 6-30）。一般 CT 显示肿瘤密度较均匀，如果肿瘤较大可因缺血坏死而出现局灶性低密度影；病灶内的坏死区 ^{18}F-FDG PET 显像可见放射性缺损影，如果坏死区太小，则 ^{18}F-FDG PET 难以分辨。肿瘤常呈分叶状及不对称。如扫描平面与肠管长轴平行可见管状肠管有局限性壁增厚，与邻近正常肠管分界清楚。如管壁呈环形增厚，在横断面上呈"炸面包圈"样改变。黏液腺癌 CT 显示密度较低，肿瘤钙化相对多见；肿瘤对 ^{18}F-FDG 的浓聚程度与肿瘤细胞内的黏液含量有关，黏液成分越多，摄取 ^{18}F-FDG 的量越少，甚至 ^{18}F-FDG PET 显像无明显放射性浓聚。因此，部分结直肠黏液腺癌 ^{18}F-FDG PET 显像可出现假阴性。

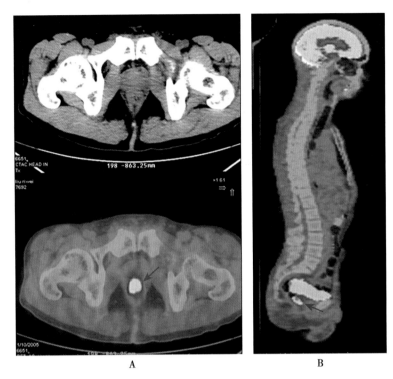

图 6-30　直肠癌^{18}F-FDG PET/CT 显像
A. 上图为 CT 图、下图为 PET/CT 融合图像；B. 矢状断面 PET/CT 融合图像。箭头指病灶

　　结直肠癌的中晚期多出现淋巴结及远处器官转移，全面评估肿瘤累及范围，明确转移灶的位置及数量，准确进行临床分期对选择治疗方案具有重要意义。特别是对于血清 CEA 增高，而纤维肠镜、B 超、CT、MRI 等检查又找不到病灶者，^{18}F-FDG PET/CT 更具优势，因为结直肠癌的转移灶与原发灶具有相似的代谢特点，均表现为^{18}F-FDG 高摄取，显示高代谢病灶（图 6-31），而且注射一次^{18}F-FDG，就可以进行

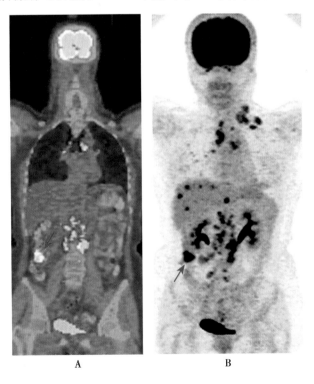

图 6-31　结肠肝曲结肠癌（箭头所指）伴肝脏、腹膜后、纵隔及左侧锁骨上下窝淋巴结多发转移灶
A. 冠状断面 PET/CT 融合图像；B. MIP 图。箭头指病灶

全身显像检查。因此,PET/CT 全身显像不仅能早期检出肿瘤原发灶,而且能全面了解病变全身的累及范围,为临床准确分期、选择恰当的治疗方案提供客观依据。

结直肠癌手术治疗后,局部常常出现复发病灶,较小的复发病灶 CT 或 MRI 难以与术后纤维瘢痕形成相鉴别。[18]F-FDG PET/CT 显像显示的是病灶的葡萄糖代谢情况,复发的肿瘤组织的葡萄糖代谢率明显高于纤维瘢痕组织,因此,在[18]F-FDG PET/CT 显像图上,复发的肿瘤组织会显示出明显的[18]F-FDG 异常浓聚影,即高代谢病灶(图 6-32),同时还可以全面了解全身的转移情况。[18]F-FDG PET/CT 显像对于评价疗效具有独特的价值。

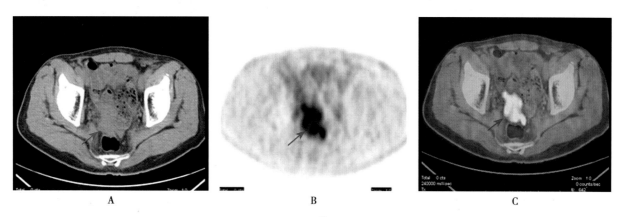

图 6-32 结肠癌术后复发[18]F-FDG PET/CT 显像
A. CT 图像;B. PET 图像;C. PET/CT 融合图像。箭头指病灶

值得注意的是病灶太小、部分黏液腺癌、囊腺癌及印戒细胞癌等可出现假阴性;增生活跃的结肠腺瘤、肉芽肿及某些感染性病灶可出现假阳性。部分患者结直肠可出现不同程度的沿肠管走行的生理性放射性浓聚影,对于出现局限性的生理性浓聚的患者局部延迟显像有助于鉴别。通常对于怀疑结直肠癌的患者,在[18]F-FDG 显像检查前 60 分钟内,让患者口服 1% ~ 1.5% 的泛影葡胺阳性对比剂 500 ~ 800ml,有助于 CT 对肠道的观察。必要时可进行肠镜及活组织病理学检查以明确诊断。

4. 肝癌 原发性肝癌(primary liver cancer)是由肝细胞或肝内胆管上皮细胞发生的恶性肿瘤,简称肝癌。CT 平扫时表现为等密度或稍低密度,较大肿瘤因出现坏死、出血、囊变而表现为混杂密度。原发性肝癌与周边组织的密度差别小,常规应采用增强扫描。增强后典型的表现是于动脉期早期强化,持续时间很短暂,于静脉期很快恢复到低密度。瘤体内可见斑片状或结节状强化,部分病例可显示假包膜,有时可见门脉栓塞和肝硬化征象。

肝癌对[18]F-FDG 的摄取程度与肿瘤细胞的类型及分化程度有关,一般胆管细胞癌及分化程度低的肝细胞癌对[18]F-FDG 高摄取,PET/CT 显示为高代谢病灶(图 6-33);分化较好的肝细胞癌由于肿瘤细胞内含有一定水平的葡萄糖-6-磷酸酶,可将进入肿瘤细胞并经己糖激酶催化生成的 6-磷酸-^{18}F-FDG 水解,去掉 6-磷酸生成[18]F-FDG,[18]F-FDG 可通过细胞膜被肿瘤细胞清除,PET 显像无[18]F-FDG 浓聚,出现假阴性结果(图 6-34B1、C1)。因此,对于原发性肝细胞癌[18]F-FDG PET/CT 显像价值有限,文献报道其灵敏度约 50% ~ 70%。肝海绵状血管瘤、肝囊肿、肝硬化、肝腺瘤、肝炎、肝脂肪浸润等肝内大多数良性病变一般不会出现[18]F-FDG 高摄取,[18]F-FDG PET 显像对原发性肝癌诊断的特异性较高。所以,对于[18]F-FDG PET 显像阳性者,如果能排除肝脓肿或炎性假瘤,基本上可诊断为肝癌,而阴性者则无法除外高分化肝细胞肝癌的可能。[11]C-乙酸、[11]C-胆碱(图 6-34B2、C2)及[18]F-胆碱对高分化肝细胞肝癌的诊断具有重要价值,可弥补[18]F-FDG 的不足。对于[18]F-FDG PET 显像阳性的患者,可用于评价肝癌介入、适形放疗、射频消融术的疗效,对治疗后肿瘤残余和复发的诊断具有明显的优势。值得注意的是有些肝脓肿及炎性假瘤会出现[18]F-FDG 高摄取,出现假阳性结果,应当密切结合临床加以排除。

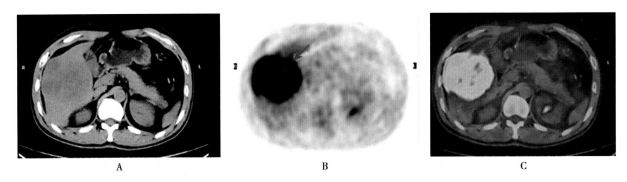

图 6-33　肝癌[18]F-FDG PET 显像
A. CT 图像；B. PET 图像；C. PET/CT 融合图像。箭头指病灶

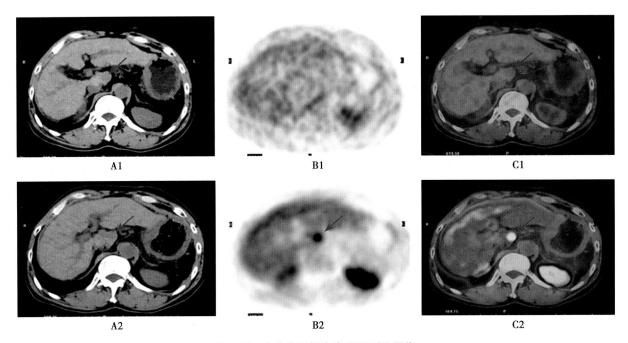

图 6-34　高分化肝细胞癌 PET/CT 显像

A1. CT 示肝右叶小低密度影；B1. ^{18}F-FDG PET 图像及 C1. ^{18}F-FDG PET/CT 融合图像均未见放射性浓聚影；A2. CT 示肝右叶小低密度影；B2. [11]C-胆碱 PET 图像及 C2. [11]C-胆碱 PET/CT 融合图像均于相应部位见高代谢病灶。箭头指病灶

　　另外，绝大多数转移性肝癌对[18]F-FDG 均具有高摄取的特点，PET 显像显示为高代谢病灶。假阴性主要见于病灶过小，延迟显像有利于较小病灶的检出。

　　5. 胆道系统恶性肿瘤　胆道系统恶性肿瘤是由肝内胆管、肝外胆管及胆囊上皮细胞发生的恶性肿瘤，约占消化道肿瘤的 3% ～4% 。胆囊癌 CT 表现为胆囊壁不均匀增厚，胆囊腔内可见乳头状突起，可侵犯邻近的肝脏组织；CT 增强扫描肿块呈不均匀强化。胆管癌肝门型表现为肝内胆管迂曲扩张（软藤征）；肝外胆管型表现为肝外胆管梗阻，断端呈"截断"表现，梗阻水平以上的胆管扩张。胆道系统恶性肿瘤[18]F-FDG 高摄取，PET/CT 表现为高代谢病灶（图 6-35），有利于肿瘤的定性诊断。

　　[18]F-FDG PET/CT 显像对胆囊癌及胆管癌的诊断具有重要的临床应用价值。对于胆囊癌早期的隆起性病灶，[18]F-FDG 高摄取，有助于病变的良恶性鉴别，是早期胆囊癌诊断的有效手段；肝门部位的胆管癌常侵犯局部肝实质及肝门处血管等结构，PET/CT 显像能显示局部肿瘤侵犯范围及局部淋巴结的转移情况，对肿瘤的 T、N 分期具有重要临床应用价值；发生于胆总管下端的肿瘤，特点为肿瘤病灶小，而引起的梗阻性肝内外胆管扩张明显，常规断层影像学方法确定梗阻平面和梗阻程度并不困难，但判断梗

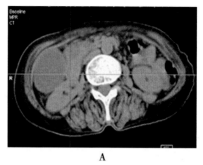
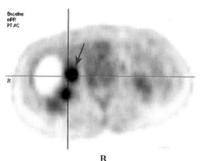
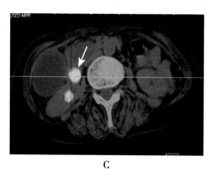

A

B

C

图 6-35　壶腹癌 ^{18}F-FDG PET 显像

A. CT 图像；B. PET 图像；C. PET/CT 融合图像。箭头指病灶

阻病变性质较困难，^{18}F-FDG PET/CT 显像所见的病灶高代谢特征有助于明确病变性质。^{18}F-FDG PET/CT 显像常规全身扫描，对于胆囊癌或胆管癌腹膜种植播散、淋巴结转移及远处转移可进行全面评估，准确分期，为优化临床治疗决策提供依据。

对于临床怀疑有胆总管下端恶性肿瘤导致梗阻性肝内外胆管扩张的患者，使用胃腔和十二指肠肠腔 CT 阳性对比剂有利于病变的检出。患者于 ^{18}F-FDG PET/CT 显像检查前 40 分钟，口服 1% ~1.5% 的泛影葡胺 500ml，充盈胰腺周围肠道，上检查床前再口服 1% ~1.5% 的泛影葡胺 250ml，充盈胃窦部和十二指肠球部及降段肠腔，有利于壶腹部小阳性病灶的检出。值得注意的是胆总管下端或壶腹部病变体积通常较小，由于受 PET 显像部分容积效应的影响，常会低估肿瘤对 ^{18}F-FDG 的摄取程度，显示的高代谢病灶可能并不典型，必要时可进行局部 ^{18}F-FDG PET/CT 延迟显像，提高病灶的检出率，同时需要注意排除结石性或结石炎症性病变导致的梗阻。

6. 胰腺癌　胰腺癌（pancreatic cancer）是发生在胰腺外分泌部分腺体的恶性肿瘤，发病年龄多在 40 ~70 岁，男性多于女性。胰腺癌可发生于胰腺的头、体、尾或累及整个胰腺，但以胰头部最多，分别为 60%、15% 和 5%，弥漫性累及整个胰腺者占 20%。

CT 是诊断胰腺癌常用的影像学方法，可显示肿瘤与周围组织脏器的比邻关系，判断有无大血管和邻近器官受累。胰腺癌 CT 检查表现为胰腺局限性肿大，周围脂肪间隙消失，周围器官或血管受侵犯或推挤移位。CT 扫描可见胆管梗阻扩张或胰管扩张，胰头癌可致胆总管下端呈"截断"征，扩张的胰管和胆总管在同一层面出现形成"双管"征。CT 平扫肿块与正常胰腺组织通常为等密度，如果病灶较大内部有液化坏死时可出现不规则的低密度区。胰腺癌是少血管肿瘤，CT 增强扫描时，病灶强化不明显，而正常胰腺组织强化明显使肿瘤显示清楚。胰腺癌与其他恶性肿瘤细胞一样都具有糖酵解增加的共同特点，葡萄糖过度利用，导致 ^{18}F-FDG 在肿瘤细胞内积聚，PET/CT 显像胰腺癌表现为高代谢病灶（图 6-36）。近期临床研究结果显示，在胰腺癌诊断与分期上，^{18}F-FDG PET/CT 显像明显优于单纯 CT 或单纯 PET，这是因为 PET/CT 整合了 PET 高敏感性与 CT 高分辨率的优势所在，一些在单纯 ^{18}F-FDG PET 显像中可疑病变在 ^{18}F-FDG PET/CT 显像检查中变得较为肯定。一些在单纯 CT 检查中容易漏诊的病灶也得到很好的显示。^{18}F-FDG PET/CT 显像对临床分期、判断预后、观察疗效及监测复发具有重要临床价值。

值得注意的是糖尿病、血糖增高的胰腺癌患者 ^{18}F-FDG 显像有时也会出现假阴性结果。对于合并糖尿病的胰腺癌患者进行 ^{18}F-FDG PET 显像时，应当十分谨慎；急慢性胰腺炎、胰腺活动性结核 ^{18}F-FDG PET 显像可出现假阳性结果，应当结合临床综合分析，排除干扰。

（七）泌尿系统肿瘤

1. 肾细胞癌　肾细胞癌（renal carcinoma）又称肾癌，多发于 40 岁以后，男性发病多于女性，是肾脏最常见的恶性肿瘤。根据病理最新分类修订结果，肾癌的主要类型有透明细胞癌、乳头状癌和嫌色细胞癌等。肾脏透明细胞癌占肾癌的 70% ~80%，乳头状癌占 10% ~15%，嫌色细胞癌占 5%。

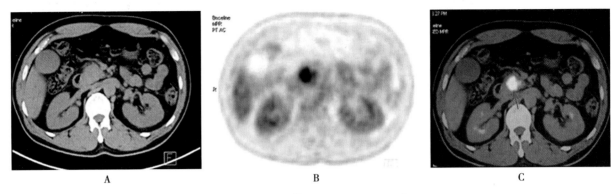

图6-36　胰腺癌^{18}F-FDG PET/CT 显像
A. CT 图像；B. PET 图像；C. PET/CT 融合图像。箭头指病灶

CT 是诊断肾癌的主要影像方法，增强 CT 诊断的准确率可达到 95%。CT 扫描肾癌表现为肾实质内软组织肿块，显示为均匀或不均匀的等密度、稍高密度或稍低密度影，可有囊变及钙化。增强扫描肿瘤病灶强化程度差别较大，多数透明细胞癌动脉期有明显强化，甚至可超过肾皮质，病灶内强化常不均匀；静脉期或延迟期对比剂消退，病灶密度低于肾皮质。增强 CT 有助于肾包膜、肾周间隙、肾旁间隙、血管、淋巴结、肾静脉及下腔静脉癌栓的显示。

肾癌对^{18}F-FDG 的摄取差异较大，约有 60% ~70% 表现为高代谢病灶，其余表现为等摄取或低摄取。这主要是因为肾癌多为透明细胞癌，透明细胞癌多为Ⅰ～Ⅱ级，肿瘤细胞膜 Glut-1 低表达，线粒体内己糖激酶活性低；肿瘤细胞内葡萄糖-6-磷酸酶活性高，将进入肿瘤细胞并经己糖激酶催化生成的 6-磷酸-^{18}F-FDG 水解，去掉 6-磷酸生成^{18}F-FDG，^{18}F-FDG 可通过细胞膜被肿瘤细胞清除。因此，PET/CT 显像无^{18}F-FDG 浓聚，出现假阴性结果。Kang 等研究结果表明，^{18}F-FDG PET 对肾癌诊断的灵敏度和特异性分别为 60% 和 100%，CT 分别为 91.7% 和 100%。因此，应当重视同机 CT 扫描结果。由于^{18}F-FDG 主要由泌尿系排泄，肾内可残留较多的放射性，对肾内肿瘤的诊断产生影响，阅片时要认真加以区别，采用呋塞米介入有利于消除尿液放射性的影响（图6-37）。^{11}C-乙酸及^{11}C-胆碱有助于肾癌的检出。

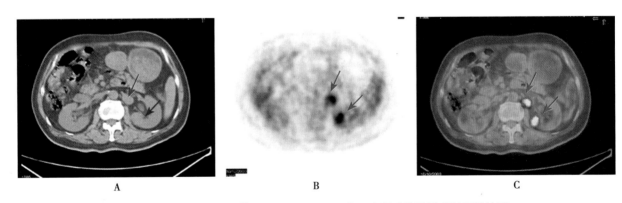

图6-37　呋塞米促排后^{18}F-FDG PET/CT 显像示左肾癌伴腹膜后淋巴结转移
A. CT 图像；B. PET 图像；C. PET/CT 融合图像。箭头指病灶

2. 膀胱癌　膀胱癌（urinary blader carcinoma）包括移行细胞癌、鳞状细胞癌及腺癌，其中移行细胞癌最多见，而鳞状细胞癌及腺癌很少见。膀胱癌主要通过膀胱镜取活组织进行病理学检查确诊。^{18}F-FDG 主要由泌尿系排泄，膀胱内蓄积很高的放射性，使膀胱癌检出十分困难，因此，需要采用呋塞米促排，消除尿液放射性的影响，才能显示膀胱癌原发灶。^{18}F-FDG PET/CT 显像膀胱癌表现为高代谢病灶，CT 于相应部位可见膀胱壁增厚（图6-38）。^{18}F-FDG PET/CT 显像对准确临床分期、评价疗效、监测复发

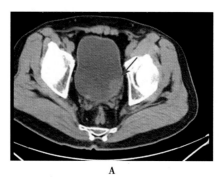
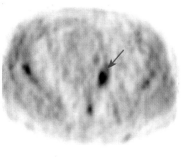
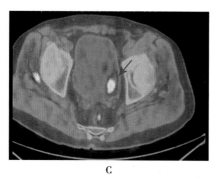

A   B   C

图 6-38 呋塞米促排后膀胱癌[18]F-FDG PET/CT 显像图

A. CT 图像；B. PET 图像；C. PET/CT 融合图像。箭头指病灶

及转移具有重要意义。

（八）生殖系统肿瘤

1. 宫颈癌 宫颈癌（cervical cancer）是女性最常见的恶性肿瘤之一，发病率仅次于乳腺癌，居第二位。患者年龄分布呈双峰状，35～39 岁和 60～64 岁，平均年龄 52.2 岁。2012 年在世界范围内，有 528 000 例宫颈癌新发病例，全年有 266 000 例死于晚期宫颈癌，其中 85% 宫颈癌发生于发展中国家。在我国宫颈癌的发病率由 1989～1990 年的 3.06/10 万上升到 2007～2008 年的 11.87/10 万，死亡率由 1989～1990 年的 2.19/10 万上升到 2007～2008 年的 3.20/10 万，宫颈癌的发病率和死亡率均逐年升高，值得关注。

宫颈癌早期临床症状不明显，而当出现症状时病情往往已到晚期，此时能够采用的治疗手段已非常有限。在治疗后的患者中大约有 29%～38% 出现肿瘤复发或病情未得到控制，其中 75% 的肿瘤复发出现在初次治疗后 2 年内。复发和未控的宫颈癌极具破坏性，预后极差，5 年生存率仅为 3.2%～13%。因此复发及难治性子宫颈癌的诊治成为临床关注的重点，而能否及时评价疗效、早期发现肿瘤复发或转移更成为重中之重。

由于宫颈活组织取材比较方便，对于宫颈癌原发灶的诊断可直接获得细胞或组织病理学结果，基本不依赖于影像学检查。宫颈癌的分期普遍采用国际妇产科联盟（International Federation of Gynecology and Obstetrics，FIGO）制定的标准，FIGO 临床分期不依据断层影像学检查，所采用的方法涉及麻醉状态下的妇科检查、阴道镜、宫腔镜、宫颈刮除术、膀胱镜、直肠镜、静脉尿路造影及骨骼和胸部 X 线检查。CT、MRI 及 PET/CT 有助于制定治疗计划，但不改变原来的分期。然而宫颈癌的预后因素不仅与临床分期有关，也与原发灶的大小、间质浸润深度、宫旁组织浸润、淋巴结及远处转移等密切相关。在这些方面影像学检查可弥补 FIGO 分期的不足。

宫颈癌的影像学检查，MRI 的软组织分辨率高，病灶显示清楚，可以准确判断肿瘤原发灶的大小，CT 显示宫颈癌原发灶的准确性不如 MRI，约有 1/2 的ⅠB 期病例在 CT 上表现为等密度，增强后病灶可表现为低密度，也可为等密度。CT 的优势在于评价较晚期的子宫颈癌，对于ⅢB～ⅣB 期子宫颈癌的准确性为 92%。MRI 对宫颈癌原发灶及宫旁肿瘤浸润的评价具有明显的优势，准确性为 90%～100%，明显高于 CT（60%～70%），原因是 CT 难以准确鉴别肿瘤与宫旁的正常组织，经常高估早期宫旁侵犯，但对晚期宫旁侵犯评价较好。MRI 的软组织分辨率高，对判断原发灶的大小及宫旁浸润具有明显的优势。随着 PET/MRI 技术的成熟与应用，两种影像技术在宫颈癌临床应用中的优势融合与互补，值得期待。

PET/CT 是一种融合功能代谢及解剖形态影像为一体的新的诊断方法，宫颈癌[18]F-FDG PET/CT 显像表现为高代谢病灶（图 6-39）。大量的临床研究证明，[18]F-FDG PET/CT 在宫颈癌的诊断、监测复发及转移、评价疗效及判断预后等方面具有重要价值。特别是对于淋巴结转移及远处转移灶的探测具有明显的优势，对于进展期患者可提供锁骨上窝及主动脉旁淋巴结转移、腹膜、大网膜及其他组织器官转移

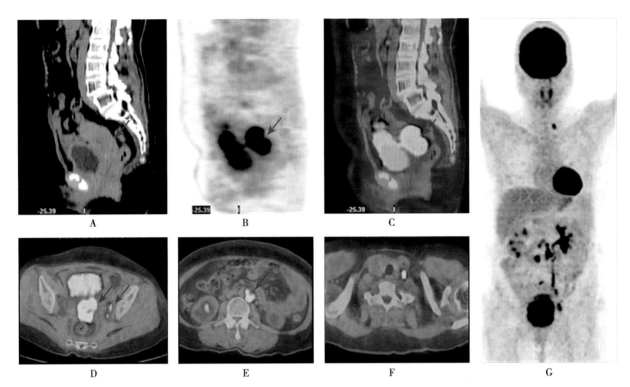

图 6-39　子宫颈鳞癌侵犯子宫体伴盆腹腔及左侧锁骨上窝多发淋巴结转移[18]F-FDG PET/CT 显像

A,B,C. 分别为 CT、PET、PET/CT 融合矢状断面图像,显示宫体受侵犯;G. MIP 图;D,E,F. PET/CT 融合图像;
D. 显示宫颈部病灶;D,E,F. 显示左侧盆腔、腹膜后及左侧锁骨淋巴结转移灶。箭头指病灶

的信息,是诊断盆腔外远处转移的首选方法。虽然淋巴结转移并不包括在 FIGO 分期中,但是淋巴结转移是影响预后的重要因素。

2. 卵巢癌　卵巢癌(ovarian carcinoma)是常见的恶性肿瘤,发病率在妇科恶性肿瘤中仅次于子宫颈癌。各个年龄段均可发病,年龄越高,发病率越高。一般多见于更年期和绝经期妇女。20 岁以下发病较少。不同病理类型的卵巢癌年龄分布也有差异,卵巢上皮癌 40 岁以后发病率迅速增加,高峰年龄为 50～60 岁,70 岁以后逐渐下降。卵巢癌的发病原因尚不清楚,可能与年龄、遗传、生育、血型、精神及环境等因素有关。卵巢癌起病隐匿,患病初期很少有症状,早期诊断困难,主要原因是卵巢肿瘤深藏于盆腔,不易扪及或检查出,而且卵巢癌生长相对较为迅速,不易捕捉到早期警告性症状,待确诊时往往已至晚期,预后差,死亡率高居妇科恶性肿瘤之首,5 年生存率仅 30% 左右,是威胁妇女生命最严重恶性肿瘤之一。临床研究证明,早期发现并及时治疗,卵巢癌的 5 年生存率可达 92%。而对于晚期卵巢癌患者,影响预后的主要因素是肿瘤复发和转移,及时发现肿瘤复发、转移,施行再次剖腹减瘤术,辅以化疗和放疗有助于延长患者生命,提高生存质量。临床上卵巢肿瘤一般通过妇科检查首先发现,再采用影像学检查评价肿瘤病灶的大小、形态、对相邻组织器官的侵犯及转移状况。Chou CY 等研究结果证明经阴道多普勒超声对卵巢癌诊断的准确性为 90%,CT、MRI 可能会遗漏淋巴结转移和腹膜小种植灶,对评价肿瘤转移可靠性差。

大多数卵巢癌原发病灶[18]F-FDG 高摄取,PET/CT 显像表现为高代谢病灶,病灶显示清楚(图 6-40),同时可评价病变对周围的侵犯情况。但是,部分卵巢癌组织结构及成分复杂,病理学表现为囊性、实性及囊实性混杂等,[18]F-FDG PET 显像主要显示的是肿瘤组织细胞的葡萄糖代谢变化,因此,病灶的表现也不相同。一般囊性卵巢癌病灶内的液性部分表现为[18]F-FDG 摄取不高或低于周围正常组织,而囊壁表现为[18]F-FDG 高摄取,但如果囊壁太薄,由于 PET 的空间分辨率有限,囊壁的高代谢改变可能不明显。实性卵巢癌病灶表现为[18]F-FDG 高摄取,病灶显示清楚。囊实性混杂的卵巢癌病灶,通常液性成分表现为[18]F-FDG 摄取不高或低于周围正常组织,而实性成分表现为[18]F-FDG 高摄取。Sironi S 等分析了 31 例卵巢癌患者的[18]F-FDG PET/CT 检查结果,对原发性卵巢癌诊断的灵敏度和特异性分别为 78.0% 和 75.0%。[18]F-FDG PET/CT 与临床表现、肿瘤标志物及其他影像学检查相结合,可提高诊断的灵敏度和准确性。PET/CT 属于功能显像与解剖显像融合技术,增加了 CT 形态学信息,有助于卵巢癌的诊断。

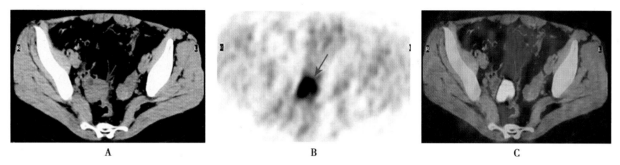

图 6-40 右侧卵巢癌患者[18]F-FDG PET/CT 显像
A. CT 图像;B. PET 图像;C. PET/CT 融合图像。箭头指病灶

年轻女性卵巢和子宫功能活跃,会出现随着月经周期变化的[18]F-FDG 生理性的摄取,有时甚至[18]F-FDG 浓聚程度很高,干扰对卵巢癌的诊断。因此,应当注意加以鉴别。[18]F-FDG 经肾脏排泄,膀胱尿液中的放射性会影响邻近部位病灶的检出,采用呋塞米介入延迟显像方法可以排除膀胱尿液放射性干扰。患者于显像前口服含碘造影剂,肠壁转移灶显示清楚,并与 PET 所见浓聚影相匹配,有利于与肠道生理性浓聚影相鉴别。目前,一些非[18]F-FDG 显像剂对卵巢癌的鉴别诊断具有良好的应用前景。

大量临床研究结果显示[18]F-FDG PET/CT 显像对于卵巢癌复发、转移,分期、再分期,疗效评价,指导治疗等方面具有明显的优势(图 6-41)。对于卵巢癌肠道、横膈和盆腔内脏表面的小种植灶,由于病灶密度与脏器的对比不明显,CT 难以检测出,这些部位病灶的高代谢在低摄取的背景下有利于 PET/CT 检出。PET/CT 提供了功能和影像的有益结合对临床 CA125 升高而常规影像学检查阴性或 CA125 虽然在正常范围,但随访过程中逐渐升高的患者,应考虑进行[18]F-FDG PET/CT 检查。PET/CT 对卵巢癌复发、转移病灶的检出阳性预测值高,但阴性预测值相对较低,对于直径<1.0cm 的病灶易漏诊,而<0.5cm 的微小病灶[18]F-FDG PET/CT 显像检出困难,提示显像阴性者仍应密切临床观察,以免延误诊断和治疗。

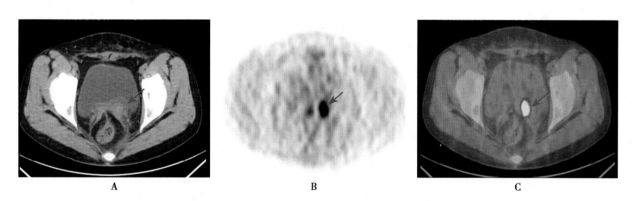

图 6-41 卵巢癌术后,阴道残端肿瘤复发[18]F-FDG PET/CT 显像(呋塞米促排后)
A. CT 示阴道残端组织增厚;B. PET 示阴道残端左侧结节状高代谢病灶;C. PET/CT 示阴道残端高代谢病灶与组织增厚位置匹配。箭头指病灶

卵巢癌二次探查术是指经理想的初次手术,完成 6~8 个疗程化疗后,经常规无创伤性检查(包括 CA125、B 超、CT、MRI 等)均未见异常时而进行的剖腹探查术。术中取腹水及腹腔冲洗液做细胞学检查,探查全腹腹膜,对可疑处进行活检,如果发现病灶则进行减瘤术。二次探查术目的在于评价卵巢癌

初次治疗后的疗效,并根据二探情况判断预后。然而,二次探查术阴性的患者术后复发率也很高,可达到50%。二次探查术在增加患者痛苦的同时并不能延长患者生存期,而且可能引起并发症和增加经济负担,对于二次探查术阳性者尚缺乏理想的治疗手段。因此,需要一种简便、无创性的检查方法预测二次探查术的价值,如果能满足临床实践要求可代替二次探查术,这是追求的目标。^{18}F-FDG PET/CT 在一定程度上有助于引导或减少卵巢癌二次探查术。

3. 子宫内膜癌 子宫内膜癌(endometrial carcinoma)是常见的女性生殖道恶性肿瘤,发病率逐渐上升。发病与年龄及绝经关系密切,63%的患者发病于50~70岁,只有25%的患者在绝经前发病,小于40岁发病者仅占2%。

子宫内膜癌增殖活跃,对^{18}F-FDG 表现为高摄取,在 PET 显像图上表现为异常放射性浓聚影(图6-42)。Saga T 等分析了21例子宫内膜癌术后患者^{18}F-FDG PET 显像结果,并与肿瘤标志物、CT 及 MRI 等结果进行比较,结果显示^{18}F-FDG PET 显像对于评价疗效、探测复发病灶具有重要价值。^{18}F-FDG PET 灵敏度、特异性和准确性分别为100%、88.2%和93.3%;CT 分别为84.6%、85.7%和85%;MRI 分别为100%、70.6%和83.3%。^{18}F-FDG PET 没有假阴性结果,提示 PET 在随访中具有重要价值。Belhocine T 等分析了34例子宫内膜癌治疗后患者^{18}F-FDG PET 显像结果,PET 检查阳性26例,其中7例经病理学检查证实,19例经临床随访证实。^{18}F-FDG PET 检查的灵敏度、特异性、准确性、阳性预测值、阴性预测值分别为96%、78%、90%、89%和91%。表明^{18}F-FDG PET 对于子宫内膜癌治疗后的复发监测具有重要价值。PET/CT 对子宫内膜癌的诊断、分期、疗效评价、监测复发和转移等方面具有重要的临床应用价值。

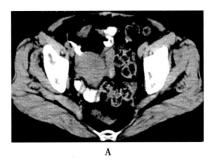 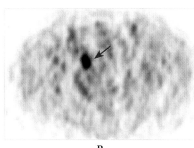 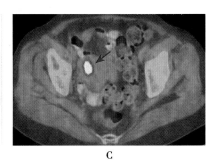

图6-42 子宫内膜癌^{18}F-FDG PET/CT 显像
A. CT 图像;B. PET 图像;C. PET/CT 融合图像。箭头所指病灶

4. 绒毛膜癌 绒毛膜癌(choriocarcinoma)是一种高度恶性的肿瘤,继发于葡萄胎、流产或足月分娩以后,少数患者可继发于异位妊娠,多为育龄期妇女发病,少数发生于绝经后。该病在60年代以前,死亡率很高,近年来,随着化疗方法学及药理学快速发展,预后有了显著改善。绒毛膜癌的临床表现主要有阴道流血、假孕、腹部包块、腹痛等,并常出现肺、阴道、脑、肝、消化道等转移。诊断依据包括患者的临床特点、HCG 水平、组织病理学检查及影像学检查等。治疗以化疗为主,手术为辅。绒毛膜癌病灶对^{18}F-FDG 高摄取,在 PET 显像图上显示高代谢病灶。Chang WC 等报道了^{18}F-FDG PET 对1例成功治疗的绒毛膜癌肺转移患者随访中的价值,该患者分别于治疗前、治疗中和治疗后进行 PET 检查,以评估病灶对于治疗的反应,证明 PET 显像对绒毛膜癌的诊断及评价病变累及范围具有重要价值,特别是 HCG 升高的患者,PET 显像可发现早期病灶,为确定治疗计划提供科学依据。Numnum TM 等报道了1例22岁女性患者,经阴道自然分娩一名健康婴儿后,阴道流血、β-HCG 升高7个月,该患者有葡萄胎和妊娠性滋养层细胞病史,需要化疗。CT、MRI 均未检出病灶,而^{18}F-FDG PET/CT 发现左侧盆腔局限性高代谢病灶,手术探查于左侧阔韧带发现转移病灶。因此,^{18}F-FDG PET/CT 有助于发现绒毛膜癌隐匿性转移病灶。

5. 前列腺癌 前列腺癌(carcinoma of prostate)中腺癌占98%,常从前列腺的外周带发生,多病灶多见。病理学上可分为高分化、中分化及低分化腺癌,其中以高分化腺癌最多见。可经局部、淋巴和血行扩散,血行转移以脊柱、骨盆最为多见。低分化腺癌对[18]F-FDG摄取较高(图6-43),而高分化腺癌对[18]F-FDG摄取较低,所以,[18]F-FDG PET/CT显像对前列腺癌的诊断价值有限,同时膀胱内的放射性也干扰前列腺本身及盆腔淋巴结转移灶的检出,需要采用呋塞米介入减少或消除尿液放射性影响。临床研究证明对前列腺癌骨转移灶的检出[18]F-FDG PET也不如SPECT全身骨扫描敏感。结合同机CT所见的骨质密度改变有助于前列腺癌骨转移灶的检出。[11]C-胆碱在一定程度上可解决前列腺癌的诊断问题。

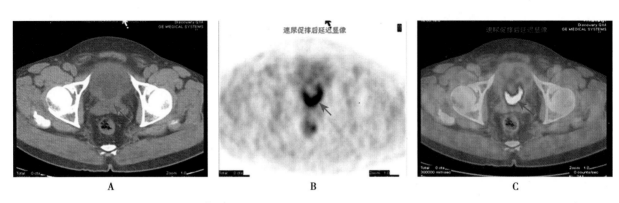

图6-43 前列腺癌[18]F-FDG PET/CT显像(呋塞米促排清除膀胱内尿液放射性)
A. CT图像;B. PET图像;C. PET/CT融合图像。箭头所指病灶

6. 其他 ^{18}F-FDG PET显像对于精原细胞瘤(seminoma)、子宫肉瘤(sarcoma of uterus)、阴道癌(vaginal cancer)及外阴癌(vulvar cancer)的诊断、分期、疗效评价、监测复发及转移具有重要意义。

(九)其他恶性肿瘤

^{18}F-FDG PET显像也可以用于原发性骨恶性肿瘤(如骨肉瘤、软骨肉瘤、尤文肉瘤等)、横纹肌肉瘤、平滑肌肉瘤、黑色素瘤、胸膜间皮瘤等恶性肿瘤的临床诊断、分期、疗效评价及监测复发。

(十)寻找恶性肿瘤原发灶

未知原发灶的肿瘤是指有明确的转移灶、而未发现原发灶者。临床上常常是首先发现淋巴结或其他组织脏器的恶性肿瘤转移灶,其中有少部分患者经过常规影像学方法可以检出原发灶,但是,仍有大部分患者不能检出原发灶。恶性肿瘤的转移灶与原发灶具有组织学的同源性,具有相似的代谢特点;[18]F-FDG是一种广谱恶性肿瘤显像剂,同时一次注射常规进行全身显像,因此,[18]F-FDG PET/CT对于寻找恶性肿瘤原发灶具有一定优势(图6-44)。临床研究结果证明[18]F-FDG PET/CT显像对未知原发灶的恶性肿瘤检出原发灶的灵敏度为30%~50%,常见的部位为肺尖、肺门、肺内侧野主动脉旁、食道下段、甲状腺、舌部、涎腺、鼻咽部、咽喉等部位。病灶过小及某些特殊类型肿瘤,如前列腺癌、肾脏透明细胞癌、原发性高分化肝细胞癌等,[18]F-FDG PET显像可出现假阴性,定期复查及使用其他显像剂,如[11]C-氨基酸(蛋氨酸、酪氨酸、氨基异丁酸等)可提高检出率。但有部分患者经多年随访也未发现原发病灶。

(十一)在放疗中的应用

放疗是一种肿瘤局部治疗方法,放疗追求的目标是最大限度地将放射剂量精确地分布到所要照射的靶区内,而且最大限度降低肿瘤靶区周围的正常组织的受照剂量,以获得最大治疗效益。适形放疗是一种新的放疗技术,即使放射高剂量的立体形态和肿瘤形态相适合,达到基本一致。放疗技术的发展从某一角度上来说就是不断追求适形放疗的发展,根据其适形的水平可以有不同等级的适形放疗。为达到剂量分布上的三维立体适形,必须要求:①照射野的形状与靶区在投照的射线束方向上的投影形状一致;②照射野内各处射线束流强度能按所需方式调整。满足条件①的放射治疗称为三维适形放射治疗(three-dimension conformal radiation therapy,3-D CRT),同时满足①和②两个条件的放射治疗称为三维调强适形放疗(intensity modulation radiation therapy,IMRT)。

适形放疗的关键是获得肿瘤在人体内的位置大小的三维分布信息,这主要依赖于现代医学影像技

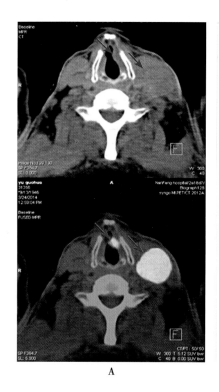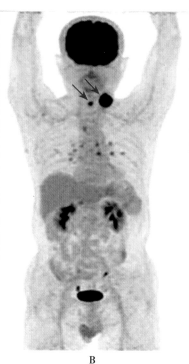

图 6-44　左颈部淋巴结转移性鳞状细胞癌，寻找原发灶
A. 上图为 CT 图；下图为 ^{18}F-FDG PET/CT 融合图像；B. MIP 图。PET/CT 示左侧声带高代谢病灶，CT 于相应部位见软组织稍增厚；左侧颈部块状高代谢病灶，CT 于相应部位见淋巴结增大。病理诊断：左侧声带中高分化鳞状细胞癌

术的引导，如 CT、MRI、PET/CT 等。因此，3-D CRT 首先要获得三维重建图像，并对发现的肿瘤勾画三维分布的肿瘤靶区（gross tumor volume，GTV），对 GTV 模拟施加不同入射角度和线束的射线（beameye view，BEV）。设置的原则是获得高剂量射线在靶区内均匀分布，同时最大限度地降低对正常组织的照射。而在临床实践中遇到的一个重要问题是如何确定靶区的位置和范围，以往认为，GTV 应完整覆盖解剖学影像 CT、MRI 所标示的肿瘤靶区，并给予均匀剂量照射。CT 和 MRI 主要提供了人体的解剖结构信息，因此在确定放疗靶区时大都是依靠 CT 图像来勾画解剖意义的分布靶区。PET/CT 可以得到肿瘤组织细胞的一系列生物学信息，包括靶区内对放射敏感性不同的区域信息，因此，提出了生物靶区（biological tumor volume，BTV）概念。例如，[18]F-FDG 可显示肿瘤组织的糖代谢情况；[18]F-FMISO 可反映肿瘤组织的乏氧状态；[11]C-蛋氨酸可提供肿瘤蛋白质代谢信息；[18]F-FLT 可监测肿瘤核苷酸代谢等生物学信息。由于肿瘤组织的生物学特性千差万别，因此 BTV 往往与 GTV 范围有一定差异。随着 PET/CT 的广泛应用，把解剖靶区与 PET 确定的生物靶区相结合进行分析，就可以为治疗计划的确定提供更加精确和可靠的依据。研究结果表明，将 CT 的 GTV 与 PET/CT 获得的 BTV 结合分析，至少有 30% 的肿瘤放疗方案发生改变，BTV 概念的提出是肿瘤放疗的一大进步。

第二节　非 ^{18}F-FDG PET/CT 代谢肿瘤显像

　　PET 属于开放系统，使用不同的显像剂可获得肿瘤不同代谢信息，如 ^{18}F-FDG 可提供肿瘤组织的葡萄糖代谢信息，正电子核素标记的胆碱、氨基酸等可分别提供肿瘤组织磷脂、氨基酸等的代谢信息，从不同角度揭示肿瘤的生物学行为，为肿瘤的精准诊断和治疗提供更多有价值的信息。

一、[11]C-胆碱

　　胆碱（choline）通过特异性转运载体进入细胞，最终代谢为磷脂酰胆碱而整合到细胞膜上。恶性肿

瘤增殖快,细胞膜成分代谢高,摄取胆碱增加。胆碱在肿瘤细胞内磷酸化后被滞留在细胞内,并且参与细胞的增殖与分化的调节。

^{11}C-胆碱(^{11}C-choline,^{11}C-CH)主要反映细胞磷脂代谢水平,是较常用的胆碱代谢显像剂。优点是血液清除快,脑组织本底低,而且不经泌尿系统排泄,对于泌尿系统恶性肿瘤的检出不受尿液中放射性的影响。因此,对于颅内肿瘤(图6-45)、前列腺癌(图6-46)、膀胱癌的诊断具有肿瘤/非肿瘤放射性比值高,肿瘤显像清晰等优点。在诊断鼻咽癌颅内及颅底骨侵犯方面,^{11}C-胆碱可避免正常脑组织对^{18}F-FDG 高摄取产生的干扰,病灶显示清楚(图6-47)。^{11}C-胆碱在中高分化肝细胞癌(图6-48)及甲状腺癌(图6-49)的诊断中可弥补^{18}F-FDG 的不足。由于^{11}C 半衰期短,使用不方便,也可使用^{18}F 标记胆碱,^{18}F-胆碱在体内的代谢特性及磷酸化速率与^{11}C-胆碱相似,不同点在于^{18}F-胆碱经尿液排泄。

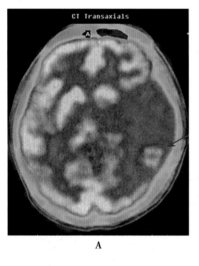

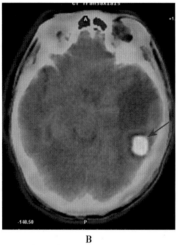

A	B

图 6-45 肺癌左侧颞叶脑转移瘤 PET/CT 图像

A. ^{18}F-FDG PET/CT 融合图像,左侧颞叶结节状高代谢病灶,病灶浓聚程度与正常脑皮质相近,周围可见明显脑水肿,大脑中线向右侧移位;B. ^{11}C-H PET/CT 融合图像,左侧颞叶结节状高代谢病灶,由于正常脑组织本底低,病灶显示清楚,优于^{18}F-FDG 图像

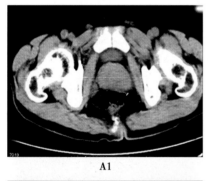
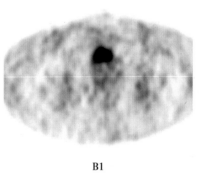
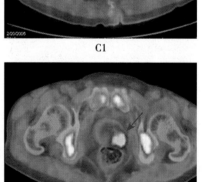

A1	B1	C1

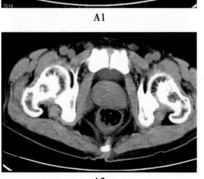
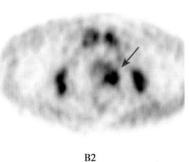

A2	B2	C2

图 6-46 前列腺癌 PET/CT 显像

A1. CT 图像;B1 及 C1. 分别为^{18}F-FDG PET 图像及 PET/CT 融合图像,前列腺内均未见高代谢病灶;A2. CT 图像;B2 及 C2. 分别为^{11}C-胆碱 PET 图像及 PET/CT 融合图像,前列腺内均见高代谢病灶。箭头指病灶

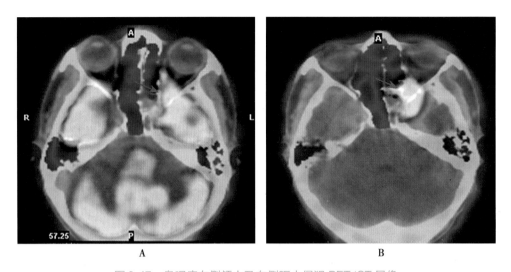

图 6-47　鼻咽癌左侧颅内及左侧眶内侵犯 PET/CT 显像

A. ^{18}F-FDG PET/CT 融合图像,颅内左侧颞叶脑组织及左侧眶内眼肌^{18}F-FDG 摄取高,与肿瘤病灶无明显界限;B. ^{11}C-胆碱 PET/CT 融合图像,颅内左侧颞叶脑组织及左侧眶内眼肌不摄取^{11}C-胆碱,肿瘤病灶显示清除。箭头指病灶

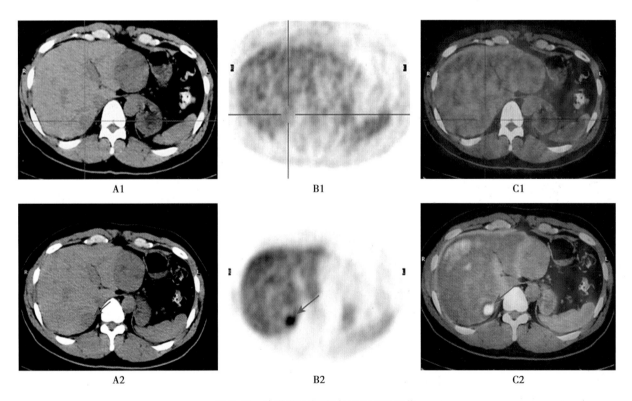

图 6-48　中分化肝细胞癌 PET/CT 显像

A1. CT 示肝右叶低密度影;B1 及 C1. 分别为^{18}F-FDG PET 图像及 PET/CT 融合图像,肝内均未见高代谢病灶;A2. CT 示肝右叶低密度影;B2 及 C2. 分别为^{11}C-胆碱 PET 图像及 PET/CT 融合图像,肝内相应部位均见高代谢病灶。箭头指病灶

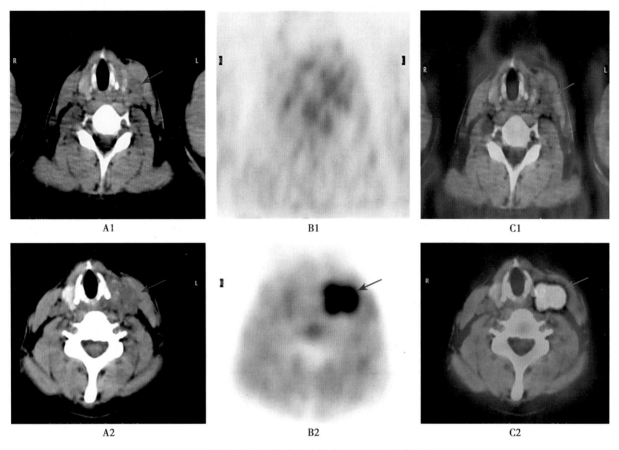

图 6-49 甲状腺乳头状癌 PET/CT 显像

A1. CT 示甲状腺左侧叶增大;B1 及 C1. 分别为^{18}F-FDG PET 图像及 PET/CT 融合图像,甲状腺左侧叶内均见轻度代谢增高;A2. CT 示左侧甲状腺增大;B2 及 C2. 分别为^{11}C-胆碱 PET 图像及 PET/CT 融合图像,甲状腺左侧叶内均见高代谢病灶。箭头指病灶

二、氨基酸

氨基酸是人体必需的营养物质,在体内主要代谢途径为合成蛋白质,转化为具有重要生物活性的酶、激素等;氨基酸转运、脱氨、脱羧,变成二氧化碳、尿素等,而被其他组织利用或排出体外。其中蛋白质合成是主要代谢途径。疾病或生理、生化改变可出现蛋白质合成的异常,标记氨基酸可显示其异常变化。

氨基酸代谢显像诊断恶性肿瘤主要是基于两个方面的机理,一是肿瘤组织氨基酸转运体高表达,使氨基酸进入肿瘤细胞的速度加快;二是肿瘤细胞增殖快,对氨基酸需求量增加。^{11}C-蛋氨酸(^{11}C-methionine,^{11}C-MET)是临床应用较广泛的氨基酸显像剂,主要反映肿瘤细胞氨基酸的转运状态,临床多用于恶性肿瘤的鉴别诊断及放化疗疗效监测。脑胶质瘤对^{11}C-MET 高摄取(图 6-50),特别是对低级别脑胶质瘤可弥补^{18}F-FDG 摄取不高的不足。

^{11}C-酪氨酸(^{11}C-tyrosine,^{11}C-TYR)在体内产生的组织代谢产物少,有利于量化蛋白质合成过程,获得肿瘤组织的蛋白合成率,量化肿瘤的氨基酸代谢率。可用于评价肿瘤的放化疗疗效,指导选择治疗方案。氨基酸显像有助于肿瘤组织与炎症或其他糖代谢旺盛病灶的鉴别。与^{18}F-FDG 联合应用可弥补^{18}F-FDG 的不足,提高肿瘤的鉴别能力。

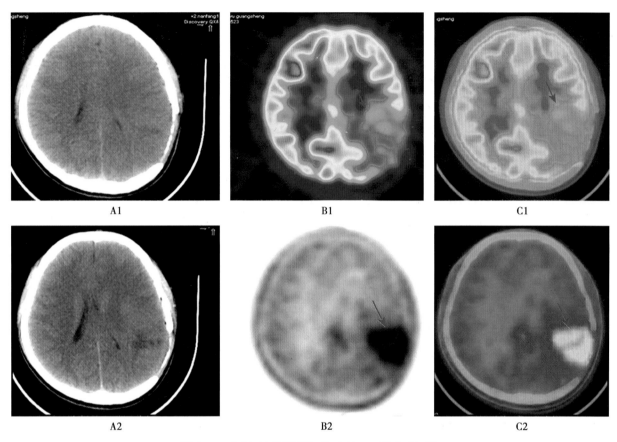

图 6-50　左顶叶星形胶质细胞瘤Ⅱ～Ⅲ级术后复发

A1. CT 图像;B1 及 C1. 分别为^{18}F-FDG PET 图像及 PET/CT 融合图像,左顶叶均见轻度代谢轻度增高;A2. CT 图像;
B2 及 C2. 分别为^{11}C-胆碱 PET 图像及 PET/CT 融合图像,左顶叶均见高代谢病灶。箭头指病灶

三、^{11}C-乙酸盐

　　^{11}C-乙酸盐(^{11}C-acetate)可被心肌细胞摄取,在线粒体内转化为^{11}C-乙酰辅酶 A,并进入三羧酸循环氧化为二氧化碳和水。能反映心肌细胞的三羧酸循环流量,与心肌氧耗量成正比,可用于估测心肌活力。

　　肿瘤细胞对^{11}C-乙酸盐的摄取机制尚不完全清楚,但大多数的研究表明乙酸盐可以进入肿瘤组织的脂质池中进行低氧代谢和脂质合成。^{11}C-acetate 可作为 β 氧化的代谢底物,也可以作为脂肪酸、氨基酸和类固醇的前体。^{11}C-乙酸盐可用于肿瘤显像,特别是对于高分化肝细胞癌及肾癌的诊断具有重要价值。

四、^{18}F-NaF

　　^{18}F-NaF 是一种亲骨性代谢显像剂。^{18}F-NaF 中的^{18}F 离子可与骨骼中的羟基磷灰石晶体中的羟基交换而沉积在骨骼中使全身骨骼显影(图 6-51)。^{18}F-NaF 积聚的量与骨骼局部血流量及骨代谢更新的活跃程度有关,而且,无论是溶骨性、还是成骨性病变^{18}F-NaF 均有积聚。^{18}F-NaF 中的^{18}F 离子大约有 50%结合到钙羟基磷灰石晶体而滞留在骨骼组织中,其余经过肾脏排泄。^{18}F-NaF 与^{99m}Tc-MDP 相比具有半衰期短、骨骼系统辐射剂量小、图像分辨率高、对肿瘤检测灵敏度高等特点。^{99m}Tc-MDP 和^{18}F-NaF 的成像机理有一些不同,^{18}F-NaF 仅与骨质代谢有关,而^{99m}Tc-MDP 除与骨磷酸钙代谢有关外还与骨有机成分代谢有关。

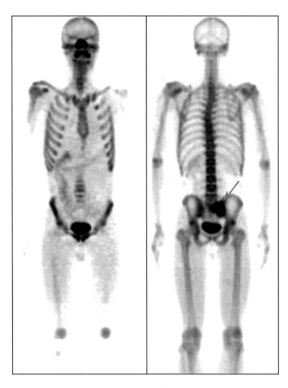

图 6-51 鼻咽癌骨转移^{18}F-NaF PET 显像
箭头指骨转移灶

第三节 ^{99m}Tc-MIBI 肿瘤显像

亲肿瘤显像属于核医学传统的肿瘤影像学诊断方法,其原理是利用某些肿瘤阳性显像剂在肿瘤中非特异性聚集的特性诊断肿瘤,该显像方法由于缺乏肿瘤组织学特异性,因此称为肿瘤非特异性显像。亲肿瘤显像常用的显像剂包括:枸橼酸镓-67(^{67}Ga-citrate)、^{201}Tl(^{201}TlCl)、^{99m}Tc-吡哆醛-5-甲基色胺酸(^{99m}Tc-PMT)、^{99m}Tc(V)-DMSA 及^{99m}Tc-MIBI 等,这些亲肿瘤显像剂虽然应用的肿瘤瘤谱较广,但对肿瘤诊断的灵敏度及特异性尚不够理想。随着医学影像学技术的快速发展,特别是 PET/CT 诊断技术的发展,^{67}Ga、^{201}Tl、^{99m}Tc-PMT、^{99m}Tc(V)-DMSA 等肿瘤显像的临床应用越来越少;而^{99m}Tc-MIBI 显像在乳腺癌、肺癌、甲状腺癌、甲状旁腺肿瘤和脑肿瘤等的诊断中仍具有临床应用价值,特别是近年来,随着乳腺专用型 γ-相机的临床应用,设备的空间分辨率提高,^{99m}Tc-MIBI 显像在乳腺癌的诊断中得到广泛应用。

一、^{99m}Tc-MIBI 显像原理

^{99m}Tc-MIBI 是脂溶性带有正电荷的化合物。实验研究证实细胞内的^{99m}Tc-MIBI 约 90% 浓聚于线粒体内。肿瘤细胞摄取的机制可能是^{99m}Tc-MIBI 经被动弥散通过细胞膜进入细胞,由线粒体膜内负电荷的吸引作用进入线粒体。影响肿瘤细胞聚集^{99m}Tc-MIBI 的因素有肿瘤组织细胞类型,血流灌注,肿瘤细胞的增殖活力等。

细胞膜 P 糖蛋白(P-glycoprotein,P-gp)能将离子型脂溶性物质泵出细胞外,P-gp 过度表达是肿瘤细胞发生多药耐药(multidrug resistance,MDR)的重要原因之一。研究发现^{99m}Tc-MIBI 是 P-gp 的作用底物,P-gp 含量增加^{99m}Tc-MIBI 被转运出肿瘤细胞外的更多,使肿瘤细胞内浓聚程度降低。因此,^{99m}Tc-MIBI 显像可反映肿瘤组织内 P-gp 的水平,可预测 MDR 的发生及化疗效果。

二、适应证

（一）乳腺癌

1. 钼靶 X 线摄片乳腺密度增高,对于乳腺肿块的良恶性鉴别有困难。

2. 乳腺癌淋巴结转移探测及辅助判断临床分期。

3. 乳腺癌高危人群的筛检。

（二）肺癌

1. 肺部肿块良恶性鉴别的辅助诊断。

2. 探测纵隔淋巴结转移灶。

3. 判断肺癌耐药情况。

（三）甲状腺癌

1. 甲状腺结节或肿块的良恶性鉴别,可不停用甲状腺激素,也不受碘摄入量的影响。

2. 甲状腺癌转移灶的诊断。

3. 分化型甲状腺癌[131]I 治疗后随访和疗效评估。

（四）甲状旁腺肿瘤

1. 甲状旁腺腺瘤的定位诊断。

2. 甲状旁腺腺瘤异位灶的探测。

3. 甲状旁腺肿瘤手术后疗效评估。

（五）脑肿瘤

1. 脑肿瘤的定性和定位诊断以及判断恶性程度。

2. 脑肿瘤手术治疗后残余病灶的检测。

3. 评估脑肿瘤放疗后疗效、鉴别放疗肿瘤坏死与复发。

（六）其他肿瘤

三、显像剂与显像方法

（一）显像剂

^{99m}Tc-MIBI 是 methoxyisobutylisonitrile 或 sestamibi 的英文缩写,中文翻译为甲氧基异丁基异腈或甲氧异腈。1986 年合成^{99m}Tc-MIBI,最初作为心肌血流灌注显像剂用于评价局部心肌血流量,区分心肌缺血和梗死,是核医学重要的心肌血流灌注显像剂。大量的临床及实验研究证实,除了心肌以外一些恶性肿瘤组织细胞对^{99m}Tc-MIBI 也有较高的摄取,经显像检查可获得肿瘤显像图,对肿瘤的定位及定性诊断具有较高的临床应用价值。

（二）显像方法

受检者无需特殊准备,根据临床需求可进行全身或局部显像、平面或断层显像。静脉注射^{99m}Tc-MIBI 740 ~ 1110MBq(20 ~ 30mCi),注射点应当选择在疑有或确定病灶的对侧肘前静脉注射,若怀疑双侧病灶时,可经足背静脉注射。动态采集时作"弹丸"注射。注射后 10 ~ 20 分钟采集早期相;2 ~ 3 小时进行延迟显像。

乳腺显像可使用乳腺显像专用装置,患者取俯卧位,使乳房自然下垂,采集左、右侧位图像;取仰卧位采集前位图像,采集视野应包括乳腺及腋窝。

四、正常影像与异常影像

（一）正常图像

早期相双侧甲状腺显影清晰,延迟相甲状腺影像消退,头颈部、双侧上肢、腋窝、胸部、腹部、盆腔及双侧下肢轮廓影清晰。双肺^{99m}Tc-MIBI分布低而均匀,两肺之间纵隔显影,心肌摄取^{99m}Tc-MIBI显影清晰,双侧乳腺影对称,放射性分布均匀,有时可见乳头浓聚影。^{99m}Tc-MIBI主要通过肝胆及泌尿系统排泄,早期相肝脏摄取高,胆囊内^{99m}Tc-MIBI聚集明显,脂肪餐可促进肝胆系统的^{99m}Tc-MIBI排泄。肾脏及膀胱^{99m}Tc-MIBI浓聚程度较高,脾脏、肠道显影,骨骼浓聚程度较低。

(二)异常图像

在正常^{99m}Tc-MIBI高摄取部位以外见到异常浓聚影或于CT显像所见的肿物部位见^{99m}Tc-MIBI高摄取即属于异常。对于异常高摄取部位要注意分析早期相与延迟相^{99m}Tc-MIBI浓聚的动态变化,延迟相病灶部位的浓聚程度较早期相降低或浓聚影消失提示良性病变的可能。

对于病灶的半定量分析有助于提高诊断的准确性。分别计算早期相和延迟相的肿瘤/非肿瘤(T/NT)比值,采用下列公式计算肿瘤滞留指数(RI):

$$RI = \frac{\text{延迟相 T/NT} - \text{早期相 T/NT}}{\text{早期相 T/NT}} \times 100\%$$

RI为正值时提示肿瘤有恶性的可能,负值时良性的可能性大。

五、临床应用价值

(一)乳腺癌

钼靶X线摄片是临床常用的乳腺癌筛查方法,但是对于乳腺密度较高的患者检出的灵敏度较低。^{99m}Tc-MIBI显像乳腺癌病灶表现为示踪剂浓聚影(图6-52),可弥补钼靶X线摄片检查的不足。Sampalis FS等对1243例患者的前瞻性研究结果证明,^{99m}Tc-MIBI显像有利于辅助钼靶摄片诊断乳腺癌,研究包括绝经后妇女503例(40%)和围绝经期妇女69例(6%)。乳腺密度增高者381例(30%)、密度正常者970例(78%),脂肪密度者381例(30%)。所有患者钼靶摄片结果根据乳腺BI-RADS报告系统分为:BI-RADS 5级16%,BI-RADS 4级12%,BI-RADS 3级16%,BI-RADS 2级和1级56%。其中417例(33%)有体格检查可触及的乳腺肿块。在1243例患者中有201例为乳腺癌患者,^{99m}Tc-MIBI显像正确诊断为阳性者186例(93%);1042例患者无恶性病灶,^{99m}Tc-MIBI显像正确诊断906例(87%)。^{99m}Tc-MIBI显像阳性者共322例,其中186例(58%)证实为真阳性;^{99m}Tc-MIBI显像阴性者921例,其中906例(98%)证实为真阴性。因此,^{99m}Tc-MIBI显像对乳腺癌诊断的灵敏度93%,特异性87%,阳性预测值58%,阴性预测值98%,准确性88%。

1. 灵敏度 对超过5660例患者的大量文献分析结果表明,^{99m}Tc-MIBI显像诊断原发性乳腺癌的

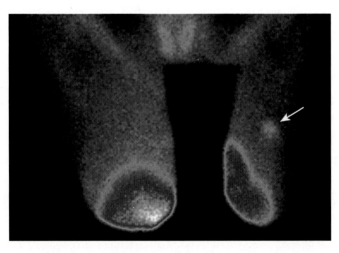

图6-52 左侧乳腺浸润性导管癌^{99m}Tc-MIBI显像图

灵敏度从80%到90%不等,平均84%。对可触及病灶的探测灵敏度明显高于不可触及的病灶。北美一项多中心研究报道的673例女性患者,乳腺可触及肿物者286例,未触及肿物但钼靶X摄片发现乳腺病灶者387例,采用盲法阅片,也就是在阅片者不知道病史和乳腺钼靶摄片结果,也不知道病灶位置及是否可触及的情况下阅片,^{99m}Tc-MIBI显像对乳腺癌探测的总体灵敏度为80%,特异性为81%。对可触及病灶探测的灵敏度为95%,特异性为74%,对不可触及病灶探测的灵敏度为72%,特异性为86%。

由于核医学显像仪器的分辨率限制,对小于1cm病灶探测的灵敏度非常低,特别是小于0.5cm病灶更是难以检出。因此,^{99m}Tc-MIBI显像不能代替钼靶X线摄片进行乳腺癌的筛查。然而,^{99m}Tc-MIBI显像的灵敏度具有不受乳腺组织密度影响的优点,可弥补钼靶X线摄片对于乳腺密度增高患者检查的不足。对于手术、放疗、化疗等治疗后导致乳腺结构改变的患者,^{99m}Tc-MIBI乳腺显像也具有一定的优势。

2. 特异性 ^{99m}Tc-MIBI显像对乳腺癌诊断的特异性稍高于灵敏度,平均86.4%。^{99m}Tc-MIBI显像乳腺癌病灶大多数表现为浓聚影,但是一些乳腺良性病变也可表现^{99m}Tc-MIBI高摄取,如乳腺局灶性炎症、脓肿、乳头状瘤、乳腺纤维腺瘤、过度增生性乳腺疾病等。分析病灶的数量及放射性分布有助于良恶性鉴别,通常乳腺纤维囊性疾病表现为一处或多处轻至中度^{99m}Tc-MIBI摄取,多为双侧、较弥散、轮廓不清的斑片状浓聚影。

乳腺癌通常较局限,病灶轮廓较清楚,多为单侧,^{99m}Tc-MIBI摄取的程度与病灶大小、部位、病理类型及激素水平等有关。半定量指标T/NT比值对乳腺肿瘤良恶性鉴别具有一定价值,T/NT比值大于1.2~1.4提示恶性病变。但是,一些良性病变,如乳腺局灶性炎症、脓肿、乳头状瘤、乳腺纤维腺瘤、过度增生性乳腺疾病等T/NT比值甚至可能超过1.5。因此,应当密切结合临床进行综合分析,排除干扰。

MRI在乳腺癌的诊断中具有肯定的临床价值,Tiling等对56例疑为乳腺癌的患者进行^{99m}Tc-MIBI乳腺显像和增强前后MRI成像的对比研究。虽然MRI的灵敏度(91%)略高于^{99m}Tc-MIBI显像(88%),但MRI的特异性(52%)显著低于^{99m}Tc-MIBI显像(83%)。Boné等在组织病理学结果的基础上比较了90例患者^{99m}Tc-MIBI显像和动态增强MRI的诊断效能,结果表明MRI的灵敏度(94%)高于^{99m}Tc-MIBI显像(82%),但MRI的特异性(47%)低于^{99m}Tc-MIBI显像(75%)。

3. 腋窝淋巴结转移的诊断 腋窝淋巴结链是乳腺主要区域引流部位。腋窝淋巴结受累是决定乳腺癌初诊患者生存率的最重要的预后因素,所以一旦确定了乳腺癌的诊断,几乎所有侵袭性癌及多数非侵袭性癌患者都将接受腋窝淋巴结清扫术。虽然腋窝清扫可提供重要的分期和预后信息,并区分患者亚型进行辅助治疗,但对于乳腺癌患者的获益是有争议的。如手臂水肿、淋巴郁滞及随后的同侧肢体感染等。因此,对于腋窝淋巴结转移的探测具有重要的临床意义。

Taillefer R报道^{99m}Tc-MIBI乳腺显像探测乳腺癌患者腋窝淋巴结转移的灵敏度为77%,特异性为89%,阳性预测值为86%,阴性预测值为84%。在对100例乳腺癌患者的前瞻性研究中,^{99m}Tc-MIBI显像探测腋窝淋巴结转移的灵敏度79.2%、特异性为84.6%,阳性预测值为82.6%,阴性预测值为81.5%。分析12篇文献461例患者的研究结果显示,^{99m}Tc-MIBI显像探测乳腺癌患者腋窝淋巴结转移的平均灵敏度为76%、特异性为88%,准确性为81%,阳性预测值为83%,阴性预测值为81%。因此,尚不能根据^{99m}Tc-MIBI显像结果完全避免侵袭性乳腺癌患者的腋窝淋巴结清扫术。但是,^{99m}Tc-MIBI显像获得的腋窝淋巴结诊断信息在特殊情况下可对临床医生治疗方案的选择提供依据。如不愿意接受腋窝清扫的患者,可能因为^{99m}Tc-MIBI显像阳性而接受腋窝淋巴结清扫术;如果乳腺癌原发病灶表现为^{99m}Tc-MIBI高摄取,而腋窝阴性,外科医生可考虑对肥胖或老年患者不进行腋窝淋巴结清扫手术。显然,^{99m}Tc-MIBI显像对于乳腺癌的临床治疗决策具有一定的辅助价值。

4. 乳腺密度增高患者的诊断 尽管钼靶X线乳腺摄片总体质量有所改善,乳腺密度增高仍是诊断的难点,大量临床研究表明乳腺组织的密度是检查灵敏度的重要限制因素。由于乳腺癌病灶对X线的衰减特征与高密度腺体及纤维组织相似导致乳腺癌检出灵敏度低,除非肿瘤病灶与脂肪组织重叠或局限于脂肪组织内,否则乳腺癌难以检出。流行病学研究证实大约 25% 的女性乳腺密度较高,我国女性乳腺密度增高的比例要大于 25%。^{99m}Tc-MIBI 显像属于肿瘤阳性显像,对乳腺癌诊断的灵敏度不受乳腺组织密度的影响,对于乳腺密度增高的患者,^{99m}Tc-MIBI 显像比钼靶 X 线摄片更有优势。对于可触及肿块,钼靶 X 线摄片表现为高密度乳腺组织而未发现肿瘤的患者,可能获益于 ^{99m}Tc-MIBI 显像。Khalkhali 等报道多中心对 558 例女性患者的前瞻性研究结果,共有 584 个乳腺病灶(其中有 26 例为双侧乳腺病灶)中,276 个乳腺密度增高。^{99m}Tc-MIBI 显像对脂肪密度乳腺和高密度乳腺的诊断效能无明显差异,证明 ^{99m}Tc-MIBI 显像对乳腺癌的诊断不受乳腺密度影响。

5. 对"医源性"乳腺组织结构改变患者的诊断　对于乳腺手术、放疗、化疗及活检所致的乳腺组织结构改变会影响钼靶 X 线摄片的诊断效果,乳腺内"医源性"所致的瘢痕形成使乳腺评价更困难和更不确定。^{99m}Tc-MIBI 作为阳性显像方法不受乳腺组织结构改变的影响。因此,对于由上述原因所致乳腺结构异常的患者,^{99m}Tc-MIBI 显像比钼靶 X 线摄片更具优势,有助于复发病灶的检出。同样对于乳腺内植入填充物的美容患者,由于填充物内无或很少 ^{99m}Tc-MIBI 分布,使病灶与本底差异增大,有利于乳腺内病灶的检出。

6. 乳腺内多灶性病变的评价　对于怀疑乳腺内多病灶的患者,在手术前其他检查方法不能明确诊断的患者,可进行 ^{99m}Tc-MIBI 显像评价多灶性疾病的存在。因为 ^{99m}Tc-MIBI 阳性显像不受乳腺组织密度等因素的影响,有助于多个病灶的检出,为临床治疗提供依据。

7. 乳腺癌高危患者的筛查　研究表明一些因素可增加乳腺癌患病的风险,这些因素包括乳腺癌家族史、遗传易感性、乳腺受到辐射、乳腺内病灶局部切除术和放疗、组织异型及使用激素类避孕药等。虽然 ^{99m}Tc-MIBI 显像不能用做乳腺癌的筛选检查,但对于乳腺癌高危患者,特别是对于乳腺密度增高者例外。因为,钼靶 X 线摄片和超声检查对这些患者的筛查并非 100% 有效,^{99m}Tc-MIBI 显像可作为一种有效的补充,尤其是对于乳腺密度增高者更有价值。

8. 对化疗反应的评价　^{99m}Tc-MIBI 是 P-gp 的作用底物,与多药耐药有关,MDR 基因过度表达的肿瘤细胞对 ^{99m}Tc-MIBI 的摄取明显减少。因此,^{99m}Tc-MIBI 显像可评价乳腺癌对化疗的敏感性,预测对化疗药物的反应。新辅助疗法或诱导化疗越来越多地用于乳腺癌的治疗,随后进行外科治疗,其主要目的是提高肿瘤的可治愈性并使保乳治疗成为可能。局部进展期乳腺癌的新辅助疗法、化疗的最佳强度及持续时间仍有争议,部分程度上是因为难以评价肿瘤对化疗的反应。研究表明在对化疗反应的临床评价和病理评价之间存在明显偏差。因此,对化疗反应的早期客观评价具有重要的临床意义。

Mankoff 等前瞻性评价 32 例接受新辅助化疗的局部进展期乳腺癌患者,患者在治疗前、治疗后 2 个月、化疗结束时及手术前进行 ^{99m}Tc-MIBI 显像,计算 T/NT 比值;对化疗有反应者 T/NT 比值降低 35%,无反应者 T/NT 比值增加 17%;达到病理学原发肿瘤肉眼可见的完全反应的患者,术前 ^{99m}Tc-MIBI 显像 T/NT 比值平均降低 58%,部分病理学反应的患者降低 18%;T/NT 比值降低大于 40% 者鉴别完全反应的灵敏度为 100%,特异性为 89%。有关这方面的应用还需要进一步深入研究。

9. 应用前景　^{99m}Tc-MIBI 显像在乳腺癌中的应用 γ-照相机的空间分辨率是主要的限制因素之一,对于乳腺内的小病灶,特别是 <1.0cm 的病灶容易漏诊。随着科学技术的飞速发展,核医学显像设备的空间分辨率也得到了一定程度的改善,乳腺专用 γ-照相机的出现进一步提高空间分辨率,在乳腺癌的诊断中发挥重要作用。特别是采用碲锌镉(Cadmium-Zinc-Telluride,CZT)半导体探测器的乳腺专用 γ-显像仪的探头由两个互成 180° 的平板 CZT 半导体探测器构成,专门用于乳腺显像。临床初步应用结果显示,乳腺专用 γ-显像仪对乳腺癌的检出灵敏度与钼靶 X 线相近,特异性明显高于钼靶 X 线摄片,对于高密度乳腺组织与 MRI 相似,具有良好的应用前景。

(二)肺癌

^{99m}Tc-MIBI 显像对肺癌的诊断具有一定的临床应用价值,肺癌 SPECT 显像表现为 ^{99m}Tc-MIB 高摄

取,病灶出现示踪剂浓聚影(图6-53)。对于肺部病变的良、恶性鉴别及肺癌纵隔内淋巴结转移的诊断具有一定意义。^{99m}Tc-MIBI 显像对肺癌诊断的灵敏度为78% ~96%,特异性为70% ~91%。对纵隔淋巴结转移灶的检出灵敏度为85.7% ~87.5%,特异性为83.3% ~88.2%。此外,^{99m}Tc-MIBI 显像还可用于预测小细胞肺癌化疗效果及评价治疗反应。在肺癌的治疗过程中,观察治疗前后 RI 的变化有助于评价治疗效果及判断预后,如 RI 由正值转为负值提示治疗有效。

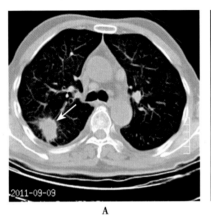 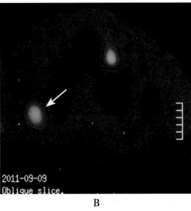 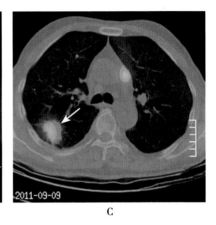

图6-53　右上肺腺癌^{99m}Tc-MIBI SPECT/CT 断层显像图
A. CT 图像;B. SPECT 图像;C. SPECT/CT 融合图像。箭头指病灶

(三) 甲状腺癌

甲状腺摄取^{99m}Tc-MIBI 的机理与摄取^{131}I 或^{99m}TcO$_4^-$不同,不受碘摄入量或过量甲状腺激素抑制的影响,治疗前后及分化型或未分化型甲状腺癌均可摄取^{99m}Tc-MIBI。因此,可用于甲状腺肿瘤良恶性鉴别的辅助诊断,^{131}I 或^{99m}TcO$_4^-$甲状腺扫描与^{99m}Tc-MIBI 显像可联合应用,对于^{131}I 或^{99m}TcO$_4^-$显像甲状腺"冷结节",^{99m}Tc-MIBI 显像检出甲状腺癌的灵敏度为83%,特异性为72%,阳性预测值43%。对于甲状腺髓样癌^{99m}Tc-MIBI 显像阳性率更高,特别是对于无摄^{131}I 功能的甲状腺癌复发和转移灶^{99m}Tc-MIBI 显像可弥补^{131}I 显像的不足。

对于功能自主性甲状腺腺瘤的诊断,可替代 TSH 兴奋试验,显示甲状腺正常组织,除外先天性异常;对于胸骨后甲状腺的诊断具有临床实用价值。对于甲状腺激素替代治疗的患者,无须停服甲状腺素片进行甲状腺显像。采用 RI 进行半定量分析可提高甲状腺癌诊断的准确性。

(四) 甲状旁腺瘤

^{99m}Tc-MIBI 早期与延迟双时相显像是甲状旁腺腺瘤定位诊断的重要手段。一般>1g 的甲状旁腺腺瘤均能检出,可用于手术治疗后疗效评估。对于术后症状仍未缓解,可疑有其他部位甲状旁腺腺瘤的探测有一定价值。对甲状旁腺腺瘤诊断的灵敏度及特异性均优于 CT、MRI 及超声检查,特别是 SPECT/CT 的临床应用使^{99m}Tc-MIBI 对甲状旁腺腺瘤的诊断价值明显提高。

(五) 脑肿瘤

由于^{99m}Tc-MIBI 不能通过血-脑屏障,只能滞留在脑外血窦和血管中,^{99m}Tc-MIBI 显像脑组织呈放射性缺损区,而脉络膜等血窦可显影。当脑组织发生肿瘤,血-脑屏障被破坏时,^{99m}Tc-MIBI 可通过血-脑屏障进入病灶。由于^{99m}Tc-MIBI 带正电并且具亲脂性,可被肿瘤细胞中糖蛋白吸附。此外,肿瘤细胞的膜电压与正常细胞不同也可促使肿瘤细胞摄取^{99m}Tc-MIBI 增加实现肿瘤阳性显像。Xu Cheng 等一项荟萃分析结果显示,^{99m}Tc-MIBI 显像对于脑胶质瘤放疗后复发诊断的灵敏度介于73.3% ~98.4%之间,平均89.8%;特异性介于75% ~95.5%,平均91.9%。但是,由于受 SPECT 空间分辨率的限制,难以检出小病灶。脑内脉络丛内的生理性摄取对于某些脉络丛封闭不完全的患者,而且病灶位于脉络丛附近时则病灶容易被误认正常脉络丛而漏诊。

（六）其他肿瘤

^{99m}Tc-MIBI 显像还可用于淋巴瘤、头颈部肿瘤、骨肿瘤、多发性骨髓瘤、肝癌等恶性肿瘤的诊断。

六、注意事项

1. ^{99m}Tc-MIBI 肿瘤显像属于非特异显像，多种因素影响肿瘤组织细胞对^{99m}Tc-MIBI 的摄取及清除，对于肿瘤诊断有一定的假阳性和假阴性，如一些增殖性炎性病灶易于出现假阳性，部分乳腺导管癌、硬癌或肿瘤并发出血可表现为假阴性，同时假阴性病例的出现也可能与肿瘤细胞所含的多耐药基因表达产物 P-gp 含量过高有关。因此，应当密切结合临床及其他相关检查结果进行综合分析。

2. ^{99m}Tc-MIBI 通过肝胆系统经肠道排泄，对腹部肿瘤的诊断产生干扰。由于^{99m}Tc-MIBI 主要分布于细胞线粒体内，所以在心肌、唾液腺、甲状腺等富含线粒体的组织中浓聚程度较高，也在一定程度上干扰了对其邻近部位病灶的检出，应当注意分辨。

3. 受通用型 SPECT 显像仪器空间分辨率的影响，对于<1.0cm 的病灶检出困难，而乳腺专用 γ-照相机推广及临床应用，设备的空间分辨率得到进一步提高，^{99m}Tc-MIBI 显像在乳腺癌的诊断中发挥重要作用。

4. 图像的采集条件、患者的体位、给药途径、注射方法等技术操作均可对显像图引入干扰，应当注意分辨。

本章小结

肿瘤显像根据肿瘤局部放射性分布情况可分为肿瘤阴性显像和肿瘤阳性显像两类。PET 正电子显像属于肿瘤阳性显像，PET/CT 实现了功能代谢影像与 CT 解剖形态学影像的同机融合，取长补短、优势互补，是现代医学影像学技术进步的重要标志。

PET 是开放系统，采用不同的显像剂可获得不同的诊断信息。目前，使用的 PET 肿瘤代谢显像剂主要有：^{18}F-FDG、^{11}C-胆碱、^{11}C-蛋氨酸、^{11}C-乙酸盐、^{18}F-NaF 等，其中^{18}F-FDG 是葡萄糖的类似物，是最常用的显像剂。静脉注射^{18}F-FDG 前，受检者应做必要的检查前准备，以尽量减少或避免对诊断的干扰。PET 图像采集包括发射扫描和透射扫描，发射扫描方式有 2D 采集、3D 采集、静态采集、动态采集和门控采集，按照扫描范围分为局部采集和全身采集。根据图像采集的时间点不同分为早期显像和延迟显像，早期显像与延迟显像相结合，称为双时相显像。PET 图像重建主要采用有序子集最大期望值迭代（OSEM）法，飞行时间（TOF）技术可降低图像噪声，采用图像融合技术将 PET 和 CT 图像数据合成为单一图像。PET 图像的分析有定性分析和采用标准化摄取值（SUV）进行的半定量分析。^{18}F-FDG PET/CT 临床上主要用于肿瘤的良恶性鉴别诊断、肿瘤的分期、评价疗效、监测复发及转移、肿瘤残余和治疗后纤维组织形成或坏死的鉴别、寻找原发灶、指导临床活检、指导放疗计划，也应用于一些非肿瘤疾病的诊断。

^{99m}Tc-MIBI 显像属于肿瘤阳性显像，主要应用于乳腺癌、肺癌、甲状腺癌、甲状旁腺瘤及脑肿瘤等的临床诊断，特别是乳腺专用 γ 照相机的推广和临床应用，设备的空间分辨率得到进一步提高，^{99m}Tc-MIBI 显像在乳腺癌的诊断中发挥重要作用。

（王全师）

放射性核素骨、关节显像是一种高敏感性的骨骼疾病诊断方法,目前已经成为临床影像核医学最具优势的项目之一。其主要是将能被骨质浓聚的放射性核素或标记化合物引入体内,然后在体外进行全身骨显像,可显示全身各部位骨骼的形态、血供和代谢情况,并可显示病变的部位和范围,具有灵敏度高等特点,为临床诊断和治疗提供有价值的信息。

第一节　骨、关节显像原理和方法

人体骨骼系统由 206 块骨构成,每块骨均由骨质、骨髓和骨膜组成,并含有丰富的血管和神经。骨质由多种细胞和细胞间的骨基质组成。骨细胞按其形态和功能一般分为三种类型:骨细胞、成骨细胞和破骨细胞,三种细胞在某些特定条件下可彼此转化,从一种细胞变为另一种细胞。骨基质由有机物质和无机成分构成,有机物主要有骨粘连蛋白、骨钙蛋白、蛋白多糖以及少量的硫酸软骨素。骨基质中的无机成分通称为骨盐,主要是羟基磷灰石[$Ca_{10}(PO_4)_6(OH)_2$],是由钙、磷酸根与羟基结合而成,为六角形的晶体。每克骨内的羟基磷灰石表面积约为 $100m^2$,类似离子交换柱,能与组织液中各种相应的离子或化合物进行离子交换或化学吸附。

骨与骨之间以结缔组织纤维、软骨或骨组织相连,形成骨连结,称为关节(joint)。根据连结的方式不同,关节分为三大类即纤维连结、软骨结合和滑膜关节。滑膜关节的基本结构是关节面(articular surfaces)、关节囊(articular capsule)和关节腔(articular cavity)。关节面是一相邻两骨的接触面,表面覆以光滑的关节软骨,多为透明软骨。关节囊由结缔组织形成,它附着于关节面的周缘及其附近的骨面上,封闭着整个关节腔,可分为内层的滑膜和外层的纤维膜。滑膜紧贴于纤维膜的内面,附着于关节软骨的周缘,可分泌滑液,起到减轻关节摩擦和保护关节的作用。纤维膜由结缔组织组成,有丰富的血管和神经,起着固定关节和限制关节运动的作用。关节腔是由关节囊的滑膜和关节软骨共同围成的密闭腔隙,腔内含少量滑液,内为负压,有利于关节运动并能维持关节的稳定性。

核医学应用平面和断层骨显像探测早期骨骼病变,监测骨骼疾病的发展过程,评价骨骼病灶的代谢活性。关节显像能灵敏地检测关节疾病及评价关节和关节周围骨骼病变,非常有助于骨关节病变的早期诊断、鉴别诊断,并且可以观察关节疾病的病变范围、大小和对治疗的反应。

一、骨显像

(一) 原理

将放射性核素标记的特定骨显像剂(如 ^{99m}Tc 标记的亚甲基二膦酸盐、^{18}F 标记的氟化钠等)经静脉注射后,随血流达到全身骨骼,与骨的主要无机成分羟基磷灰石晶体发生离子交换、化学吸附以及与骨组织中的有机成分结合而沉积在骨组织内,利用放射性核素显像仪器(γ 相机、SPECT、PET 等)探测放射性核素显像剂在骨骼内的分布情况而形成全身骨骼的影像。

亲骨性显像剂的聚集可反映局部骨代谢,与成骨和破骨的状态呈比例。骨骼各部位聚集骨显像剂的多少主要与其血流灌注量、代谢活跃程度及交感神经状态有关。当骨骼组织无机盐代谢更新旺盛,局部血流量增加,成骨细胞活跃(osteoblastic activity)和新骨形成时,可较正常骨骼聚集更多的显像剂,显像图上呈现异常的显像剂浓集区;当骨骼组织血液供应减少,或由于多种因素造成破骨细胞活性(osteoclastic activity)增强时,产生溶骨(osteolysis),骨显像剂聚集随之减少,呈现显像剂稀疏区。若病变骨内交感神经受损也可导致局部充血,血流增加,使显像剂在骨内的聚集增多。因此当骨骼发生病理性改变时,如肿瘤、炎症、骨折等,均可导致局部血流、代谢和成骨状态的改变,从而对骨骼疾病提供诊断依据。

(二) 适应证与禁忌证

1. 适应证

(1) 有恶性肿瘤病史,早期寻找骨转移灶,治疗后随诊。

（2）评价不明原因的骨痛和血清碱性磷酸酶升高。

（3）已知原发骨肿瘤,检查其他骨骼受累情况以及转移灶。

（4）临床怀疑骨折。

（5）早期诊断骨髓炎。

（6）临床可疑代谢性骨病。

（7）诊断缺血性骨坏死。

（8）骨活检的定位。

（9）观察移植骨的血供和存活情况。

（10）探查、诊断骨、关节炎性病变和退行性病变。

（11）评价骨病变治疗后的疗效。

2. 禁忌证 无明确禁忌证。

（三）显像剂

目前常用的骨显像剂主要有两大类,一类是单光子显像类显像剂,以^{99m}Tc-亚甲基二膦酸盐(^{99m}Tc-MDP)为代表,因其使用SPECT显像理想的放射性核素^{99m}Tc标记且具有良好生物学性能,而成为目前最常用的SPECT显像类骨显像剂。成年人使用剂量一般为555~1025MBq(15~25mCi),体重大的患者可酌情加量,静脉注射后2~5小时进行静态骨显像。儿童患者剂量按9.25MBq(0.25mCi)/kg计算,最小剂量不应低于74MBq(2mCi)。

另一类是正电子显像类显像剂,以^{18}F标记的氟化钠(^{18}F-NaF)为代表。与^{99m}Tc-MDP比较,^{18}F-NaF具有更好的药物代谢动力学特性如血液清除更快,骨组织摄取更高,约为^{99m}Tc-MDP的2倍,并且使用PET进行显像更加提高显像的分辨率,此外结合同机进行的CT显像提供的精细的解剖结构,大大提高了对骨骼病变诊断的特异性和准确度。成年人使用剂量一般为185~370MBq(5~10mCi),对于肾功能好的患者静脉注射后30~45分钟即可进行显像,为了提高显像质量尤其是四肢长骨的显像质量可延迟至静脉注射后90~120分钟进行显像。儿童患者剂量按2.22MBq(0.06mCi)/kg计算,剂量范围约18.5~185MBq(0.5~5mCi)。

（四）显像方法

1. 患者准备 无需特殊准备。静脉注射显像剂,嘱咐患者多饮水,成年人在注射显像剂后2小时内饮水应达到500~1000ml,检查前排尽尿液,以减少膀胱对图像的影响,注意不要让尿液污染患者的衣物和身体。请患者摘除金属物品。因疼痛而不能卧床者,先给注射镇痛药物。

2. 图像采集

（1）^{99m}Tc-MDP显像

1）三时相骨显像:患者平卧位,探头配置低能通用型准直器,能峰为140keV,窗宽20%,矩阵为128×128或256×256,Zoom 1.0~1.5,探头对准检查部位,包括对侧相应部位,以弹丸式静脉注射^{99m}Tc-MDP后,启动开关,立即1帧/3秒速度连续采集20帧(1分钟)为血流相,然后以1帧/1~2分钟速度采集5帧为血池相,2~5小时静态骨显像为延迟相。血流相、血池相和延迟相三者称为三时相骨显像,如再加上一次24小时静态骨显像为四时相骨显像。

通过计算机处理,利用感兴趣区技术得到时间-放射性曲线,进行定量或半定量分析,算出局部血流灌注、血池和骨盐摄取比值,以便进行对比分析。

2）局部骨显像:患者仰卧于检查床上,探头配置低能高分辨或低能通用型准直器,能峰为140keV,窗宽20%,矩阵为128×128或256×256,Zoom 1.0~1.5,采集足够计数使骨影像清晰。根据所需检查的病变部位选择不同体位,如检查胸部骨骼取前位,背部骨骼取后位,头颅骨取前位、后位及左右侧位,有些病变位于肩胛骨与肋骨重叠的部位,可采用双上臂外展并抱头体位。

3）全身骨显像:选用低能高分辨准直器,采集矩阵为256×1024,Zoom为1.0,扫描速度根据放射性活度、探头灵敏度而定。使准直器尽量接近体表,常规取前后位及后前位,对可疑的局部阳性病变,可加做局部显像或选择不同角度斜位显像,必要时追加SPECT断层显像或SPECT/CT融合显像。

4）断层骨显像:①SPECT断层显像:主要用于存在骨结构重叠的部位如头颅、椎体、骨盆、髋关节（股骨头）等。当患者平面显像鉴别有困难时,应进行局部断层显像。一般配用低能高分辨或通用型准直器,能峰为140keV,窗宽为20%,矩阵为128×128或64×64,Zoom 1.0~1.5。应用圆形或椭圆型轨迹旋转360°,1帧/6°,1帧/6秒,共采集60帧;②SPECT/CT融合显像:定位像,范围<500mm,电流为30mA,电压为120kV,确定SPECT与CT扫描范围保持一致;之后行螺旋CT断层扫描,层厚3mm,间距1.5mm,CT准直器为6.0×1.5,矩阵512×512,能量140kV、250mA,标准分辨率;完成螺旋CT断层扫描后,SPECT探头自动复位,随后行SPECT断层采集:矩阵64×64,放大倍数1.46,采集360°,双探头各旋转180°,每6°步进,每帧采集30秒。

图像融合处理:对所得图像通过同机融合软件,实现SPECT和CT图像的同机自动融合。

（2）^{18}F-NaF显像:常规进行全身显像,图像采集可参考^{18}F-FDG PET/CT显像。

二、关节显像

（一）原理及显像剂

当关节发生炎症或退行性变时,大量的滑膜增殖、水肿,关节液增多,血管增生,毛细血管通透性增加,导致局部血运增加,还有软骨破坏伴周围成骨反应性增生,使^{99m}Tc-MDP或^{99m}TcO$_4$$^-$在增殖的滑膜上过度聚集,从而使骨关节显影。

显像剂主要使用^{99m}Tc-MDP或^{99m}TcO$_4$$^-$。用^{99m}TcO$_4$$^-$关节显像,受检者须口服KClO$_4$ 400mg封闭甲状腺,1小时后静脉注射显像剂,立即检查,30分钟内完成,因为^{99m}TcO$_4$$^-$在关节的浓聚与清除很迅速,延迟检查会误诊。使用^{99m}Tc-MDP时使用剂量同骨显像。

（二）显像方法

根据需要确定体位和采集方式。可局部显像、全身显像或动态显像。一般手、足局部显像,脊柱关节、肩关节和髋关节用前位和后位,膝关节前位侧屈曲60°。采用动态采集可以观察关节、滑膜以及骨在三时相（血流相、血池相和延迟相）的变化,必要时可以进行关节断层显像和半定量分析。

用^{99m}Tc-MDP关节显像患者不需要特殊准备,同骨显像。仍采用局部静态骨显像、三时相骨显像、全身骨显像和SPECT/CT融合图像。

第二节　正常骨关节图像

一、骨显像

（一）三时相骨显像

1. 血流相　静脉注射骨显像剂后8~12秒,可见骨局部的大血管显影,随后逐渐显示软组织的轮廓。两侧动脉显影,放射性分布均匀、对称。

2. 血池相　一般在注射骨显像剂后1~2分钟后即可获得,此时显像剂大部分仍分布在血管床和血窦内。软组织轮廓更加清晰,双侧对称,显像剂分布均匀。骨的显像剂稀疏,欠清晰,这一时期主要是反映局部软组织的血运情况。

3. 延迟相　同骨静态显像

（二）全身骨显像

由于各部位骨骼的组成结构、血液供应和代谢活跃程度等的不同,使得骨显像剂的分布也不同。扁平骨如颅骨、肋骨、椎骨和胸骨等,以及长骨的骨骺端摄取的显像剂较多,而含骨密质较多的长骨骨干摄取显像剂相对较少。人的骨骼分布是左右对称的,所以正常人全身骨骼显像剂分布也是两侧对称的(图7-1)。骨显像还存在年龄差异,儿童和成人的影像有不同之处,前者骨影普遍增浓,骨骺部位和成骨中心区可见明显的显像剂浓集。多数老年人由于骨与软组织比值降低,骨骼显示欠清晰。由于显像剂经过泌尿系统排泄,因而在全身骨显像上可见肾脏、膀胱影,有时还可见输尿管显影。

1. 面颅骨　颅骨、上颌骨、下颌骨显示清晰,显像剂分布均匀对称。甲状软骨显像剂较多。鼻咽部和鼻窦区血流量较多,显像剂相对浓集。

2. 肋骨和胸骨　胸骨角的显像剂呈明显浓集。胸骨与胸椎重叠,必要时可加照斜位像。双侧肋骨放射性分布均匀对称,第1胸肋关节和胸锁关节可见显像剂浓集,且常见两侧不对称。儿童和青年人在肋软骨结合部可见生理性的浓集。

3. 肩胛骨　除肩峰、喙突、肩胛冈、肩胛下角摄取较多显像剂以外,其余部分因骨质菲薄而显示不清。

4. 椎体　整个脊柱的显像剂分布是不一致的。在后位像上由于正常生理弯曲的存在,胸椎段显示更为清晰,可见胸椎横突,下部胸椎更明显。腰椎显示清晰,下部胸椎和腰椎的间盘呈带状显像剂减低区。年老患者的颈椎下段和胸椎常可见显像剂略浓集,这是椎体的退行性改变。脊柱融合不良可出现局部透明区。侧位像能清楚显示颈椎,并能区分颈椎体和棘突。

5. 骨盆　前位像髂前上棘显像剂聚集较多,后位像骶骨和骶髂关节显示明显,坐骨结节较清晰。

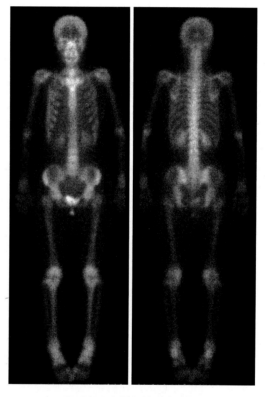

图7-1　正常全身骨静态显像

股骨颈比股骨头和大转子影淡。可见膀胱影,一般形态为椭圆形或圆形,但膀胱手术后可发生位置和形态变异,有时和异常的耻骨浓集影难以区分。

二、关节显像

关节由骨端骨松质、软骨和滑膜三种组织组成。各关节处显像剂浓集高于邻骨组织。内部显像剂分布匀称,松质骨摄取较多,密质骨较少,因软骨基本无血运,故关节显像时骨不显影(显像剂为 $^{99m}TcO_4^-$ 时)。关节腔显像清晰,双侧关节对称均匀分布。儿童、青少年关节显像较老年人明显,生长期的儿童骨骺板表现为双侧规则、对称的条状聚集带。四肢骨的大关节可见对称性显像剂浓集,在肌腱附着区和持续的骨形成区也可见显像剂增高。肱骨头显示清晰,右肩关节由于多数人右手劳动常比左侧显像剂增多。小儿干骺端显像剂呈对称性浓集。

第三节　异常骨、关节图像

一、骨显像

（一）三时相骨显像

1. 血流相

（1）动脉灌注增强：表现为患侧局部大血管位置、形态的改变以及显像剂异常聚集,多见于原发性骨肿瘤和急性骨髓炎等。

（2）动脉灌注减少：表现为病变部位显像剂稀疏、缺损,灌注时相的改变,如灌注的峰时延迟、峰值降低,见于骨血流完全中断、骨坏死如股骨头（缺血）无菌性坏死,骨梗塞和某些良性骨病。

2. 血池相

（1）局部的软组织或其周围软组织显像剂异常增高：见于恶性骨肿瘤、急性骨髓炎、蜂窝织炎等。这是由于局部血管增生、扩张所致;也见于股骨头无菌性坏死,由静脉回流障碍引起。

（2）骨局部的软组织显像剂稀疏、缺损：通常表现为局部显像剂分布欠均匀,显像剂增高的同时伴显像剂减低,提示有供血不足、血栓形成或坏死存在。图7-2所示动态骨显像,右股骨下端骨肉瘤在血流、血池相表现为病灶局部显像剂明显浓集。

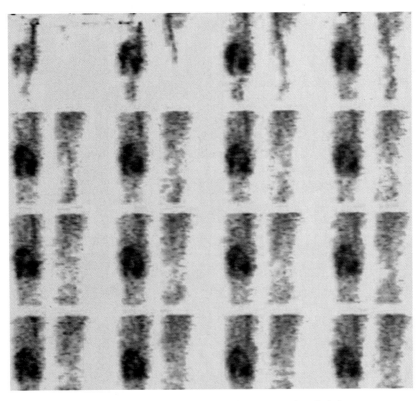

图7-2　动态骨显像（右股骨下端骨肉瘤）

3. 延迟相　同骨静态显像。

（二）全身骨显像

显像图上出现与对侧或周围的正常放射性分布不同的局部或弥散性显像剂浓集（热区）或减低（冷区）即为异常骨显像。以显像剂浓集灶最为常见,可有点状、圆形、条形、片状和团块状等不同形态,数

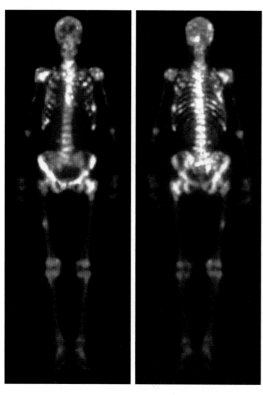

图 7-3 多发骨转移瘤显像剂浓集

目分为单发和多发（图 7-3）。由于破骨细胞引起骨破坏的同时常伴有病变周围成骨细胞的活性增加，因此可在显像图上显示为病灶中心呈显著的显像剂缺损冷区，而环绕冷区的周围呈现异常显像剂浓集影，形成炸面圈（doughnut）征象。

超级骨显像（super bone scan）指肾影不明显，膀胱内显像剂很少，骨影浓而清晰，软组织本底低，是弥漫性骨转移的一种表现，亦见于甲状腺功能亢进症和软骨病。肾衰竭时肾影也不明显，原因是血液内存留多量骨显像剂致软组织影明显而骨影不清晰。

（三）SPECT/CT 及 PET/CT 融合显像

1. SPECT、PET 显像发现局部显像剂浓聚和（或）缺损区，同机该部位 CT 发现骨质破坏溶骨性改变或局部团块状密度增高的成骨区，可伴有软组织肿块，诊断为恶性病变；如果该部位 CT 骨质未见明显异常，根据患者肿瘤病史，视为骨转移性病变（椎小关节除外）。

2. SPECT、PET 显像局部发现显像剂浓聚于手术、创伤或 CT 示的非病理性骨折、骨岛、椎小关节、骨质增生、骨赘形成等视为良性病变。

3. CT 显示骨质病变，而 SPECT、PET 显像未见相应部位的显像剂分布异常，视为良性病变（图 7-4）。

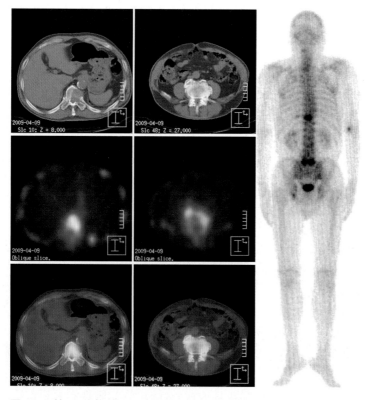

图 7-4 第 10 胸椎浓集灶为骨转移，第 5 腰椎浓聚灶为椎体退变所致

二、骨外显像剂浓集

骨外显像剂浓集可分为正常和异常的显像剂浓集,常由各种因素所引起。

1. 技术因素

（1）骨显像剂标记率不高,游离^{99m}Tc 使胃、甲状腺和结肠显影。

（2）标记时形成颗粒,使肺、肝显影。

（3）注射时显像剂渗漏到血管外。

（4）体表或衣物被血液或尿液污染。

2. 生理因素

（1）骨显像剂经过泌尿系统排泄,肾脏、输尿管和膀胱可显影,如双肾浓集显影剂多提示肾功能障碍。

（2）女性正常乳腺偶可显影,在孕期和哺乳期妇女可见对称性放射性浓集。男性乳房发育也可显影。

3. 病理因素

（1）软组织炎症:如多发性心肌炎、蜂窝织炎、滑膜炎、脓肿等。

（2）软组织损伤:如心肌、脑、肠、脾梗塞等。

（3）软组织钙化和异位骨化:软组织瘤或转移病灶的钙化,如乳腺癌、胃肠道肿瘤、卵巢肿瘤、成骨肉瘤和神经母细胞瘤等;肌炎骨化、钙化的肌腱、淀粉样变性等。

（4）原发性和转移性癌:如肺癌、乳腺癌、神经母细胞瘤、甲状腺癌、骨肉瘤、胃肠淋巴瘤、恶性胸腹水、肝转移癌等。

（5）其他:硬皮症、镰状细胞贫血等全身性疾病,可出现弥漫性软组织伴脏器显影;创伤、冻疮和酒精中毒引起的横纹肌溶解;制酸剂服用过多、透析患者等。

三、关节显像

对关节影像的分析,要结合临床病史、发病机制、好发部位等因素综合考虑,必要时做定量分析。在关节三时相、局部显像和全身骨显像时,见到病变的关节呈现异常显像剂浓集,在临床和 X 线摄片检查出现异常前即可检出阳性结果。若有坏死存在,关节显像可表现为显像剂稀疏、缺损区。

第四节　骨、关节显像临床应用

一、转移性骨肿瘤

骨转移(metastatic bone tumors)是癌症疼痛和患者生活质量降低的主要原因。随着放射性核素骨显像技术的发展,骨转移的发现时间大大提前,骨转移的发现率也明显提高。

如果对恶性肿瘤的死亡者进行尸检,约 70% 可发现骨转移灶。有报道死于乳腺癌、肺癌和前列腺癌的患者在尸检时,85% 发生骨转移。任何肿瘤都有发生骨转移的可能。最容易发生骨转移的原发肿瘤有乳腺癌、肺癌、前列腺癌、鼻咽癌、肾癌,甲状腺癌等,称为嗜骨性肿瘤。有些肿瘤很少发生骨转移,如:皮肤癌、口腔癌、子宫癌等。多数骨转移是通过脊椎静脉系统(Baton 静脉丛)播散,是破骨细胞与成骨细胞共同作用的结果,且以破骨细胞活动为主。

骨转移瘤在 X 线片上可表现为溶骨性破坏或成骨性改变,其阳性率主要取决于病变脱钙或钙质沉积导致骨密度变化的程度。只有当局部钙的变化量>30% ~ 50%,脱钙区>1.5cm 或出现明显的硬化区时,X 片才能清晰显示病灶。CT 扫描可以更为精确的显示骨转移瘤的浸润性骨质破坏及软组织肿块,对原发灶不明的骨转移瘤,CT 检查有助于发现原发肿瘤灶,对于轻微的骨膜反应不如 X 线平片。MRI 对仅存在于骨髓腔内的早期转移灶有很高的灵敏度,能准确显示侵犯部位、范围及周围软组织情况,并可以多平面成像。此外,MRI 还有助于鉴别其他病变,如:通过观察椎间盘有无受累与感染性病变相鉴别。MRI 对显示软组织受累,以及显示脊髓继发改变极为清晰,可以显示硬膜囊、神经根及脊髓受压,故应对怀疑有神经压迫或有神经症状的患者首选 MRI 检查,在确定治疗方案、选择手术适应证和手术入路方面都可提供非常重要的依据。骨显像在探查恶性肿瘤骨转移的存在和范围方面具有很高的灵敏度,可比 X 线早 3~6 个月或更长时间发现骨转移灶,同时能发现 X 线、CT 及 MRI 等检查范围以外的病灶,因而成为诊断骨转移瘤的首选方法。但一些纯溶骨性肿瘤或成骨反应小、生长缓慢的肿瘤,如多发性骨髓瘤、甲状腺癌的骨转移灶,骨显像可呈阴性。骨转移患者可有酸性磷酸酶、碱性磷酸酶和血清钙磷水平的升高,但不如骨显像灵敏。骨显像的特异性较差,需结合病史、体征和 CT、MR、X 线等综合分析才能做出诊断。近年来,SPECT/CT 和 PET/CT 的临床应用,提高了骨骼病变确诊的准确性。

骨转移瘤的骨显像多表现为显像剂浓集区(热区),形态为团块状或条状,而且是多发、分布无规律,部位多见于中轴骨(胸骨、肋骨、椎体、骨盆骨)。一般的特征是椎体以胸、腰椎多见,骨盆骨以髂骨、坐骨多见,下肢骨以股骨上端、上肢骨以肱骨多见,肘(膝)关节以下骨骼较少发生骨转移。不同的肿瘤转移的部位相对有特征,如肺癌、乳癌、鼻咽癌易转移至肋骨、上胸段椎体和肩胛骨,甲状腺癌易发生颅骨转移,前列腺癌易转移至胸、腰椎体和肋骨,且显像剂聚集较多,直肠癌易直接侵犯骶骨。但要注意一些常见的影响诊断的因素,如惯用右臂和右肩经常负重者,可比左侧相对应的部位浓聚更多的显像剂,右侧胸锁关节浓集显像剂较左侧为强,注射时漏出血管外或尿液污染体表,可造成相应部位浓聚较多的显像剂,检查时体位不对称也可造成两侧显像不对称。乳腺癌术后患侧肋骨显像剂略高于健侧,是软组织切除后对射线的衰减减少所致。

某些良性病变,如骨纤维结构不良、活动性关节炎、多发性骨髓炎、畸形性骨炎、手术引起的骨损伤和多发性骨折也可表现为浓集显影剂增加,应结合病史及其他影像学资料做出诊断。压缩性骨折常表现为椎体呈扁平状显像剂浓集,边界较清晰,可表现为一节椎体或多个椎体,但少数转移病变引起的压缩性骨折与此相同,二者难以鉴别,需结合病史。甲状旁腺亢进症、软骨病等良性代谢性疾病也可表现为超级骨显像,可根据浓聚显像剂最明显的部位相鉴别,多发骨转移多好发于中轴骨,四肢骨很少累及。而甲状旁腺亢进症等骨良性病变虽可累及全身所有骨骼,但以颅骨和四肢长骨最明显。有些患者首先出现骨转移,然后才找到原发灶,少数患者至死后,都难觅原发肿瘤,这类患者可根据骨显像结果初步判定原发病灶,根据各类肿瘤骨转移特点,对相应部位做详细检查,包括肿瘤标记物等。

骨显像中单发的局灶性显像剂浓集,虽可能为早期骨转移的一个征象,但良性可能性更大,特别是肋骨,约占 80%,因此,需结合 X 线平片、CT、MRI 检查,与外伤、退行性关节炎和原发性良性骨病变等相鉴别。如果 X 线片、CT 正常而骨显像异常,高度提示为转移灶,应随访观察。

少数骨转移可表现为显像图上显像剂稀疏区(冷区),多见于颅骨、胸骨和椎体,稀疏区的两端或四周显像剂浓集,形成炸面圈征象,常见于乳腺癌、甲状腺癌。有些病变如骨囊肿、骨梗塞或骨坏死早期、多发性骨髓瘤及激素治疗后或放射治疗后都可以在骨显像上呈现异常的显像剂稀疏区,这需要与骨转移相鉴别(图7-5)。此外,骨内安置的金属物和假体,在骨显像上呈显像剂缺损区。

SPECT/CT 融合显像和 PET/CT 显像由于增加了 CT 显像,在评价骨骼代谢的同时,可同时结合骨骼结构的改变,与常规全身骨显像和断层骨显像相比较,明显地提高了对骨病变诊断的准确率,特别是骨退行病变与肿瘤骨转移的鉴别诊断,降低了骨显像诊断肿瘤骨转移的假阳性率。一般认为,骨骼的病

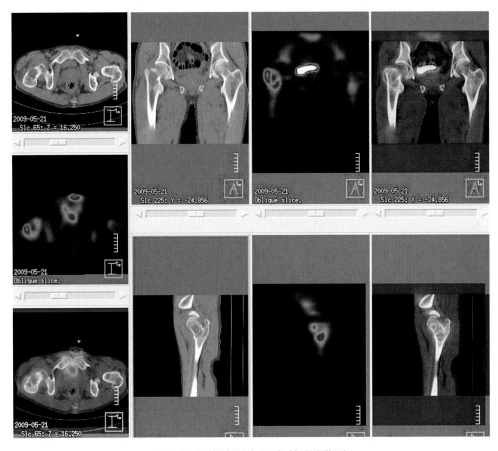

图7-5　骨囊肿通过 CT 与转移瘤鉴别

变性质与病灶部位有关,如病变累及椎体和(或)椎弓根,肿瘤骨转移可能性大,当病变累及椎小关节、棘突或椎体,呈"唇样"显像剂聚集,可考虑为退行性病变,如骨显像为热区,CT 图像表现正常者,常考虑为肿瘤骨转移,CT 表现为异常,而骨显像正常者,多考虑为良性病变。另外 CT 可将骨转移分为溶骨型、成骨型和混合型,可帮助指导治疗。

[18]F-NaF 骨显像类似于[18]F-FDG 代谢显像,典型征象均是在 PET 显像图上出现显像剂分布异常浓聚(高代谢灶)(图7-6、图7-7)。[18]F-NaF 骨显像与[99m]Tc-MDP 骨显像相比具有半衰期短、骨骼系统辐射剂量小、图像分辨率高、对肿瘤检测灵敏度和特异性高等特点。特别是在检测溶骨性病灶及骨髓内的转移灶方面,且有助于 Paget 病或其他良性病变鉴别。[18]F-FDG 代谢显像对溶骨性病灶检出的灵敏度较高,而对单纯成骨性病灶的灵敏度较低。[18]F-FDG 显像与骨显像在诊断不同类型的肿瘤方面可互相补充。对骨转移的疗效评价方面,[18]F-FDG 显像优于骨显像。

全身骨显像不仅可以早期发现骨转移病灶,还在对恶性肿瘤患者的临床分期、选择治疗计划、判定疗效等方面具有重要价值。对于易发生骨转移的乳腺癌、肺癌等患者应在每次治疗前常规进行全身骨显像以选择相应的治疗方案。骨转移患者在治疗过程中也要定期做骨显像,如发现已有的骨转移灶范围扩大、数目增多或放射性浓集程度进一步增高都表明病变恶化。但是少数患者在化疗或放疗后近期(2～3 个月)内可见病灶浓集显像剂增加,似有恶化,但临床上却属改善,这种不匹配的现象称为"闪烁现象"(flare phenomenon)。这种现象可能与放射性骨炎未愈、局部血流仍有增加和修复性新生骨骨盐代谢活跃有关。经过一段时间后即可消退。随访显像所获得的影像无明显变化,并不表明治疗效果差,因这类患者的生存期与影像改善者相同。

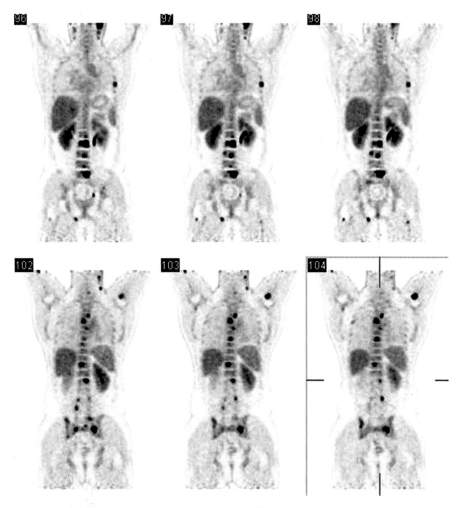

图 7-6 鼻咽癌骨骼广泛转移^{18}F-FDG PET 显像

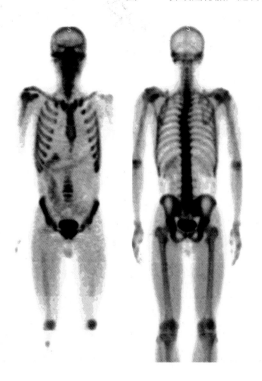

图 7-7 鼻咽癌骨转移^{18}F-NaF PET 骨显像

二、原发性骨肿瘤

原发性骨肿瘤(primary bone tumor)分良性和恶性两类,恶性肿瘤以骨肉瘤(osteosarcoma)、软骨肉瘤(chondrosarcoma)、尤文肉瘤(Ewing sarcoma)和多发性骨髓瘤(multiple myeloma)等较多见,良性肿瘤以骨软骨瘤、骨样骨瘤等为多见。单纯骨静态显像难以鉴别原发性骨肿瘤的良、恶性,但恶性肿瘤的动脉供血和成骨活性高于良性肿瘤,所以在静态显像上可见恶性肿瘤摄取的骨显像剂浓集明显高于良性肿瘤,在血流、血池相时显示恶性肿瘤部位血供丰富。如果病灶处没有明显的显像剂浓集,则恶性的可能性不大。

动态骨显像能综合地观察骨血供、血流分布及骨盐代谢状况,采用三时相骨显像对骨肿瘤的良、恶性进行鉴别。由于原发恶性骨肿瘤有大量血管增生、扩张,血供极丰富,因此在血流、血池相上,病变部位就表现为显像剂浓集明显增加。而良性骨肿瘤没有明显改变;在三时相显像时可利用 ROI 技术得到患/健侧时间—放射性曲线,计算出患/健侧摄取比值。骨恶性肿瘤血流、血池灌注患侧明显高于健侧,延迟相患/健侧摄取比值恶性骨肿瘤高于良性骨肿瘤,而良性骨肿瘤患侧稍高于健侧。

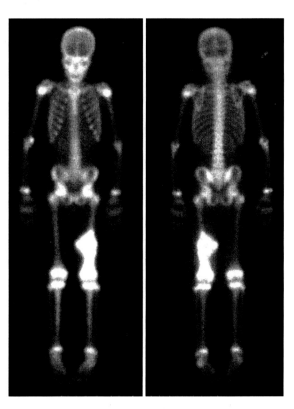

图 7-8　儿童左股骨中下段成骨肉瘤

1. 成骨肉瘤　好发于 20 岁左右的年轻人,典型的发病部位为长骨干骺端,以股骨下端和胫骨上端较为多见。骨显像显示病变部位高度浓集显像剂,其内放射性分布不均,可见冷区,骨轮廓变形。骨肉瘤在骨显像图上显像剂增高的范围要比实际病变范围稍大(图 7-8)。成骨肉瘤中有一类骨表面的骨肉瘤,即骨膜骨肉瘤和骨旁骨肉瘤,多累及股骨远端,骨膜薄而透明,把肿瘤与骨皮质分开,在骨显像上呈现骨干外的显像剂浓集,且多数靠近干骺端。

2. 软骨肉瘤　常见于成年人,病变部位多在干骺端靠近软骨板处,常发生在骨盆(髋臼部)和四肢长骨,在显像图上很难与成骨肉瘤相鉴别。

3. 尤文氏肉瘤　易发生在 10～15 岁的儿童及青少年,主要侵及下肢骨和骨盆,也可累及肋骨、椎骨等部位。骨显像图显示骨及软组织内肿瘤均有显像剂浓集,比成骨肉瘤更趋均匀性分布。

4. 多发性骨髓瘤　以侵犯成年人造血性骨髓为特点,病变主要累及的部位有颅骨、肋骨、椎骨、胸骨、骨盆和股骨等,肘和膝以下骨髓极少累及。一些多发性骨髓瘤由于生长缓慢、溶骨病灶微小,在骨显像上可呈阴性。阳性病例中有 2/3 在显像图上呈单纯"热"区,1/3 呈"热"区合并"冷"区。多发性骨髓瘤的病灶以多发性为主,有较多的"冷"区也是本病的显像特点之一。

5. 骨样骨瘤　典型表现是病变部位出现边界清楚的显像剂浓集,其周围可有弥漫性显像剂增加(图 7-9)。

6. 骨软骨瘤　是良性骨肿瘤中最常见的,多单发,常见于青少年,以长骨干骺端主要是股骨远端和胫骨近端多见,骨显像图上表现为骨界临近处有显像剂增高区。

7. 单发性骨囊肿　在显像图上可正常或呈局部显像剂减低区,也可表现为沿病灶外周有显像剂摄

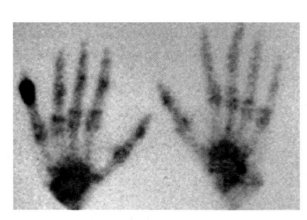
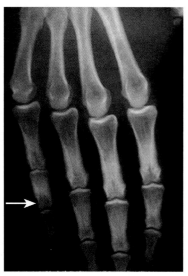

图 7-9　骨样骨瘤

取轻度增加。

8. 非骨化性纤维瘤　骨显像的特点为显像剂增高环中有一放射性减低区,有病理性骨折时则为一显像剂增高区,此病好发于青少年四肢长骨的干骺端。

三、骨显像在良性骨病方面的应用

(一)早期诊断急性骨髓炎

骨髓炎(osteomyelitis)较多见于小儿,最常发生于血流丰富的干骺端,很少累及邻近关节。骨髓炎在 X 线检查中呈阳性结果至少要在症状出现后 7～10 天,而骨显像在症状出现后 1～7 天内即可显示异常。局部骨显像在急性骨髓炎发病后 24 小时内因局部血流增加和代谢异常显示为放射性浓集(图 7-10)。炎症消退后,异常影像可持续半年以上,因此不宜用于观察疗效。骨显像多数情况下能对骨髓炎做出早期诊断,从而能在出现骨质破坏前进行及时治疗。但急性骨髓炎早期骨显像上可呈显像剂减少的"冷"区,其原因多由于炎细胞侵及骨髓腔,局部压力增高、血管栓塞或发生急性骨坏死所致。随病变的进展,"冷"区可被"热"区取代,在这一转变过程中,骨显像图上可出现假阴性。当临床怀疑患有骨髓炎的患者出现正常骨显像时,不能轻易排除骨髓炎的存在,应在 2～3 天后重复三时相骨显像检查或进行[67]Ga 或[111]In-WBC 显像。三时相影像上都在骨病变区有较局限的显像剂增高,有助于骨髓炎的早期诊

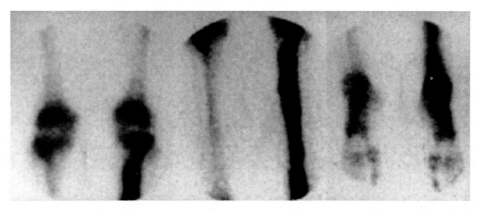

图 7-10　左胫骨下端急性骨髓炎

断和鉴别。

化脓性细菌感染后经血液播散至骨骼,开放性骨折发生了感染或邻近软组织感染直接蔓延至骨骼均可起急性骨髓炎,而急性蜂窝织炎(cellulitis)常由皮肤、黏膜受伤,皮下疏松结缔组织受病菌感染所致。二者鉴别对治疗有重要意义。临床和 X 线摄片鉴别困难,三时相骨显像可有助于鉴别。急性骨髓炎时,血流相、血池相和延迟相均可见病变局部显像剂异常聚集,并随时间而增浓,其显像剂消失较慢;急性蜂窝织炎血流相、血池相显像剂异常聚集,但放射性消退迅速,延迟相正常。24 小时延迟显像,两种病变上述差异更加明显,有助于早期诊断和鉴别诊断。

(二)骨折

X 线可显示骨的解剖结构和周围软组织的变化,可显示骨皮质、骨小梁细节。因此,临床上大多数急性骨折都可依靠 X 线片诊断。但有些特殊部位(包括胸骨、腕骨肩胛骨、跗骨、老年人或骨质疏松患者的近端股骨等)的创伤和骨折在 X 线片上很难被发现。骨显像常可发现隐蔽的骨折,并能鉴别骨折的类型,监测骨折的修复过程,探查骨折的延迟愈合和不愈合。

骨折的修复一般在创伤后 24 小时即开始进行,在骨显像上可见到骨折愈合部位局部显像剂浓集增加。不完全骨折的典型表现是在局部弥漫性显像剂增加的背景上,出现一清晰的线形浓集影,这是骨折急性期的影像,大约持续 8～12 周,然后显像剂浓集程度缓慢而稳定地减低,直至骨显像最终显示正常。大多数(90%)骨折患者在创伤后 2 年内骨显像转为正常。由此可应用骨显像鉴别急性骨折与陈旧性骨折,急性骨折在骨显像上有显像剂明显浓集,而陈旧性骨折显像剂摄取正常或轻度增加(图 7-11)。

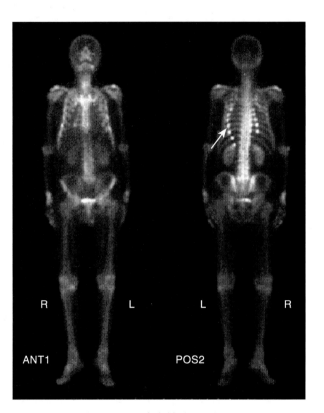

图 7-11　多发性肋骨骨折

骨显像还可用于运动性创伤的诊断及治疗方法的改进。应力性骨折(stress fracture)又称行军性骨折或疲劳性骨折,常发生于军事训练、运动或劳动过程中,是一种多次超负重活动引起的骨折。应力性骨折常发生在胫骨和腓骨干、股骨颈的内侧面、跟骨、耻骨支的下面、跗骨和舟骨等部位,常累及双侧肢体,静态骨显像表现为长梭形显像剂增高区,多位于胫骨中 1/3 与远 1/3 的联结处,长度<1/5 胫骨长度,向骨皮质横向延伸 50% 以上。累及腓骨时,最常发生在骨干的远端。在急性期(1 个月)内,血流、血池相可见显像剂增高。骨显像可比 X 线早 1～6 周发现此病变,如骨显像正常可排除应力性骨折。

(三)骨移植

骨显像不仅用于监测移植骨的血供和成活状态,还用于检查骨移植的修复速率以及诊断移植骨的并发症。骨显像可比 X 线早 3～6 周提示移植骨是否成活。骨移植早期骨显像呈显像剂冷区,以后边缘有轻微浓集,以两端明显,后期骨显像显示存活骨显像剂弥漫性增加,与健侧相似或高于健侧(图 7-12)。骨显像还可灵敏地发现骨萎缩、感染等骨移植的并发症。断层显像相对于平面显像具有较高的灵敏度,能获得高质量的图像,常用于颌面、髋臼等结构复杂部位的移植骨的监测。

(四)骨无菌性坏死

骨无菌性坏死(avascular necrosis)最常发生于股骨头、远端股骨髁和肱骨头。三时相骨显像较单纯

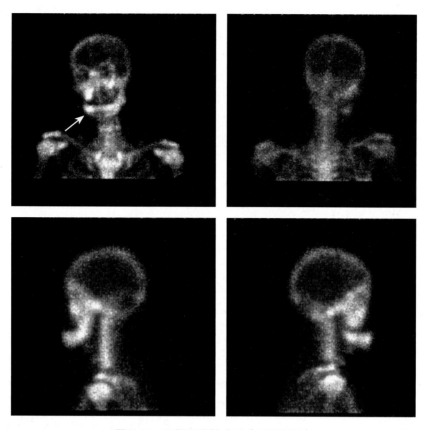

图 7-12　下颌骨移植术后（显示存活）

静态骨显像灵敏。在股骨头无菌性坏死早期，骨静态显像尚未出现显像剂减低区时即可出现血流相的动脉灌注减低，血池相静脉回流障碍，表现出患侧股骨头局部的毛细血管-血窦过度充盈。骨显像比 X 线更能早期发现骨无菌性坏死。股骨头坏死在发病 48 小时内骨显像常呈阴性，以后可出现患侧股骨头部分或全部显像剂减低区，随病情发展，股骨头坏死进入血管再生和修复期，而且髋关节也逐渐发展成为骨关节炎，在骨显像上显示为股骨头显像剂缺损区周边出现显像剂增高影像，呈炸面圈样（图 7-13）。以后病情继续发展，显像剂浓集愈加明显，以至在平面像上仅显示股骨头显像剂浓集，难以诊断股骨头坏死，需进行断层显像，可出现典型的炸面圈征象。儿童特发性股骨头坏死（Legg-Clavé-Perthes 氏病）好发年龄为 4~8 岁，病理特征为股骨头骺的骨化核缺血性坏死，早期即症状出现的 5 周内，在骨显像上常显示患侧股骨头显像剂部分或全部缺如，部分中晚期患儿骨显像上可出现特征表现：患侧股骨头骺（股骨头外上部）显像剂减低，髋臼部位显像剂增加。

（五）代谢性骨病

代谢性骨病（metabolic bone disease）是指一组以骨代

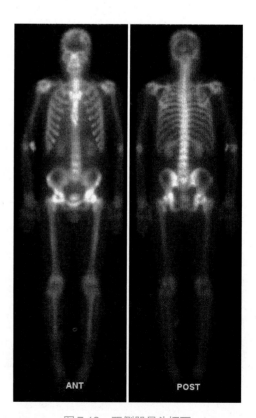

图 7-13　双侧股骨头坏死

谢异常为主要表现的疾病,如原发性甲状旁腺功能亢进症、骨质疏松症、肾性骨营养不良综合征、畸形性骨炎等。通常弥漫性累及全身骨骼,并伴有血清甲状旁腺激素的升高(骨质疏松除外)以及骨转换率的增高。在骨显像上显示全身各部位骨骼摄取显像剂明显增多,骨与软组织显像剂对比度很高,形成了代谢性骨病的特征影像:①全身骨骼显像剂摄取对称性增加;②颅骨和下颌骨的显像剂浓集尤其明显;③肋软骨连接处显像剂浓集呈串珠状;④胸骨柄和胸骨体侧缘的显像剂摄取增多,呈领带样的胸骨影,即"领带征"(tie sign);⑤散在的假性骨折表现,包括椎体压缩性骨折;⑥肾影变淡或消失;⑦延迟显像时骨显像剂存留率明显增高;⑧有时可见肺、胃等软组织钙化影。各种代谢性骨病在骨显像上又有其自身的特点。

1. 原发性甲状旁腺功能亢进症(primary hyperparathyroidism) 疾病早期骨显像多正常。随病程进展,可见颅骨、颜面骨、颌骨和关节周边等处显像剂浓集,骨与软组织显像剂比值增高,以及有病理性骨折和软组织钙化灶等代谢性骨病的特征影像。

2. 骨质疏松症(osteoporosis) 早期患者如果未发生骨折,骨显像常呈阴性。部分患者骨显像可见到全身骨骼普遍性的显像剂摄取增加。急性废用性骨质疏松症患者的下肢在骨显像上显示有弥漫性的显像剂摄取增加,而在瘫痪肢体中摄取增高更常见。严重的骨质疏松患者的骨显像图显示弥漫性的显像剂摄取减少,常见中轴骨和附属骨出现显像剂"洗脱斑样"征象(wash-out pattern)。

3. 骨质软化症 几乎所有代谢性骨病的特征影像都可在本病的显像图上看到。中轴骨显像剂浓集显著,但更常见的是长骨(尤其是下肢骨)两端显像剂对称性浓集及呈铁轨状的骨皮质浓集。此外还有下颌骨、颅骨的显像剂摄取显著增加等。进展期的骨软化症常发生假性骨折,对称地分布于肩胛骨、股骨颈、骨盆和肋骨。

4. 肾性骨营养不良综合征 代谢性骨病的特征表现在其骨显像图上最为明显,如超级骨显像,下颌骨浓集、肋软骨串珠征,胸骨领带征等。尤其是透析以后,这种特征更加显著。病程长、病情重的患者可发生骨质软化,以椎体多见,在骨显像上显示脊椎骨弥漫性显像剂增高的背景下有线状显像剂浓集区,也可见有软组织钙化灶。

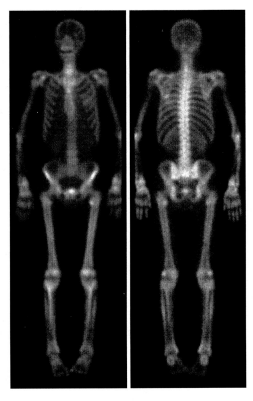

图7-14　肺性肥大性骨关节病

5. 畸形性骨炎(Paget disease) 多发生于骨盆和肋骨等部位,可累及骨的全部或大部分。骨显像在病变的溶骨和成骨期呈阳性,比X线更能早期诊断,但在硬化期呈阴性,不如X线片。骨显像的特点是显像剂浓集异常明显,聚集量高于正常骨骼近6~15倍,边界整齐,骨外形增宽或弯曲。

6. 肺性肥大性骨关节病 多见于肺癌、纤维囊性病和肺转移癌患者,主要是骨膜新骨形成,好发部位是四肢骨,骨显像的特点是对称性骨皮质外表显像剂增高,呈纵向线状,称"双轨征"(图7-14)。50%髌骨也显影。有少数肺癌患者是由于骨痛进行骨显像发现这种典型征象后,才由X线胸片诊断。肺癌切除后,这种骨关节病好转,肺癌复发后又再出现。

四、骨关节显像在骨关节疾病中应用

（一）类风湿性关节炎

骨显像能一次全身显示类风湿性关节炎受损的部位和范围。早期类风湿性关节炎（rheumatoid arthritis，RA）的关节和软骨尚未破坏时，局部仅充血、水肿，有单核细胞、淋巴细胞和浆细胞浸润，纤维蛋白渗出，即可见到累及的关节显像剂异常浓集，能早于 X 线摄片发现病灶。表现为整个腕部弥漫性显像剂浓集增高，指骨、趾关节或掌指关节区显像剂浓集。常出现多发的小关节异常浓集区（图 7-15）。晚期或慢性类风湿性关节炎时关节显像与骨关节炎相似。

（二）滑膜炎

关节炎时常有滑膜的病理改变，可以表现为增殖型滑膜炎（synovitis），是骨性关节炎常见的共同特性。可以有大量的滑膜增殖、水肿，关节液增多；亦可表现为纤维型滑膜炎，关节液少量。剥脱的软骨片及骨质增生刺激滑膜引起炎症，促进滑膜渗出。早期只有 $^{99m}TcO_4^-$ 关节显像呈阳性，阴性结果可除外活动性炎症。随着炎症的进展，^{99m}Tc-MDP 关节显像呈阳性，晚期 X 线摄片也显示阳性。三者结合对判断病期很有必要。

（三）强直性脊柱炎

强直性脊柱炎（ankylosing spondylitis，Marie-Stümpell disease）是脊柱的慢性进行性炎症，侵及骶髂关节、关节突、附近韧带和近躯干的大关节，导致纤维性或骨性强直和畸形。早期常从骶髂关节的下 1/3 开始受累，以后逐渐累及整个骶髂关节，双侧骶髂关节对称性显像剂浓集，呈"鹰眼征"，晚期，脊柱自上而下呈"带状"放射性增高。用计算机的 ROI 技术定量测定骶髂关节与骶骨的显像剂摄取比值可早期诊断，其灵敏度高于 X 线，同时也是评价其疗效的一个灵敏指标。

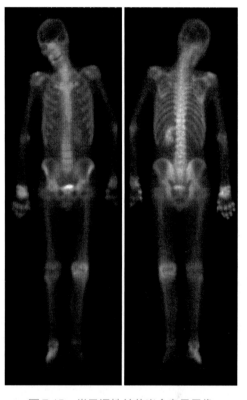

图 7-15　类风湿性关节炎全身骨显像

（四）骨关节炎或退行性关节病

关节显像的特征性表现是第 1 腕掌关节显像剂明显异常浓集，并可见到更多关节受累，远端指（趾）间关节显像剂浓集也可提高。髋关节髋臼呈现弧形显像剂异常浓集，常表示髋关节骨性关节炎。膝关节骨性关节炎显像剂异常浓集多在内翻或外翻畸形关节受力的一侧，常伴有髌骨显像剂异常浓集，即热髌征（hot patella sign），但"三时相"检查时血流、血池无异常。

化脓性关节炎"三时相"均阳性。故浓集区出现的部位、数目、显像剂浓集量及形态表现对关节显像早期诊断和鉴别诊断关节疾病提供帮助，结合临床整体考虑。青年人或肥胖者承重关节易发生骨关节炎，多在关节内侧区出现显像剂异常浓集，比如胫骨上端内侧缘可有明显显像剂异常浓集。

在治疗过程中，做关节显像（^{99m}Tc-MDP 更灵敏）观察病变关节显像剂浓集程度，可评价药物的疗效，用半定量分析方法作为对疾病治疗前后及随访观察的指标。X 线片显示关节间隙缩小，关节边缘有骨赘形成，后期骨端变形，关节表面不平整，边缘骨质增生明显。软骨下骨有硬化和囊腔形成，伴滑膜炎时髌下脂肪垫模糊或消失。

（五）人工关节显像

多用于观察人工股骨头的改变，人工关节术后 3~9 个月内，人工关节周围的骨质出现显像剂异常浓集,表明人工关节有松动或感染。X线摄片不易发现,可以进行三时相骨显像,还可用[67]Ga显像,[111]In-白细胞显像或[99m]Tc-白细胞显像,进一步检查,以鉴别松动和感染。三时相骨显像是判断骨移植是否成活更为敏感、特异的检测方法。血流相、血池相显像剂明显浓集或正常,延迟相显像剂浓集,表明移植骨成活、血运良好。如三时相骨显像均表现移植骨明显显像剂浓集少或无显像剂,且持续存在,提示移植骨未成活。如血流相、血池相无放射性分布,延迟相少许放射性,表示移植骨供血不良,可能为血管内血栓形成所致。

股骨头坏死后常做人工关节形成术,术后用三时相骨显像可观察人工关节是否有并发症发生,常见的是人工关节的松动、感染、关节旁新生骨等。在没有并发症发生时常表现为患侧股骨头区域(大小转子和髋臼)血流相、血池相均正常,未见到显像剂增高区。延迟相显像剂异常浓集增加,而发生人工关节松动时可以出现血流相正常,血池相正常或显像剂摄取增加,延迟相人工关节附近骨组织显像剂异常浓集;人工关节伴感染的三时相显像表现血流相、血池相和延迟相人工关节周围显像剂异常浓集。显像剂浓集可呈灶性和/或弥漫性。

人工关节形成术后发生并发症,有时通过三时相显像很难鉴别是由于关节松动还是感染所致异常,临床上还可进一步检查,如用[67]Ga或标记白细胞显像来帮助鉴别。在关节旁有局部放射性增加可能是关节旁异骨形成。

(六)膝关节病

骨的膝关节SPECT显像对软骨损伤、关节炎、半月板损伤等引起的膝关节痛起到筛选检查作用,且有较高的灵敏度,是一种非创伤性方法,同时对膝关节镜的检查起到"导向"作用。

本章小结

放射性核素骨显像在诊断骨骼疾病方面具有灵敏度高、价廉、简便等优点,目前已成为临床核医学最具优势的项目之一。放射性核素骨显像可以进行全身扫描而不增加额外的辐射剂量,对全身骨骼和病变的血流、代谢情况进行评价,在恶性肿瘤骨转移、原发骨肿瘤、代谢性骨病、缺血性骨坏死、移植骨存活的监测、关节疾病等方面发挥着重要的作用。近年来,SPECT/CT、PET/CT等图像融合技术的发展和应用,在评价血流和代谢的同时结合解剖结构的改变情况,对提高诊断的灵敏度、特异性和准确性方面有了更大的提升,临床应用更加广泛。

(韩星敏)

第八章 心血管系统显像

1926年,美国波士顿的内科医生 Blumgart 等使用放射性核素氡进行血液循环方面的研究,开创了核技术在心血管系统中的应用先例。近三十年来,核医学心血管系统显像在美国等西方国家得到极大发展,目前已经成为心血管疾病特别是冠心病体外无创伤检查中不可或缺的方法之一,在美国和欧洲等制订的指南与共识中得到充分的肯定和推荐,已形成核心脏病学这一门系统性的学科。特别是核心脏病学积累了大量的循证医学证据,加之放射性药物和显像设备的进展,帮助核心脏病学技术广泛应用于心血管疾病的各个领域。核心脏病学内容丰富,主要包括心肌灌注显像、心肌代谢显像、心血池显像和心功能测定、心肌凋亡显像和心脏神经受体显像等,其中尤以心肌灌注显像应用最多。

第一节 心肌灌注显像

心肌灌注显像(myocardial perfusion imaging,MPI)是核心脏病学中最重要也是最常用的显像技术,可用于冠心病心肌缺血的诊断和鉴别诊断、存活心肌的判断、药物或手术治疗前的疗效预测和预后判断、非心脏手术前的风险评估和指导临床治疗决策等方面,已成为判断慢性心肌缺血患者的严重程度以及是否需要进行介入诊疗的关键评价指标。

一、显像原理

MPI 的显像原理是利用正常或有功能的心肌细胞能够选择性摄取某些放射性核素或核素的标记物,由于心肌组织局部放射性药物的蓄积量与局部心肌的血流量呈比例关系,而且心肌细胞摄取心肌灌注的显像药物需要依赖心肌细胞本身功能和活性,应用单光子发射型计算机断层仪(single photon emission computed tomography,SPECT)等体外射线探测仪器进行心脏断层或平面显像,正常和有功能的心肌组织显影,而坏死的心肌组织和缺血心肌组织不显影(缺损)或影像变淡(稀疏),从而达到了解心肌供血和诊断心脏疾病之目的。

二、显像剂

心肌灌注显像的显像剂包括单光子类显像剂和正电子类显像剂,前者主要包括氯化亚^{201}铊(^{201}Tlcl,^{201}Tl)、^{99m}Tc-甲氧基异丁基异腈(^{99m}Tc-methoxyisobutylisonitrile,^{99m}Tc-MIBI)、^{99m}Tc-tetrofosmin和^{99m}Tc-Teboroxime 等,后者主要包括铷-82(^{82}Rb)、^{15}O 水($H_2^{15}O$)和^{13}N 氨水(^{13}N-NH$_3$)等。

(一)单光子类显像剂

1. ^{201}Tl ^{201}Tl 为加速器(cyclotron)生产药物,物理半衰期为73小时,主要通过电子俘获(electron capture)方式进行衰变,释放69~83KeV 的特征 X 射线并用于显像。^{201}Tl 的缺点在于其射线能量较低、半衰期较长限制了注射的剂量,前者会导致在显像能量窗中散射分数增加容易造成衰减;后者由于噪音增加会影响图像质量;而且^{201}Tl 由加速器制备获得,价格偏高且供应不便。^{201}Tl 是 K$^+$离子的类似物,^{201}Tl经静脉注射后,其在组织和亚细胞分布类似于 K$^+$,细胞摄取^{201}Tl 的能量约60%依赖于 Na$^+$/K$^+$泵和Na$^+$/K$^+$-ATP 酶活力。

^{201}Tl 被心肌组织首次通过的摄取与局部心肌血流量成正比,反映了局部心肌血流灌注情况;在平衡状态时其分布情况与局部钾离子池相当,可以反映存活心肌数量。^{201}Tl 有"再分布"(redistribution)现象,其机制是由于正常血流灌注区域的心肌组织与低血流灌注区域的存活心肌组织之间的洗脱比率存在差异。血流灌注正常的区域正常摄取和清除^{201}Tl,缺血区域对^{201}Tl 的摄取相对少,但清除速度也相对慢。^{201}Tl 注射后早期(摄取阶段,10分钟内)的 MPI 图像在缺血区域表现为稀疏/缺损,而缺血心肌对^{201}Tl 的清除速度明显慢于无缺血心肌,所以在^{201}Tl 注射后2~4小时再获得的 MPI 图像(延迟图像或再分布显像)可见缺血区域的放射性计数已接近于无缺血心肌区域。这种早期显像上出现的灌

注缺损于延迟显像出现充填(恢复正常)即被称为"再分布"现象。因为这一特点,在行^{201}Tl心肌灌注显像时,仅需在负荷试验(见下述)高峰时一次注射显像剂,通过负荷后早期和延迟两次图像采集即可获得所需信息。"再分布"现象是^{201}Tl作为MPI显像剂的一个显著特点,是诊断心肌缺血的特征性表现。

2. ^{99m}Tc标记的化合物　由于^{99m}Tc具有较好的理化性质用于SPECT显像,加之其通过发生器获得、制备方便,故临床应用最多,主要包括以下几种:

(1) ^{99m}Tc-MIBI:^{99m}Tc-MIBI属于异腈类化合物,是一种脂溶性、小分子的单价阳离子,静脉注射后可通过扩散方式进入心肌细胞,与细胞线粒体相结合,无"再分布"现象,由于^{99m}Tc的理化性质优越,可用的剂量较大、图像质量较高,故适合于断层显像和心电图门控图像采集。^{99m}Tc-MIBI也可通过静息状态和负荷状态下的显像,来判断心肌血流灌注和存活心肌情况,但完成两次显像需分两次注射显像剂。局部心肌血流量和每克心肌摄取的放射性数量呈线性关系,但心肌摄取分数较^{201}Tl低(分别为66%和85%),在较低水平血流情况下,心肌摄取对^{99m}Tc-MIBI的影响较^{201}Tl明显。^{99m}Tc-MIBI主要通过肝胆系统和泌尿系统代谢和排除,患者在注射后30分钟进食脂餐(牛奶或煎鸡蛋等)可加速排泄,减少邻近脏器摄取^{99m}Tc-MIBI对心肌影像的干扰。

(2) ^{99m}Tc-tetrofosmin(^{99m}Tc-TF):^{99m}Tc-tetrofosmin是一种脂溶性、正电荷的二膦络合物,其在心肌内的动力学分布与^{99m}Tc-MIBI类似,静脉注射后即通过被动扩散被心肌细胞所摄取,可在4小时内保持稳定,无明显"再分布"现象,主要通过肾脏和肝胆系统代谢和排出。^{99m}Tc标记tetrofosmin无需煮沸加热,适合进行一日法显像。

(3) ^{99m}Tc-Teboroxime:^{99m}Tc-Teboroxime作为一种中性脂溶性的化合物,能迅速通过心肌细胞膜进入心肌细胞。通过负荷/静息图像中不同的^{99m}Tc-Teboroxime的洗脱速率来鉴别缺血存活心肌和梗死后的瘢痕心肌。Teboroxime的优点在于其首次通过时心肌细胞的摄取率较高,在药理性的扩血管的情况下,其心肌摄取率高于其他任何一种传统的心肌显像剂,但是由于其允许的显像时间很短,所以临床应用较少。

(4) 其他^{99m}Tc标记的显像剂:一类是用^{99m}Tc标记的Q复合物(Q3和Q12),它们属于阳离子配基的复合物,与MIBI一样,用^{99m}TcO$_4^-$进行标记时需要煮沸加热。Q类药物通过肝胆和肾脏系统从血液中快速清除。心肌摄取Q12较为稳定不会出现再分布。另一种是^{99m}Tc-N-Noet,化学名为二硫代氨基甲酸氮酯,是一种中性的脂溶性的复合物。在用^{99m}TcO$_4^-$标记时也须要煮沸加热后形成复合物。^{99m}Tc-N-Noet通过肝胆通道从血液中被清除。这种显像药物的特点是首次摄取率高,在首次摄取后有明显的洗脱,在心肌细胞内的滞留时间较长,有类似^{201}Tl再分布的特点。

(二) 正电子类显像剂

1. ^{82}Rb　与^{201}Tl相似,^{82}Rb也是K$^+$的类似物。心肌摄取^{82}Rb的多少同样受局部血流灌注、Na$^+$水平、Na$^+$-K$^+$-ATP酶的活力以及膜结构完整性的控制。^{82}Rb可通过发生器(^{82}Sr/^{82}Rb发生器)获得,半衰期为1.25分钟,其发射出的正电子的能量较高,穿透能力要强于其他发射正电子的同位素,导致图像的分辨率相对较差;^{82}Rb的图像噪声也较大,会影响图像的分辨率、降低图像质量。

2. ^{15}O-H$_2$O　由加速器生产,半衰期为2分钟,在血流量为每分钟(80ml~100ml)/100g条件下,首次通过摄取率为96%,心肌对^{15}O-H$_2$O的摄取与冠脉血流量成良好的正相关。由于^{15}O-H$_2$O可在较宽范围血流状态下精确的估计冠脉血流量,并独立于代谢因素,故可用^{15}O-H$_2$O估计绝对血流灌注量。

3. ^{13}N-NH$_3$　由加速器生产,物理半衰期为10分钟,心肌摄取率为83%,中性、脂溶性的NH$_3$通过扩散快速通过细胞膜。^{13}N-NH$_3$自1972年起就开始作为PET心肌灌注显像的显像剂,它的半衰期较长所以在图像采集时可以采集较多的放射性计数并进行心电图门控采集,但肝脏和肺脏对显像剂的摄取也会影响图像的质量。

三、显像方法

（一）平面图像采集

多体位平面图像采集,主要包括前后位(ANT)、45°左前斜位(45° LAO)、70°左前斜位(70° LAO)和左侧位(L. Lat)等,配低能高分辨率或低能通用型平行孔准直器,采集矩阵128×128,能窗选择应根据各自的γ-照相机系统寻找能量峰值,上下窗宽各为20%,每个体位的图像累积计数应≥500 000。

（二）单光子发射计算机断层（SPECT）显像

受试者常规取仰卧位,双臂上举并固定,配低能高分辨率准直器,能窗的选择与平面图像采集相同,采集矩阵64×64,采集范围多从右前斜45°到左后斜45°,共180°。首选自动贴近体表的非规则旋转轨迹采集,每6°一步采集投影一次,共采集30帧,每投影采集计数应>100 000。如使用透射衰减校正时,系统自动打开γ(或X)线透射源进行透射图像采集。

采用仪器自带的滤波反投影法或迭代法进行断层图像重建,重建前可根据需要对原始采集图像进行位移和时间校正。投影滤波函数一般选用 Butterworth 滤波,截止频率和陡度因子的选择应根据SPECT 系统的不同略有差别,^{99m}Tc-MIBI 图像的截止频率和陡度因子推荐选用0.55 和5,重建滤波可选用 Ramp,但仍建议根据各自仪器条件选择最适合的参数,重建(图8-1)后获得心脏短轴、垂直长轴和水平长轴的断层图像(图8-2)。

在进行 SPECT/CT 图像采集时,先采集 SPECT 图像(步骤同上)。在 SPECT 图像采集后,启动 CT图像采集,管电压140KV,管电流2.5mA。再使用随机配备软件进行 CT 图像衰减矫正或 SPECT/CT 图像融合。目前 SPECT/CT 融合设备所带 CT 从非诊断级 CT 到64 层以上 CT 不等,均可以用于衰减矫正,但如果要就行冠脉钙化积分(coronary artery calcium scoring)测定时,至少需要4层以上 CT(推荐6层以上);如果要完成 CT 血管造影(CTA)时,至少需要16层以上的 CT(推荐64层以上 CT)。

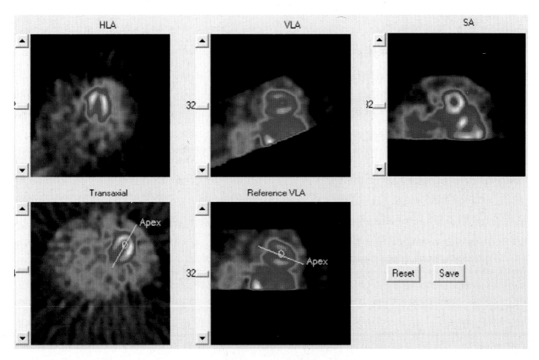

图 8-1　心脏重建图

由于心脏长轴和人体长轴存在一定角度,利用随机软件可以调整心脏长轴的位置和角度,再据此断层后获得不同断面的断层图像(HLA:水平长轴,VLA:垂直长轴,SA:短轴,Apex:心尖)

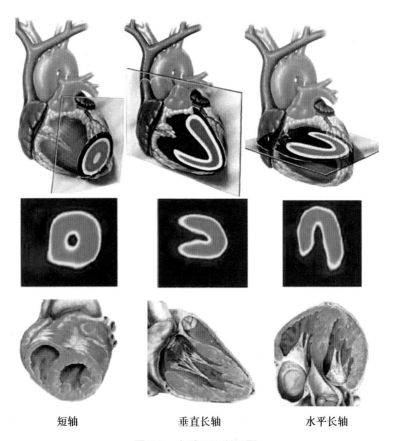

短轴　　　　　　　垂直长轴　　　　　　水平长轴

图 8-2　心脏不同断面图

将心脏重建后进行断层,分别获得短轴(SA)、垂直长轴(VLA)和水平长轴(HLA)三个断面图像

（三）心电图门控 SPECT 采集

心电图门控(ECG-gated)心肌断层显像法多用于^{99m}Tc-MIBI 心肌显像,其采集参数与 SPECT 图像采集基本相同。心电图门控是指首先通过获取心电图 R 波作为采集触发信号,每个心动周期(R-R 间期)采集 8 ~ 16 帧图像再将之叠加(图 8-3)。根据患者采集时的平均心率设置心率窗,窗宽一般设置为20% ~ 30%,如心律不齐可适当增加窗宽。

与单纯的 SPECT 断层成像相同,重建获得心脏各断层的血流灌注图像。门控分析应使用随机配置的 QGS、QPS 等专用软件进行,以获得舒张末(end-diastolic,ED)、收缩末(end-systolic,ES)的图像和时间-容积曲线(volume-time curve),计算获得室壁运动(wall motion)、室壁增厚率(wall thickening)等信息以及左室射血分数(left ventricular ejection fraction,LVEF)、舒张末容积(end-diastolic volume,EDV)、收缩末容积(end-systolic volume,ESV)等参数(图 8-4)。

（四）正电子发射计算机断层显像（PET）显像

主要利用符合线路和电子准直的原理,正电子的放射性核素在衰变时发生湮灭辐射后会产生的两个方向相反、能量相等(511keV)的 γ 光子,利用体外显像设备对其进行探测,具有较高的计数效率和统计学可靠性,可进行动态和静态采集。而且,PET 采集时常规使用散射校正和透射校正,也有效地减少了组织衰减等对图像所造成的影响。目前单纯的 PET 已基本被 PET/CT 所取代,可在 PET 图像采集前或后进行 CT 图像采集,将后者用于衰减矫正,并可用随机附带软件进行同机图像融合。

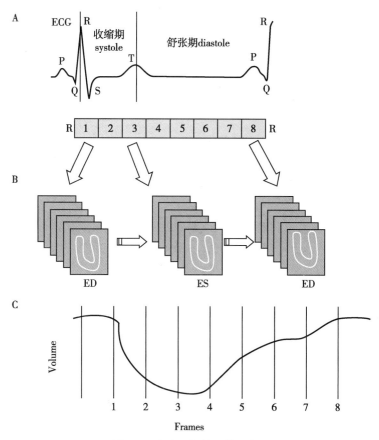

图 8-3　心电图门控采集示意图

以心电图 R 波作为采集触发信号,每个心动周期内采集多帧图像,再将之叠加成一个心动周期,并获得时间放射性曲线

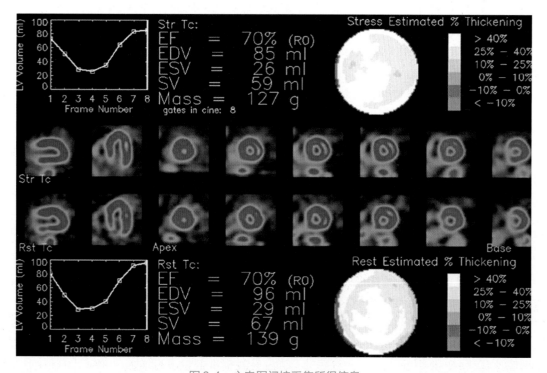

图 8-4　心电图门控采集所得信息

包括射血分数(EF)、舒张末容积(EDV)、收缩末容积(ESV)、室壁增厚(thickening)和时间-放射性曲线等

四、负荷试验

（一）负荷试验的生理基础

一些冠心病患者即使冠状动脉存在明显狭窄（70%～80%），在静息状态下仍可能心肌灌注显像无明显异常、心脏收缩舒张功能和室壁运动表现正常。这是因为随着冠脉狭窄病变的进展，冠脉循环逐渐出现代偿性适应，可以满足静息状态下的心肌血液灌注，只要心肌血氧供需平衡，心肌灌注显像及心功能即可维持正常。静息状态下，只有严重的冠脉狭窄，即冠脉内径狭窄>85%以上时，狭窄远端的冠脉血流量才下降，心肌的血流灌注才表现为异常。

但是在负荷状态（运动、情绪激动或使用增强心肌收缩力的药物等）下，心肌的耗氧量和/或冠脉血流量明显增加，此时严重狭窄的冠脉甚至血流会下降。通常正常冠脉血流量储备在3～5倍，也就是说在负荷状态下，正常冠脉血流量最大可增加3～5倍，正常冠脉血流量明显增加，狭窄冠脉血流量轻度增加或不增加。这就使得静息状态下显像正常的病变冠脉血流供应区得以暴露，从而达到诊断目的。所有负荷方法诱导心肌灌注异常的基本机制是诱导冠脉血流量的改变，各种运动负荷会引起心肌氧需量增加而间接增加冠脉血流量，而一些药物能够直接扩张冠状小动脉，明显增加冠脉血流，达到负荷的效果。负荷心肌灌注显像可以明显提高心肌缺血的检出率，对于冠脉狭窄程度轻微、静息状态下心肌血流灌注能够维持供需平衡的冠脉病变的诊断，具有非常重要的价值。

（二）负荷试验类型

1. 运动试验　心肌灌注显像时的负荷试验首选运动负荷试验，如患者不宜或不能完成运动负荷时，可考虑药物试验替代。运动负荷试验一般采用平板试验（treadmill test）或踏车试验（bicycle test），美国多采用前者而欧洲则以后者为主。在运动达到预计心率时（最大心率的85%，相当于190－年龄）或中止指标时，静脉注射显像剂并继续运动1分钟后择期进行显像。^{99m}Tc-MIBI一般在静脉注射显像剂后1～1.5小时采集图像，评价有无负荷下心肌缺血，如必要可在第二天加做静息显像，判断缺血是否可逆。^{201}Tl一般在负荷高峰时静注显像剂后的5～15分钟进行早期显像，延迟3～4小时再以同样条件进行"再分布显像"，了解有无可逆性心肌缺血。如需检测缺血存活心肌时，可在延迟显像后10分钟后再注射^{201}Tl，获得"再注射图像"。

（1）运动试验的适应证和禁忌证：运动负荷心肌显像的适应证为冠心病、不明原因的胸痛、心肌缺血和心肌梗死的诊断及需要了解心脏储备功能者。禁忌证包括心脏功能严重受损、心衰、近期心梗（48小时内）、不稳定性心绞痛（unstable angina）、严重高血压（收缩压>24/23kPa）、低血压（收缩压<12kPa）、严重心律失常、严重肥胖以及存在下肢运动障碍等。

（2）运动试验的方法、终止指标和注意事项。

1）运动试验步骤：①运动前完善心电、血压监护并予记录，建立静脉通路；②按预定负荷方案逐级进行，实时记录心电图和血压；③达到预计心率时静脉注射显像剂并同时记录心电图，后继续运动1分钟；④停止运动后记录心电图和血压，记录运动过程中出现的各种症状和体征，比较运动前后心电图变化，判断运动试验结果。

2）终止运动试验的指标：①达到预计心率；②心电图ST段明显压低（≥1mV）；③发生心绞痛；④血压明显升高（收缩压≥28kPa或降低幅度≥1.3kPa）；⑤出现严重的心律失常；⑥劳累无法坚持。

3）注意事项：①监护运动试验的医生需为心脏科医生或经过心脏科培训、完成心脏科轮转的核医学科医生；②实验室需配备必要的抢救药品和抢救设备，如硝酸甘油、西地兰和心电除颤器等；③运动量要达负荷量，否则易造成假阴性。

2. 药物负荷试验　对于不能或不宜进行运动负荷试验的患者可行药物负荷试验。常用的负荷药物包括双嘧达莫、腺苷和多巴酚丁胺等，双嘧达莫和腺苷在标准剂量下可增加3～5倍的冠脉血流，达到与运动负荷相似的效果。

（1）药物负荷试验的适应证和禁忌证：双嘧达莫负荷试验的适应证为：不能运动或运动量不能达到要求的患者；有左束支传导阻滞（left bundle brand block，LBBB）或安装起搏器者；年老体弱、有下肢疾患、冠脉手术或溶栓治疗后的疗效观察及预后评估等。禁忌证为：急性心梗、严重左主干病变、不稳定性心绞痛、支气管哮喘、低血压（收缩压<12kPa）、严重心律失常、氨茶碱过敏者等。腺苷负荷试验和多巴酚丁胺负荷试验的适应证及禁忌证基本同潘生丁试验，但腺苷能抑制窦房结或房室结的传导，可能诱发Ⅱ～Ⅲ度房室传导阻滞，故有病窦综合征或房室传导阻滞的患者不宜行腺苷负荷。多巴酚丁胺负荷试验主要用于那些不能行运动负荷试验且有支气管痉挛性疾病的患者。

（2）药物负荷试验的方法、终止指标和注意事项：

1）双嘧达莫负荷试验步骤：①检查前48小时内停用氨茶碱类药物，忌用咖啡因类饮料或食物；②运动前完善心电、血压监护并予记录，建立静脉通路；③通过三通管静脉缓慢推注（0.14mg/Kg·分钟）双嘧达莫共3分钟后静脉注射显像剂，然后继续推注双嘧达莫1分钟，实时记录心电、血压及试验过程中出现的症状和体征；④注射完成后让患者坐起，以减少肺部血容量。药物负荷试验的终止指标和注意事项基本同运动负荷，实验室还必须备有氨茶碱等。

2）腺苷负荷试验步骤：①检查前停用双嘧达莫及氨茶碱类药品，检查当日忌用咖啡和茶等；②完善心电、血压监护，建立静脉通道；③静脉匀速滴注（宜用输液泵给药）腺苷0.14mg/kg·分钟共6分钟，在满3分钟时静脉注射显像剂；④滴注腺苷前后记录心电图、血压及症状、体征。腺苷的副作用包括面部潮红（37%）、胸痛（35%）和呼吸急促等，由于腺苷的代谢很快，因此副作用持续的时间也很短（多<1分钟），多数情况下可减慢静脉输注速率和/或缩短输注时间来加以控制。

3）多巴酚丁胺负荷试验步骤：①检查前24小时停用β受体阻滞剂；②完善心电、血压监护，建立静脉通道；③静脉给药（宜用输液泵）从5μg/kg·分钟开始，每3分钟增加一级（5μg），最大量可达40μg/kg·分钟，此时静脉注射显像剂并继续滴注多巴酚丁胺1分钟。多巴酚丁胺的副作用包括室上性和室性心律失常（6%）、心悸（40%）、胸痛（20%）、气短（17%）和头痛（15%）等。

五、图像显示及分析

（一）正常图像

心肌灌注断层影像（图8-5）可分为：①短轴断层图像（short axis slices，SA），指垂直于心脏长轴自心尖向心底（或反之）的依次断层影像，若第一帧为心尖图像则最后一帧为心底部图像，可显示左室前壁、前间壁、前侧壁、后侧壁、下壁和后壁等；②水平长轴断层图像（horizontal long axis slices，HLA），指平行于心脏长轴由膈面向上（或反之）的断层影像，可显示左室心尖、间壁和左室侧壁等；③垂直长轴断层图像（vertical long axis slices，VLA），指垂直于上述两个层面的、由室间隔向左侧壁（或反之）的依次断层影像，可显示左室前壁、下壁、心尖和后壁等。正常情况下，无论是负荷后还是静息状态下心肌灌注图像，心肌的显像剂分布较均匀，不同室壁的放射性计数分布变化不超过20%，左室心肌轮廓清晰，而右心室心肌影像较淡或不显影。负荷后影像与静息时影像的放射性分布基本一致，有时右室静息状态下影像显示不清，但负荷后可见显示。

靶心图（bull's eye plot）（图8-6）或称"极坐标靶心图"，是将短轴断层影像自心尖部展开后形成的二维同心圆图像，计算左室各壁显像剂分布的相对百分数再以不同颜色显示。靶心图的作用包括定量显示心肌缺血的程度，将患者靶心图上各部位放射性计数与数据库的正常值比较，低于正常平均值2.5个标准差的部位显示为黑色，称为变黑靶心图，也可将两次显像的结果相减后放在一个靶心图上（例如静息和负荷、治疗前后等），称为相减靶心图（图8-7），若部位显示为空白则说明两次显像时该部心肌血流无变化。此外，靶心图也可以直观的了解受累血管和受累范围，通常情况下，左前降支（left anterior descending，LAD）主要支配左室前壁、前间壁、前侧壁和心尖部的供血，左回旋支（left circumflex，LCX）主要支配后侧壁的血供，右冠状动脉（right coronary artery，RCA）主要支配左室下壁、后间壁、后壁和右室的血供。将靶心图与冠脉供血区域进行匹配，即可通过靶心图推断病变血管的部位和范围。

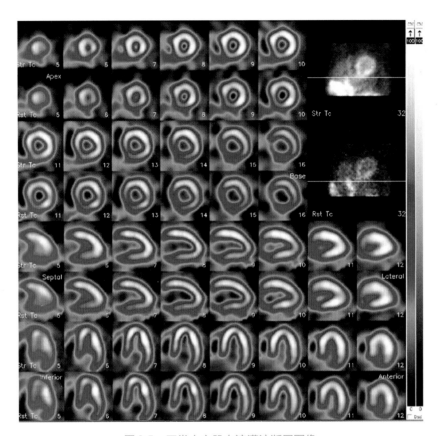

图 8-5　正常人心肌血流灌注断层图像

单数排为负荷图像,双数排为静息图像,1~4 排为短轴断层图像(SA),5~6 排为
垂直断层图像(VLA),7~8 排为水平断层图像(HLA)

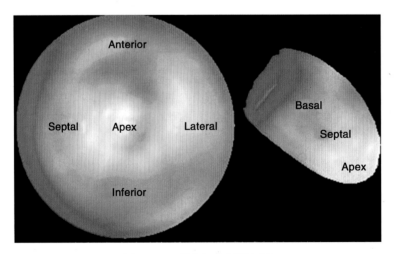

图 8-6　正常人极坐标靶心图

左图为极坐标靶心图(bull's image),图中 Apex 为心尖,Anterior 为左室前壁,
Septal 为间壁,Lateral 为左室侧壁,Inferior 为左室下壁。右图为三维显示图像

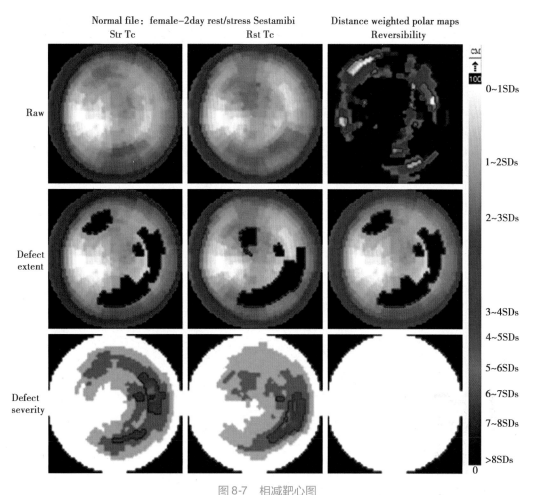

图 8-7 相减靶心图
第 1 列为^{99m}Tc-MIBI 负荷血流灌注靶心图,第 2 列为静息血流灌注靶心图,第 3 列为相减靶心图

(二)异常图像及解释

1. 图像形态异常 左心室腔扩大:多见于冠心病、瓣膜病、扩张型心肌病、肥厚型心肌病终末期和药物性(如阿霉素)心肌损伤等引起的左室功能的减低。

左心室室壁厚度改变:室壁均匀性变薄伴心室腔增大,多见于扩张型心肌病和瓣膜病伴左室功能减低。室壁局部变薄伴放射性减低(多见于前壁及心尖)和心室腔扩大,多见于心梗后室壁瘤形成。非对称性室壁增厚,以间壁和前壁增厚为主,多见于肥厚型心肌病。以前壁为主的室壁增厚并伴有侧壁基底部变薄和心室乳头肌显影,多为高血压病所致。

2. 心室放射性分布异常 判断异常的标准为同一心肌节段在两个不同方向的断面上连续两个或两个以上层面出现放射性分布异常,主要可分为下列五种:

(1)可逆性缺损(reversible defect):负荷图像出现放射性分布缺损,静息或延迟图像该缺损部位放射性分布恢复到正常心肌水平(即最大计数的 80% 以上),即所谓放射性"填充"或"再分布"(图 8-8)。主要见于可逆性心肌缺血,亦可见于缺血后功能损伤的心肌、各种原因(如药物、病毒、高血压和糖尿病)所致心肌或微循环功能损伤和兴奋传导和代谢异常(如 LBBB)所致心肌功能异常。

(2)固定性缺损(fixed defect):表现为负荷图像出现放射性分布缺损,静息或延迟图像该缺损部位仍无放射性分布(图 8-9),多见于心梗、心肌瘢痕或部分严重缺血的心肌。

(3)部分可逆性缺损(mixed defect):又称混合性缺损,指负荷图像出现放射性分布缺损,静息或再分布图像示缺损区域明显缩小或显像剂摄取有增加(图 8-10)。提示存在部分心肌可逆性缺血,或心肌梗死并伴有缺血。

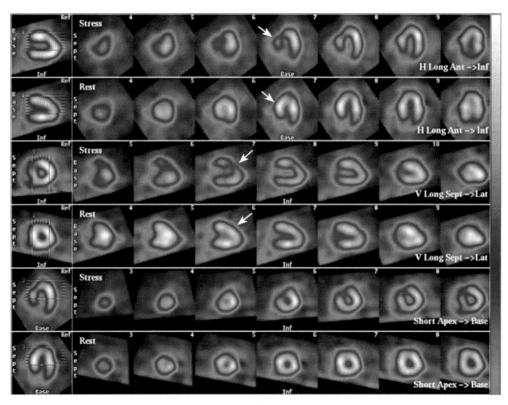

图 8-8　可逆性缺损图像

负荷图像(单数排)上见左室前壁和间壁放射性分布缺损,静息图像(双数排)上缺损区放射性分布恢复正常(箭头示)。第1~2排为水平长轴图像,第3~4排为垂直长轴图像,第5~6排为短轴图像

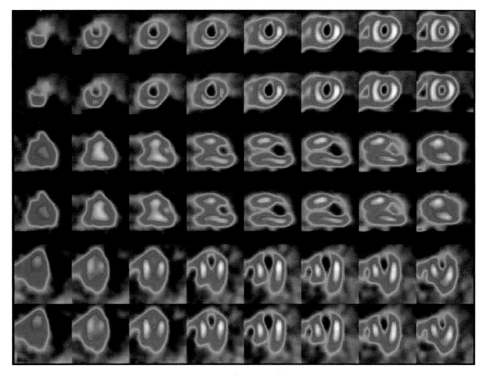

图 8-9　固定性缺损图像

负荷图像(单数排)上见左室前壁、心尖、前间壁和侧壁近心尖放射性分布缺损,静息图像(双数排)上缺损区放射性缺损未见明显变化。第1~2排为短轴图像,第3~4排为垂直长轴图像,第5~6排为水平长轴图像

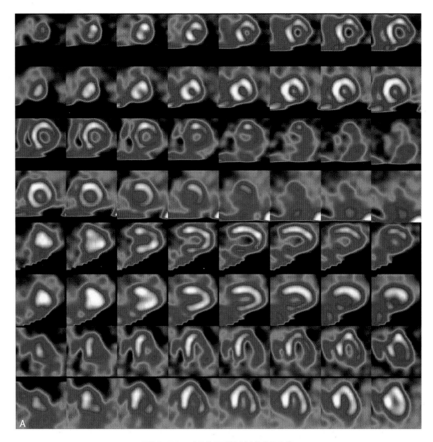

图 8-10　部分可逆性缺损图像

负荷图像(单数排)上见左室前下壁和侧壁放射性分布缺损和明显稀疏,静息图像(双
数排)见上述放射性分布异常区域的放射性摄取有所改善,但并未恢复至正常。第 1 ~
4 排为短轴图像,第 5 ~6 排为垂直长轴图像,第 7 ~8 排为水平长轴图像

(4)反向再分布(reverse redistribution):可见于^{201}Tl 延迟或再注射后,或静息^{99m}Tc-MIBI 早期-延迟
显像,以及^{99m}Tc-MIBI 负荷-静息显像。表现为延迟或再注射或静息心肌显像时,心肌缺损的放射性减少
≥15%。该现象可能与下列因素有关:急性心梗再通后的心肌功能损伤、冠脉闭塞后侧支循环形成和冠
脉介入术或搭桥术后心肌处于功能恢复中。

(5)"花斑"样改变:表现为节段性分布、多处小范围、严重程度不一致的放射性稀疏或缺损(图 8-
11),与冠脉供血分布不一致,可见于心肌炎和心肌病等。

六、临床应用

(一)诊断缺血性心脏病

随着冠心病的诊疗技术不断提高特别是对高危患者能够早期诊断和准确鉴别,以及溶栓治疗、介入
和搭桥手术等的有效使用,使得与冠心病有关的死亡率明显下降。核素心肌灌注显像(MPI)作为一种
检测心肌缺血的非侵入性(invasive)影像学方法,具有较高的准确性和极好的效价比,通过该方法的使
用,可以早期、准确检测心肌缺血,诊断冠心病并降低冠心病的死亡率等(图 8-12,图 8-13)。

应注意的是,在决定是否进行 MPI 前,潜在接受 MPI 患者存在冠心病的可能性并不相同,一些预测
方法整合了包括胸痛情况、性别和年龄等临床因素,并以此对冠心病的可能性进行推测,将冠心病的可
能性分为低、中和高危,临床上再结合血清胆固醇水平、血压以及有无糖尿病等因素可以对冠心病可能
性进行预测。研究证实,MPI 对于冠脉造影以及其他因素(包括年龄、性别、症状、危险因素和负荷试验

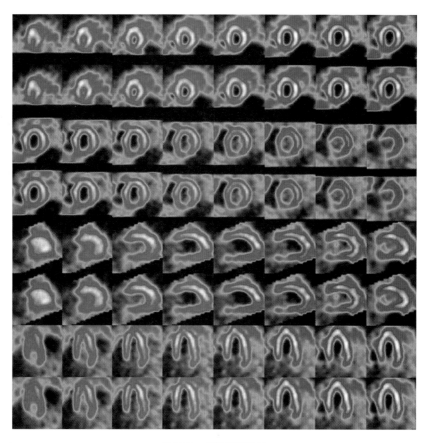

图 8-11 花斑样改变

负荷图像(单数排)见左室各壁示节段性、多处小范围和严重程度不一致的放射性稀疏或缺损,静息图像(双数排)与之相似。第 1~4 排为短轴图像,第 5~6 排为垂直长轴图像,第 7~8 排为水平长轴图像

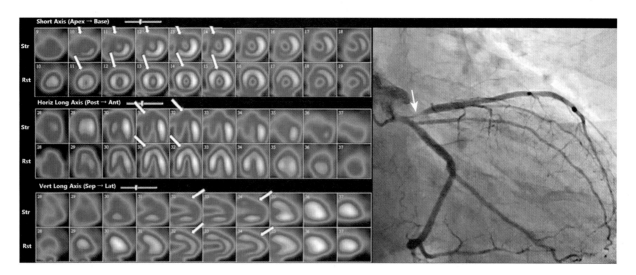

图 8-12　^{99m}Tc-MIBI 负荷/静息 MPI 诊断心肌缺血

MPI(左图)示左室前壁可逆性灌注缺损(箭头),提示局部心肌缺血(Str 为负荷图像,Rst 为静息图像)。冠状动脉造影(右图)显示左前降支近端明显狭窄(箭头)

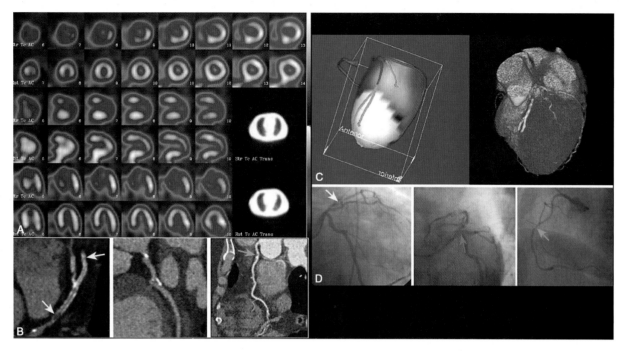

图 8-13 ^{99m}Tc-MIBI 负荷静息 SPECT/CT MPI 诊断心肌缺血

MPI(左上,A 图)示左室前壁、心尖、间壁、侧壁近心尖和下壁近心尖可逆性灌注缺损(单数排为负荷图像,双数排为静息图像);同机 CT 最大密度投影图像(MIP 图像,左下,B 图)示冠脉多处钙化,LAD(黄色箭头处)、LCX(红色箭头处)和 RCA(绿箭头处)等处可见冠脉狭窄;3D 融合图像(右上,C 图)见冠脉狭窄处导致心肌缺血;冠脉造影(右下,D 图)分别见 LAD(黄色箭头)、LCX(红色箭头)和 RCA(绿色箭头)等处见冠脉狭窄

的结果)提示中度冠心病可能的患者最为适用。

利用 SPECT 设备进行 MPI 时,使用不同的显像剂(包括^{201}Tl、^{99m}Tc-MIBI 和^{99m}Tc-tetrofosmin 等)在诊断 CAD 时均具有相似的准确性。在负荷方式的选择上,首选运动负荷,如不能或不愿接受运动负荷时可行药物负荷方法。研究也证实,采用不同的负荷方式以及不同的负荷药物时,MPI 诊断 CAD 的准确性亦无明显差别,也就是采用运动负荷、腺苷药物负荷、双嘧达莫药物负荷和多巴酚丁胺药物负荷诊断 CAD 的准确性均相似。总体而言,运动负荷和药物负荷 MPI 用于检测 CAD(以冠脉造影显示狭窄超过 50% 为标准)的敏感性分别为为 87% 和 89%,特异性分别为 73% 和 75%。由于 PET 与 SPECT 相比具有更高的空间分辨率和更佳的衰减矫正等优势,因此利用 PET(或 PET/CT)进行 MPI 诊断 CAD 时具有更高的准确性,采用不同的显像剂时 PET 诊断 CAD 的敏感性平均为 89%,平均特异性为 86%。

心肌灌注显像对冠心病心肌缺血的诊断效能还受到狭窄冠脉的支数、狭窄的部位和程度、运动负荷的情况以及局部室壁运动异常程度等因素的影响。有报道显示,使用^{201}Tl MPI 检测单支病变的敏感性为 83%,双支病变敏感性为 93%,三支病变敏感性为 95%;还有研究显示,使用^{99m}Tc-MIBI MPI 诊断 CAD 的结果显示其诊断单支病变的敏感性为 90%,三支病变敏感性为 98%。

采用心电图门控采集所获得的 MPI 结果,可以对心室的室壁运动和室壁增厚率的评价,有助于读片者区分软组织衰减所造成的伪影以及真正的血流灌注异常。有研究比较了^{201}Tl MPI 和^{99m}Tc-MIBI MPI 诊断 CAD,发现虽然两种显像剂诊断 CAD 的敏感性并无显著差别,但结合门控信息时,诊断的特异性与非门控显像相比具有一定优势,还有一些研究使用不同显像剂和不同负荷方式进行门控 MPI,也得到了与上述研究类似的结果。进行心电图门控图像采集还有一个优点就是有助于提高读片者的自信心,通过结合门控采集所得信息可以明显减少"模棱两可"的检查结论。有研究发现结合门控信息进行结果判断后"临界"结果(临界正常或临界异常)的比例从 31% 减少到 10%。对于 CAD 可能性低(<10% 可能性)的受检者,结合门控信息后检查报告认为是正常的比例显著性提高(从 74% 到 93%)。

对于那些经证实为 CAD 的患者,结合门控信息也有助于提高诊断的准确性(结果由"模棱两可"变为明确异常)。此外,通过门控图像采集所获得的左室 EF 和左室容积等参数在对患者进行危险度分层和预后判断方面也具有重要价值。

利用 PET 或 PET/CT 进行 CAD 的诊断也为临床所关注,研究显示,PET 诊断 CAD 的敏感性介于83% ~ 100%,特异性介于73% ~ 100%。有一些研究直接比较了 PET 和 SPECT 诊断 CAD 的准确性,结果并不相同,有的显示 PET 的敏感性优于 SPECT,有的则显示 PET 的特异性优于 SPECT,有 3 个主要的研究直接比较了 SPECT MPI 和 PET MPI 诊断 CAD 的灵敏度和特异性,所得结果各不相同。总之,由于PET 具有更高的图像分辨率且在 PET 显像中常规使用衰减校正技术,因此 PET 与 SPECT 相比应该具有较高的敏感性和特异性,可惜的是该类直接比较的研究还略显匮乏。当前单纯的 PET 已逐渐被 PET/CT 所替代,更佳的仪器性能和衰减矫正方式,也使得 PET/CT 的诊断准确性进一步提高。但受正电子药物供应和检查费用的限制,导致该方法目前难以临床普及。

核素 MPI 与冠脉造影(coronary angiography,CAG)是临床常用诊断 CAD 的影像学方法,冠脉造影是目前诊断 CAD 的"金标准",但这两种方法所反映的意义并不相同。核素 MPI 主要反映心肌组织的血流量变化、反映心肌组织的功能代谢情况,而冠脉造影主要反映冠状动脉有无解剖学上的异常。例如,在冠脉造影中,通过视觉分析所得到的冠脉狭窄严重程度并不总是与心肌组织功能异常的严重程度相一致,有时冠脉造影结果虽然正常但心肌组织却可能存在血流灌注异常。冠心病的定义是冠状动脉血管发生动脉粥样硬化病变而引起血管腔狭窄或阻塞,造成心肌缺血、缺氧或坏死而导致的心脏病。也就是说冠脉造影和 MPI 是分别反映了冠心病的两个方面,前者能直观的评价冠脉的狭窄情况,后者能准确反映心肌缺血情况,故两者在诊断和评价冠心病上具有很强的互补性。近年来,多排 CT 的快速发展使得 CT 血管造影(CTA)诊断冠心病成为临床常规,CTA 的优势在于能够清晰的反映冠脉解剖结构、对冠脉狭窄能准确判断、检查过程快速方便还能提供许多额外的诊断信息。但 CTA 在诊断 CAD 时本质上与冠脉造影相似,也是反映解剖学的改变而不能直接反映心肌缺血,不能对心肌的功能代谢进行直接评价,而且 CTA 所致的辐射剂量问题也一直被人们所关注。

(二)用于冠心病心肌缺血的危险度分层和预后判断

MPI 可以通过评价心肌缺血的程度和范围、辨别与危险性相关的血管内皮功能异常来评估 CAD 患者的危险程度,并预测受检者发生心脏不良事件的可能性,这些信息比对 CAD 患者进行简单的、单纯的临床诊断更具临床意义。对临床确诊或可疑的 CAD 患者进行预后判断时,最重要的是评估患者发生"严重心脏事件"(hard cardiac events,包括心脏性死亡和非致死性心肌梗死)的风险。MPI 的优势在于积累了充足的循证医学证据,根据 MPI 可以有效地将临床可疑或确诊的 CAD 患者分为低危(年心脏病死亡率<1%)、中危(年心脏病死亡率介于 1% ~3%)和高危(年心脏病死亡率>3%)。

美国核心脏病学会(ASNC)二十年前就指出:如果负荷 MPI 结果正常,则受检者在未来至少 1 年的时间内发生严重心脏事件的概率极低(<1%),而且更为重要的是,这一结果与其他临床相关因素(包括性别、年龄、症状、有无冠心病病史、显像所采用的技术方法和使用的显像剂的种类等)相比是一个独立的预测因子。

利用 MPI 在对确诊或可疑 CAD 患者进行危险度分层方面的研究显示,如果受检人群的灌注显像结果为中度或明显异常,则其发生心脏性死亡或心肌梗死的危险度为中度危险;如果受检人群的灌注结果正常,则危险度极低;而如果受检人群的灌注显像结果提示为轻度异常,则发生心脏性死亡的危险度为低度危险(年发生概率为 0.8%)但发生心肌梗死的危险度为中度危险(年发生概率为 2.7%)。由于该类人群(灌注结果提示轻度异常)死亡率低,故在临床治疗上通常采用药物治疗而非血运重建,临床研究也显示出药物治疗可以有效降低心肌梗死、急性缺血综合征或住院的发生率,也就是可以利用 MPI进行危险度分层并进而指导临床治疗决策的制定。

不仅 MPI 所示的血流灌注异常的范围/程度可用于危险度分层和预后判断,其他一些 MPI 所获得的其他信息也有助于预测未来心脏事件发生的可能性。包括:①左室一过性缺血性扩大(Transient ischemic dilation，TID），TID 是指左室容积在负荷图像上要明显大于静息图像所示，原因可能是由于心内膜下弥漫性心肌缺血所致。TID 通常提示存在严重和大范围的心肌缺血，在判断心肌主要供血冠脉有无严重狭窄（管腔狭窄>90%）方面具有极高的特异性。TID 同样是一个可用于危险度评价的指标，其在预测所有心脏事件方面能够提供独立的增量预后价值，如果存在 TID，即使对于低危人群仍应给予更多的关注，在临床上采用更积极的诊疗方式；②肺摄取显像剂增加，研究显示运动负荷后肺摄取 ^{201}Tl 增加与单纯的心肌血流灌注异常相比能提供增量的预后信息。该现象与 TID 之间并无特别的相关性存在，故在对患者进行危险度分层时两种信息可以相互补充；③门控 SPECT 所得参数，研究显示：预测心脏性死亡时，门控采集所获得的负荷后左室射血分数（LVEF）和收缩末期容积（LVESV）与灌注缺损的严重程度和范围（以 SSS 表示）相比能提供更多的有价值信息。而且 LVESV 能为负荷后 LVEF 提供更多的信息。还有研究显示，在预测心脏性死亡时，负荷后 LVEF 和负荷诱发的缺血的范围（以 SDS 表示）能提供更多有价值的预后信息，LVEF 是预测死亡率最强的预测因子，而 SDS 则是预测 MI 最强的预测因子；④药物负荷时心电图 ST 段改变，有研究显示，在药物负荷过程中受检者出现的 ST 段改变与预后之间存在一定的关系。例如腺苷药物负荷时 ST 段压低可作为判断受检者不良预后的单变量或多变量预测因素，能够比单纯的血流灌注信息提供增量的预后价值。也有研究显示，对于多巴酚丁胺药物负荷，综合考虑 ST 段压低和灌注显像结果可以给患者提供最佳的危险度分层。

（三）用于临界病变功能意义的判断

临界病变是指冠脉造影显示冠脉直径狭窄在 25%～75% 之间，对于临界病变而言，采用何种治疗策略（介入治疗或药物治疗）临床上多存在一定的困难。对血管造影所显示的冠脉狭窄程度以及冠脉的血流储备能力进行视觉评价会受到检查者人为因素的影响，当冠脉造影术后仍不能确定采用何种治疗方案时，则可以利用 MPI 对临界病变进行危险度分层。如果核素显像未见明显的心肌缺血，则该类患者发生心脏事件的危险度相对较低。即使是冠脉造影显示病变为左主干或三支病变的患者，如果核素显像结果提示为低度危险，则该类患者更适合强化药物治疗，而且采用药物治疗方案并不会增加其心脏事件的发生率。成本/效益分析显示，MPI 在减少有症状心绞痛患者的血运重建术（冠脉支架植入或冠脉搭桥术）的比例上具有重要的价值，而且根据 MPI 结果所引起的治疗方案的改变并不会对患者的预后产生不利影响。

（四）用于评价冠心病治疗疗效以及血运重建术后冠脉再狭窄或桥血管再闭塞等

核素心肌血流灌注显像是评价冠心病疗效的首选影像学方法，广泛应用于冠脉支架植入术、经皮冠状动脉球囊扩张术（percutaneous transluminal coronary angioplasty，PTCA）、冠状动脉搭桥术（coronary artery bypass graft，CABG）和药物治疗前后心肌血流量和缺血心肌的变化情况，近年来结合相位分析技术还可用于心衰等患者的再同步化治疗的筛选和评价（图 8-14）。MPI 可用于协助病例的选择，监测 CABG 患者在围手术期有无心肌梗死，评价治疗后冠脉狭窄解除与否和心肌血供的恢复情况，以及确定是否需要再次手术治疗或选用其他治疗方式。

接受 PTCA 和冠脉内支架植入术的患者，在术后均可能出现血管/支架内再狭窄，其中支架内再狭窄的比例约 15%～25%。血运重建术后，患者的症状（例如胸痛）和体征并不是判断血管再狭窄的可靠指标，25% 的无症状的患者经心电图运动试验（electrocardiographic exercise test，EET）证实存在心肌缺血。ETT 检测再狭窄的敏感性范围介于 40%～55%，远低于 MPI。而在血运重建术后 30 天内复发胸痛的患者中只有约 30% 经冠脉造影证实出现再狭窄。目前认为，PCI 术后 1～2 个月内如果没有特殊临床情况一般不需要行心电图运动试验或核素心肌显像。由于心肌缺血是提示患者预后较差的重要指标，有研究者认为应在 PCI 术后 3～12 个月常规进行负荷 MPI 以评价是否存在再狭窄，如果 MPI 结果提示为低危的患者年不良事件的发生率低于 1%。

冠状动脉搭桥术（Coronary Artery Bypass Grafting，CABG）后患者的手术疗效、有无心肌缺血、缺血的部位、范围和程度等的评价主要依据 MPI。有研究显示，运动负荷 MPI 的结果是预测 CABG 术后患者不良事件发生的最重要的预测因素，MPI 血流灌注缺损的范围是和预后相关的唯一指标；有灌注缺损的患者危险度较高（2.1%：0.4%），SSS 越高则死亡的危险程度越高，MPI 能明显增加对心脏性死亡的预测

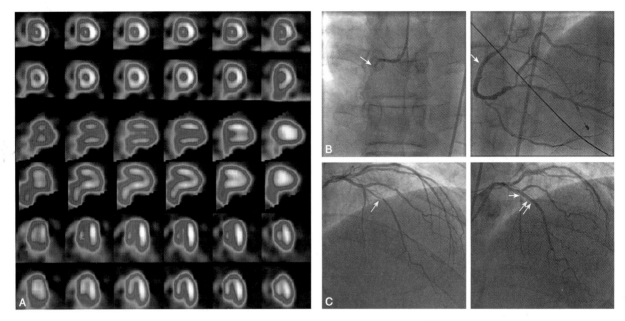

图 8-14　MPI 评价 PCI 疗效

PCI 术前^{99m}Tc-MIBI 负荷图像(图 A 单数排)示左室前壁近心尖、心尖、室间隔和下壁放射性分布缺损及稀疏,PCI 术后负荷图像(图 A 双数排)示上述缺损及稀疏区恢复正常或明显改善。PCI 术在 RCA 近端明显狭窄处植入一支架(图 B)、在 LAD 中段狭窄处植入一支架(图 C)

能力。在预测患者的预后时,与临床各项指标相比,总静息评分(SRS)和肺对^{201}Tl 摄取的增加能提供增量的预后信息;血流灌注的异常情况和肺对^{201}Tl 摄取的增加是不良心脏事件的独立预测因素;长期随访也显示,MPI 显示心肌缺血的患者与没有缺血的患者相比发生恶性事件的危险程度更高。

　　总之,对于 CABG 术后人群,如果出现心肌缺血的表现则应使用 MPI 对缺血的程度和范围进行评价,并以此制订治疗方案;对于 CABG 术后无症状的人群,则建议在术后 5～7 年时行 MPI 用于评价是否存在心肌缺血。

（五）用于非心脏外科手术前的患者危险度评估

　　对于拟行非心脏手术的患者应考虑到潜在 CAD 的可能,不同种类的手术所致的心血管危险程度也不同。在非心脏手术前,经常需要心脏科医生对可疑或明确的 CAD 患者进行危险度评估,提出诊疗建议,而这种评估则可能需要行各种非侵入性和/或侵入性的检查,包括 MPI 等。指南和研究强调:对拟行中度或高度风险手术并伴有中度临床风险(如糖尿病、稳定性 CAD 或代偿性心衰等)的患者在术前应首选非侵入性的检查方法,对这类患者进行全面评价有助于判断患者心脏相关的长期预后。

　　在非心脏手术前对心肌缺血的危险度进行评价时,所遵循的原则与慢性 CAD 患者的评价的原则相同。但在某些特殊情况下,例如伴有活动性出血或失代偿性心衰且需接受非心脏手术的患者在进行疗效评价和危险度分层时应行 MPI。对拟行急诊非心脏手术的患者也应首选 MPI 评价心肌缺血的范围和程度。对于择期手术的患者,应首选心电图运动试验,而对于那些原本 ECG 异常或不能行 ETT 的患者则可以考虑行 MPI。核素心肌显像对心肌缺血检测的阳性预测值较低,但却具有非常高的阴性预测值(96%～100%)。有可逆性缺损提示可逆性缺血的患者与那些有固定缺损的患者相比,在手术前后发生心脏事件的风险更大;而固定的缺损则可能是判断长期危险程度的一个重要指标。

　　对拟行非心脏手术的患者进行术前心肌缺血危险度评价时,应个性化选择适宜的非侵入性检查方式,包括负荷 MPI、ETT、负荷超声心动图等。例如,对于有支气管哮喘的患者不应使用潘生丁或腺苷负荷;肥胖患者会限制经胸廓超声心动图的诊断价值,也会由于软组织伪影影响到核素显像的诊断准确性;有左束支传导阻滞(LBBB)的患者应首选药物负荷 MPI。荟萃分析的结果显示:^{201}Tl 显像、多巴酚丁胺负荷超声心动图、核素心血池显像和动态心电图这几种检查方法在预测心脏事件危险度方面的价值相似。

（六）其他

1. 心功能不全或严重心律失常患者的病因诊断。

2. 存活心肌判断。

3. 心肌病的病因诊断。

4. 心肌炎的辅助诊断。

第二节 心肌代谢显像

缺血心肌的活力（存活情况）是涉及缺血性心脏病诊断、治疗和预后评价的一项重要指标。临床上对缺血性心脏病所广泛开展的血运重建（如冠状动脉支架植入和冠脉搭桥术等）可以改善以缺血存活心肌为主的血流灌注及室壁运动功能，却不可能改善不可逆损伤的心肌功能。因此，有效、准确地评价心肌活力对于指导治疗和评价预后等至关重要。

临床研究和动物实验显示，心肌发生严重缺血后，根据缺血发生的速度、范围、程度以及侧支循环建立等不同，心肌细胞的损害可能出现三种情况：一是坏死心肌（necrosis myocardium），即不可逆性的心肌损害，即使冠脉血流恢复，受损心肌和心功能也不会得到有效改善。二是冬眠心肌（hibernating myocardium），是当慢性持续性心肌缺血时，心肌细胞通过代偿，降低耗氧量及代谢速度，以使心肌细胞保持存活状态，但此时会部分和全部地丧失局部心肌收缩功能。当冠脉再通血流恢复后，通过改善和消除心肌缺血，这部分心肌的功能可部分或全部恢复正常。三是顿抑心肌（stunned myocardium），是指短时间（急性）心肌缺血后，心肌细胞发生一系列生理、生化和代谢改变，心肌组织和细胞尚未坏死，但结构、代谢的改变，尤其是收缩功能的障碍在再灌注后数小时至数周才恢复；缺血时间越长，则心功能恢复时间也越长。上述的冬眠心肌和顿抑心肌即为缺血存活心肌。

一、葡萄糖代谢显像

（一）^{18}F-FDG 心肌代谢显像原理

正常人在生理状态下，脂肪酸是心肌代谢（脂肪酸氧化）的主要能量来源，心肌摄取^{18}F-FDG 较少，显影不清，而脂肪酸代谢显像则清晰，特别是在空腹或血糖浓度较低时，心肌所需能量几乎全部来自于脂肪酸氧化。在葡萄糖负荷状态下，心肌细胞转以利用葡萄糖作为主要能源物质，因此，心肌葡萄糖代谢显像清晰。^{18}F-氟代脱氧葡萄糖（18F-2-fluoro-2-deoxy-D-glucose，^{18}F-FDG）通过心肌细胞膜上的葡萄糖转运体经主动转运进入心肌细胞，在己糖激酶的作用下，生成 6-磷酸葡萄糖，无法继续进行下一步代谢而陷落在细胞内，得以进行 PET 显像。因此，在葡萄糖负荷下，缺血、缺氧心肌的脂肪酸代谢绝对减少，葡萄糖代谢相对增加，故可用于评价心肌的活力。通过结合静息状态下心肌的血流灌注情况，则可对缺血存活心肌的活力进行判断。

（二）^{18}F-FDG 心肌代谢显像方法和图像分析

患者禁食至少 6 小时以上，检查前测血糖，若血糖为 7.77～8.88mmol/L 则于 60 分钟内静注^{18}F-FDG 185～370MBq（5～10mCi），若血糖低于 7.77mmol/L 则口服葡萄糖 25～75g 后 30 分钟注射^{18}F-FDG，若高于 8.88mmol/L 则皮下注射胰岛素 4～20U 后再根据血糖水平注射^{18}F-FDG。静脉注射^{18}F-FDG 30～60 分钟后利用 PET 或带符合线路 SPECT 进行断层图像采集，所得图像与心肌血流灌注图像（如前所述）进行对比。

在心肌血流灌注减低或缺损的心肌节段，^{18}F-FDG 心肌代谢显像相应节段的显像剂摄取增加，为灌注/代谢不匹配（mismatch），表明局部为缺血存活心肌（图 8-15）；反之，在心肌血流灌注缺损或减低的心肌节段，^{18}F-FDG 心肌代谢显像相应节段的显像剂摄取仍为缺损或减低，为灌注/代谢匹配，为心肌梗死改变，提示局部无存活心肌或瘢痕组织（图 8-16）。

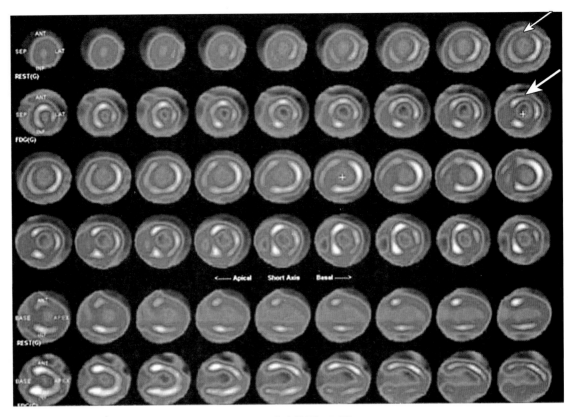

图 8-15　灌注代谢不匹配

^{99m}Tc-MIBI 静息 MPI 图像(单数排)示左室前壁、心尖放射性缺损,¹⁸F-FDG 代谢图像(双数排)示上述缺损区放射性摄取明显改善,提示局部为缺血存活心肌

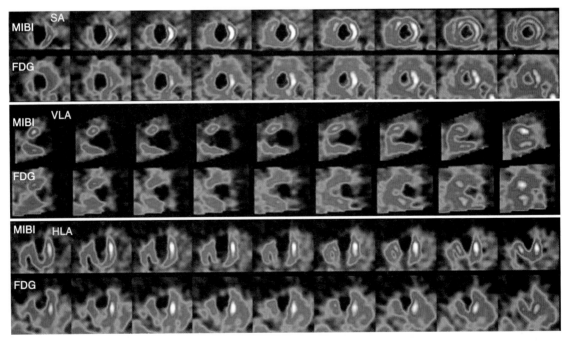

图 8-16　灌注代谢匹配

^{99m}Tc-MIBI 静息 MPI 图像(单数排)示左室各壁放射性缺血及稀疏区,¹⁸F-FDG 代谢图像(双数排)示上述缺损区稀疏区放射性摄取未见明显变化,提示局部为坏死心肌

二、脂肪酸代谢显像

（一）^{11}C-棕榈酸（^{11}C-palmitate acid，^{11}C-PA）

^{11}C-PA 是心肌脂肪酸代谢的主要底物之一，提供一半心肌脂肪酸 β 氧化所产生的能量。^{11}C-PA 经静脉注射后，迅速被心肌细胞摄取，通过 β 氧化从心肌中清除。^{11}C-PA 的清除速率与心肌耗氧量呈负相关，故可用作为心肌能量代谢的指标。当心肌缺血或梗死时，脂肪酸 β 氧化减少，对^{11}C-PA 的摄取也减少，局部出现放射性稀疏或缺损，该方法主要用于研究缺血心肌的能量代谢情况。

（二）^{123}I-甲基碘苯脂十五烷酸（^{123}I-BMIPP）

是一种单光子心肌脂肪酸代谢显像剂，被心肌细胞摄取的机制与^{11}C-PA 类似，其在心肌内的摄取和滞留与心肌局部血流灌注量和 ATP 浓度直接相关。注射后的早期（2~5 分钟）反映心肌灌注，延迟后（30 分钟）可反映心肌代谢情况。缺血心肌对^{123}I-BMIPP 的摄取明显减少，即使血流灌注部分或完全恢复后，^{123}I-BMIPP 的摄取仍可能不会迅速改善。^{123}I-BMIPP 能评价心肌的灌注和代谢，是评价冬眠心肌较好的显像剂，还有一些研究利用^{123}I-BMIPP 探讨心肌"缺血记忆"（ischemic memory）的现象。

三、^{201}Tl 存活心肌显像

^{201}Tl 是最早在临床广泛应用的心肌血流灌注显像剂，该显像剂不仅可用于心肌缺血的诊断，也可应用于缺血存活心肌检查和评价，^{201}Tl 为钾离子的类似物，能够被心肌细胞非特异性摄取，其摄取量取决于局部血流量和心肌细胞膜 Na$^+$-K$^+$-ATP 酶的活力。^{201}Tl 评价缺血存活心肌的检查方法较多，主要包括有^{201}Tl 负荷再分布法、^{201}Tl 延迟再分布法、^{201}Tl 再注射法、硝酸甘油介入^{201}Tl 显像法和 GIK（葡萄糖-胰岛素-钾）介入^{201}Tl 显像法等。

（一）^{201}Tl 负荷再分布法

^{201}Tl 的摄取是一个需要消耗能量的过程，当然也需要细胞膜完整，^{201}Tl 滞留意味着心肌细胞具有活力。组织学研究证实：^{201}Tl 摄取的程度（特别是在再注射后）和速度与组织存活和代谢的状态有关。负荷后3~4 小时的^{201}Tl 延迟图像上出现^{201}Tl 再分布是心肌存活的重要标志。但是，在再分布图像上没有明显的^{201}Tl 再分布并不意味着局部没有存活心肌，重复进行^{201}Tl 图像采集已经被用于优化对局部存活心肌的评价。

（二）^{201}Tl 延迟再分布法

研究发现，常规负荷后 3~4 小时的"再分布"^{201}Tl 心肌图像所示"不可逆性"缺损节段中有约 50%会在冠脉血运重建、恢复血流灌注后出现局部心肌对^{201}Tl 的摄取，并且局部心肌功能会有改善。因此，通过延迟 24 小时再进行^{201}Tl 心肌显像可以提高对缺血存活心肌的检出，24 小时延迟显像出现^{201}Tl 再填充的原因主要与冠状动脉狭窄程度有密切关系，在严重狭窄的冠脉支配区心肌，局部血供明显减低，运动时更加重了局部缺血，经过 3~4 小时的^{201}Tl 再分布后，局部心肌虽然可缓慢摄取脏器间与正常心肌中洗脱而来的^{201}Tl，但因时间较短，摄取量也较少，随着时间的延长，缺血心肌的^{201}Tl 摄取不断增加，最终出现^{201}Tl 的再填充现象。

^{201}Tl 延迟 24 小时心肌显像方法：运动或药物负荷试验，心脏负荷达到高峰时静脉注射^{201}Tl 148MBq（4mCi）。于注射后 10 分钟、3~4 小时和 24 小时分别进行负荷、再分布和 24 小时延迟^{201}Tl 心肌图像采集。原理：临床上通常采用负荷/再分布（3~4h）。

（三）^{201}Tl 再注射法

虽然 24 小时延迟再分布显像能提高存活心肌判断的正确性，但延迟显像时心肌的放射性计数较低，直接影响到图像的质量，且随着时间的延长及血中^{201}Tl 浓度的降低，也难以满足缺血区^{201}Tl 的供应，

影响存活心肌的检测。为在负荷/再分布后再次注射^{201}Tl,使血中^{201}Tl浓度再次升高,这样不仅增加了缺血区^{201}Tl再次供给量,而且可改善图像质量。

^{201}Tl再注射心肌显像方法:运动或药物负荷试验,心脏负荷达到高峰时静脉注射^{201}Tl 111MBq(3mCi)。于注射后10分钟和3~4小时分别进行早期和延迟^{201}Tl心肌图像采集。延迟图像采集结束后立即静脉注射^{201}Tl 37MBq(1mCi)。再注射30分钟后进行^{201}Tl再注射显像。

(四)硝酸甘油介入^{201}Tl法

硝酸甘油介入在短时间内可显著增加冠状动脉的血流量,迅速改善缺血区心肌的血液供应,使静息MIBI显像时表现为灌注缺损区的存活心肌增加对显像剂的摄取,提高存活心肌的检出率,对估测存活心肌有一定的临床价值。

硝酸甘油介入^{201}Tl心肌显像方法:常规负荷-延迟^{201}Tl心肌显像后,进行硝酸酯类介入试验,达到预期介入效果时,再注射^{201}Tl 37MBq(1mCi),再注射30分钟后进行第三次图像采集。

四、硝酸甘油介入^{99m}Tc-MIBI心肌显像法

同样通过增加冠脉血流量和改善缺血区域心肌细胞的血液供应,硝酸甘油介入可以提高^{99m}Tc-MIBI心肌显像对缺血存活心肌的检出率。具体方法如下:第一天进行静息^{99m}Tc-MIBI心肌显像。隔天进行硝酸酯类介入试验,硝酸甘油介入可使用静脉滴注或舌下含服,达到预期介入量后(血压较服药前下降1.33KPa),静脉注射^{99m}Tc-MIBI 814-1110 MBq(22~30mCi)。注射后1小时进行^{99m}Tc-MIBI心肌显像。

五、心肌活力判断的临床意义

随着冠脉血运重建术的广泛应用,缺血存活心肌的存活状态直接影响治疗方案的选择、治疗效果的预测和评价以及患者长期预后,心肌活力的判断至关重要。通过核素显像技术对心肌活力进行评价,方法手段多样、临床应用早且积累了大量的循证医学证据,而且^{18}F-FDG PET显像目前仍然是临床判断存活心肌的"金"标准。

大量研究探讨了^{201}Tl显像技术在评价存活心肌和预测血运重建术后局部左室功能改善方面的价值,所用的显像方法包括^{201}Tl延迟再分布显像法和^{201}Tl再注射法,结果显示上述方法预测左室阶段功能改善方面的敏感性和特异性分别为87%和54%。此外,还有些研究探讨了^{201}Tl显像在预测血运重建术后总体左室功能改善方面的价值,结果显像其平均敏感性和特异性分别为84%和53%。上述均显示出^{201}Tl显像具有较好的敏感性,而特异性较低主要与存活心肌的判断标准和具体显像方法有关。对于接受血运重建术的心衰人群,也有研究探讨了^{201}Tl显像所显示的存活心肌状态在预测术后症状/运动能力是否改善以及判断长期预后方面的价值。结果显示,对于^{201}Tl显像提示有缺血存活心肌的人群,其术后NYHA功能分级均有明显改善;而对于^{201}Tl显像提示无明显存活心肌的人群,接受血运重建术后症状和NYHA功能分级等均不能得到改善。大样本研究证实了^{201}Tl显像在预测心衰患者长期预后方面的价值,通过^{201}Tl显像判断存活心肌后,对于有缺血存活心肌的心衰人群,其接受血运重建术后的生存期要明显高于无存活心肌的心衰人群,两组人群的死亡率也存在明显差别。

关于^{99m}Tc-MIBI心肌显像技术在存活心肌判断方面的研究显示,^{99m}Tc-MIBI显像在预测血运重建术后局部心肌功能改善方面的平均敏感性和特异性分别为83%和65%。如果采用硝酸甘油介入时,诊断的敏感性为81%,特异性达到69%。硝酸甘油介入^{99m}Tc-MIBI心肌显像在预测左室总体功能改善方面的平均敏感性和特异性分别为84%和68%。在预后判断方面,研究结果显示,对于有缺血存活心肌的人群,如果接受血运重建术则年死亡率为3%,如果仅接受药物治疗则年死亡率是9%。Sciagra等探讨了硝酸甘油介入^{99m}Tc-MIBI显像在预后判断方面的作用,所有患者分为药物治疗组、完全性血运重建组

和非完全性血运重建组,结果显示接受完全性血运重建的患者预后最好,而核素显像提示为缺血存活心肌但未接受血运重建区域的多少是预测未来心脏事件发生的最重要预测因素。

利用^{18}F-FDG PET 预测血运重建术后局部心肌功能改善时,^{18}F-FDG PET 的平均敏感性和特异性分别为 92% 和 63%。采用带符合线路的 SPECT 进行显像时,^{18}F-FDG 预测血运重建术后左室局部心肌功能方面的敏感性和特异性分别为 85% 和 75%。^{18}F-FDG PET 在预测左室总体功能改善方面时,总的敏感性和特异性分别为 83% 和 64%。在预测心衰症状改善以及判断长期预后方面,大量研究探讨了血运重建术前存活心肌与血运重建术后症状改善之间的关系。结果显示^{18}F-FDG PET 显像提示有缺血存活心肌的人群在接受血运重建术后心衰症状能够明显得到改善。对于缺血存活心肌状态与接受不同治疗(药物治疗与血运重建)人群的长期预后之间的关系,研究证实:有缺血存活心肌的人群在接受血运重建术后预后最佳;而对于有缺血存活心肌的人群,如果仅接受药物治疗则年死亡率最高;对于无存活心肌的人群,无论采用药物治疗还是血运重建其年死亡率均在 4% ~6% 之间。

第三节　心血池显像

放射性核素心血池显像(radionuclide cardiac blood pool imaging)又称为心室造影术(radionuclide angiocardiography,RNA),主要包括首次通过法和平衡法两种显像方法。

一、首次通过法心血池显像

(一) 显像原理

首次通过法心血池显像(first pass radionuclide angiocardiography,FPRNA)是以"弹丸"(bolus)式静脉注射放射性核素或其标记物,随即启动 γ 照相机于心前区部位进行快速图像采集,并记录放射性核素依次通过上腔静脉→右房→右心室→肺动脉→肺→左心房→左心室和主动脉的全过程。对连续采集所获得图像,手动结合自动勾画出左、右心室感兴趣区(regional of intersting,ROI),获得时间—放射性曲线(radioactivity-time curve),并计算出反映左、右心室功能以及各项血流动力学有关的参数指标。

(二) 显像剂

理想的用于 FPRNA 的显像剂应该满足以下条件,一是其在通过中心循环的过程中必须保持相对的稳定并能留在血管中;二是其应具有较高的安全性以便能使用较高的放射性活度,从而保证在较短的采集时间内获得足够的放射性计数。临床主要使用的显像剂包括^{99m}Tc 标记物和其他短半衰期放射性核素这两类。

1. ^{99m}Tc 标记的显像剂　^{99m}Tc 标记的显像剂主要包括^{99m}TcO$_4^-$、^{99m}Tc-DTPA、^{99m}Tc-MIBI 和^{99m}Tc-tetrofosmin 等。DTPA 优点在于其肾脏清除速度较快,故可在静息状态下静脉注射^{99m}Tc-DTPA 的 20 分钟后再次注射该显像剂,进行负荷试验。首次静注^{99m}Tc-DTPA 的活度为 740MBq(20mCi),再次注射的活度为 740 ~1110MBq(20 ~30mCi)。^{99m}Tc-MIBI 和^{99m}Tc-tetrofosmin 的优点在于一次注射显像剂后,可以在完成 FPRNA 后再进行心血流灌注显像,无需再次注射,活度通常为 550 ~1110MBq(15 ~30mCi)。

2. 其他短半衰期的放射性核素　以短半衰期的放射性核素作为显像剂,可以在短时间内进行多次重复检查。临床上使用较多的有钽-178(^{178}Ta,物理半衰期 9.3 分钟,55 ~65keV)、铱-191m(^{191m}Ir,物理半衰期 4.9 秒,129keV)和金-195m(^{195m}Au,30.5 秒,262keV),其中^{195m}Au 主要用于成年受检者,而^{191m}Ir 更适用于儿童。

（三）显像方法

FPRNA 检查时对"弹丸"注射环节要求严格,体积要求<1ml,放射性活度 740MBq,如"弹丸"注射失败,则显像剂散布于血流中,不利于判断分流情况,也无法准确测量心室功能。此外,也应根据不同的检查目的选择相应的静注部位,例如在测定左室功能和判断有无分流异常时主要选择静脉中部或颈外静脉作为注射点,而在测定右室功能时主要选择肘前静脉作为注射点。

患者通常采用仰卧位,静注显像剂前几秒即应开始图像采集,矩阵 64×64,每 30 毫秒采集一帧,连续采集 60 秒,测定右室功能时探头多采用右前斜位,测定左室功能时多采用前位。在进行负荷试验时首选踏车负荷,此方法受检者胸部的移动幅度较小,图像位移伪影少。

（四）图像分析

对靶区进行 ROI 勾画,得到时间—放射性曲线。通过动态电影显示局部室壁运动情况。根据舒张末(end-diastolic,ED)和收缩末(end-systolic,ES)的放射性计数获得左室射血分数(left ventricular ejection fraction,LVEF)和右室射血分数(RVEF)等参数,计算公式如下:

$$射血分数 = \frac{舒张末计数-收缩末计数}{舒张末计数} \times 100\%$$

由于 FPRNA 采集的心动周期较少、时间较短,采集的总计数偏少,故所得 LVEF 和 RVEF 值的准确性不如平衡法。

（五）临床应用

FPRNA 的优点是图像采集所需时间短,能够勾画"ROI"区分左、右心室,获得的各项功能参数和指标的准确性较高、重复性好。这些参数和指标主要包括心室总体和局部的室壁运动情况和射血分数等,这些信息在冠心病、先天性心脏病、瓣膜性心脏病和慢性阻塞性肺病等的诊断、鉴别诊断、预后判断、辅助治疗决策制定等方面均具有一定的意义。

1. 冠心病 FPRNA 曾被广泛地应用在冠心病的诊断、鉴别诊断、危险度分层和预后判断等方面,FPRNA 所得的室壁运动情况、心室收缩和舒张的容积变化等信息均有助于冠心病的诊断。但随着心肌血流灌注显像的广泛应用,FPRNA 在冠心病中的应用已较少。

2. 先天性心脏病 FPRNA 可以动态观察放射性核素显像剂通过心脏和大血管的整个过程(图 8-17),因此利用 FPRNA 可诊断先天性的左向右分流并可进行分流的定量分析。正常情况下,如果右室出现放射性则左室应无放射性出现。右至左分流表现为在肺显影同时或之前,显像剂过早进入左心或主动脉。左至右分流表现为肺内示踪剂清除差,呈肺"脏污"(smudge sign)现象。

3. 瓣膜性心脏病 静息 FPRNA 可用于评价瓣膜关闭不全,放射性核素或其标记物通过左心房或左心室时速度减慢即提示可能存在二尖瓣或主动脉瓣关闭不全,并且利用时间-放射性曲线可对返流的程度进行定量分析。此外,对瓣膜关闭不全患者进行连续监测有助于动态评价病变的严重程度,可对何时进行瓣膜置换术提供指导意见,术后复查也可以评价手术的治疗效果。

二、平衡法心血池显像

平衡法心血池显像(equilibrium radionuclide angiography,ERNA)与首次通过法相比,评价心室功能具有重复性好和准确性高等优点,特别是对于心梗、心室肥厚或扩张等导致心室容积和形态发生异常变化的情况,ERNA 同样有较好的准确性。但平衡法测量右室射血分数时由于受到左右心室重叠的影响,准确性与 FPRNA 法相比略有不足。

（一）原理

选用的显像剂通过静脉注射后能在血液循环中暂时停留且不逸出血管,静注显像剂后,以受检者心

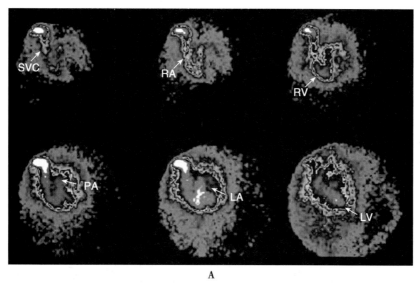

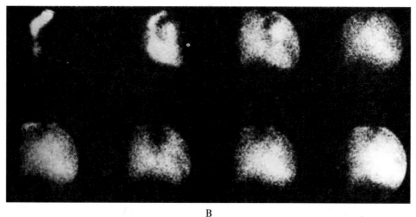

图 8-17　首次通过法心血池显像

正常人图像(图 A)见放射性显像剂经"弹丸"式注射后依次通过上腔静脉(SVC)、
右心房(RA)、右心室(RV)、肺动脉(PA)、肺和左心房(LA)的过程。左向右分流
患者图像(图 B)见肺影持续显示(显像剂自左向右分流所致),呈肺"脏污"现象

电图的 R 波作为开始采集的触发信号,启动 γ-照相机按照预设自动、连续和等时进行采集。每个 R-R
间期(心动周期)分成 8 或 16 帧图像,采集 300~400 个心动周期,一般应该达到 3~7M 的放射性总计
数,通过这种方法提高了采集技术、获得更多的信息量,得到心动周期全过程清晰的心血池影像(图 8-
18)。采集结束后使用 ROI 进行图像处理,获得系列左、右心室的功能参数指标和不同时相室壁收缩舒
张图像,将各心动周期采集的影像快速连续播放,即可显示出心室的舒缩电影。采集触发信号多次开
启、关闭 γ-照相机进行图像采集的装置称为门电路,门电路在一个心动周期中多次开启,故又称为多门
电路(multiple gated,MUGA)。

(二)显像剂

由于所需显像剂需要在血液循环中停留足够长的时间,因此 ERNA 主要使用 ^{99m}Tc 标记的红细胞
(RBCs)作为显像剂。成人剂量为 555~1110MBq(15~30mCi),儿童剂量按 8~16MBq(0.2~0.4mCi)/
kg 计算。^{99m}Tc-RBCs 的标记方法有体内标记法、体外标记法和半体内标记法等,其中体内法标记过程简
单,但标记率较低(75%~85%);体外法标记率高(>95%)但标记过程复杂;半体内法则介于上述两者
之间。

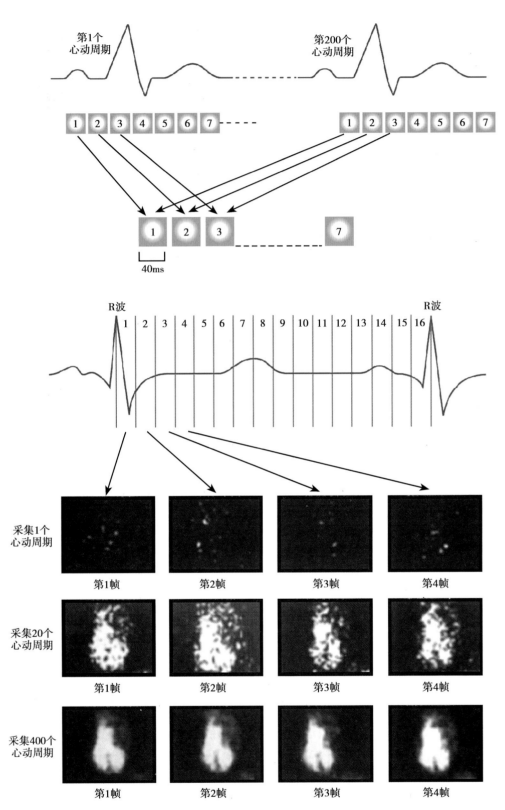

图 8-18 MUGA 平衡法心血池显像原理示意图

以心电图 R 波作为门控的采集触发信号,在每个心动周期内采集多帧图像在依次叠加,得到一个完整的心动周期图像

（三）显像方法

静注核素显像剂约 15 分钟后,待其达到平衡状态时进行门电路数据采集,分别采集前后位(ANT)、左前斜位(LAO)、左侧位(LL)和右前斜位(RAO)等多个体位以更好的显示心脏的解剖结构,其中 LAO 45°可以将左、右心室分隔的最清楚,同时测定左、右心室的功能最为准确。准直器可选用低能通用型或高分辨准直器,矩阵 64×64 或 128×128,并根据矩阵采集足够的放射性计数,每个心动周期可分成 8～32 帧采集,共采集 300～400 个左右的心动周期。采集可在静息状态下或负荷状态下进行,负荷方式通常采用踏车负荷或药物负荷,以减少体位移动所致伪影。

（四）结果分析

ERNA 采集所获得信息经 ROI 勾画和计算机处理后可分别获得左、右心室心动周期的时间—放射性曲线,由于心室内的放射性计数与心室容积成正比,因此该曲线可理解为心室—容积曲线,据其可计算出多项反映心功能的参数,常用参数主要有以下四类:

1. 反映心室收缩功能的参数 心室射血分数(ventricular ejection fraction,VEF)、局部射血分数(regional ejection fraction,REF)、高峰射血率(peak ejection fraction,PER)和前 1/3 射血分数(first-third ejection fraction,1/3EF)、心输出量(cardiac output,CO)和每博容量(stroke volume,SV)等;其中左室射血分数(LVEF)是反映心脏收缩功能最常用也是最重要的指标。正常静息状态下,左心室射血分数>55%与局部射血分数均>50%,右心室射血分数>40%,负荷状态下增加 5%以上为心功能正常;如无明显增加甚至下降则提示心功能或心脏储备功能异常。射血分数的计算公式如下:

$$EF = \frac{EDC - ESC}{EDC - BKG} \times 100\%$$

局部 EF 值测定由于不受心脏储备功能影响,比整体射血分数更敏感,有利于心功能异常的早期诊断。具体局部 EF 的计算方法是将 LAO 45°的心室影像从中心点分成 5～8 个扇区,根据每个扇区的时间-容积曲线可以计算出每个区域的 EF。正常情况下心尖部>70%,后侧壁介于 55%～70%,室间壁介于 40%～55%。

2. 反映心室舒张功能的参数 包括高峰充盈率(peak filling rate,PFR)、前 1/3 充盈分数(first-third filling fraction,1/3FF)、高峰充盈时间(time of peak filling rate,TPFR)和平均充盈率(average filling rate,AFR)等;由于心室舒张是需要能量的心肌纤维主动松弛过程,在许多心脏疾病中表现出比收缩功能异常更为敏感,因此在左心室功能异常的早期诊断中,尤其是充血性心力衰竭(可能存在收缩功能正常而舒张期功能异常)的准确判断中有重要价值。

3. 反映心室容量负荷的参数 舒张末期容量(end-diastolic volume,EDV)、收缩末期容量(end-systolic volume,ESV)等。在评价心力衰竭和心功能严重减低患者经治疗后心室大小变化中有明确作用,正常人 ESV 的容量相对减少,EDV 的容量相应增加(图 8-19)。

4. 局部心室壁活动 通过对动态电影进行视觉分析,正常状态下心室壁运动表现为各壁呈均匀向心性回缩,异常室壁运动则表现为整体或局部心室壁运动异常。临床上常采用视觉评价法判断心室壁的运动情况,将室壁运动分为以下四级:0 = 运动正常(normal wall motion),1 = 运动低下(hypokinesis),2 = 无运动(akinesis),3 = 反向运动(dyskinesis),还可以通过计算心室壁轴缩短率等定量判断心室壁运动情况(正常人室壁的轴缩短率应>20%)。

$$缩短率 = \frac{心室舒张末期心影长径 - 心室收缩末期心影长径}{心室舒张末期心影长径} \times 100\%$$

5. 时相分析 应用傅立叶转换对具有周期性变化的心室壁各局部的时间-放射性曲线进行拟和,获得心室局部开始收缩的时间(时相)和收缩幅度(振幅)两个参数,重建后获得心室时相图和振幅图等反

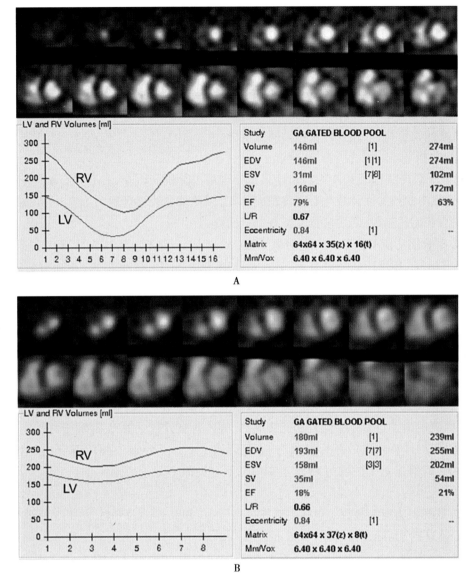

图 8-19　MUGA 平衡法心血池显像所获门控信息

正常人(图 A)所得门控信息,包括心动周期的影像,心室的时间-容积曲线和心脏功能容积的各项参数(所得均正常)。扩张型心肌病患者(图 B)所得门控信息,见心动周期影像显示欠清,时间-容积曲线低平,EF 值明显下降,EDV 和 ESV 明显扩大

映心室功能状况的影像,可用于评价左、右心室壁局部收缩的启动时间、顺序和收缩强度,该方法被称为时相分析(phase analysis),又称相位分析(图 8-20)。

时相图(phase image):以不同的灰度或颜色表示心室壁局部发生收缩的时间,灰度越高代表时相度数越大,即开始收缩的时间越晚。正常情况下,左、右心室的各壁收缩基本同步,故应表现为相同的灰度,无明显分界线;而心房与心室开始收缩的时间相差甚远,故表现为完全不同的灰度。当发生心肌缺血、心肌梗死、室壁瘤和预激综合征等时,病变处的时相会出现明显异常(明显延迟或提前等)。

时相直方图(phase histogram):表示像素区的时相频率分布的图形。其纵坐标表示像素计数的高低,横坐标表示时相角的度数(0°~360°)。正常时,时相直方图表示为一种双峰分布形式,前一个峰表示心室收缩的分布区,图形高而窄,反映心室的收缩协调性;后一个峰表示心房和大血管收缩区域,图形呈矮而宽,两峰的时相度数相差近180°。心室峰底的宽度称为相角程(phase shift),为心室最早收缩和

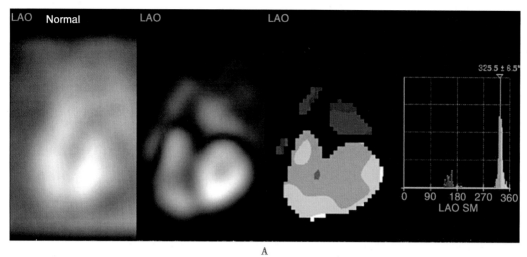

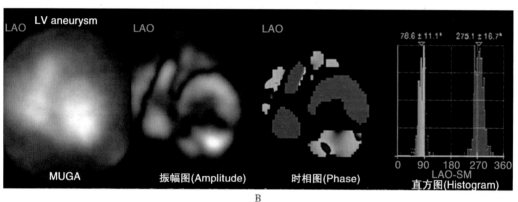

图 8-20　平衡法心血池显像相位分析

正常人（图 A）相位分析振幅图和时相图等均可见左室各壁收缩同步，室壁瘤（aneurysm）患者（图 B）相位分析见左室各壁收缩不同步（反向运动）和相角程明显增大（180°）等表现

最晚收缩的时间差，反映心室的协调性，正常相角程应<65%。如心室峰呈双峰或相角程增宽，提示可能存在冠心病心肌缺血，如心室峰与心房峰间出现杂乱的小峰，可能为室壁瘤形成。

振幅图（amplitude image）：是反映心肌收缩力（幅度）大小的一种图像，使用不同灰度表示心肌收缩力大小。正常情况时，房室之间和两个心室之间的分界明显。

时相电影（phase cine）：以白点（或黑点）标示室壁收缩和传导的顺序，用电影显示方式模拟出心室肌兴奋传导的过程，称为时相电影。正常情况下激动起源于室间隔，下行至膜部后传向左、右心室。传导阻滞时，时相电影上可见相应束支显影延迟；而当预激综合征时，表现为预激的起点和旁路处的时相提前。时相电影可以更直观地显示传导异常的部位、范围和程度等。

（五）适应证和禁忌证

1. 适应证

（1）冠心病心肌缺血。

（2）室壁瘤的诊断。

（3）瓣膜性心脏病。

（4）心肌病。

（5）充血性心力衰竭。

（6）心脏传导异常,如束支传导阻滞和预激综合征等。

（7）慢性阻塞性肺病与肺心病。

（8）药物对心脏毒性反应的监测。

2. 禁忌证

（1）严重的心律失常。

（2）未能控制的不稳定性心绞痛。

（3）充血性心力衰竭失代偿期。

（4）严重的高血压(血压超过 200/120mmHg)。

（5）近期急性心肌梗死(距发作<48 小时)。

（六）临床应用

1. 测定心脏功能 ERNA 是测定心脏功能的可靠方法,被认为是当前测定心室功能的"金标准",该方法具有无创、便于重复检查、能同时得到反映心脏收缩和舒张功能的各项参数等优点。临床上,超声心动图、MRI 和 CT 等也被用于测量心脏功能,但这些大多是通过形态学的方法进行测量,是根据心室腔的几何形态的变化进行心室容积计算。ERNA 是测量心室腔内的放射性计数,该计数直接反映了心室腔内放射性量的多少,不受心室几何形状的影响,所得心室容积和功能参数更为准确。但在某些特殊情况下,例如严重心律失常时,仍可能低估心脏功能。

2. 冠心病的诊断 心肌缺血缺氧可导致室壁运动失调和心脏整体功能下降,通过测量心功能参数(如 EF 值等)和室壁运动情况,可对冠心病心肌缺血患者进行预后评价和疗效监测等。心肌缺血如未发生心肌梗死,静息状态下,LVEF 可表现为正常,对冠心病诊断价值不大;但在运动或药物负荷状态下,心肌缺血患者 LVEF 较静息状态没有上升(正常人负荷后 LVEF 较静息状态可增加5%以上)甚至出现下降。此外,异常的局部室壁运动还可辅助判断冠脉受损的部位和范围。

心肌梗死的患者,心脏功能受损程度主要取决于梗死的部位、范围和程度。可表现出心肌收缩不协调、左心室舒张末期压力增高、舒张和收缩末期容量增多、LVEF 值减低等。有研究显示,以负荷 LVEF 下降≥5% 和远离梗死区域出现节段性室壁运动障碍诊断冠心病时,其诊断的敏感性和特异性分别为62% 和 75% 。通过心功能参数测定对心梗患者进行预后判断也很重要,有研究显示,发生急性心梗后 LVEF 值正常的患者,一年内的死亡率为 2% ~4% ;而 LEVF 值<30% 的患者,死亡率为 12% ;LEVF 值<20% 患者,一年内死亡率高达47% 。ERNA 所获得的 LVEF、EDV 和 ESV 等在判断治疗疗效和预后等方面具有重要意义。

3. 室壁瘤的诊断 ERNA 对室壁瘤的定位诊断有较好价值,阳性率可达到90% ~95% ,并可以鉴别真性室壁瘤与假性室壁瘤。影像表现可见左室增大和室壁瘤部位膨突;室壁运动可出现局部无运动或反向运动等异常和射血分数下降、心功能受损等。时相图可见局部时相明显延迟、边界明显,在时相直方图的心室峰和心房峰之间出现一个异常峰,即室壁瘤峰。

4. 传导异常的判断 应用时相分析可对心脏的束支传导阻滞、预激综合征的旁道传导、顽固性频发室性早博及持续性单行性室性心动过速患者,进行有效定位,辅助临床电生理进行诊断。有研究报道,ERNA 的相位分析对旁道传导的检出率介于76% ~88.9% ,而且对单一旁道的传导异常,检出率更高。

5. 在瓣膜性心脏病中的应用 超声心动图是对瓣膜性心脏病诊断和分级最重要的影像学方法,核素心血池显像有助于阐述主动脉瓣、二尖瓣狭窄的病理机制以及评价手术治疗效果等。核素心血池显像通过测定心室功能和容积大小,能够预测返流性心瓣膜疾病的预后情况、指导瓣膜性心脏病的治疗方案的制定和手术时机的选择。

6. 在心肌病中的应用　扩张型心肌病在核素心血池图像中一般表现为左心腔明显扩大、心脏功能明显受损、左室射血分数明显减低;室壁运动表现为弥漫性减弱,时相电影、时相分析均提示心室各壁运动减弱。这与冠心病所致不同,冠心病往往表现为符合冠状动脉支配节段的心肌局限性损害,导致室壁局部出现运动异常。肥厚型心肌病的核素图像主要表现为左心腔变小、室间隔不均匀增厚和左室射血分数增加,但舒张充盈障碍,顺应性降低。但终末期肥厚型心肌病时由于失代偿也可表现为左室心腔扩大,心室射血分数明显减低。

7. 其他　核素心功能显像有助于鉴别充血性心力衰竭的病因是心肌缺血所致还是非缺血所致,是收缩功能减退还是舒张功能减退。对于接受化疗的肿瘤患者,核素显像能够准确的评价心功能,可用于检测化疗过程中患者心功能的变化,及时发现化疗药物引起的心肌损害,辅助临床决策。

第四节　其他心血管核医学显像方法

一、亲心肌梗死显像

心肌梗死(myocardial infarction,MI)是由于冠脉内斑块破裂以及血栓形成导致冠状动脉急性闭塞,冠状动脉急性、持续性缺血缺氧所引起的心肌坏死。冠脉痉挛和心肌组织需求氧气和营养物质的增加也可能是心梗发生的诱因。在梗死灶周围区域也同时存在着不同程度心肌缺血缺氧所致损伤,损伤的程度与血流减少和代谢需求变化的情况相关。心肌坏死和严重的心肌缺血导致心肌细胞膜破裂和通透性增加,胞内物质被大量释放出来,可检测这些物质来判断心肌组织损伤情况,而某些放射性核素标记药也能够进入并滞留在该区域,表现为放射性"热区",而正常心肌组织不摄取该显像剂,故称为亲心肌梗死阳性显像。

(一)显像剂和显像方法

临床常用的显像剂主要包括骨显像剂、放射性核素标记的抗肌凝蛋白重链单克隆抗体以及^{99m}Tc标记的葡萄糖类似物这三类。

1. ^{99m}Tc标记的焦磷酸盐　^{99m}Tc标记的焦磷酸盐(^{99m}Tc-pyrophosphate,^{99m}Tc-PYP)应用的最早,在急性心肌梗死后,钙离子迅速进入病灶并于心肌细胞内形成羟基磷灰石结晶沉积下来,^{99m}Tc-PYP通过与该晶体进行离子交换、化学吸附或和钙离子相似的方式停留在心肌细胞内,从而使梗死病灶显影。显像前静脉注射^{99m}Tc-PYP 555~740MBq(15~20mCi)后2~4小时进行多体位平面或SPECT断层显像。

2. 放射性核素标记的抗肌凝蛋白重链单克隆抗体　肌凝蛋白是心肌结构蛋白的重要组成之一,具有两条重链和四条轻链。急性心肌坏死时,受损心肌细胞的细胞膜通透性增高、完整性受损,轻链可以释放到血液中,重链则留在坏死的心肌细胞内。此时,利用^{111}In或^{99m}Tc标记抗肌凝蛋白重链单抗,标记物可透过受损的细胞膜而与肌凝蛋白重链特异性结合,使梗死灶显影。显像前静注^{111}In标记抗肌凝蛋白重链单抗74~185MBq(2~5mCi),由于其在血液中的清除速度较慢,故需在注射显像剂后24~48小时再进行平面或断层显像。

3. ^{99m}Tc标记的葡萄糖类似物　主要为^{99m}Tc-葡糖二酸(GLA)。D-葡糖二酸(D-Glucaric acid,GLA)是一种六碳二元羧酸的葡萄糖类似物,是葡萄糖在生物体内代谢的产物之一,主要经泌尿系统排出体外。当心肌细胞坏死、细胞膜破裂时其可与细胞核内的核蛋白结合故可用于心梗显像。^{99m}Tc-GLA的优点在于血循环中清除快速,可用于急行心肌梗死的早期诊断。

（二）图像分析

正常情况下心肌不显影，急行心肌梗死时梗死灶可出现不同程度的异常放射性浓聚。由于^{99m}Tc-PYP 也是一种骨显像剂，因此使用^{99m}Tc-PYP 时，胸骨、肋骨和脊柱等骨骼也会显影；使用^{111}In 标记抗肌凝蛋白重链单克隆抗体作为显像剂时，肝脏和脾脏也可见显像剂摄取。

（三）临床应用

亲心肌梗死显像主要用于急性心肌梗死的诊断，在早期，由于临床上缺乏具有足够敏感性和特异性的诊断方式，亲心肌梗死显像尚占有一定的地位。但近年来，随着特异性心肌酶测定以及肌红蛋白和肌钙蛋白测定的广泛应用，临床对急性心梗的诊断准确性显著提高、诊断时间明显缩短，加之亲心肌梗死显像自身的局限性，目前临床应用已越来越少。

既往研究显示，在对急性心肌梗死的诊断效能方面，^{99m}Tc-PYP 诊断的敏感性介于 59% ~ 100% 之间，诊断急性透壁性心梗的敏感性可达到 94% ，但对心内膜下的非透壁心梗诊断的灵敏度仅 42% 。^{99m}Tc-PYP 与钙离子结合并滞留在死亡或严重缺血的心肌细胞中，容易高估梗死灶的大小。该显像剂可用于心肌梗死发生后的 12 小时至 8 天内，在心梗后 48 小时敏感性最高，故对于大面积心梗患者，^{99m}Tc-PYP 显像可能在数月内都呈阳性表现。

^{99m}Tc-GLA 亲心肌梗死显像的动物实验显示，^{99m}Tc-GLA 的摄取主要发生在心肌细胞损伤和早期细胞死亡的缺血区域，其在缺血坏死心肌内的比活度较高，而在正常心肌和缺血存活心肌中的摄取和滞留相对较低。动物模型中，心肌梗死发生后的 30 分钟，^{99m}Tc-GLA 即可浓聚于受损组织，故可用于诊断急性心肌梗死。有临床研究显示，在急性心肌梗死发生后的 9 小时内注入^{99m}Tc-GLA 可以对梗死区域进行诊断和定位。

目前应用亲心肌梗死显像的主要指征为：患者发生持续性胸痛但是未到医院就诊，直到胸痛发生数日后才到医院就诊，此时心肌酶谱测定对心梗诊断已无明显价值，如果仅根据心电图诊断心梗有困难（例如患者伴有左束支传导阻滞、安装心脏起搏器者和左心室明显肥厚等）时，则可行亲心肌梗死显像证实心梗曾经发生。但此时，心梗本身所带来的巨大临床风险已不存在，诊断的紧迫性也已明显降低，临床关注的重点转向集中在利用各种负荷灌注信息或室壁运动情况来评价患者的预后以及是否需要进一步的介入诊疗。因此，即使是存在心梗显像的指征，心梗显像在临床上仍较少应用。

二、放射性核素心血管动态显像

放射性核素心血管动态显像（radionuclide angiocardiography）曾广泛用于先天性心脏病和其他心血管疾病的诊断，但近年来，随着彩色多普勒超声、CT 血管造影以及数字减影血管造影（DSA）等技术的广泛应用，该方法已不是临床一线的检查方法，但在一些无法提供其他影像学检查的地区或在某些特定情况下仍有一定的实用性。

（一）显像原理

静脉"弹丸"式注射显像剂后，显像剂动态首次通过心脏及大血管，再由体外的射线探测设备记录这一过程，根据所显示的心脏及大血管的位置、形态、通道和顺序等情况对心血管疾病进行诊断。

（二）显像剂及显像方法

单纯以放射性核素心血管动态显像过程为目的时，首选^{99m}TcO4$^-$；同时想加做心血池静态显像时，可选^{99m}Tc 标记红细胞（^{99m}Tc-RBC）或^{99m}Tc 标记人血清白蛋白（^{99m}Tc-HAS）；对可疑或伴有急性心肌梗死患者，首选^{99m}Tc-PYP，可以在动态显像后加做亲心肌梗死显像。显像时患者取仰卧位于 γ-照相机探头下，通过静脉"弹丸"式注射显像剂，成人剂量 370 ~ 740MBq（10 ~ 20mCi），体积<1ml，儿童剂量 3.7 ~ 11.1MBq 或 296 ~ 592MBq/m^2 体表面积，随即开始以 1 ~ 2 帧/秒的速度连续采集 20 帧图像，选用低能通

用型或低能高分辨准直器,矩阵 64×64。

（三）适应证

1. 先天性心脏病的评价。

2. 左室室壁瘤及主动脉瘤的诊断。

3. 肺动脉狭窄的诊断。

4. 上腔静脉阻塞综合征的诊断。

5. 瓣膜性心脏病的评价。

（四）图像分析

1. 正常图像　正常人从上腔静脉显影到腹主动脉显影历时约 10 秒,分为以下三个时相:

（1）右心相:上腔静脉、右心房、右心室及肺动脉依次显影,影像呈"U"字形,中间有一空白区为升主动脉位置,历时约 3 秒。

（2）肺相:从肺动脉主干显影到双肺影消退,历时约 4 秒,肺影和心影之间无明显分界线。

（3）左心相:肺影逐渐消退时,左心房、左心室、升主动脉、主动脉弓、降主动脉和腹主动脉依次显影,呈倒"8"字影像,历时约 3 秒。

（4）肺稀释曲线:在左肺野勾画 ROI,以时间为横坐标,放射性活度为纵坐标,得到时间-放射性曲线,通过该曲线可测定左向右分流的分流率。

2. 异常图像

（1）左向右分流:左心房和左心室显影时右心及肺部再度显影,称为"脏污肺"影像。

（2）右向左分流:右心房和右心室显影时左心及主动脉提前显影。

（3）肺动脉狭窄:左心显影较正常延迟。

（4）其他常见异常包括有心室扩大、形态异常、血管狭窄和影像中断等。

（五）临床应用

1. 先天性心脏病的诊断　可对心内异常解剖结构、有无异常分流、分流的部位和性质进行判断,通过肺稀释曲线可以对心内的分流量进行定量分析。

2. 腔静脉阻塞综合征的定位　可对血管阻塞的部位以及侧支循环的情况进行判断,当侧支循环丰富时,可出现"飞舞症"影像。

3. 左心室室壁瘤和主动脉瘤的诊断

（1）肺动脉狭窄的诊断:肺动脉段狭窄部位影像变细,狭窄近段影像变粗,左心显影延迟。

（2）瓣膜性心脏病反流量的定量评价:辅助诊断瓣膜性心脏病,指导手术时机的选择。

三、心脏受体显像

心脏的神经支配包括交感神经和副交感神经,两者均通过神经末梢释放神经递质作用于心肌细胞浆膜中的神经受体,发挥调节心率和心肌收缩力等作用。交感神经末梢释放去甲肾上腺素和肾上腺素,作用于 β1-肾上腺能受体;副交感神经末梢释放乙酰胆碱,作用于心肌中的毒蕈碱受体。去甲肾上腺素及乙酰胆碱均可被神经末梢重新摄入神经细胞内,心脏自主神经节后神经元含丰富的神经受体,包括胆碱能受体的烟碱和毒蕈碱受体、肾上腺能受体的 α 肾上腺素能受体和 β 肾上腺素能受体。

有较多研究利用放射性核素显像剂探讨心脏的突触前自主神经功能,包括 SPECT 用单光子显像剂,例如 ^{123}I 标记的间位碘代苄胍(MIBG,去甲肾上腺素的类似物)、^{123}I-心得静(PIN)和 ^{123}I-碘腈心得静(ICP);PET 用正电子显像剂有 ^{11}C 标记的羟基麻黄素(HED)、^{18}F-间羟麻黄素(^{18}F-MER)、^{18}F-氟苯乙肌、^{18}F-多巴胺、^{18}F-氟去甲肾上腺素和^{11}C-肾上腺素等,其中尤以^{123}I-MIBG应用较多。

（一）^{123}I-MIBG显像原理

MIBG特异性摄取与储存的机制类似于去甲肾上腺素,它并不是通过儿茶酚-O-甲基转移酶或单胺氧化酶的途径代谢,MIBG显像是通过去甲肾上腺素的途径特异性摄取,并储存在突触前束,核素标记后观察其摄取分布的影像可以反映心脏交感神经的完整性。

（二）显像方法和图像分析

静脉注射^{123}I-MIBG　111～185MBq(3～5mCi)15～30分钟后行早期平面和SPECT显像,3～5小时后行延迟显像,不同时相进行图像采集可以评价在各种状态下MIBG特异性聚集的程度,有利于评价心肌对MIBG的洗出变化。心脏对^{123}I-MIBG的摄取是通过计算心脏与纵隔的放射性计数比值(H/M)和心脏与肺的放射性计数的比值来判断的,它与循环中的儿茶酚胺的量呈负相关,增加心脏交感神经系统的活性则使MIBG的清除加快。

（三）临床意义

1. 心肌梗死　心肌梗死后受累的心肌组织表现不同程度的心脏神经完整性和功能受损(去神经化,denervation),急性心肌梗死的病理生理过程可用^{123}I-MIBG受体显像来监测,病变初期心肌^{123}I-MIBG显像和血流灌注显像基本接近;起病后数日,^{123}I-MIBG图像可见放射性减低或缺损区明显大于血流灌注异常区域,表明交感神经的受损范围大于心肌细胞的受损范围。对于治疗后好转的患者,异常血流灌注恢复的速度要快于^{123}I-MIBG的速度,表明去神经后神经支配的恢复要慢于血流灌注的恢复。

2. 缺血性心脏病　不稳定性心绞痛患者行^{123}I-MIBG受体显像,可以探测到血流灌注显像未能发现的冠状动脉狭窄所致心肌缺血,并有助于探测到血管痉挛性心绞痛,而这类患者冠状动脉造影结果通常为阴性。因此,^{123}I-MIBG受体显像诊断心肌缺血可能较心肌血流灌注显像更为敏感。

3. 充血性心力衰竭　心力衰竭常伴有心肌肾上腺素能神经活性或效力减低。心衰患者心肌^{123}I-MIBG摄取减低,表现为心脏/纵隔比值减低,心脏放射性分布不均,且^{123}I-MIBG从心肌中洗脱加快。^{123}I-MIBG受体显像可无创性的评价心力衰竭患者病情的严重程度、病理生理变化和患者的预后,有研究显示,^{123}I-MIBG的摄取程度是判断充血性心衰患者生存期的重要预测因素。

4. 心肌病　对于肥厚性心肌病患者,即使心脏交感神经有冲动,其心肌^{123}I-MIBG摄取仍明显低于正常人,心肌对^{123}I-MIBG的洗脱加快。对于扩张型心肌病患者,早期相时患者与正常人心肌^{123}I-MIBG摄取基本一致,但延迟相上可见^{123}I-MIBG在患者心脏中的滞留时间明显缩短。经有效药物治疗后,^{123}I-MIBG图像上表现出显像剂的摄取较治疗前明显改善,^{123}I-MIBG受体显像是客观评价心肌病患者的病变程度、病程、疗效和预后的一项良好指标。

5. 内分泌疾病引起的心脏病　糖尿病患者常伴有心脏交感神经受损,受损严重时会增加患者的死亡率。研究显示,通过对糖尿病患者进行^{123}I-MIBG心脏受体显像,发现糖尿病患者心肌^{123}I-MIBG摄取减少,交感神经功能受损的患者更为突出。还有研究显示伴有糖尿病的心肌缺血患者,^{123}I-MIBG摄取呈弥漫性分布异常,静息心肌缺血患者常表现为左室下壁^{123}I-MIBG放射性缺损,上述结果提示心脏交感神经受体显像对评价糖尿病患者有较好的价值。

四、心肌乏氧显像

心肌灌注显像剂^{99m}Tc-MIBI和^{201}Tl等检测心肌缺血缺氧主要是基于心肌灌注缺损或局部心肌代谢改变,因而仅提供了心肌缺血缺氧的间接证据,不能十分可靠的判断缺血但存活的心肌。心肌乏氧(hypoxia)显像是一种阳性显像,使用的乏氧显像剂能迅速准确地选择性滞留在乏氧组织或细胞中,直接反映组织血供与耗氧之间的平衡状态,识别缺血但存活的心肌,为冠心病患者的再血管化治疗和预后提供依据,有助于对缺血存活心肌的病理生理学的发生发展进行研究。

(一)显像剂和显像原理

常用的心肌乏氧显像剂主要包括硝基咪唑类和非硝基咪唑类这两类。前者主要有放射性卤素标记的MISO(misonidazole)及其衍生物、^{99m}Tc 标记的硝基咪唑类化合物如^{99m}Tc-BMS181321(nitroimidazol)、^{99m}Tc-BMS19479 和^{99m}Tc(BAT-NI)等;后者主要包括^{99m}Tc-HL91(4,9-二氮-3,3,10,10-四甲基十二烷-2,11-二酮肟,BnAO)和^{62}Cu 标记的 BTS(bisthiosemicarbazone)衍生物等。

亲脂性的硝基咪唑类化合物通过弥散进入细胞内,进入到存活细胞内后,在细胞内酶(主要是黄嘌呤氧化酶)的作用下发生单电子还原,产生自由基阴离子。当细胞内氧丰富时,由于氧化硝基有更高的电子亲和力,自由基阴离子又能被迅速再氧化成原化合物,扩散到细胞外;当缺乏足够的氧时(乏氧状态下),自由基阴离子被进一步还原成氮的化合物形式,产物与细胞内组分结合,滞留于细胞内,从而通过核素显像的方法评价组织和细胞的乏氧状态。非硝基咪唑类化合物作为乏氧显像剂的原理尚不完全清楚,有人认为其乏氧性可能与其特殊性的配合物结构和理化性质有关。

(二)临床应用

1. 检测心肌缺血 心肌乏氧显像能够检测心肌缺血,并能够较为准确地鉴别缺血存活心肌和坏死心肌,特别是对于慢性持续性心肌缺血的诊断更有价值。通过心肌乏氧显像有助于对冠心病患者进行诊断、危险度分层、疗效和预后判断等。

2. 评价新生血管形成 组织乏氧可促进生成血管因子,如血管内皮生长因子(VEGF)、血小板衍生生长因子(PDGF)和转化生长因子-β1(TGF-β1)等的表达,促进血管再生。通过核素乏氧显像检测持续性的心肌缺血,为客观评价这种治疗方法提供有用的依据。

3. 在心肌病中的应用 乏氧状态所引起的一些细胞因子和血管因子的释放可引起血管生成的不平衡,促使心肌病的发展,乏氧在心肌病的发生中起一定作用,利用乏氧显像有助于探讨心肌病的发病机制。

五、心肌凋亡显像

细胞凋亡与细胞坏死不同,凋亡是指由于外来因素触发了细胞内预存的死亡程序而引发的细胞自杀过程,是由基因控制的细胞自主的有序性死亡,是一个主动过程。细胞凋亡与许多心血管疾病包括心肌梗死、心力衰竭、动脉粥样硬化、高血压和心肌病等都有关系。细胞凋亡时,细胞膜结构发生改变,其中原本存在于细胞膜脂质双层内层的磷脂酰丝氨酸(PS)外翻至外层,这是凋亡过程中普遍存在的现象,因而可以用一种能与 PS 高度亲和的物质来检测细胞凋亡。

Annexin V 是一种内源性生理蛋白,与细胞分化增殖过程的信号转导有关,分布于心肌细胞、成纤维细胞和内皮细胞等,当细胞凋亡时,Annexin V 可与 PS 结合并有很高的亲和力。放射性核素^{99m}Tc 或^{18}F-FDG 标记的 Annexin V 也有相同的高亲和力,可与凋亡细胞表面的 PS 相结合,在 SPECT 或 PET 显像中表现为亲凋亡灶的"热"区。凋亡心肌显像的应用主要包括评价缺血性心脏病和再灌注损伤、监测心脏移植中的排斥反应;对心衰患者细胞凋亡的评价等。^{99m}Tc-annexin V 用于凋亡显像的局限性在于其分子量较大、血液清除较慢,导致早期显像效果较差。^{18}F-Annexin V PET 与单光子显像相比,前者检测的敏感性和空间分辨率更高,可以更好地定位和定量测定发生凋亡的位置和程度,而且^{18}F 的半衰期更短、生物清除更快。此外还应注意的是,Annexin V 与 PS 特异性结合不仅发生在凋亡细胞的表面,也可以在炎症、内皮细胞、坏死细胞发生,Annexin V 也可与坏死细胞内的 PS 结合,影响诊断的特异性。

还有研究者利用^{99m}Tc 标记突触结合蛋白 1 的 C2A 片段-谷胱甘肽转移酶复合物(FM2)对心肌凋亡

显像进行探讨,结果提示利用 FM2 进行凋亡显像早期(注射显像剂 3 小时内)即可获得较高质量的图像。近年来,随着其他影像学技术的发展,包括 MRI、光学技术和超声技术等也越来越多的应用于细胞凋亡的检测和评价,为凋亡显像提供了更多的思路和更多样化的检测手段。

第五节　典型病例分析

1. 病史摘要　患者男,55 岁,阵发性胸闷、胸痛 4 周,加重 3 天就诊。患者 4 周前出现阵发性胸闷并有时伴有胸痛,3 天前症状加重,胸闷胸痛为劳累后诱发,胸痛位于胸骨后,呈压榨性胸痛,持续十余秒,无放射痛,休息后缓解。患者既往有高血压病史 10 年,一直以药物控制血压,吸烟史 20 年,每日 10 支,少量饮酒,无糖尿病史。查体:BP:140/90mmHg,HR:72 次/分,心律齐,各瓣膜区未闻及杂音,双肺呼吸音清,未闻及干湿性啰音。心电图:V1-V3 ST 段改变,T 波倒置。临床诊断考虑冠心病,心肌缺血。行心肌显像进行诊断和鉴别诊断,并对缺血的位置、范围和程度进行评估。

2. 检查方法　负荷+静息核素心肌灌注显像。

3. 影像表现　负荷心肌灌注显像示左室前壁血流灌注缺损(箭头),静息心肌灌注显像示上述缺损区放射性分布恢复正常,为可逆性灌注缺损,提示局部心肌缺血(图 8-12 左图,Str 为负荷图像,Rst 为静息图像),考虑左前降支(LAD)狭窄所致。

4. 鉴别诊断　本病需与心肌梗死、心肌病和心肌炎等进行鉴别。通过病史、临床表现、心电图检查、超声心动图和心肌酶谱等血清学结果等可以鉴别。

5. 临床诊断　冠心病,心肌缺血。

6. 治疗计划　行冠状动脉造影。

7. 随访复查　患者接受冠状动脉造影(图 8-12 右图)显示左前降支近端明显狭窄(箭头),于狭窄处植入支架 1 枚,植入支架后冠状动脉造影示血流回复。术后患者胸闷、胸痛等症状消失,临床随访 1 年患者未再出现胸闷、胸痛等不适症状。

8. 病例小结　本例患者为临床高度可能的冠心病、心肌缺血患者,患者有高血压、吸烟史等冠心病的高危因素,心电图检查提示左室前壁心肌缺血,临床症状符合,负荷+静息核素心肌血流灌注显像提示左室前壁心肌缺血。通过无创性的心肌灌注显像可以诊断心肌缺血,评价缺血的部位、范围和程度,鉴别诊断心肌病、心肌炎等,并有助于指导进一步诊疗措施的制定,建议进一步行冠状动脉造影,积极行血运重建术(支架植入)恢复缺血心肌的血流供应。但应注意的是,部分接受支架植入的患者在术后会出现支架内再狭窄,对于可疑支架再狭窄的患者,可以再次行心肌血流灌注显像以评价是否存在再狭窄等。

本章小结

心脏核医学显像主要包括心肌灌注显像(MPI)、心肌代谢显像、心血池显像和心功能测定、心肌凋亡显像和心脏神经受体显像等。 其中,MPI 最为重要也最常用,MPI 的显像剂主要包括单光子类显像剂和正电子类显像剂,前者主要包括 ^{201}Tl、^{99m}Tc-MIBI、^{99m}Tc-tetrofosmin 和 ^{99m}Tc-Teboroxime 等,后者主要包括 ^{82}Rb、$H_2^{15}O$ 和 ^{13}N-NH_3 等。 图像的采集方法包括平面图像采集、SPECT 断层图像采集、心电图门控 SPECT 采集和 PET/CT 显像等。 MPI 常会采用负荷试验(包括运动负荷和药物负荷),通过负荷试验可以明显提高心肌缺血的检出率。MPI 的主要临床应用包括:诊断缺血性心脏病、用于冠心病心肌缺血的危险度分层和预后判断、用于临界病变功能意义的判断、用于评价冠心病治疗疗效以及血运重建术后冠脉再狭窄或桥血管再闭塞等和用于非心脏外科手术前的患者危险度评估等。

心肌代谢显像和活力评估的方法包括葡萄糖代谢显像、脂肪酸代谢显像、^{201}Tl 存活心肌显像和硝酸甘油介入^{99m}Tc-MIBI 心肌显像等多种，其中^{18}F-FDG 心肌代谢显像是目前判断存活心肌的“金标准”。 心肌活力的判断对于治疗方案的选择、疗效的预测和患者长期预后的评价等方面均至关重要。

心血池显像主要包括主要包括首次通过法（FPRNA）和平衡法（ERNA）两种显像方法。 FPRNA 可以观察显像剂通过依次心脏和大血管的过程，可用于冠心病、先天性心脏病和瓣膜性心脏病等的诊断。 ERNA 在评价心室功能中具有重复性好和准确性高等优点，可获得大量有关心室收缩功能、舒张功能、室壁活动和时相分析等方面的参数信息，ERNA 被认为是当前测定心室功能的“金标准”。

（程 旭 黄 钢）

第九章 内分泌系统显像

内分泌系统由内分泌腺（包括垂体、甲状腺、甲状旁腺、肾上腺、性腺和胰岛等）和分布在体内其他器官中的内分泌组织和细胞组成。核医学显像可以为内分泌系统的生理功能评价、病理生理机制研究以及有关疾病的诊断和鉴别提供有效的手段，对内分泌系统疾病的诊断和治疗具有重要价值。本章主要介绍甲状腺、甲状旁腺及肾上腺显像及其在一些疾病中的独特临床价值。

第一节 甲状腺显像和甲状腺功能测定

正常成人的甲状腺位于颈前正中甲状软骨以下，分左右两叶，两叶的下 1/3 处由峡部相连，其紧贴在第 3、4 气管软骨环前面，每叶上下径约 5cm，横径约 2.5cm，总面积约 10 ~ 18cm^2，重量约 20 ~ 25g。甲状腺内的血流十分丰富，大约为 100 ~ 150ml/min，由上下左右 4 条动脉供血，其中左右上动脉起自颈外动脉，左右下动脉源于锁骨下动脉，最后血液经颈内动脉流至心脏。甲状腺的主要功能是合成（即碘摄取、碘的有机化、碘化酪氨酸的偶联）、储存和释放甲状腺激素。甲状腺激素的分泌由下丘脑、垂体和甲状腺的反馈调节轴调节。下丘脑产生促甲状腺激素释放激素（TRH），使垂体促甲状腺激素（TSH）释放，TSH 促使甲状腺释放甲状腺激素，并对下丘脑和垂体产生负反馈调节。甲状腺激素的主要功能是调节人体的新陈代谢和产热。血液循环中存在与血浆蛋白结合的结合型甲状腺激素（大于 99%）即甲状腺素（T$_4$）、三碘甲腺原氨酸（T$_3$）、反式三碘甲腺原氨酸（rT$_3$）和游离甲状腺激素（小于 1%）即 FT$_3$、FT$_4$，两者处于动态平衡中，但只有游离的甲状腺激素才具有生理活性作用。

甲状腺显像能提供甲状腺（异位甲状腺）位置、形态、大小、功能的信息，结合甲状腺功能检查及甲状腺激素测定可以诊断、指导甲状腺及其相关疾病的治疗。

一、甲状腺显像

（一）甲状腺静态显像

1. 显像剂及原理 甲状腺具有选择性摄取和浓聚碘的能力，其被甲状腺摄取的速度和量与甲状腺功能有关。^{99m}Tc 与碘同属一族，也能浓聚于甲状腺组织，且具有较放射性碘更好的物理特性，故常被用于进行常规甲状腺显像。但 ^{99m}Tc 不参与甲状腺激素的有机合成，它主要反映甲状腺的摄取或吸收功能。

2. 操作方法 ^{131}I 或 ^{123}I 显像前患者准备与甲状腺 ^{131}I 摄取试验相同。^{99m}Tc 显像无需特殊准备。

（1）平面显像：主要用于观察颈部甲状腺和异位甲状腺情况。空腹口服 ^{131}I 1.85 ~ 3.7MBq（50 ~ 100μCi）后 24 小时，或 ^{99m}TcO$_4^-$ 74 ~ 185MBq（2 ~ 5mCi）后 1 ~ 2 小时在颈前用 γ-相机显像，或静脉注射 ^{99m}TcO$_4^-$ 74 ~ 185MBq（2 ~ 5mCi）后 20 ~ 30 分钟显像。常规采用前位和左、右前斜位平面显像。患者取仰卧位，颈部尽量伸展以暴露甲状腺，应用 ^{131}I 显像时选用高能准直器，能峰 364keV，窗宽 20%；用 ^{99m}Tc 显像时，宜选用低能针孔准直器或低能高分辨率平行孔准直器，能峰 140keV，窗宽 20%。异位甲状腺显像宜选用平行孔准直器。采集矩阵 128×128，放大 2 ~ 4 倍。

（2）断层显像：主要用于临床怀疑甲状腺结节而平面显像不能明确诊断或结节性甲状腺肿等特殊情况。甲状腺摄 ^{99m}TcO$_4^-$ 功能低下者，由于辐射剂量小不宜作断层显像。静脉注射 ^{99m}TcO$_4^-$ 296 ~ 370MBq（8 ~ 10mCi）后 20 分钟应用 SPECT 行断层显像，采用低能高分辨平行孔准直器，采集矩阵 64×64 或 128×128，放大 2 倍，探头旋转 360°共采集 64 帧，每帧采集 1520 秒，或每帧采集 80 000 ~ 120 000 计数。采集结束后进行断层重建，获得横断面、矢状面和冠状面影像。必要时 SPECT/CT 融合显像能准确定位。

（3）^{131}I 全身显像：主要用于寻找分化型甲状腺癌转移灶。空腹口服 ^{131}I 74 ~ 185MBq（2 ~ 5mCi）后 24 ~ 48 小时进行前位和后位全身显像，必要时加做 72 小时显像。患者取仰卧位，探头移动速度为 5 ~ 10cm/分钟，必要时可在全身显像的基础上行断层显像。应用 SPECT/CT 显像时，可用 CT 定位和图像融合。[123]I图像比[99m]Tc更清晰,分辨率更高,且对患者辐射剂量低,甲状腺的吸收剂量仅为[131]I的1%,更适合用于儿童显像,但需回旋加速器生产,价格较贵,半衰期短,不能长途运输,应用受限。

3. 图像分析

(1)正常图像:平面显像:正常甲状腺影像位于颈前正中,呈蝴蝶状。两叶形态变异较大,一般右叶稍大于左叶、位置稍高于左叶。甲状腺内显像剂分布基本均匀,因为正常甲状腺双叶组织中部厚、边缘和峡部较薄,故显像上边缘及峡部显像剂分布较淡(图9-1);峡部或一叶的上方有时可见显像剂分布较低的锥体叶影。[99m]Tc射线能量较低,胸骨等的遮挡有可能降低纵隔内甲状腺肿的检出率;[99m]Tc还能被甲状腺外组织如唾液腺、鼻咽部和胃黏膜等摄取,如等待时间过长,唾液腺分泌的[99m]Tc经口腔吞咽入食管,局部可形成条索状影,易被误认为锥体叶等,通过大量饮水后再次显像可以鉴别。

断层影像上,横断面两叶多近似圆点状,相当于峡部部位影像上可相连也可分开,冠状面影像与平面像类似;矢状面两叶图像近似甲状腺侧位影像。

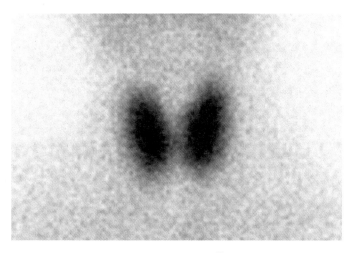

图9-1　正常甲状腺静态影像([99m]TcO$_4^-$显像)

(2)异常图像:

1)位置异常:异位甲状腺常见于舌根部、舌下、舌骨下(图9-2)、气管内和胸骨后,偶见于心包、心内和卵巢等非正常甲状腺部位。

2)形态异常:甲状腺形态不规则或不完整,边缘不光滑,可见于结节性甲状腺肿、手术后等。甲状腺一叶或完全不显影,可见于无甲状腺或先天性一叶缺如者。

3)大小异常:常表现为甲状腺体积增大,可见于单纯性甲状腺肿、甲状腺炎、结节性甲状腺肿等。

4)显像剂分布异常:常见甲状腺弥漫性显像剂分布增高或稀疏、不显影,如甲状腺功能亢进、甲状腺功能低下或亚急性甲状腺炎。甲状腺结节时,可见甲状腺局灶性显像剂分布增高或稀缺。分化型甲状腺癌出现肺、骨骼、脑等甲状腺以外远处转移时,[131]I全身显像可见转移灶显像剂分布异常浓聚。

(二)甲状腺动态显像

1. 原理及显像剂　肘静脉"弹丸"式注射[99m]TcO$_4^-$后,[99m]TcO$_4^-$将迅速通过心脏,进入甲状腺动脉系统灌注到甲状腺组织,其在甲状腺的流量和流速反映甲状腺及其病灶部位的血流灌注和功能状态。应用γ相机或SPECT快速连续显像,可以记录血流灌注甲状腺情况,结合甲状腺静态显像结果,可为甲状腺弥漫性或局限性疾病的诊断提供依据。

2. 操作方法　患者取仰卧位,颈部尽量伸展充分暴露甲状腺,采用低能高灵敏平行孔准直器,探头尽可能贴近颈部;肘静脉"弹丸"式注射[99m]TcO$_4^-$ 370~740MBq(10~20mCi,体积0.5~1.0ml),同时启动计算机进行采集;采集矩阵64×64,放大倍数1.5~2.0倍,以2秒/帧的速度连续采集30秒,得到血流

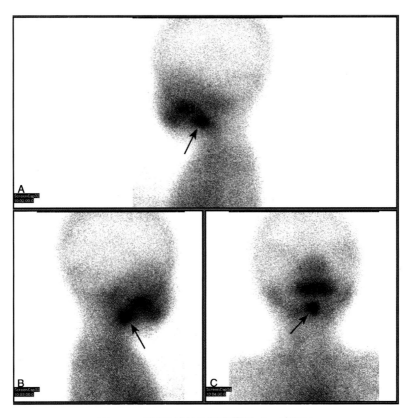

图 9-2　舌骨下异位甲状腺$^{99m}TcO_4^-$显像图
A. 左侧位；B. 右侧位；C. 前后位

灌注相。待注射显像剂后 20 ~ 30 分钟再行甲状腺静态显像。应用 ROI 技术,在血流灌注相上可获得颈部和甲状腺血流的时间-放射性曲线,由此可定量分析血供情况。

3. 图像分析

(1) 正常图像:正常情况下,首先见锁骨下动脉显影,8 ~ 12 秒双侧颈动脉对称显影,12 ~ 14 秒后颈静脉显影,约在 16 秒左右甲状腺开始显影,之后颈部血管影逐渐消退,显像剂在甲状腺逐渐增高,至 22 秒左右甲状腺显像剂已超过颈动、静脉,过程中甲状腺内显像剂分布均匀。正常颈动脉-甲状腺通过时间平均为 2.5 ~ 7.5 秒。

(2) 异常图像

1) 甲状腺或甲状腺结节部位提前清晰显影,提示甲状腺或结节部位血流灌注增强,若同时静态显像示甲状腺或结节部位显像剂分布增高,见于甲状腺功能亢进或功能自主性甲状腺腺瘤。若静态显像示甲状腺结节部位显像剂分布明显降低,可见于甲状腺恶性肿瘤。

2) 甲状腺或结节部位显影较正常甲状腺明显减淡或不显影,提示甲状腺或结节部位血流灌注减少,见于甲状腺功能减低或甲状腺良性肿物。

(三) **临床应用**

1. 异位甲状腺的诊断　异位甲状腺多为胚胎发育时甲状腺不能下降至正常位置所致。^{131}I 显像是发现和诊断异位甲状腺的最佳方法。在排除甲状腺癌转移的情况下,正常甲状腺部位未见显影,而在异位甲状腺好发部位出现团块样显像剂浓聚影,提示异位甲状腺。但也有极少数患者正常和异位甲状腺同时存在,如颈部正常甲状腺组织显影,卵巢内出现摄^{131}I功能的组织,应首先考虑卵巢异位甲状腺;畸胎瘤内有时含甲状腺组织或伴发甲状腺功能亢进,也可见盆腔内显像剂浓聚,表明甲状腺显像不仅能定性、定位异位甲状腺,还能够了解身体其他部位有无功能性甲状腺组织。异位甲状腺功能多较低,若用$^{99m}TcO_4^-$显像,应注意有可能因邻近器官的显影或影像重叠所掩盖。

　　X线胸片见到上纵隔阴影,若聚^{131}I,可以确定与甲状腺有关,多为颈部甲状腺肿大向胸骨切迹下延伸(图9-3);但若不聚^{131}I,则不能完全排除胸骨后甲状腺肿,因为摄^{131}I功能很差时可不显像,做断层或SPECT/CT图像融合检查,可明确诊断。

　　2. 甲状腺结节功能的判断和良恶性鉴别　临床上甲状腺结节十分常见,良性和恶性结节的鉴别对

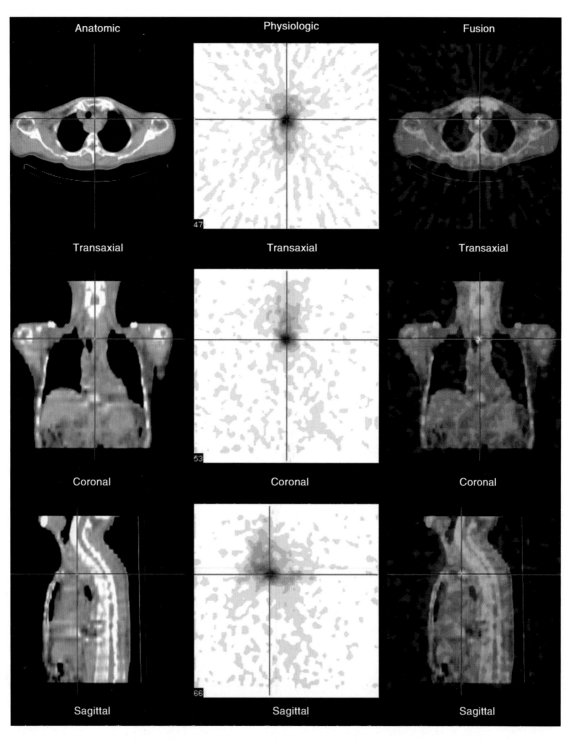

图9-3　胸骨后甲状腺^{131}I显像 SPECT/CT图像

治疗方法的选择和预后估计有重要意义。根据甲状腺结节摄取显像剂的情况可将甲状腺结节分为"热""温""凉"和"冷"结节四种类型(图9-4),其特点见表9-1。

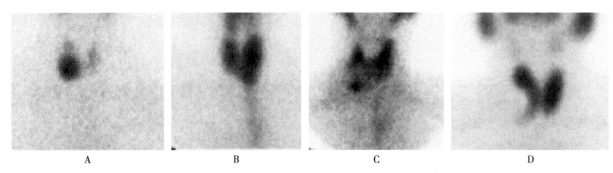

图 9-4　甲状腺显像四种结节
A. 右叶"热"结节;B. 右叶"温"结节;C. 双叶"凉"结节;D. 右叶"冷"结节

表9-1　甲状腺显像四类结节的影像特征

结节类型	与邻近甲状腺组织相比较
"热"结节	显像剂增高
"温"结节	显像剂相似
"凉"结节	显像剂减低
"冷"结节	显像剂缺损

"热"结节多见于功能自主性甲状腺腺瘤(Plummer病)或结节性甲状腺肿伴功能自主性结节(图9-5),癌变的可能性很小,约为1%。手术或采用大剂量^{131}I破坏该腺瘤可治愈本病。甲状腺显像对功能自主性甲状腺腺瘤的诊断、治疗方案的选择及疗效评价均具有独特价值。由于功能自主性甲状腺腺瘤本身功能自主,不受TSH调节,早期其分泌的甲状腺激素可通过TSH反馈抑制周围正常甲状腺组织,使血液T_3、T_4水平暂时维持正常,影像表现为单个"热"结节伴正常甲状腺组织放射性分布不同程度的减低,此种"热"结节应与局部甲状腺组织增生相鉴别,鉴别方法可采用甲状腺激素抑制显像。随着病情进展,当正常甲状腺组织被完全抑制时,功能自主的腺瘤继续分泌过多的甲状腺激素,可导致出现甲亢症状,显像可见孤立的"热结节",此种热结节需与先天性一叶缺如、一叶发育不全伴对侧代偿性增生相鉴别,鉴别方法可采用^{99m}Tc-MIBI显像:静脉注射^{99m}Tc-MIBI 370MBq(10mCi)后1小时显像,可显示被抑制的甲状腺组织,此方法简便,无过敏反应,可替代TSH兴奋试验显像方法。功能自主性甲状腺腺瘤所致的Plummer病的治疗,临床上主要有二种方法:如果功能自主性"热"结节放射性分布异常浓聚,适宜采用安全简便、无创的^{131}I治疗;如果病灶内含放射性分布稀疏或缺损灶,提示存在坏死或恶变可能,则适宜手术治疗。随着^{131}I治疗后甲状腺功能的恢复,甲状腺显像可见"热"结节病灶消失,甲状腺影像恢复正常。

"温"结节,多见于良性甲状腺腺瘤,也可见于结节性甲状腺肿和慢性淋巴细胞性甲状腺炎。甲状

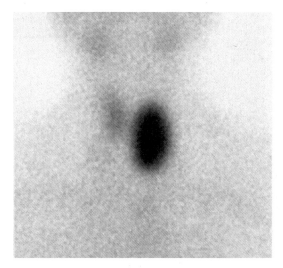

图 9-5　功能自主性甲状腺腺瘤^{99m}TcO$_4^-$显像图

腺癌的发生率约 4%，极少数见于有正常甲状腺组织覆盖的小"冷"结节。

　　"冷"和"凉"结节可见于甲状腺囊肿、钙化、纤维化、腺瘤出血、甲状腺癌，甚至个别慢性淋巴细胞性甲状腺炎或亚急性甲状腺炎，这类结节恶性几率较高，尤其单发"冷"结节恶变几率最高，平均约为 20.8%，而多发性"冷"结节的癌变率约为 0～18.3%，"凉"结节的恶变率 10% 左右。鉴别"冷"和"凉"结节的良恶性可采用 ^{99m}Tc-MIBI、^{201}TlCl、^{99m}Tc-DMSA 等亲肿瘤显像剂进行甲状腺肿瘤阳性显像。如果原"冷"和"凉"结节区显像剂异常浓聚，则恶性可能性大（图 9-6），反之，则良性病变的可能性大。应用甲状腺动态显像了解结节部位血流灌注的丰富程度，也有助于鉴别结节良恶性（图 9-7）：若结节处血流丰富，则甲状腺癌可能性大，其诊断特异性、灵敏度及准确性均在 90% 以上，若无血流灌注或血流灌注减少，则多为甲状腺囊肿、腺瘤（包括瘤内出血、钙化及囊性变）、结节性肿大等良性病变。

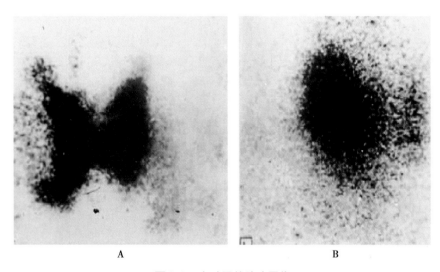

图 9-6　右叶甲状腺癌显像

A. ^{99m}TcO$_4^-$ 显像，右叶"凉"结节；B. ^{99m}Tc-MIBI 显像，原"凉"结节区显像剂填充

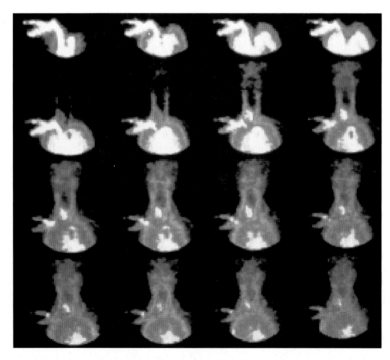

图 9-7　右叶甲状腺癌动态影像

3. 分化型甲状腺癌转移灶的寻找及[131]I 治疗效果的评价 分化型甲状腺癌(甲状腺乳头状癌和滤泡状癌)及其转移灶保留有不同程度的浓聚[131]I 能力,应用[131]I 全身显像可显示其转移或复发灶(图 9-8),并由此判断转移癌是否适合[131]I 治疗。由于转移灶的摄[131]I 功能不如正常甲状腺组织,因此利用[131]I 全身显像寻找转移灶之前需通过手术或[131]I 治疗去除残留正常甲状腺组织(简称"清甲"治疗),同时采用提高自身血 TSH 水平如术后停服优甲乐 3 ~ 4 周或外源性注射 TSH 的方法增强病灶摄取[131]I 的能力,以提高对转移病灶的检出率。应用此法诊断甲状腺癌转移灶的灵敏度 80%,特异性 96%。尤其是经[131]I 治疗后 5 ~ 7 天全身显像,不仅可显示术后残余功能性甲状腺组织,为评价[131]I 清甲疗效提供对比(图 9-9),而且可能发现诊断剂量[131]I(5mCi 左右)显像未能发现的转移灶,这对制订随访和治疗方案有重要意义。

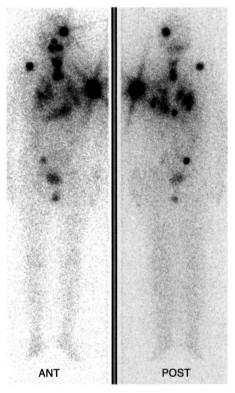

图 9-8 全身[131]I 显像示甲状腺癌颈部残留及多处转移

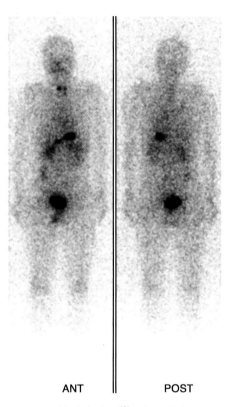

图 9-9 甲状腺癌术后[131]I 清甲治疗后 7 天全身显像见颈部残留甲状腺功能组织

许多研究证明,对于[131]I 全身显像阴性而血清甲状腺球蛋白(thyroglobulin,Tg)水平增高的分化型甲状腺癌患者,[18]F-FDG PET 显像阳性率明显增高,其在复发或失分化转移灶的寻找及病情再分期方面具有重要价值。对于其他病理类型甲状腺癌宜采用不同显像剂以利于病灶检出,如:甲状腺髓样癌可采用[201]Tl、[99m]Tc[Ⅴ]-DMSA 显像,未分化甲状腺癌可采用[201]Tl 或[18]F-FDG PET/CT 显像。

4. 颈部肿块与甲状腺关系的判断 甲状腺显像见甲状腺影轮廓完整,肿块位于甲状腺外,且不摄取[131]I 或[99m]Tc,多提示为甲状腺外肿块。少数"冷"结节远离甲状腺,此时肿块是否随吞咽移动对鉴别诊断有帮助;当肿块相近的甲状腺影像轮廓不完整,无论肿块是否有显像剂浓聚,均提示肿块与甲状腺关系密切。必要时可做 SPECT 断层或 SPECT/CT 图像融合检查加以鉴别。

5. 甲状腺及其结节重量的估计 甲状腺重量的估算是甲亢[131]I 治疗给药剂量的重要环节,甲状腺显像可用于估算甲状腺的重量。甲亢时甲状腺静态显像常表现为甲状腺弥漫性肿大,形态基本正常,甲状腺摄取[131]I 或[99m]TcO$_4^-$功能增强,呈均匀地显像剂浓聚,周围组织本底明显降低(图 9-10)。甲状腺平

面显像法估算甲状腺的重量与其他影像方法比较,更利于临床对功能甲状腺组织大小的评估。常用经验算式如下:

$$甲状腺重量(g) = 甲状腺面积(cm^2) \times 左右叶平均高度(cm) \times K$$

式中 K 为常数,介于 0.23 ~ 0.32,随显像条件不同有差异,各单位应建立特定仪器条件的 K 值。
甲状腺显像也可用于功能自主性甲状腺腺瘤结节质量的计算:

$$结节质量(g) = 4/3\pi \cdot x \cdot y^2,其中 x = 1/2 结节长径(cm),y = 1/2 结节短径(cm)$$

该方法的测量误差约 20%。

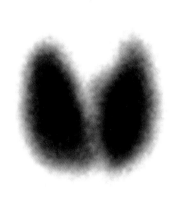

图 9-10　甲状腺功能亢进症甲状腺$^{99m}TcO_4^-$
显像图

6. 甲状腺炎的辅助诊断　亚急性甲状腺炎由于甲状腺细胞被破坏,早期核医学检查表现为"分离现象",即甲状腺显像见局限性稀疏、缺损区,或一叶、双叶弥漫性稀疏改变甚至完全不显影,而血液中甲状腺激素水平增高。当疾病恢复正常时,甲状腺影像也恢复正常。慢性淋巴细胞性甲状腺炎临床无明显症状时,甲状腺显像也可正常。当出现甲状腺功能低下症状时,甲状腺影像可出现显像分布不均匀,呈虫蚀样或斑片状改变,有的甚至为"冷结节",需结合血清 TGAb、TMAb 测定、甲状腺细胞穿刺、组织学检查等进一步确诊。

(四)　与其他影像比较

超声检查在甲状腺疾病中的应用非常广泛,其灵敏度和分辨率高,简便价廉,可以发现直径 2mm 的结节,分辨结节为实性、囊性或是混合性,了解结节有无完整包膜,是否存在钙化(砂砾样钙化)、液化或出血,确定结节的数量、大小、形态及其血流改变等。目前已成为诊断原发性甲状腺肿瘤的首选方法。对于甲状腺癌尤其是乳头状癌病变的诊断意义较大。此外,目前比较先进的超声技术还有彩色多普勒血流显像(color Doppler flowing imaging,CDFI)、超声造影(contrast-enhanced ultrasound)、实时组织弹性成像(real-time tissue elastograph,RTE)等,都为甲状腺病变的良恶性判断提供了重要信息,特别是超声引导下细针抽吸活检(fine-needle aspiration biopsy,FNAB)提高了甲状腺癌的确诊率。但由于超声检查为组织结构的声像图,主要提供解剖形态学方面的信息,不能判断结节的功能、难于发现异位甲状腺、难以发现与鉴别甲状腺癌术后功能甲状腺组织的残留和分化型甲状腺癌的转移灶等,而这些均是核医学显像的优势。

X 线摄片受器官重叠影响,主要用于观察甲状腺的大小、内部有无钙化、气管有无受压等情况。

CT 分辨率高,可清晰显示甲状腺结节的包膜及其完整性,观察甲状腺肿瘤形态学改变、对周围组织的浸润及其与周围血管、气管和食管的关系、有无淋巴结转移等。MRI 灵敏度高、软组织分辨率好,与其他常规影像学比较,其诊断甲状腺癌的敏感度较高。但在甲状腺影像诊断中,CT 和 MRI 检查一般采用较少。

^{18}F-FDG PET 主要用于甲状腺癌转移灶的检出和术后复发的判别。适用于术后 Tg 升高而^{131}I 全身显像阴性的患者。^{131}I 全身显像对于高分化型甲状腺癌转移灶诊断阳性率高,而^{18}F-FDG 对于低分化型甲状腺癌转移灶诊断灵敏性高,对于甲状腺未分化癌、髓样癌的检测,^{18}F-FDG PET 是较好的发现远处转移灶的全身显像方法。

二、甲状腺功能测定

(一)　甲状腺^{131}I 摄取试验

1. 原理　碘是合成甲状腺激素的主要原料,其被甲状腺摄取的速度和数量以及在甲状腺内停留的时间与甲状腺功能状态密切相关。放射性碘与无机碘在机体内的生物学行为完全一致,口服一定量的^{131}I后,在不同的时间点分别测定甲状腺部位的放射性计数,可获得不同时间点的甲状腺摄^{131}I率,据此可判断甲状腺的功能状态。

2. 操作方法及结果分析

(1)受检者准备:许多因素可影响甲状腺对^{131}I的摄取,其中含碘药物(包括碘油造影剂)和食物、含溴的药物、甲状腺激素、抗甲状腺药物、肾上腺皮质激素和避孕药等均能抑制甲状腺对^{131}I的摄取;机体缺碘状态、抗甲状腺药物停药后反跳和治疗数月后甲状腺增生等能增加对^{131}I的摄取。因此,检查前应停服上述食物和药物2~4周。

游离^{131}I和^{131}I合成的甲状腺激素可通过胎盘屏障进入胎儿血循环,也可由乳汁分泌,因此妊娠期和哺乳期妇女禁用本检查。

(2)操作方法:受检者空腹口服^{131}I溶液或胶囊74~370kBq(2~10μCi),服药后继续禁食2小时。在服药后2小时、4小时、24小时(或3小时、6小时、24小时)分别用甲状腺功能测定仪在颈前测定甲状腺部位的放射性计数。根据下列公式计算各时间点摄^{131}I率:

$$甲状腺摄^{131}I率(\%) = \frac{甲状腺部位计数-本底计数}{标准源计数-本底计数} \times 100\%$$

每次测定时,先测室内天然本底计数及标准源计数。标准源为与受检者等量的^{131}I,并将其移入直径为2.5cm,高为18cm的圆柱玻璃管内,其内加入30ml水。测量时间均为60秒,测量条件相同。以时间为横坐标,甲状腺摄^{131}I率为纵坐标,绘制出甲状腺摄^{131}I率曲线。

3. 结果分析 因地域、饮食、环境中含碘量高低及采用的测量仪器、方法的不同,甲状腺摄^{131}I率的正常参考范围有很大差异,故每个医院应该建立自己的正常参考值,当人群的碘摄入量发生变化时,还应及时加以修订。但正常人的甲状腺摄^{131}I率的规律是相同的,即随时间延长而逐渐升高,24小时达高峰(图9-11)。一般2~3小时摄^{131}I率为15%~25%,4~6小时摄^{131}I率为20%~30%,24小时摄^{131}I率为30%~50%。2~6小时摄^{131}I率为24小时的50%左右,两者比值在0.37~0.6之间。青少年吸^{131}I率较成年人可高13%~20%,年龄越小,增高越明显,有时可有高峰前移。

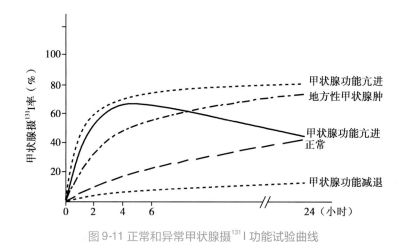

图9-11 正常和异常甲状腺摄^{131}I功能试验曲线

(二)甲状腺激素抑制试验

1. 原理 正常情况下,当口服甲状腺激素后,血液中T_3、T_4水平升高,通过负反馈作用,可抑制腺垂体分泌TSH,使甲状腺摄^{131}I率明显降低。但甲状腺功能亢进时,由于存在非垂体的病理性甲状腺刺激因素,导致甲状腺对^{131}I的摄取不再受TSH调节,所以甲状腺摄^{131}I率无明显下降,表现为不受抑制。

2. 方法及结果分析

（1）方法:在完成第一次甲状腺摄^{131}I试验后,即给患者口服T_3,每日4次,每次20μg,连续1周,或T_4每日3次,每次60mg,连续10～14天。然后重复甲状腺摄^{131}I率试验。做第2次甲状腺摄^{131}I试验前必须先测甲状腺部位残留放射性计数,作为本底扣除。均取24小时摄^{131}I率,按下式计算甲状腺摄^{131}I抑制率:

$$甲状腺摄^{131}I抑制率(\%)=\frac{第1次24小时摄^{131}I率-第2次24小时摄^{131}I率}{第1次24小时摄^{131}I率}\times100\%$$

值得注意的是,本法因需服用T_3、T_4,可使心率上升,心脏负担增加,故心绞痛、心房纤颤及心力衰竭者禁用;妊娠期、哺乳期妇女禁用,老年患者慎用。

（2）结果分析:正常人抑制率>50%,抑制率25%～50%为轻度抑制,需进一步检查或可考虑抗甲状腺药物试验性治疗。抑制率<25%或无抑制者提示甲状腺功能亢进。

（三）过氯酸钾释放试验

1. 原理　过氯酸钾($KClO_4$)和卤族元素碘在体内的生物学行为相似,均容易被甲状腺摄取和浓聚,并能竞争抑制甲状腺对碘离子的摄取,促使甲状腺内未被有机化的碘离子释放入血液。正常人无机碘离子进入甲状腺后在过氧化物酶作用下迅速被氧化为碘分子并被有机化(即酪氨酸碘化),因此,腺体内无机碘离子很少。

当甲状腺有机化障碍时,无机碘离子不能有机化,大量的无机碘离子堆积在甲状腺内,此时若给予过氯酸盐,细胞内大量的无机碘离子可被置换而释放出来。本检查通过测定服用过氯酸盐前后甲状腺摄^{131}I率的变化,来判断甲状腺内碘有机化过程有无障碍。

2. 方法及结果分析

（1）方法:空腹口服^{131}I 174kBq(2μCi),2小时后测量甲状腺摄^{131}I率,随后口服过氯酸钾400～800mg(儿童按10mg/kg体重给予),1小时后再次测量甲状腺摄^{131}I率,按下式计算释放率:

$$释放率(\%)=\frac{服过氯酸钾前摄^{131}I率-服过氯酸钾后摄^{131}I率}{服过氯酸钾前摄^{131}I率}\times100\%$$

（2）结果分析:正常人释放率<10%。释放率>10%提示碘有机化部分障碍,释放率>50%提示碘有机化明显障碍。

（四）临床应用

临床上甲状腺功能判断首选血清sTSH、FT_3、FT_4测定。甲状腺摄^{131}I功能试验、甲状腺激素抑制试验和过氯酸钾释放试验在下列情况对甲状腺疾病的鉴别诊断和治疗仍具有重要意义。

1. 甲状腺功能亢进症^{131}I治疗剂量的计算　甲状腺^{131}I摄取试验能获得甲状腺摄^{131}I率和甲状腺内^{131}I有效半减期,这两个指标是甲亢^{131}I治疗前给^{131}I剂量估算的重要参考依据。

2. 甲状腺功能亢进症和甲状腺功能减低症辅助诊断　甲亢患者甲状腺摄^{131}I率曲线特点是:①24小时吸^{131}I率高于正常,反映甲状腺摄^{131}I率增加;②摄^{131}I率高峰前移反映摄^{131}I率增快;③2小时与24小时摄^{131}I率之比大于0.8或4小时与24小时摄^{131}I率之比大于0.85,反映摄^{131}I率增快且合成甲状腺激素并分泌的速度加快。符合①+②或①+③为甲状腺功能亢进曲线,该法诊断甲状腺功能亢进症的符合率约90%左右。甲状腺摄^{131}I率高低与甲亢的严重程度不呈比例,因而不能用于判断甲亢的病情和疗效。甲状腺摄^{131}I率在甲状腺功能减低时常见摄^{131}I速度缓慢,且各时间点摄^{131}I率低于下限值,但诊断特异性不强,吸碘率低支持甲低,吸碘率高不能除外甲低,所以一般不选用。

3. 甲状腺功能亢进症与缺碘性甲状腺肿的鉴别诊断　甲状腺功能亢进症与缺碘性甲状腺肿时,甲状腺摄^{131}I率均可呈现增高曲线。但前者甲状腺激素抑制试验的抑制率小于50%或不被抑制。后者甲状腺激素抑制试验的抑制率大于50%。

4. 甲状腺轴反馈调节功能的研究，评价甲状腺功能亢进治疗效果和预测复发　甲状腺功能亢进治疗后，如果甲状腺摄^{131}I率能被甲状腺激素抑制，即甲状腺激素抑制试验的抑制率大于50%，说明垂体与甲状腺轴之间的反馈调节关系已经恢复正常，甲状腺功能亢进已经治愈，复发的可能性较小。

5. 亚急性甲状腺炎或慢性淋巴细胞性甲状腺炎等的辅助诊断　亚急性甲状腺炎时，由于大量甲状腺滤泡受到破坏，甲状腺激素释放入血循环，使血清甲状腺激素水平增高，但摄^{131}I率明显降低（24小时吸^{131}I率常小于10%），出现两者结果"分离"的现象。慢性淋巴细胞性甲状腺炎时，甲状腺激素可以为正常、增高或降低，甲状腺摄^{131}I率可正常或降低，但过氯酸钾释放试验呈阳性，提示存在碘有机化过程障碍。此外，部分家族性酶缺乏性克汀病及耳聋-甲状腺肿综合征患者氯酸钾释放试验呈阳性。

第二节　甲状旁腺显像

甲状旁腺通常有上、下两对，每个如豌豆大小，位于甲状腺后面，上一对多在甲状腺侧叶后面的上、中1/3交界处；下一对常位于甲状腺下动脉附近。有时甲状旁腺可埋于甲状腺组织内。甲状旁腺分泌甲状旁腺激素，与降钙素和维生素D共同作用，调节血液的钙含量。甲状旁腺激素的作用是升高血钙；降钙素的作用是降低血钙含量。甲状旁腺功能失调会引起血液中钙与磷含量的比例失调，导致手足搐搦症或引起骨质过度吸收发生骨折等疾病。

甲状旁腺功能亢进多是由于甲状旁腺腺瘤引起的。虽然生化检查能确诊甲状旁腺功能亢进，甲状旁腺显像能定位高功能腺瘤和异位甲状旁腺，指导手术切除。

一、原理及显像剂

甲状旁腺显像（parathyroid imaging）方法较多，包括^{201}Tl/^{99m}TcO$_4^-$显像减影法、^{99m}Tc-MIBI/^{99m}TcO$_4^-$显像减影法和^{99m}Tc-MIBI双时相法。

^{99m}Tc-MIBI既可被功能亢进的甲状旁腺组织摄取，也可被甲状腺组织摄取，但其从甲状腺清除的速率要快于从功能亢进的甲状旁腺的清除速率，因此通过^{99m}Tc-MIBI延迟显像，可以显示功能亢进的甲状旁腺影像。^{201}Tl（^{201}铊）与^{99m}Tc-MIBI相同也可被甲状腺和功能亢进的甲状旁腺同时摄取，^{99m}TcO$_4^-$只被甲状腺组织摄取而不被甲状旁腺摄取，因此应用计算机图像减影技术，将^{201}Tl或^{99m}Tc-MIBI的图像减去^{99m}TcO$_4^-$的图像，也可得到功能亢进的甲状旁腺的影像。

目前常用显像剂为^{99m}Tc-MIBI、^{201}TlCl及^{99m}TcO$_4^-$，成人用量分别为37MBq（1mCi）、74MBq（2mCi）及185MBq（5mCi）。

二、操作方法

（一）^{99m}Tc-MIBI双时相法

静脉注射^{99m}Tc-MIBI 370MBq（10mCi）后15分钟和2~3小时分别在甲状腺部位采集早期和延迟影像。早期影像系甲状腺及功能亢进的甲状旁腺的综合影像，延迟影像主要反映功能亢进的甲状旁腺摄取显像剂功能情况。此法比较简便，临床较常用（图9-12）。

（二）^{201}Tl/^{99m}TcO$_4^-$减影法

患者仰卧位，于肘静脉注射^{201}Tl 74MBq（2mCi）后5~15分钟后应用低能高分辨或低能通用平行孔准直器采集前位甲状腺和甲状旁腺位影像。体位不动，再静脉注射^{99m}TcO$_4^-$ 185MBq（5mCi）后10分钟采集甲状腺影像，应用计算机图像处理软件从^{201}Tl影像减去^{99m}TcO$_4^-$影像，即为甲状旁腺图像。

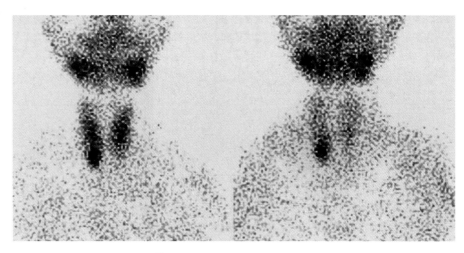

图 9-12 ⁹⁹ᵐTc-MIBI 双时相甲状旁腺功能亢进图像
左为注射显像剂后 15 分钟,右为注射显像剂后 2 小时

(三) ^{99m}Tc-MIBI/^{99m}TcO$_4^-$减影法

方法与^{201}Tl/^{99m}TcO$_4^-$减影法基本相同。静脉注射^{99m}Tc-MIBI 370MBq(10mCi)后 10~15 分钟行甲状腺显像,然后再注射^{99m}TcO$_4^-$重复甲状腺显像,前者甲状腺部位影像减去后者,即为甲状旁腺影像。

三、影像分析

(一) 正常图像

正常甲状旁腺由于体积较小,重量轻,血流量和细胞活性相对较低不能显影。减影处理后或双时相法仅见甲状腺显影,颈部无异常显像剂浓聚灶。

(二) 异常图像

采用减影法或双时相法,甲状旁腺腺瘤、甲状旁腺增生、甲状旁腺癌均可在病变位置出现局灶性显像剂浓聚。如果显像剂浓聚区为多个,常提示甲状旁腺增生;如为单个,则常提示甲状旁腺腺瘤;如在正常甲状旁腺位置以外出现显像剂浓聚区,结合临床需考虑异位甲状旁腺。

四、临床应用

甲状旁腺显影主要用于甲状旁腺功能亢进的病因诊断,甲状旁腺腺瘤术前定位及术后随访。甲状旁腺显像诊断腺瘤的灵敏度主要取决于腺瘤大小及其代谢功能的活跃程度:一般重量 1.0~1.5g 者检出率80%;重量>1.5g,阳性率可达 100%(图 9-13),诊断的准确率可达 90%~95%,,高于超声和 CT,是目前较好的诊断和定位的影像学方法。手术切除腺瘤或增生病灶是治疗甲状旁腺功能亢进的有效方法。甲状旁腺显像可为手术提供病灶部位、数量、大小及功能等信息,对术中缩短寻找病灶时间,缩小探查范围,降低手术并发症有重要意义。

继发性甲状旁腺功能亢进由各种原因(常见于肾功能不全、骨软化症)引起,由于低钙血症也可刺激甲状旁腺增生肥大,增生常累及四个腺体,甲状旁腺显像可见多个甲状旁腺同时显影。各种能导致甲状腺显像出现"冷""凉"结节的原因,如滤泡状瘤、颈部类肉瘤淋巴结节、甲状腺恶性肿瘤病灶等,亦可摄取^{201}Tl 或^{99m}Tc-MIBI,导致出现假阳性,应根据临床症状和生化检验结果加以鉴别。

约有 10%的人群有异位甲状旁腺,大多位于气管后、胸骨后或纵隔内。显像时可见甲状腺部位不见甲状旁腺显影,而在这些好发部位出现局限性显像剂浓聚区(图 9-14)。当临床高度怀疑甲状旁腺功能亢进,而用针孔准直器未发现甲状旁腺病灶时,应改用平行孔准直器做颈胸部显像,以免漏诊。由于^{201}Tl 或^{99m}Tc-MIBI 也可被各种肺癌及其转移灶选择性摄取,而肺癌也可引起高血钙,应结合临床加以鉴别。对于病史长、病情较重的甲状旁腺功能亢进患者,最好加做全身骨显像,可协助判断全身骨骼的异常代谢情况。SPECT/CT 显像对确诊异位甲状旁腺腺瘤尤其具有重要价值。

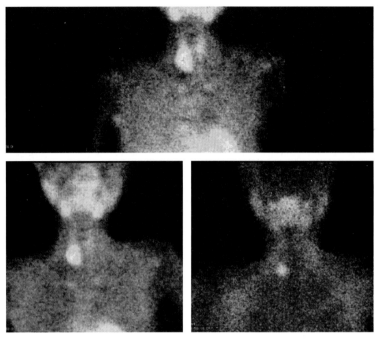

图 9-13　甲状旁腺腺瘤^{99m}Tc-MIBI 显像图像

上为注射显像剂后 15 分钟,左下为注射显像剂后 2 小时,右下为注射显像剂后 10 小时

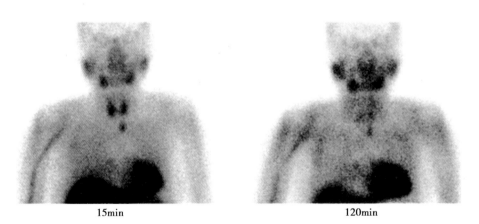

15min　　　　　　　　　　120min

图 9-14　^{99m}Tc-MIBI 双时相法异位甲状旁腺图像

左为注射显像剂后 15 钟,右为注射显像剂后 2 小时

第三节　肾上腺显像

　　肾上腺位于腹膜后,呈新月状覆盖在两肾的上极,与肾共同包在肾筋膜内。肾上腺实质由周围的皮质(占肾上腺体积 90%)和中央部分的髓质(占肾上腺体积 10%)构成。肾上腺皮质组织由外向内依次为球状带、束状带、网状带,可分泌 50 余种类固醇激素,根据其生物作用不同主要分为:调节体内水盐代谢的盐皮质激素、调节碳水化合物代谢的糖皮质激素、影响性行为及副性特征的性激素。肾上腺髓质分

泌肾上腺素和去甲肾上腺素,其作用是使心跳加快,心脏收缩力增强,使小动脉收缩,维持血压和调节内脏平滑肌活动,对机体代谢也起一定作用。肾上腺皮质显像较少用于皮质疾病诊断。肾上腺髓质显像对诊断肾脏及肾外嗜铬细胞瘤有重要价值。

一、肾上腺皮质显像

(一) 原理及显像剂

1. 原理 胆固醇是合成皮质激素的原料,其被肾上腺皮质细胞摄取的量和速度与皮质功能相关,静脉注射同位素标记的胆固醇,其与天然胆固醇生物化学特性相似,也可被肾上腺皮质细胞摄取,并参与激素合成,因此利用显像仪可显示肾上腺皮质位置、大小、形态及功能状态。

2. 肾上腺皮质显像 (Adrenal cortex imaging) 较常用的显像剂

(1) ^{131}I-6-碘代胆固醇(简称^{131}I-6-IC),国内生产,合成简便,显像效果优良,临床最常用。成人使用剂量一般为 74~148MBq(2~4mCi)。

(2) ^{131}I-6β-碘代胆固醇(简称^{131}I-6β-IC 或 NP59),有很高的亲肾上腺皮质功能,靶/本底比值高,图像清晰,肾上腺摄取速度快,检查时间缩短。成人剂量同^{131}I-6-碘代胆固醇。

(3) ^{75}S-6β-碘代胆固醇(简称^{75}S-6β-IC),国外常用。使用剂量较小,成人一般 37MBq(1mCi),检查时不需封闭甲状腺,但由于半衰期较长,影响做地塞米松抑制试验。孕妇及哺乳妇女禁做肾上腺皮质显像检查。

(二) 操作方法

1. 检查前准备

(1) 封闭甲状腺:注药前 3 天口服复方碘溶液 10 滴,每日 3 次,或服用饱和过氯酸钾溶液 10 滴,每日 3 次,持续至检查结束,以阻断或减少甲状腺对游离^{131}I 的摄取。

(2) 停服影响摄取显像剂的药物:影响肾上腺皮质摄取放射性胆固醇的主要因素有体内胆固醇库、输送胆固醇的载体蛋白、促肾上腺皮质分泌剂。许多药物可以对此产生影响(表9-2),应于检查前至少 2 周开始停用。摄入过量的钠或高胆固醇血症亦可降低肾上腺皮质的摄取。

表 9-2 影响肾上腺皮质摄取^{131}I-碘代胆固醇的药物

摄取增加	摄取减少
甲吡酮	地塞米松
口服避孕药	双氯苯二氯乙烷
降胆固醇药	普萘洛尔
4-氨基吡唑嘧啶	螺内酯

(3) 清洁肠道:^{131}I-碘代胆固醇主要通过肝胆肠道排出体外,因此显像前必须清除肠道内显像剂干扰,方法是显像前晚口服缓泻剂,(常用番泻叶 3~5g 泡水,临睡前饮下或口服蓖麻油 10~25ml),必要时每次显像当天清洁灌肠。胆囊内含有显像剂会在右侧肾上腺区出现胆囊影,嘱患者显像前 20 分钟服用脂餐(常用油煎蛋 2 只),可以收缩胆囊排除胆汁,去除胆囊影干扰。

2. 采集方法 由于显像剂含乙醇,少数患者注射后可出现短暂的面部潮红、发热、胸闷、心悸等症状(多可自行消失,一般无需特殊处理),静脉注射显像剂宜缓慢,当个别患者述说腰背疼痛时,则应停止注射。显像一般于注射后第 3、5、7 天进行。患者取仰卧位,将 SPECT 或 γ-照相机探头中心贴近第 12 胸椎和第 1 腰椎,使两侧肾上腺位于视野中心,采集矩阵 128×128 或 64×64,能峰 364keV,窗宽 15%,每帧采集 200 000~300 000 计数。如果显像中发现两侧图像明显地不对称,可采取前后位进行复查,了解不对称的原因。显像何时中止决定于肾上腺皮质显影是否清晰及周围本底特别是肝脏本底降低情况,如注药后第 7 天肾上腺影仍不清楚可延续至第 9、11 天再显像。

3. 地塞米松抑制试验　当显像示肾上腺皮质异常浓聚灶而不能确定是皮质增生还是腺瘤时,需进一步做抑制试验显像。肾上腺皮质功能受垂体分泌的促肾上腺皮质激素(ACTH)调节,ACTH 又受血中糖皮质激素水平的负反馈调节。地塞米松是一种糖皮质激素,口服后,通过负反馈作用使 ACTH 分泌减少,导致正常和增生的肾上腺皮质摄取[131]I-碘代胆固醇量减少。但肾上腺皮质腺瘤的功能为自主性,即不受 ACTH 调节的影响,其摄取[131]I-碘代胆固醇的功能仍增强。通过观察对地塞米松的不同反应性,可观察垂体-肾上腺轴功能是否正常,鉴别诊断肾上腺皮质增生和功能自主性腺瘤。

方法是在第一次显像一个月后,第二次注射显像剂前 2 天开始口服地塞米松,每日 4 次,每次 2mg,直至检查结束,其余同第一次显像。比较两次显像结果,若第一次显像皮质影增强,而第二次显像无变化,为地塞米松抑制试验阴性(无反应),提示为肾上腺皮质腺瘤;假如第二次显像见显像剂减少或不显影,即地塞米松抑制试验阳性,则表示肾上腺皮质增生。

有少量病例经地塞米松抑制试验后仍不能确定病变性质,故该试验的鉴别诊断价值也有一定限度。有人提出地塞米松抑制试验的鉴别价值取决于:①有明确的生化异常证据;②坚持按规定时间及剂量服用地塞米松;③必须在注射显像剂 5 天内检查观察,若在 5 天内即呈现两侧皮质显影则为增生,5 天后表现为单侧显影或不对称显影应视为腺瘤,5 天后两侧显影或不显影对诊断均无帮助。

(三)图像分析

1. 正常影像　正常肾上腺于注射显像剂后第 5 天开始显影,此后随肝、脾、肠道显像剂明显减低,双侧肾上腺影逐渐清晰。一般显像剂分布较稀疏,两侧影像大致对称(图 9-15A),右侧多呈圆形或锥形,左侧呈椭圆形或半月形,左肾上腺长 3.8±0.58cm,宽 2.8±0.52cm;右肾上腺长 3.8±0.54cm,宽 3.2±0.47cm。右侧肾上腺位置多高于左侧(约占 80% ~90%),右侧显像剂也较左侧浓,这是由于右侧腺体与肝脏重叠且离体表较近之故。地塞米松抑制试验表现为双侧肾上腺皮质影明显受抑。

2. 异常影像

(1)两侧提前明显显影:两侧肾上腺皮质提前(第 3~5 天)显影,两侧影像同时增大和显像剂明显浓聚。高度提示两侧皮质增生(图 9-15B)。地塞米松抑制试验阳性进一步支持这一诊断。

(2)双侧影像不对称:即左侧影像浓于右侧,或右侧显像剂明显高于左侧,以及两侧肾上腺显影时间差别较大等(图 9-15C)。地塞米松抑制试验时,显影浓的一侧不受抑制,显像较差的一侧显像剂进一步减少,甚至不显影,使两侧影像的不对称更明显。高度提示显影明显的一侧为腺瘤。

(3)单侧显影:一侧肾上腺皮质显影,另一侧不显影。临床上见于以下三种情况:

1)显影侧为腺瘤,健侧因受反馈性调节作用受到抑制而不显影。若显影侧地塞米松试验阴性,腺瘤的确诊率极高。

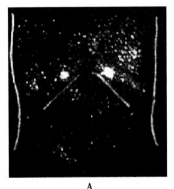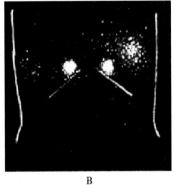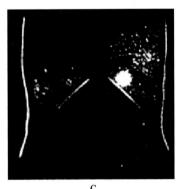

图 9-15　肾上腺皮质显影图
A. 正常;B. 双侧皮质增生;C. 皮质腺瘤

2）不显影侧为肾上腺先天性缺如、手术切除或意外损伤,健侧呈代偿性功能增强而显影清晰,其影像受地塞米松抑制。

3）不显影一侧为皮质肿瘤,如皮质癌、巨大的嗜铬细胞瘤或转移肿瘤使皮质受压而萎缩、肾上腺钙化等,此时显影侧抑制试验多为阳性,可与之鉴别。

（4）双侧不显影:双侧肾上腺皮质不显影主要见于以下情况:

1）少数正常人。

2）肾上腺皮质癌。

3）受有关药物的影响。

（5）位置异常:在肾上腺以外部位出现局限性显像剂聚集,并可排除肠道、肝胆等因素干扰,提示异位肾上腺或皮质癌转移病灶。

（四）临床应用

1. 肾上腺皮质功能亢进性疾病的定位诊断　肾上腺皮质腺瘤和增生均可引起皮质功能亢进或增强,如皮质醇症、原发性醛固酮增多症等疾病。增生一般多为双侧对称性腺体增大,早期明显显影,腺瘤多为两侧不对称或单侧显影。应用地塞米松抑制试验有助于增生和腺瘤的鉴别。CT 及 MRI 对肾上腺 0.5～1.0cm 大小的肿瘤可以检出,但因不能提供功能信息,对双侧增生、术后肾上腺的检出及异位肾上腺定位难以确定。肾上腺皮质显像则可以解决这些问题,其诊断准确率可达 95%,对皮质增生诊断的灵敏度较 CT 高(见表9-3),甚至对 0.5cm 以上的功能亢进的病灶也能有很高的检出率,因此对决定治疗方案和预后都有特殊价值。

表9-3　肾上腺皮质显像与 CT 检查灵敏度比较

	增生（%）	腺瘤（%）	癌（%）
肾上腺皮质显像	86～99	87～100	62～100
x-CT	35～36	89～100	78～100

2. 探测皮质醇增多症术后复发病灶　肾上腺皮质显像对探寻皮质醇增多症术后复发病灶有价值,肾上腺皮质显像可见术后复发病灶部位显像剂异常浓聚。

3. 监测移植肾上腺组织存活　移植肾上腺组织部位肾上腺皮质显像见显像剂浓聚表明移植存活。如果无显像剂浓聚影,表明移植没有存活。

4. 肾上腺皮质癌及转移灶的辅助诊断　当 CT 或超声检查提示一侧腺体肿块,肾上腺皮质显像示该侧不显影或显像剂明显减少,则应考虑皮质癌可能性大。虽然原发灶多不显影,但当有其肝、肺的转移时,皮质癌转移灶往往能见到显像剂的浓聚。

二、肾上腺髓质显像

（一）原理及显像剂

1. 原理　肾上腺髓质能合成和分泌肾上腺素和去甲肾上腺素,其中去甲肾上腺素还可被再摄取进入细胞浆中并储存于胞囊内。同位素碘标记的间位碘代苄胍(^{131}I、^{123}I-MIBG)化学结构类似于去甲肾上腺素,注入体内后也能够通过上述过程储存于相同胞囊内,但其不会产生类似去甲肾上腺素的药理作用。因此可使肾上腺髓质及富含肾上腺素能神经的组织或病灶特异性显影。

2. 肾上腺髓质显像（adrenal medulla imaging）常用显像剂

（1）^{131}I-MIBG 目前国内常用,成人用量通常为 74～111MBq(2～3mCi)。由于^{131}I-MIBG 可诱发血压升高,静脉注射时速度须缓慢须控制在 1～2 分钟以上,并密切观察患者反应。

（2）^{123}I-MIBG 具有合适的物理特性，显像质量优于^{131}I-MIBG，成人使用量可提高至 370MBq（10mCi），图像质量和灵敏度均提高，而辐射吸收剂量仅与 18.5MBq（0.5mCi）的^{131}I-MIBG 相当。但需加速器生产，价格较贵，半衰期较短，显像剂储存不便。

孕妇及哺乳期妇女禁做肾上腺髓质显像检查。

（二）操作方法

1. 检查前准备

（1）封闭甲状腺：同肾上腺皮质显像检查前准备。

（2）停用影响显像剂摄取的药物：有些药物可抑制肾上腺髓质及肾上腺素能神经细胞对^{131}I-MIBG 的摄取，如可卡因、吩噻嗪、去甲麻黄碱和三环抗抑郁剂等；另些药物则可加速储存^{131}I-MIBG 的胞囊排空，如伪麻黄碱、盐酸支甲麻黄碱和去氧肾上腺素。检查前一般需停用 2 周以上。

（3）排尿及清洁肠道：该显像剂大部分通过肾脏从尿道排出，因此显像前需嘱患者排空小便，以免膀胱过度显影影响邻近肿瘤病灶的显示。少量显像剂可通过肝胆排入肠道，或由唾液腺分泌直接进入肠道，因此应于显像前晚服用缓泻剂，清洁肠道，以免肠道显像剂干扰图像分析。

2. 显像方法　静脉注射^{131}I-MIBG 37～111MBq（1～3mCi）后，分别于 24 小时、48 小时、72 小时显像，如用^{123}I-MIBG，则静脉注射 111～370MBq（3～10mCi）后 24 小时显像。患者取仰卧位，在肾上腺部位进行后位及前位的图像采集，对疑有肾上腺外或恶性嗜铬细胞瘤时，应进行全身显像。有时^{131}I-MIBG 显像可延长至第 4 天，由于周围组织本底的降低，病灶更为清晰。使用 SPECT/CT 仪，可准确确定病灶位置，无此条件时，使用 SPECT 或 γ 相机则需结合 CT 或 MRI 图像进行分析，或进行肾脏—肾上腺联合显像，如^{131}I-MIBG 显像结束后，再静脉注射^{99m}Tc-DTPA 或^{99m}Tc-DMSA（5～10mCi）使肾脏显影，可以帮助定位。

（三）图像分析

1. 正常影像　利用^{131}I-MIBG 显像时，正常人肾上腺髓质一般不显影，约 16% 患者在注射后 48～72 小时隐约显影，显像图中可见心肌、肝、脾、唾液腺、肾脏及膀胱显影。心肌摄取显像剂与血中茶酚胺水平呈负相关，所以嗜铬细胞瘤患者心脏摄取减低，甚至不显影。肝脏在注射后 72 小时摄取最高，此后逐步下降，如存在嗜铬细胞瘤，肝内显像剂迅速下降。约有 15%～20% 病例在结肠内见到显像剂影像，易与嗜铬细胞瘤相混淆。应用^{123}I-MIBG 显像时，常于注射后 24 小时肾上腺髓质对称显影，唾液腺、心肌显影尤其清晰，心肌显影程度也与血浆去甲肾上腺素浓度呈负相关。

2. 异常影像

（1）双侧肾上腺清晰显影：双侧肾上腺髓质显影清晰或在注射显像剂后 24 小时即显影清晰，提示双侧肾上腺髓质增生（图 9-16）。

（2）单侧肾上腺清晰显影：单侧肾上腺髓质明显显影或 24 小时即清晰显影，多提示为嗜铬细胞瘤（图 9-17），不显影侧为正常肾上腺髓质。

（3）肾上腺以外异常显影：在肾上腺以外的其他部位出现异常团块状显像剂浓聚影，排除其他干扰因素后，可诊断为异位嗜铬细胞瘤；若一侧肾上腺部位也可见有明显的浓聚影，则肾上腺以外的浓聚区应考虑为恶性嗜铬细胞瘤的转移灶。对于小儿患者，如腹壁或骨骼处有异常浓聚影，应高度怀疑为神经母细胞瘤。

（四）临床应用

1. 嗜铬细胞瘤的定位　嗜铬细胞瘤约 80% 发生在肾上腺髓质，约 10% 位于腹主动脉分叉以上的神经丛，膀胱、纵隔、肾门、颈椎、胸椎等部位的副神经节组织，称为异位嗜铬细胞瘤，另有 10% 为恶性嗜铬细胞瘤。由于肿瘤分泌肾上腺素、去甲肾上腺素等儿茶酚胺类物质，60% 的患者临床上出现阵发性高血

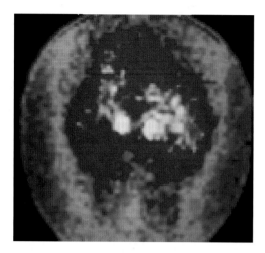

图9-16　双侧肾上腺髓质增生[131]I-MIBG 显像图

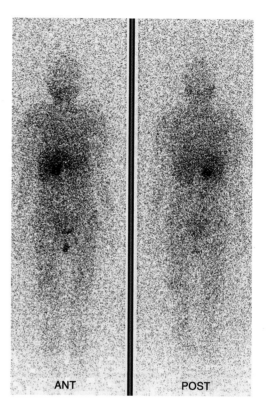

ANT　　　　　　POST

图9-17　右肾嗜铬细胞瘤[131]I-MIBG 显像图

压及其他和此类激素相关的症状和体征。对于良性嗜铬细胞瘤手术切除是最有效的治疗方法,因此术前定性、定位诊断十分重要。CT、MRI 对定位诊断肾上腺内嗜铬细胞瘤有较大价值,但是否为有功能的嗜铬细胞瘤不能定性,对肾上腺外病灶无法判断其性质和来源。[131]I-MIBG 显像是一种对嗜铬细胞组织高度特异的功能显像,其对嗜铬细胞瘤诊断的灵敏度85.5% ~88.9%,特异性97.1% ~100%,准确性大于95%,明显高于 CT 及超声显像,而且可进行全身显像,对异位的嗜铬细胞瘤或嗜铬细胞瘤术后残留病灶、复发病灶进行探测,因此在影像学检查中,[131]I-MIBG 显像是特异定性、定位诊断嗜铬细胞瘤的首选方法,SPECT/CT 可以帮助准确定位(图9-18)。但在下列情况可能出现假阴性:①无功能嗜铬细胞瘤;②瘤体过小,中央坏死液化。应用[123]I-MIBG 显像复查,特别是断层显像,可提高检测阳性率,减少误诊;③肾上腺髓质肿瘤伴有皮质肿瘤,此时可见健侧肾上腺显影,而患侧不显影;④肝脏显像剂过高,掩盖了右侧肾上腺髓质肿瘤的显示或膀胱的显像剂浓聚掩盖了位于膀胱的异位嗜铬细胞瘤的显示;⑤肿瘤组织功能极强,使得显像剂从肿瘤组织释出速度大于其摄取与贮存,而难以浓聚致使不显影。恶性嗜铬细胞瘤在临床表现甚至组织病理上均缺乏特异性。其诊断指标是肿瘤包膜浸润,血管内有癌栓或在没有嗜铬细胞的区域出现转移灶。

2. 恶性嗜铬细胞瘤转移灶的诊断　嗜铬细胞瘤转移部位好发于骨骼、肝脏,也可见于脑、肺、膀胱以及淋巴结等处(图9-19),[131]I-MIBG 或[123]I-MIBG 全身显像在上述好发部位见到显像剂摄取灶,既可诊断为恶性嗜铬细胞瘤转移。一般转移灶多在注射显像剂后24 小时即可显影,而且诊断骨转移的敏感度比[99m]Tc-MDP 骨显像还要高。本法对恶性嗜铬细胞瘤及其转移灶的诊断具有明显优势。

3. 交感神经细胞瘤和交感神经母细胞瘤的诊断　神经母细胞瘤是源于原始神经外胚层细胞的高度恶性肿瘤,多发生于肾上腺髓质,也可发生于头颈部、纵隔、腹膜、盆腔等部位。好发于婴幼儿,位于儿

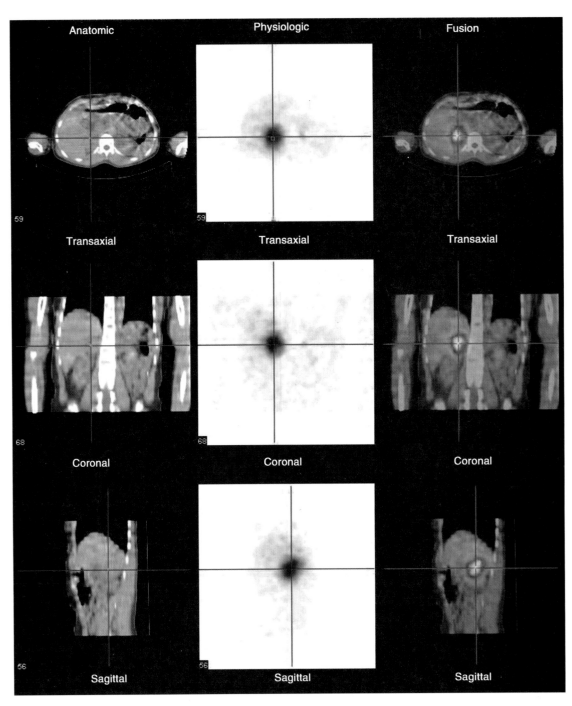

图 9-18　右肾嗜铬细胞瘤 SPECT/CT 显像图

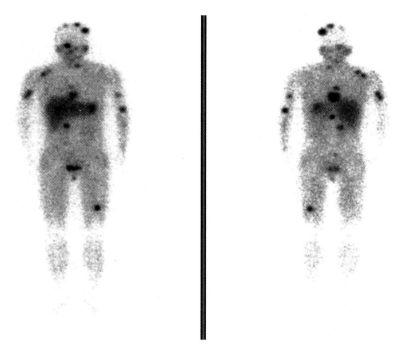

图 9-19 全身 ^{131}I-MIBG 显像示恶性嗜铬细胞瘤多发转移

童恶性肿瘤第三位。^{131}I-MIBG 显像对该肿瘤诊断具有高度特异性和灵敏度,准确性近似于嗜铬细胞瘤,通过显像尚可了解疾病分布和浸润的全部范围,这对预后判断以及选择合适的治疗方案有非常重要的意义。但 ^{131}I-MIBG 显像对交感神经节细胞瘤的阳性率相对较低仅 50%,因此不作为首选检查。

某些内分泌肿瘤如甲状腺髓样癌、类癌、绒癌及其他神经外胚层起源肿瘤如神经节瘤、神经鞘瘤、化学感受器瘤、视网膜神经胶质瘤、胰岛细胞瘤、皮肤 Merkel 细胞瘤等,也可摄取 ^{131}I-MIBG 而显影。^{131}I-MIBG 显像往往不是诊断这类肿瘤的首选方法,因为这类肿瘤产生的高分泌激素可诱发具有全身性效应的生化特征,如胰岛细胞瘤产生高胰岛素血症可诱发低血糖,化学感受器瘤、神经节瘤等可诱发高胰高血糖素血症、血管活性肠肽的分泌和高儿茶酚胺血症等。但一旦诊断确立,^{131}I-MIBG 显像有助于病灶定位。

第四节 典型病例分析

1. 病史摘要 患者,女,40 岁,心悸,失眠,颈部梗阻感 5 月,发现颈前下方包块 3 周,无发烧,肿块局部无明显不适。查体:右颈部触及一约 3.0cm×4.0cm 肿物,质地中硬,无触痛,心率 90 次/分,律齐。化验血清 FT_3、FT_4 轻度增高,TSH 减低,TGAb 及 TMAb 正常。甲状腺彩色超声示:右叶甲状腺近峡部实质性等回声占位,大小约 3.2cm×3.8cm,边界清楚,包块内见血流信号,考虑甲状腺腺瘤,左叶未见明显异常。甲状腺摄 ^{131}碘在正常范围。行甲状腺显像鉴别是否是功能自主性甲状腺腺瘤,甲状腺腺瘤或炎性包块。

2. 检查方法 甲状腺静态显像。

3. 影像表现 甲状腺静态显像示双侧腮腺、颌下腺放射性分布明显增浓,右叶甲状腺近峡部"热"结节,其周围及对侧叶甲状腺组织放射性分布明显减低,隐约显影,考虑功能自主性高功能腺瘤可能性大(图 9-20)。

4. 鉴别诊断 局部甲状腺组织增生或增厚性结节。不支持点:患者甲状腺显像表现为"热"结节,正常甲状腺组织功能明显减低(受抑),临床有甲亢表现,化验 TSH 水平减低。

5. 临床诊断 Plummer 病。

6. 治疗计划 行[131]I 治疗,口服给予[131]I 30mci。

7. 随访复查 4 月后门诊复诊,甲状腺激素水平正常,颈部包块明显缩小,再次行甲状腺显像见"热"结节病灶消失,双叶甲状腺显影正常(图 9-21)。

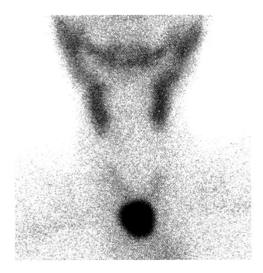

图 9-20 功能自主性甲状腺腺瘤甲状腺显像图

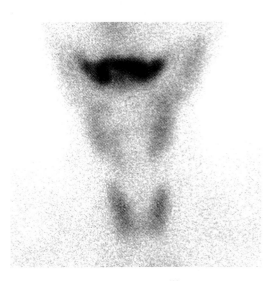

图 9-21 功能自主性甲状腺腺瘤[131]I 治疗后 4 个月甲状腺显像图

8. 病例小结 本例患者为典型的功能自主性甲状腺腺瘤所致的甲亢(Plummer 病)。患者有甲亢临床表现,实验室检查 FT_4、FT_3 增高,TSH 减低,甲状腺超声检查提示良性单发结节且双叶甲状腺完整,甲状腺静态显像有典型"热"结节及正常甲状腺组织功能受抑的表现,这些均支持 Plummer 病诊断。甲状腺静态显像可显示结节的功能状态、结节的大小、结节内是否坏死或恶变(稀疏、缺损)等信息,对功能自主性甲状腺腺瘤的诊断起到了决定性作用,为选择[131]I 治疗还是手术治疗及[131]I 治疗剂量的估算提供了重要依据;为早期疗效评价提供了客观准确的方法。

本章小结

本章主要介绍了内分泌器官功能显像的原理、方法、图像分析、临床应用及其在一些疾病中的独特临床价值。

甲状腺显像是临床核医学的重要部分。 它能够显示甲状腺的位置、大小、形态和功能,确定甲状腺结节(直径≥1cm)的功能状态。 甲状腺结节在甲状腺核素显像上可分为"热结节"(高功能性)、"温结节"(正常功能性)、"冷结节"(无或低功能性)。[131]I 全身显像可评价甲状腺癌术后功能甲状腺组织的残留和[131]I 治疗分化型甲状腺癌疗效。 在异位甲状腺诊断、甲状腺结节良恶性鉴别及甲状腺癌转移灶诊断中也具有独特临床价值。 甲状腺功能测定是甲状腺显像临床应用的重要补充。

甲状旁腺显像主要用于功能亢进的甲状旁腺腺瘤、异位甲状旁腺腺瘤的定位诊断。 对甲状旁腺腺瘤术后复发检测方面也具临床应用价值。

肾上腺皮质显像可了解肾上腺皮质的功能状态,发现皮质腺瘤和增生,地塞米松抑制试验有助于两者的鉴别。

肾上腺髓质显像可用于肾上腺素能肿瘤的诊断。 最大的临床价值是用于基于临床特征和生化异常而疑诊嗜铬细胞瘤的定位诊断，其灵敏度达到90%以上，特异性超过95%。 肾上腺髓质显像对异位嗜铬细胞瘤、恶性嗜铬细胞瘤转移灶及手术后复发的定位具有特殊价值，也有助于神经母细胞瘤和某些神经内分泌肿瘤的诊断。

（关晏星）

第十章 神经系统显像

神经系统的研究和疾病的诊断是临床核医学影像诊断的重要组成部分，随着分子影像诊断设备的不断推陈出新，PET/诊断型 CT、SPECT/诊断型 CT 及 PET/MRI 的广泛应用，更由于多种新型分子显像剂的临床应用，核医学神经影像诊断在对神经系统研究和疾病诊断中，越来越发挥出重要的作用。对疾病的病因、发生、发展、分期、转归及治疗评价上，应用 ^{18}F、^{11}C、^{13}N、^{15}O 等多种标记物，在基因、分子、蛋白质等多种水平上，对神经细胞的功能性基因、受体、蛋白质、细胞内外信号传导递质等关键化合物进行标记，从而在 CT、MRI 结构形态基础上，对神经功能性损伤、早期功能性改变、退行性病变等异常的疾病，进行更精确地研究和早期诊断。随着对神经功能代谢方面更深入的研究，目前诸多技术已应用于临床疾病的诊断，例如：痴呆、帕金森病、抑郁症等功能障碍性疾病，能够早期诊断、分型分级分期进展、评估治疗效果和随访观察；在脑血管疾病的早期诊断、原发性癫痫手术前癫痫灶的定位、脑肿瘤治疗后肿瘤复发与放射性坏死的鉴别诊断等方面，核医学神经影像诊断更有着独特的诊断和研究价值，引领着神经系统功能研究的方向。本章主要介绍脑血流灌注显像、脑代谢显像、脑受体显像。

第一节 脑血流灌注显像

一、原理、显像剂和方法

（一）原理

SPECT 脑血流灌注显像剂具有分子量小、不带电荷、脂溶性高的共同特点，静脉注射后能通过完整的血-脑屏障进入脑细胞，经水解酶或脱脂酶的作用由脂溶性变成水溶性，因而不能反扩散出脑细胞而停留其内。其进入脑细胞的量与局部脑血流量成正比，用 SPECT 进行脑断层显像，经图像重建处理后可获得横断面、冠状面和矢状面的断层影像，显示大脑、小脑、基底节和脑干等各个部位局部血流量的影像，根据一定的生理数学模型，可以计算出各部位的局部脑血流量（regional cerebral blood flow，rCBF）和全脑平均血流量（cerebral blood flow，CBF）。

（二）显像剂

常用的显像剂为 ^{99m}Tc-双半胱乙酯（^{99m}Tc-ECD）或 ^{99m}Tc-六甲基丙烯胺肟（^{99m}Tc-HMPAO），用量 740 ~ 1100MBq（20 ~30mCi）；^{123}I-安菲他明（^{123}I-IMP），用量 111 ~ 222MBq（3 ~6mCi）。^{133}Xe 等惰性气体由于在脑内滞留的时间较短，难以获得高质量的图像而限制了其临床广泛应用。放化纯 ^{99m}Tc-ECD 需 >90%，^{99m}Tc-HMPAO>80%。一般注射剂量 555 ~ 1110MBq（常规 740MBq）。

（三）方法

1. 受检者准备 视听封闭，令受检者闭目戴黑色眼罩，用耳塞塞住外耳道，5 分钟后由静脉弹丸式注射或静脉注射显像剂。调节探头的旋转半径和检查床的高度，使其适于脑显像的要求。受检者仰卧于检查床上，头部枕于头托中，固定体位。调节头部位置使眼外眦和外耳道的连线（OM 线）与地面垂直。显像期间把检查房内的灯光调暗，保持室内安静，尽量避免声、光等刺激对大脑摄取示踪剂的影响。

2. 显像类型

（1）静息显像：使用 ^{99m}Tc-HMPAO 或 ^{99m}Tc-ECD 时，注射前 30 分钟 ~1 小时令受检者空腹口服过氯酸钾 400mg，以封闭甲状腺、脉络丛和鼻黏膜，减少 ^{99m}TcO_4^- 的吸收和分泌。使用 ^{123}I-IMP 时，需用复方碘溶液封闭甲状腺，一般在检查前 2 ~3 天开始服用，检查后仍需服用 2 ~3 天。

（2）负荷显像：由于脑部供血系统具备一定的储备能力，在脑储备血流下降时，常规静息状态脑血流灌注显像往往不能发现异常。可以通过药物负荷的血管扩张试验检查脑血流的储备功能和血管的反应性变化，提高缺血性病变特别是潜在的缺血性病变的阳性检出率。其他负荷试验是在药物干扰神经细胞活动或者生理性刺激条件下，检查脑功能的活动和变化，准确地进行疾病功能区域的定性和定位。

脑血流灌注显像介入试验(interventional test)主要有五大类：

1) 药品介入试验：腺苷介入试验、乙酰唑胺介入试验、贝美格药物诱发试验、尼莫地平介入试验、乙酰肉毒碱介入试验、抗胆碱药物介入试验、抗精神药物介入试验、双嘧达莫介入试验、CO_2吸入负荷试验等。

2) 人为干预介入试验：过度换气诱发试验、剥夺睡眠诱发试验、睡眠诱发试验、直立负荷试验、颈动脉压迫试验(Matas 试验)。

3) 生理刺激介入试验：包括肢体运动、视觉、听觉刺激试验、躯体感觉刺激试验等。

4) 认知作业介入试验：记忆试验、听觉语言学习试验、计算试验、思索试验等。

5) 物理性干预试验：磁场干预试验、低能激光照射试验、针刺激发试验等。

扩血管药物负荷试验常用于脑血管疾病诊断，临床应用最为普遍，特别是功能性缺血区域和梗死区域的鉴别，有利于判断血管的储备和反应能力，对选择恰当的治疗和疗效预估以及治疗后评价是一种有价值的手段和方法。

腺苷是一种相对分子质量 267.25Da 的小杂环分子，普遍存在于组织中，是一种体内能量代谢和多种细胞活动的核苷酸介质，具有强有力的小动脉扩张作用，可被细胞主动摄取和经酶的降解(腺苷脱氨酶)而被代谢。静脉给予腺苷后，其扩张血管的作用是快速而短暂的，静脉滴注腺苷 2 分钟后，将产生脑血管扩张作用。腺苷试验时，一般取仰卧位，测定基础血压、脉搏及 12 导联心电图，按 0.14mg/kg/分钟剂量静脉注入，一般需时 6 分钟。大约有 80% 患者可出现副反应，其副反应的类型与双嘧达莫试验相似。腺苷对发生哮喘的支气管有强烈的收缩作用，但对正常的气道却无此作用。腺苷引起支气管收缩的动力学变化与过敏性和非过敏性哮喘患者相似。虽然有文献报道，静脉注射腺苷能引起严重的支气管痉挛，但大量的文献报告认为腺苷试验是安全的。检查时需行两次显像，首先行常规脑血流灌注显像，随后进行腺苷负荷试验，将两次显像所得的影像进行对比分析。

乙酰唑胺负荷试验(acetazolamide)，因为国内无法常规供药，开展有一定的困难。其基本原理是：乙酰唑胺能抑制脑内碳酸酐酶的活性，使碳酸脱氢氧化过程受到抑制，导致脑内 pH 值急剧下降，正常情况下会反射性地引起脑血管扩张，导致 rCBF 增加 20% ~ 30%，而病变部位血管的反应性扩张较弱甚至没有反应，应用乙酰唑胺后潜在缺血区和缺血区的 rCBF 增高不明显，在影像上出现相对放射性减低或缺损区。检查方法类同于腺苷负荷显像需行两次显像，首先行常规脑血流灌注显像，随后进行乙酰唑胺负荷试验，方法是静脉推注乙酰唑胺 1g，10 分钟后行第二次显像，将两次显像所得的影像进行对比分析。

3. 采集条件 使用^{99m}Tc 标记物时，一般配低能高分辨或(通用型)准直器：能峰 140keV，窗宽 20%；采集矩阵 128×128，旋转 360°，6°/帧，共采集 64 帧。使用^{123}I 标记物时，其能量(159keV)与^{99m}Tc (140keV)接近，亦可采用低能高分辨准直器，余条件同上。

二、适应证和禁忌证

(一) 适应证

1. 缺血性脑血管病的诊断：短暂性脑缺血发作、慢性脑缺血以及术前评估。

2. 癫痫致痫灶的定位诊断。

3. 痴呆的诊断与鉴别诊断。

4. 颅脑外伤功能性诊断及治疗随访评价。

5. 脑部感染性疾病的评估。

6. 脑死亡的评价。

7. 其他：脑功能性研究：情绪障碍包括焦虑症、恐惧症、强迫症和癔症、精神分裂症、睡眠障碍的功能损伤定位及辅助诊断；偏头痛、儿童孤独症、注意缺陷多动障碍、抽动障碍、学习障碍、精神发育迟滞的功能损伤定位。

（二）禁忌证

孕妇和哺乳期妇女以及不愿意接受该项检查者。

三、图像分析

（一）正常影像与结果判断

脑显像剂的摄取与脑的血流灌注量及脑细胞摄取功能成比例,因此影像上放射性分布高低,反映不同局部脑血流灌注、脑神经细胞功能活跃程度。脑血流灌注断层影像可见左右两侧大脑皮质、基底节、丘脑、小脑和脑干等灰质结构由于血流量高于白质,表现为放射性浓聚区,呈对称性分布,白质和脑室部位放射性摄取明显低下,脑灰、白质对比度好(图 10-1)。^{99m}Tc-HMPAO 测定的全脑平均血流量为 44.2ml ±4.5ml/(100g·分钟),左右脑的 rCBF 相近,男女性别间无明显差异。正常情况下左右大脑半球相应部位放射性比值差异小于 10%,大于 10% 为异常。

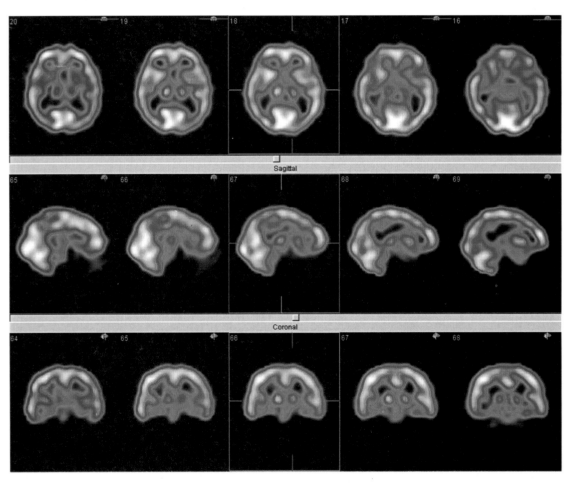

图 10-1　正常^{99m}Tc-ECD 脑血流灌注图
上排为横断面,中排为矢状面,下排为冠状面

（二）图像分析方法

1. 目测法　至少连续两个断面以上有一处或多处放射性摄取减低区或异常浓聚区,脑室及白质区域扩大或尾状核间距增宽,两侧丘脑、基底节及小脑较明显不对称等均视为异常。

2. 半定量分析法

（1）在断层影像某区域和对侧的镜像部位提取计数,计算 ROI 比值。

（2）利用扇形区分割法提取某扇面区域和镜像扇面均数，计算比值。

3. 定量分析法　局部脑血流量定量分析的理论基础是 Fick 的物质守恒原理，即单位时间内显像剂被脑组织摄取并滞留的量等于动脉血带入脑组织的量减去脑静脉血中带走的量。由于定量测定需要抽取动脉血样，在实际操作中多有不便。目前也可采用 Lassen Correction 公式和其他方式计算 rCBF，评估局部血流量和脑血管储备功能。

4. 统计参数图（statistical parametric mapping，SPM）分析　是目前脑功能影像学研究的精确数字化的分析方法，是像素水平的图像统计分析方法，以整个三维图像中的所有像素作为分析对象，获得每个像素所包含的信息大小，然后对每个像素的数值大小进行统计检验，将统计上有意义的像素提取出来得到统计参数图。需要建立一个 ^{99m}Tc-ECD 的标准模版（日本科学家已推出了各种标准模板，研究和探索其临床应用），这个模版是基于足够数量的正常人群 ^{99m}Tc-ECD 脑显像所得到的标准图像，每种放射性药物 SPM 必须以足够多的正常人群参照 MRI 得到该药物的 SPM，需要建立多种药物不同地区和人群的标准模板库，并随时更新。标准图像可以和 CT、MRI 图像叠加成融合图像，并可以采取扩充缺损状态评分（Expanded Disability Status Scale Score，EDSS）以及 3D 立体图像分析，较半定量分析、定量分析、CT、MR 等更易发现微小功能性病灶并进行精确数字化的分级和随访观察的比对。

（三）异常影像的类型

1. 局限性放射性分布减低或缺损　脑皮质和脑内灰质核团有单处或多处局限性放射性分布减低或缺损区，呈类圆形、椭圆形和不规则形等。引起局限性放射性分布减低或缺损的原因很多，如缺血性脑血管病、脑出血、脑脓肿、癫痫发作间期和偏头痛等缺血性、功能性和占位性脑病皆可出现。

2. 局限性放射性浓集或增高　脑皮质和脑内灰质核团有单处或几处局限性放射性浓集或增高，多数呈点灶状、团块状，有的呈环行或新月形等。癫痫发作期致痫灶可表现为放射性浓集。TIA、脑梗死亚急性期和慢性期的病灶周围可出现放射性浓集，这种现象称为"过度灌注"（luxury perfusion）（图 10-2）。负荷试验时，如负荷生理刺激、针刺等亦见相应脑皮质和灰质核团放射性分布增高，表明该脑区对刺激的应答使 rCBF 灌注增加，脑细胞功能活动增高。

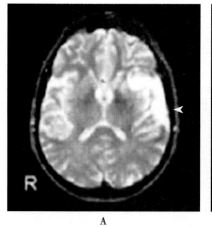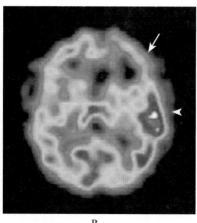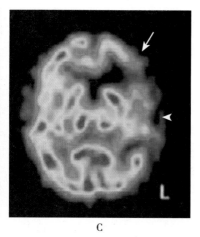

图 10-2　左侧颞叶梗死灶周围放射性过度摄取

A. 核磁显示左侧颞叶高密度；B. 左侧额叶放射性减低，颞叶呈放射性增高，表现为过度灌注；C. 左侧额、颞、顶叶放射性呈减低区

3. 大小脑失联络现象　一侧大脑皮质有局限性放射性分布减低或缺损，同时对侧小脑放射性分布亦见明显减低，这种现象称为大小脑交叉失联络（crossed cerebellar diaschisis）（图 10-3）。多见于慢性脑血管病。

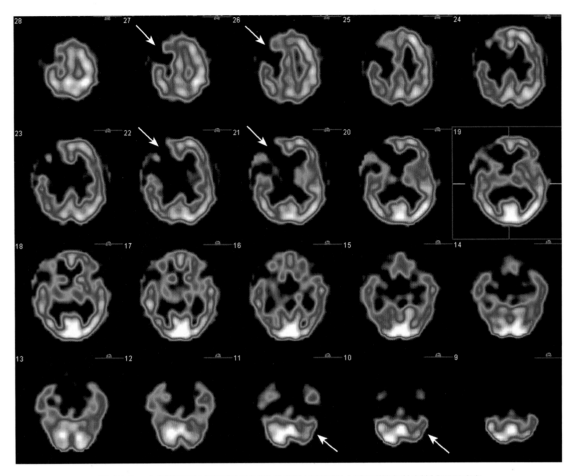

图 10-3　右侧额叶脑梗死灶放射性缺损对侧左侧小脑同样有放射性摄取减少

4. 白质区扩大　脑梗死、脑出血和脑肿瘤等疾病,除可见局部明显的放射性分布减低或缺损外,有时可见白质区扩大,中线结构偏移,多不规则。这是由于局部病变造成周围组织缺血、水肿和受压所致。

5. 脑结构紊乱　表现为脑内放射性分布紊乱,无法识别原有结构。有时可见脑皮质周围有环形放射性分布,呈花边状。多见于脑挫伤。这些所见是由于外力撞击使脑内部分组织挫伤、水肿、缺血、功能不全和 BBB 受损等原因所致。

6. 异位放射性浓集　正常脑结构以外部分的异常放射性的非生理性浓聚。主要分布于鼻腔、侧脑室、头皮或颅骨内,往往是脑挫伤伴脑脊液漏、硬膜下血肿、蛛网膜下腔出血等疾病引起。

7. 脑萎缩　表现为皮质变薄,放射性分布呈弥漫性稀疏、减低,脑室和白质相对扩大,脑内容量减少。伴有脑裂增宽,脑内灰质核团变小,核团间距离加宽。常见于脑萎缩症、抑郁症晚期、阿尔茨海默病和各型痴呆等。

8. 脑内放射性分布不对称　一侧放射性明显高于或低于对侧,如舞蹈病、帕金森病时,一侧基底节可明显低于对侧基底节。

四、临床应用

(一) 缺血性脑血管病的诊断

1. 短暂性脑缺血发作(transient ischemic attack,TIA)和可逆性缺血性脑病(reversible ischemic neurologic deficit,RIND)的诊断　TIA 和 RIND 是颈动脉或椎-基底动脉系统的短暂性血液供应不足而引起的脑缺血发作,临床表现特点为突然发病,持续时间短暂,可在几秒至几小时的时间内表现为局灶性神经功能缺失,随即恢复而没有重要功能缺损后遗症,多在 24 小时内恢复正常。可以是首次发作,也可呈反复多次发作,周期长短不一。相对于 TIA,RIND 则恢复较慢。一般认为皮质 rCBF 低于 23ml/(100g·min)时,才会出现临床症状。当 rCBF 逐渐恢复,数值超过此限值,症状消失,但 rCBF 可能仍未恢复到正常范围[50ml/(100g·分钟)],处于慢性低灌注状态。长期处于慢性低灌注状态的患者若不及时治疗可能导致不可逆性脑缺血,最终发展为脑梗死。故及早发现慢性低灌注状态,对于患者的治疗和预后非常有意义。TIA 和 RIND 患者神经系统检查,如 CT 和 MRI 检查结果多为阴性,而 rCBF 断层显像可发现近 50% 患者脑内存在缺血性改变,特别是可发现慢性低灌注状态的存在,病变部位表现为不同程度的放射性减低或缺损区,阳性检出率高于 CT 和 MRI(图 10-4)。在 TIA 发作后 24 小时内,SPECT 脑显像的敏感度约为 60%,一周后下降至约 40%,如应用腺苷、乙酰唑胺、双嘧达莫等介入试验可显著提高敏感性,有助于慢性低灌注状态病灶的检出(图 10-5)。利用 SPECT 断层显像观察治疗前后 rCBF 的变化,还可以评价疗效。因此,SPECT 断层显像在 TIA 和 RIND 的早期诊断、治疗决策、疗效评价和预后判断方面具有重要的临床实用价值(图 10-6)。

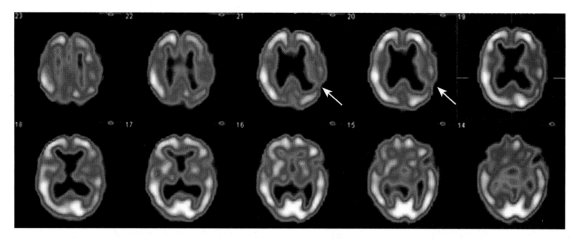

图 10-4　TIA 患者表现为左侧顶叶放射性减低

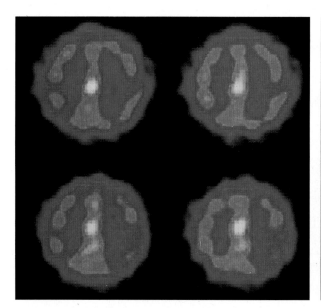

图 10-5　短暂性脑缺血发作患者（上排静息,下排腺苷负荷）
上排图像无放射性减低缺图像,下排左侧顶叶有放射性缺损。显示患者血管储备代偿功能差,易在劳累运动时,引起脑缺血,可能导致梗塞或者梗死。预计扩血管药物治疗效果差,病情易缓慢进展

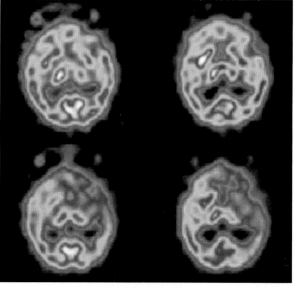

图 10-6　脑缺血患者（上排为静息显像,下排为乙酰唑胺负荷显像）
上排图像仅显示左侧外侧裂增宽,未见有明显放射性减少;下排图像显示左侧大脑半球放射性摄取明显减少。显示该患者脑血管储备代偿功能差。病情易进展,易导致脑缺血和梗死,可考虑支架等手术治疗

2. 脑梗死的诊断（cerebral infarction） 脑梗死发病早期 SPECT 断层显像即可检出，而此时 CT 显示的组织结构改变可能还不明显。脑梗死一旦引起组织结构的变化，CT 和 MRI 即可明确诊断，且准确率较高。脑梗死区域在 SPECT 断层显像中表现为局限性放射性减低或缺损区，且显示的病变范围要大于 CT 和 MRI，这是因为脑梗死显示的放射性减低区包括梗死组织、梗死区外的缺血区组织和失联络症的低代谢组织（图 10-7）。由于受空间分辨率的限制，SPECT 断层显像对腔隙性梗死检出率低，MRI 则可早期发现。SPECT 断层显像可检出难以被 CT 和 MRI 发现的交叉性小脑失联络征、过度灌注现象等，对临床上患者出现的症状尚不能用 CT 和 MRI 显示的病灶来解释时，可考虑进行脑血流灌注显像观察是否存在病灶以外的脑血流灌注异常的区域。目前，SPECT 断层显像以及负荷试验在脑梗死的早期诊断、疗效和预后评价等方面仍有较高应用价值（图 10-8）。

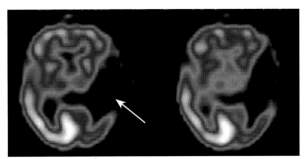

图 10-7 左侧颞叶、顶叶梗死表现为放射性缺损

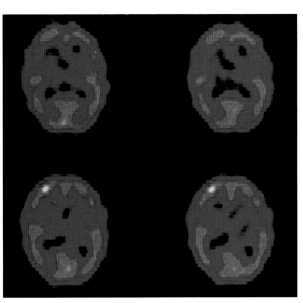

图 10-8 脑缺血患者（上排静息，下排腺苷负荷）
上排图像显示双侧额叶、颞叶、顶叶有放射性缺损，下排图像显示放射性缺损区域减少。显示患者有一定的血管储备功能，治疗后可能减轻症状，但在双侧额叶、区域颞叶仍存在梗死区域，可考虑采用 FDG 代谢显像鉴别梗死和缺血区域并需要积极干预治疗

（二）癫痫灶的定位诊断

癫痫（epilepsy）是有多种原因引起的全球最常见的神经系统慢性疾病之一，全世界大约有 5000 万人罹患癫痫，大约 75% 的癫痫患者生活在中低收入国家，且没有得到恰当的治疗。全球新增癫痫患者 240 万/年，发达国家大约是 30～50 人/100 000 人/年，而中低收入国家是其两倍。普通人群中，发作或需要治疗的比例大约是 4～10 人/1000 人，而中低收入国家大约 7～14 人/1000 人。大多数癫痫患儿起病于儿童期。多数患儿经过正规癫痫药物治疗，约 80% 的患儿可获完全控制，但约 20%～30% 的癫痫患儿药物治疗效果不佳，其中 55%～80% 的患者，特别是起源于颞叶的复杂部分性发作癫痫病灶，手术治疗后癫痫症状得到控制，但有些患者仍需要服用抗癫痫药。手术之前除需要明确诊断之外，确定致痫灶是至关重要的。

多种方法以及影像学检查，如皮层脑电图（MEG）、CT、MRI（f-MRI）、SPECT、PET 等无创性方法在癫痫灶定位中具有十分重要的作用。MEG 是一种非创伤性诊断方法。CT 主要反映可能与癫痫有关的形态学变化,如脑血管病变、颅内肿瘤、炎症等。MRI 更具有优越的器质性结构显像的作用,较 CT 有更高的软组织分辨率,特别是在反映海马硬化、脑皮质发育异常与癫痫关系上,具有很高的临床价值。但都有可能误判癫痫病灶,在美国的大部分专业癫痫中心,MRI 扫描对将近 20% ~ 50% 的难治性癫痫患者癫痫灶不能准确定位,甚至可能出现错误定位。术前癫痫病灶的精确定位,特别是图像引导手术切除癫痫病灶,以保证癫痫病灶的准确切除。而对于那些仅有脑功能和代谢改变而无形态学改变的病灶,CT 和 MRI 往往不能见到异常,此外,MRI 的颞叶硬化常表现为脑萎缩,但脑萎缩不一定是颞叶内侧硬化的证据,而 PET、SPECT 较 CT、MRI 更能反映脑功能和代谢性改变与癫痫病灶的关系,有利于癫痫病灶的功能性和定位性诊断,有助于术前引导癫痫病灶的定位。对于癫痫灶定位而言,普遍认为发作期 SPECT 显像优于发作间期 PET 显像,发作间期 PET 显像优于发作间期 SPECT 显像。但检查时,体位激发的焦虑、以及注射前镇静剂的使用都有可能改变脑局部功能。虽然[18]F-FDG PET 显像可以提供优于 SPECT 的空间分辨率。然而,受[18]F 半衰期的影响,在癫痫发作期没有太多的实用价值。对 MRI 显像无器质性异常的患者,发作间期 PET 显像与发作期或发作间期 SPECT 显像相比,表明 PET 敏感性稍低(60% 相对于 87%)。因此,放射性药物显像定位和引导癫痫病灶,有赖于在癫痫发作期及发作间期,正确进行放射性药物成像。特别是癫痫灶在发作期,脑组织的生理和生化出现明显的变化,脑血流增加,病灶呈高代谢;癫痫发作间期 rCBF 降低,病灶呈低代谢。(图 10-9,图 10-10)。PET 或 SPECT 定位癫痫病灶与 MEG 吻合率高,多数报道在 90% 以上,已被大量术后病理结果证实。手术后,90% 以上发作得以部分或完全控制。

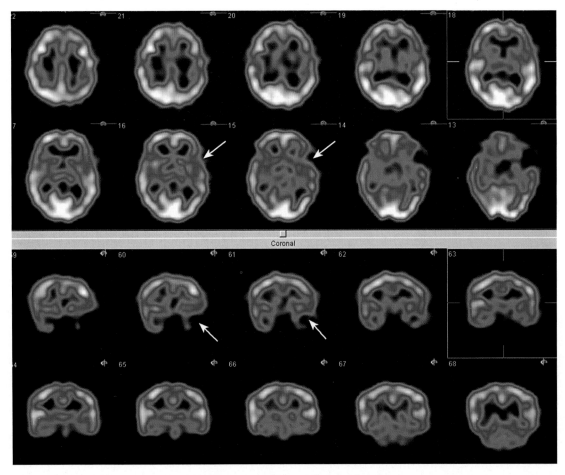

图 10-9 癫痫发作间期表现为左侧颞叶低灌注

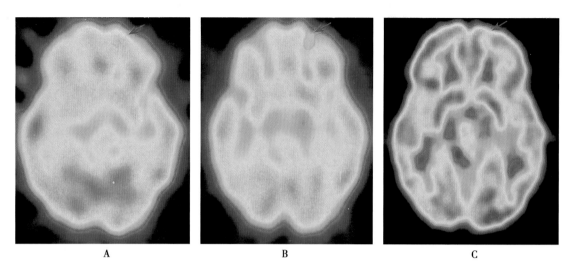

图 10-10　左侧额叶局部性癫痫灶患者癫痫发作间期表现为左侧额叶低灌注
A. 发作期左侧额叶高灌注；B. 显示发作间期低灌注,蓝色区域显示叠加相减图像(癫痫波)；C. 显示发作间期
相应左侧额叶区域 FDG 低代谢。癫痫患者(A、B 图为 ^{99m}Tc-ECD SPECT,C 图为 ^{18}F-FDG PET)

(三) 痴呆的诊断与鉴别诊断

痴呆(dementia)是智能进行性下降,并影响到患者日常生活、生活交往和工作能力的一组慢性进展性疾病。患者会出现不同程度的记忆、语言、视空间知觉、定向及高级执行功能的损害,并常常伴有行为和情感异常。全世界大约有 4750 万人罹患痴呆,超过 58% 的患者生活在中低收入国家,全球新增痴呆患者 770 万/年。痴呆患病率随年龄增长而快速增加,在 60 岁以上人群中约为 5 ~ 8 人/100 人。

其中,阿尔茨海默病(Alzheimer's disease,AD)是最常见的痴呆类型,约占全部痴呆的 70%。AD的主要病理学改变包括：①神经元丢失,起始于内嗅皮层,与认知功能评分相关；②突触密度减低,起始于齿状回,与情景记忆评分相关；③细胞内神经纤维缠结(neurofibrillary tangles,NFTs),即异常聚集的磷酸化的 tau 蛋白,起始于内嗅皮层和鼻周皮层,逐步扩展至海马、颞叶乃至全皮层；④细胞外神经炎性斑块,即异常聚集的不溶性 β-淀粉样蛋白(amyloid β,Aβ),起始于新皮层,逐步扩展至内嗅皮层、扣带回、皮层下神经核团及小脑。其他常见类型包括路易小体痴呆(dementia with Lewy body,DLB)、额颞叶痴呆(frontotemporal dementia,FTD)和血管性痴呆(vascular dementia)等。轻度认知损害(mild cognitive impairment,MCI)是痴呆的前期临床表现,是进行痴呆早期诊断与干预的重要阶段。但痴呆不是 MCI 的唯一转归方向,研究发现约 30% 的 MCI 保持稳定,10% 回归正常,这说明 MCI 是一个异质性群体。

AD 患者 SPECT 断层显像的典型表现是双侧顶叶和颞叶为主的大脑皮质放射性对称性减低,但也有部分患者左右半球不对称,甚至是单侧的(图 10-11)。利用高分辨 SPECT 可以发现海马血流灌注降低明显,这对于 AD 诊断更为灵敏。局部脑血流减低的程度和范围与 AD 的病情严重程度相关,脑血流灌注显像诊断 AD 轻、中、重度的灵敏度分别为 67%,86% 和 92%,特异性为 91%。其他类型的痴呆在SPECT 断层显像图中的影像表现各有特点,如多发性脑梗死性痴呆(MID)表现为大脑皮质多发性散在分布的放射性减低区,基底节和小脑常常受累。帕金森病(PD)、血管性痴呆则主要是基底节部位放射性分布减低(图 10-12)。Pick 病主要表现是额叶放射性分布减低或缺损。

(四) 颅脑外伤功能性诊断及治疗随访评价

1. 颅脑外伤　是常见的外伤,轻中度颅脑外伤的患者中,CT 和 MRI 可表现为正常,但 SPECT 断层显像可显示局部脑血流灌注的减低,诊断阳性率为 68% ~ 77%。同时还可用于颅脑损伤治疗后的随访和预后评估(图 10-13)。

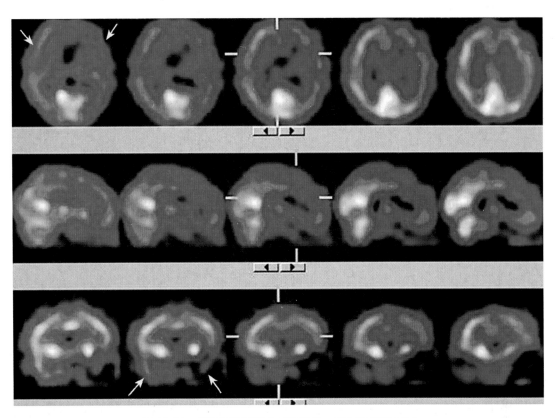

图 10-11 痴呆患者表现为双侧额叶、颞叶放射性减低

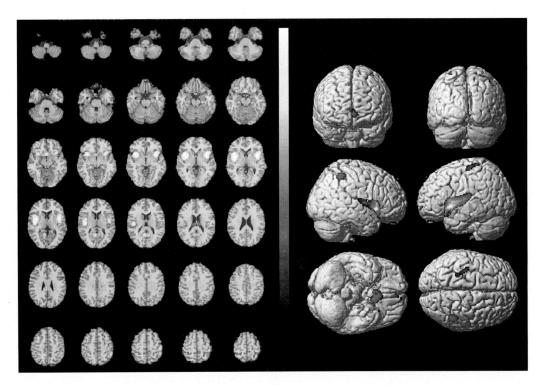

图 10-12 ^{99m}Tc-HMPAO 显像 SPM 与 MR 融合图像

轻度部分脑皮质缺血性痴呆患者(仅有轻度记忆与语言障碍)与健康对照组比较存在差异,显示额叶、胼胝体下、中央前回、岛叶、边缘系统、前扣带回和后扣带回灌注减少。SPM 与半定量化 ROI 比较,其优势在于以精确定量化数据库分析,并以 3D 立体结构定量化显示病灶部位,弥补了对微小缺血病灶的功能性诊断。有助于及早干预治疗以预防痴呆进展(缺血性早期痴呆:认知性紊乱,红色显示病灶部位)

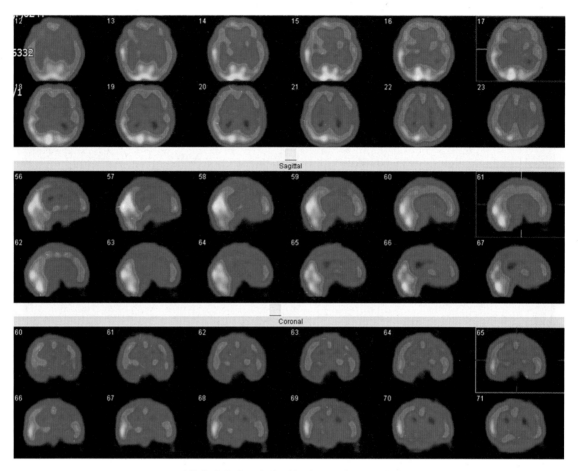

图 10-13　脑外伤患者表现为左侧额叶、顶叶、丘脑放射性低灌注

2. 治疗前后的研究　融合图像借助于 CT、MRI 的高分辨率提高了对图像的解析能力,利于发现微小功能性病灶,可以精确地定位微小病灶,特别是对脑基底部边缘系统纹状体、海马、小脑及脑干的微小病灶。同时采用分析软件和 SPM 标准正常人群模板进行比对,更能准确地对病灶进行分期、分级以及治疗评估和预后随访(图 10-14)。

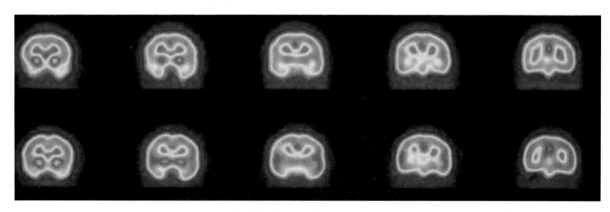

图 10-14　多发性脑硬化症(高压氧治疗前后比对)

脑多发性硬化患者(^{99m}Tc-ECD 显像,上排为高压氧治疗前显像,下排为高压氧治疗后显像),上排图像显示右侧颞后叶中度放射性低灌注,下排图像显示右侧颞后叶灌注正常,EDSS 6 分。脑多发性硬化患者常表现为多处血流低灌注,EDSS 平均为 4 分。治疗后低灌注得到改善,EDSS 评分增加

（五）其他

1. 脑肿瘤手术及放疗后复发与坏死的鉴别诊断 SPECT 断层显像对诊断脑瘤术后或放疗后的复发有一定价值。恶性肿瘤的血供丰富,复发灶的 rCBF 常增高,影像表现为放射性增浓区;而坏死区基本上没有血供呈放射性减低或缺损区。亲肿瘤 SPECT 显像及 PET 显像,尤其是 PET 显像,对脑肿瘤术后纤维化、放射性坏死与肿瘤复发的鉴别更有价值,在这方面核医学检查要优于 CT 和 MRI。研究显示[201]Tl 或[99m]Tc-MIBI SPECT 脑肿瘤阳性显像在脑肿瘤治疗后复发与坏死鉴别中具有重要价值,发现病灶区最高计数/镜像区计数比值符合患者治疗后病理变化状况,鉴别活性肿瘤与瘢痕或坏死组织的灵敏度和特异性分别为 92% 和 88%(图 10-15)。

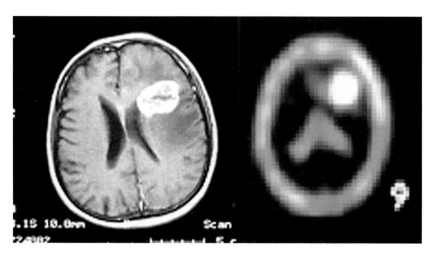

图 10-15　左侧额叶胶质瘤患者 SPECT 断层显像图

左侧额叶胶质瘤患者表现为左侧额叶[99m]Tc-MIBI 放射性摄取增高,MRI 表现为高信号病灶

2. 脑功能性研究 脑血流量与脑的功能活动之间存在着密切关系,应用 SPECT 断层显像结合各种生理负荷试验有助于研究脑局部功能活动与各种生理刺激的应答关系。如通过视觉、听觉、语言等刺激,可分别观察到枕叶视觉中枢、颞叶听觉中枢以及额叶语言中枢或精神活动区放射性分布增浓。另一项研究发现,在右上肢和右下肢负重随意运动时,左侧中央前回和中央后回的运动感觉支配中枢放射性增浓,该部位 rCBF 值较对侧增加 5.8% ~ 13.5%,比安静状态增加 9% ~12.9%。

许多神经精神疾病通过 SPECT 断层显像可观察到 rCBF 的改变。如偏头痛发作时 rCBF 发生增高或减低的变化(图 10-16);精神分裂症患者 rCBF 的变化特点是从脑前部向后部呈阶梯型改变,以额叶损害最严重,rCBF 明显减低,基底节和颞叶亦常受损,左侧受损程度常较右侧重;抑郁症患者额叶和颞叶、边缘系统的 rCBF 减低;遗传性舞蹈病患者大脑皮层和基底节出现多处rCBF 减低区;小儿缺氧缺血性脑病(HIE)局部放射性降低或缺损;脑动静脉畸形处 rCBF 明显减低。

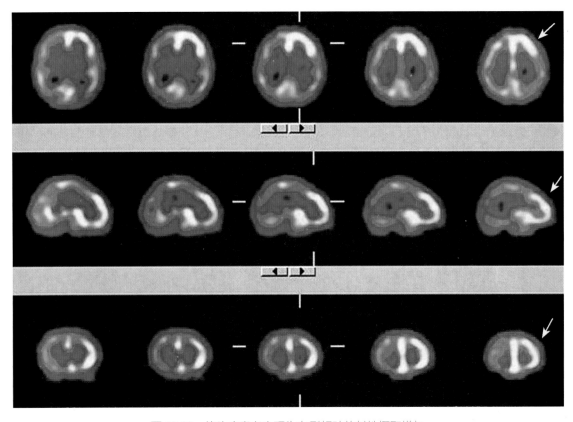

图 10-16　偏头痛患者表现为左侧额叶放射性摄取增加

第二节　脑代谢显像

一、^{18}F-FDG 代谢显像

脑的代谢非常旺盛,其能量绝大部分(90% 以上)来自糖的有氧代谢。由于脑组织本身并不能储存能量,所以需要连续不断地供应氧气和葡萄糖。脑的重量占体重的 2%,而其消耗的葡萄糖占全身的20%。葡萄糖通过有氧代谢提供能量,只有当氧分压下降至 6.67kPa(50mmHg)时才通过无氧酵解供应能量。葡萄糖几乎是脑细胞能量代谢的唯一来源。氟[^{18}F]-2-脱氧葡萄糖(^{18}F-FDG)为葡萄糖的类似物,静脉注入人体后进入脑组织,在己糖激酶的作用下磷酸化生成 6-磷酸-FDG,后者不能参与葡萄糖的进一步代谢而滞留于脑细胞内。通过显像,可以反映大脑生理和病理情况下葡萄糖代谢情况,了解脑局部葡萄糖的代谢状态(见图 10-17)。与 SPECT 比较,PET 空间分辨率更高,可达 4~5mm,而且 PET 所用核素均为超短半衰期核素,对人体的辐射剂量低,更适合基础状态和不同负荷状态脑显像研究。应用动态采集还可获得有关糖代谢的各种速率常数、脑组织葡萄糖代谢率等定量参数。另外正电子脑代谢显像可以借助各种生理性刺激或药物介入观察神经活动状态,以助临床诊断和治疗。

二、蛋白质代谢显像

蛋白质代谢中两个主要步骤是氨基酸摄取和蛋白质合成,细胞恶变后,氨基酸转运率的增加可能比蛋白质合成增加更明显,因为不少过程是作用于氨基酸转运而不是蛋白质合成过程,包括转氨基和甲基化作用。脑蛋白质代谢显像主要显像剂有：[11]C-MET（[11]C-甲基-L-蛋氨酸）、[11]C-TYR（[11]C-酪氨酸）、[18]F-FET（[18]F-氟代乙基酪氨酸）、[123]I-IMT（[123]I-碘代甲基酪氨酸）等。其中，[11]C-MET 较为常用，该显像剂易穿透血-脑屏障而进入脑组织。通过 PET 显像可获得显像剂在脑内分别的断层图像，利用生理数学模型得到脑内氨基酸摄取和蛋白质合成的功能及代谢参数。

三、氧代谢显像

正常人脑的重量仅占体重的 2%，但其耗氧量占全身耗氧量的 20%，因此脑耗氧量是反映脑功能代谢的重要指标之一。[15]O-CO_2 被受检者吸入后，或受检者被注入 ^{15}O-H_2O 后，用 PET 进行动态显像，可得到脑氧代谢率（$CMRO_2$）。结合 CBF 测定结果，还可计算出人脑的氧吸收分数（OEF），$CMRO_2$ 和 OEF 是反映氧代谢活动的较好指标。

目前国内 PET/CT 在临床应用最广的是 ^{18}F-FDG PET 代谢显像，以下详细介绍 ^{18}F-FDG PET 脑代谢显像的临床应用（图 10-17）。

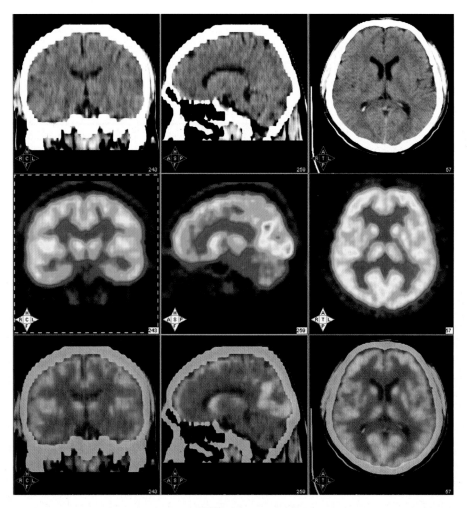

图 10-17　正常 ^{18}F-FDG PET/CT 脑显像

（一）适应证

1. 癫痫灶的定位诊断、术前评价与疗效判断。

2. 痴呆的诊断（包括早期诊断和痴呆严重程度评价）及鉴别诊断、病程评价。

3. 脑肿瘤恶性程度分级判断、术前脑功能及预后评价；治疗后肿瘤复发与放射性坏死或纤维化的鉴别诊断;指导细针穿刺;转移性脑肿瘤的诊断(全身显像有助于寻找肿瘤原发灶和颅外转移灶)。

4. 缺血性脑血管性病变的诊断。

5. 脑外伤的诊断。

6. 精神疾病和脑功能研究。

(二)显像方法

患者 PET 检查前禁食 4~6 小时。检查者保持安静,戴黑眼罩和耳塞,避免声光刺激。建立静脉通道,2D 模式采集时,注射 3.7~6.7MBq/kg ^{18}F-FDG;3D 模式采集时,^{18}F-FDG 注射剂量范围在 1.9~3.7MBq/kg,然后用生理盐水冲洗通道。常规显像宜在注射后 30 分钟进行。患者定位于检查床上,先行发射(emission,E)扫描或先行透射(transmission,T)扫描依具体情况而定,采集时间一般为透射扫描 8~10分钟,发射扫描>8 千万计数,PET/CT 因为应用 CT 数据进行 PET 的衰减校正,透射扫描时间明显减少。视机型不同,选择其适当的重建参数(重建方式、滤波函数、矩阵大小、放大因子、截止频率、陡度因子等)进行图像的重建。

(三)图像分析

1. 目测分析法 正常人脑代谢显像与局部脑血流灌注显像很近似。同样采取横断面、冠状面和矢状面图像显示。大脑左右两侧半球放射性分布基本对称,大脑皮层、基底神经节、丘脑、脑干及小脑摄取 ^{18}F-FDG、^{15}O-H$_2$O 很高,而脑白质放射性分布明显低于皮质。由于 PET 分辨率高,应用 PET 所得到的图像明显优于 SPECT 的图像。

由于正常成人大脑内的神经元细胞多为成熟的细胞,故无明显的蛋白质合成代谢和胆碱代谢。所以利用 ^{11}C-MET 或 ^{11}C-Cho 作为示踪剂,在正常脑组织内无明显放射性浓集。只有当脑内出现病变(如肿瘤),肿瘤细胞生长、增殖旺盛,导致对于 ^{11}C-MET 或 ^{11}C-Cho 摄取增加,类似于"阳性显像"。

采用目测法读片观察包括,两侧脑半球示踪剂分布是否对称,是否存在放射性分布缺损、稀疏或浓聚。特别是应用 CT 时,还应注意形态结构的变化,如密度变化、病灶形态特点、位置变化等。

2. 半定量分析法 最常用的是应用 ROI 技术,类同于 SPECT/CT 显像,一般是在横断面上,选取病变部位,然后镜像到对侧的相应脑区,比较两个区域放射性计数差异的百分率,一般相差 10% 以内为正常,相差 10%~15% 提示可疑,相差大于 15% 为异常。或者是选取靶组织(病变部位),然后选取正常部位做为对照,对照部位常选取对于示踪剂摄取相对稳定,较少发生病变的部位,如小脑。将两个部位的放射性计数进行比较,结果通常称为靶/非靶(T/NT)比值,即靶组织(target,T)与非靶组织(non-target,NT)的比值。

3. 统计参数图(statistical parametric mapping,SPM) PET/CT 同样采取 SPM 分析方法,仍需要建立 PET/CT ^{18}F-FDG、^{15}O-H$_2$O、^{11}C 等的多种药物标准模版,基于足够数量的正常人群脑显像所得到的标准图像,然后将受检者的图像进行位置校正,并与模版进行融合,即可直观地显示功能异常的脑功能区。结果客观、重复性好,有利于不同患者间的比较。

目前,在 AD 等相关脑疾病的 ^{18}F-FDG PET 脑功能成像研究中,SPM 图像分析方法已经得到部分应用,克服了感兴趣区法(region of interest,ROI)及视觉分析法的局限性,是一种比传统分析法更具优势的图像分析方法。任何"异常"都是相对于"正常"而言的,所以对于异常疾病的诊断必须以可靠的正常对照为基准,正常对照是否具有可靠性直接会影响实验的结果。所以在研究之前有必要对图像分析方法的可靠性、可行性进行验证并需要对正常对照组进行筛查以排除正常个体的变异,从而建立严格的正常参照基准。

(四)临床应用

1. 癫痫灶的定位诊断、术前评价与疗效判断 PET 在癫痫(epilepsy)的临床应用范围主要还是在解剖结构上无异常改变的原发性癫痫患者。癫痫患者考虑的手术对象是在临床上对经充分而合理的抗癫痫药物治疗达 2 年以上,仍然频繁发作,明显影响患者生活质量者,其中对只有单个、局限的癫痫灶又不累及重要生理功能的患者效果最为理想。PET 对癫痫灶定位有很高的价值。80% 的部分性癫痫患者发作间期脑内可见一处或多处代谢减低区,局部脑葡萄糖代谢率降低幅度为 14% ~58% 。而发作期增加幅度可达 82% ~130% ,为癫痫的外科治疗提供了可靠的定位依据(图 10-18,图 10-19)。亦可采用介入方法,提高癫痫致痫灶定位的阳性率。大部分复杂型癫痫发作患者的病灶位于颞叶,CT 及 MRI 对癫痫病灶定位的灵敏性差,均小于 30% 。在部分复杂型癫痫发作期,颞叶病灶部位呈高灌注高代谢,发作间期呈持续低灌注低代谢(图 10-20)。发作后期 ^{18}F-FDG PET 代谢显像和 SPECT 灌注显像探测癫痫病灶的灵敏性为均为 70% 。发作期 SPECT 显像 rCBF 灵敏性可达 80% ~90% ,[18]F-FDG PET 可达 90% 以上。发作间期 SPECT 定位癫痫病灶,其灵敏性仅为 40% ~50% 。预后方面,脑电图显示局部异常,而 SPECT 显像正常的患者,外科手术效果差。但对于癫痫发作期癫痫灶,由于正电子核素的半衰期较短,进行发作期 PET 显像的机会较少,另外发作期脑葡萄糖代谢的升高幅度变化较大(30% ~300%),复杂部分发作及全身性强直痉挛发作持续时间短,低于 ^{18}F-FDG 在脑内的摄取时间(30 ~40 分钟),因而发作期显像实际上包含了发作间期、发作期和发作后的不同时相,这取决于癫痫发作与注射显像剂的间隔时间。因此,无论是 SPECT 或者 PET 显像,捕捉癫痫的发作时间和选择发作间期时间对致痫灶的定位至关重要,事先需要做许多辅助工作。

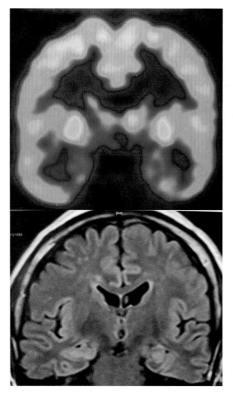

图 10-18 癫痫发作间期的[18]F-FDG PET/CT 显像图
上排[18]F-FDG PET/CT 癫痫发作间期左侧颞叶低灌注,下排 MRI 没有明显异常,手术切除癫痫灶后癫痫发作明显减少

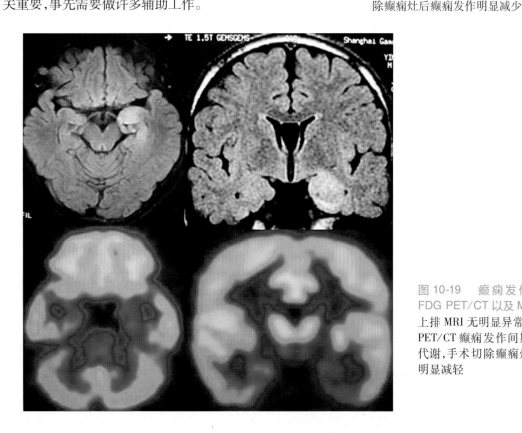

图 10-19 癫痫发作间期的[18]F-FDG PET/CT 以及 MRI 显像图
上排 MRI 无明显异常,下排[18]F-FDG PET/CT 癫痫发作间期左侧颞叶低代谢,手术切除癫痫灶后癫痫症状明显减轻

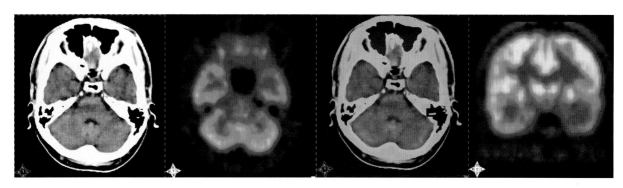

图 10-20　^{18}F-FDG PET/CT 癫痫发作间期左侧颞叶低灌注

图示分别为 CT、PET、PET/CT 融合图像、PET 冠状位图像

2. 痴呆（dementia）的诊断及鉴别诊断、病程评价

（1）痴呆的诊断：PET 有助于 AD 的早期诊断与鉴别诊断。AD、多发性梗塞性痴呆（MID）、额叶型痴呆（Pick 病）、慢性硬脑膜下血肿、正常颅压性脑积水、唐氏综合征、皮质-纹状体-脊髓变性、进行性豆状核变性（Wilson 病）等可引起痴呆。前瞻性研究发现，PET 比临床诊断方法（包括血液学检查、反复性的神经心理测试、EEG 和结构影像）能提前约 2.5 年检测 AD，其准确性在 90% 以上。PET 除了能够早期准确诊断 AD，还有利于与其他类型痴呆及与正常老化做鉴别诊断、病程生物学分期及治疗的生物学反应评价。AD 早期双侧顶叶出现对称性减低，晚期双侧颞叶出现减低，常累及额叶，最后导致全脑的代谢减低。MID 典型图像表现为脑内散在的、多发和不规则的代谢减低区，往往和脑血流灌注显像所示的放射性减低、缺损区相吻合。Wilson 病表现为豆状核葡萄糖代谢明显下降，也可伴有全脑的葡萄糖代谢减低。而 HD 痴呆，无论早、晚期尾状核代谢始终减低。PD 伴痴呆除颞顶叶代谢减低外，纹状体糖代谢异常，特别是初级视觉皮质代谢明显减低，侧枕叶中度减低，而中颞叶相对保留。^{18}F-FDG PET 还可对记忆能力的减退做出预后评价，例如相关皮层的相对低代谢能够预测是否会发生认知功能的下降，而且发现有关记忆标准测试结果下降幅度与下顶叶、上颞叶及后扣带回初期的低代谢程度相关（$r=0.71$）。Silverman 与 Phelps 报道 ^{18}F-FDG PET 用于数年内（可长达 9 年，平均 3 年）临床病理转归的预测灵敏度 90% ~93%，特异性 74% ~77%，准确性 83% ~85%。痴呆患者的神经功能缺失症状往往与低代谢或低灌注区相吻合，有明显语言功能障碍或出现失语时，可见左额、颞、顶叶以及外侧裂区代谢明显减低；记忆缺失者，双侧中颞叶血流灌注减低且以右侧为著。

β-淀粉样蛋白（amyloid β-protein，Aβ）为 AD 老年斑的主要核心成分，被认为是神经退行性变的原因及重要的病理特征之一。淀粉样斑块（amyloid）显像目前最常用的显像剂有 ^{18}F-FDDNP 和 ^{11}C-PIB 两种。Kepe 等应用 ^{18}F-FDDNP 对 13 例可疑 AD 和 10 例正常人进行 PET 显像，AD 患者内颞叶、顶叶、前额叶 SUVs 高于正常对照，^{18}F-FDG PET 显像颞顶叶葡萄糖代谢降低。Klunk 等成功进行了首例人体活体的放射性药物 ^{11}C-BTA-1（或称 Pittsburgh Compound-B 简称 PIB）的 Aβ 分子 PET 显像，放射性药物明显滞留于淀粉样物沉积的相关区域，如额叶皮质最强，顶叶、颞叶、枕叶、纹状体均有放射性的摄取（图 10-21、图 10-22、图 10-23）。提示淀粉样斑块显像可以判定受累的脑区，更重要的是受累脑区影响的程度，有助于 AD 的早期诊断、监测和评价药物的治疗效果。

（2）帕金森综合征的诊断：原发性帕金森病（IPD）是由于黑质和纹状体变性而引起的锥体外系病变，其主要临床表现为震颤、肌强直和运动减少。外源性多巴最初能改善多数患者的上述症状，但不能阻止疾病的发展，而且长时间服用会导致药效减退或消失。IPD 患者有黑质和豆状核的多巴胺 D_1 受体密度减低。黑质含有高密度的 D_1 受体，D_2 受体的密度相对较低，但在尾状核 D_1 和 D_2 受体密度略相等

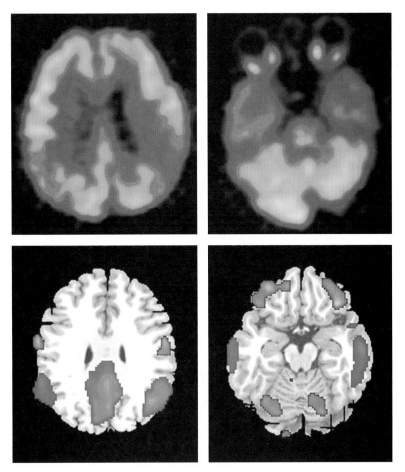

图 10-21　痴呆患者[18]F-FDG PET 显示双侧颞叶、顶叶、后扣带回明显对称性放射性减低（图示上排为 PET，下排为 PET\MRI 融合图像）

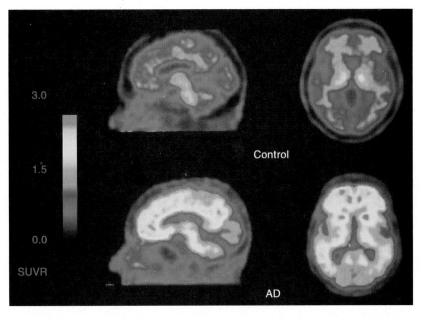

图 10-22　[11]C-PIB PET 痴呆患者与正常对照显示：双侧额叶、颞叶放射性增加

233

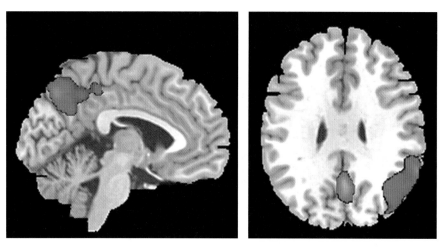

图 10-23　痴呆患者，^{18}F-FDG PET 显像（左图为早期痴呆，右图为晚期痴呆）

左图显示左侧楔前叶低代谢；右图显示左侧缘上回低代谢。显示早期和晚期痴呆患者
病变部位有所区别

（图 10-24）。另外，许多多巴胺能激动剂治疗 IPD 是作用于 D_1 和 D_2 受体，所以不能仅以观察到纹状体 D_2 受体密度轻度减低来解释 IPD 和其他帕金森综合征患者对多巴胺能激动剂治疗无反应。MRI 可发现神经元变性或铁剂沉积引起黑质变小，Haber 等人研究发现 MRI 不能鉴别 PD 引起的痴呆和 AD。因此，对帕金森病和精神分裂症以及其他疾病，除了检测 D_2 受体的变化以外，脑的 PET 和 SPECT 显像显示 D_1 受体变化仍可提供重要的资料（图 10-25）。

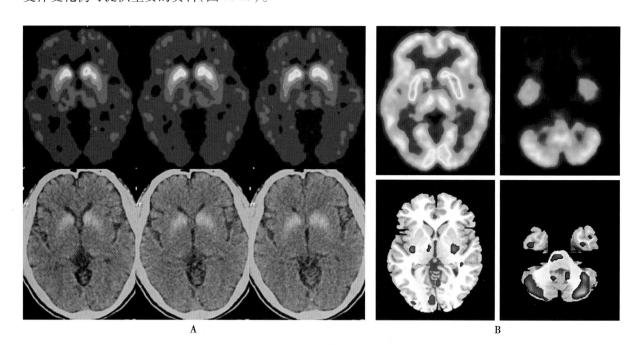

图 10-24　PD 患者^{18}F-FPCIT PET

A. 双侧背侧壳核放射性摄取减低，^{18}F-FDG PET；B. 双侧壳核/苍白球、下丘脑和小脑 FDG 摄取增加（上排为 PET 图像，下排为 PET/CT 图像）

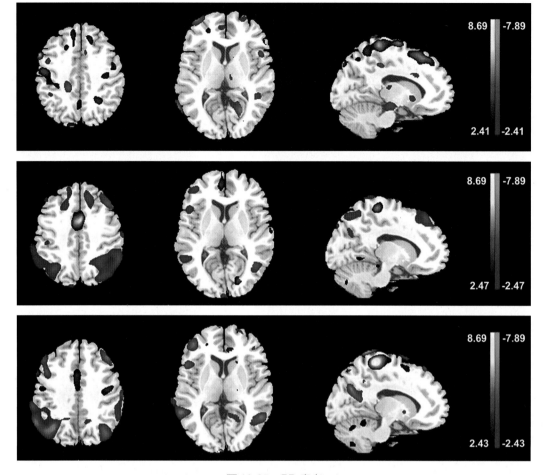

图 10-25　PD 患者

上排图像：右侧额上回、右侧中央前回、左侧颞上回、左侧后扣带回和左侧海马代谢降低；左侧中央后回、左侧中央沟和右侧中央前回代谢增高；中排图像：右侧额上回、左侧中央前回、左侧顶叶、右侧角回、左侧缘上回、左侧楔前叶和楔叶代谢减低；而轻度 PD 有左侧扣带回代谢增高；下排图像：右侧额叶、左侧顶叶、右侧缘上回、双侧颞叶、左侧后扣带回、双侧楔前叶和左侧楔叶代谢减低；无症状 PD 显示为中央回代谢增高。SPM 分析与图像叠加分析对不同分期和阶段的 PD 患者充分进行了对比观察，形象地用色差显示代谢的高低，且定量化显示出其差异（^{18}F-FDG 代谢显像。上排轻度 PD 与无症状 PD，中排为痴呆 PD 与轻度 PD，下排为痴呆 PD 与无症状 PD 图像比对，图像叠加的 SPM 分析）

（3）纹状体黑质变性（striatonigral degeneration，SND）的诊断：SND 是一种散发性的、中年起病的神经系统变质性疾病，病因未明，临床主要表现出类帕金森样症状，难与 PD 晚期相鉴别，对左旋多巴治疗反应差或不反应。病理上主要表现为纹状体（主要是壳核）和黑质神经元凋亡和胶质化。PET 显像表明：SND 患者的纹状体葡萄糖利用率减少，多巴胺 D_1 和 D_2 受体对配体的结合效能减少，其中以壳核多巴胺 D_1 和 D_2 受体减少更明显。

（4）亨廷顿病（Huntington disease，HD）的诊断：HD 也称为遗传性舞蹈病，是一种常染色体显性遗传病。主要生化改变为基底节内 GABA、谷氨酸脱羧酶以及胆碱乙基转移酶减少，间接影响多巴胺能系统，使来自黑质的多巴胺能系统的作用相对增强。病理显示尾状核和壳核内小型中间细胞明显脱失，伴有大脑皮层萎缩和脑室扩大。

HD 早期 CT 示尾状核头部解剖结构完整，晚期则见尾状核头部明显萎缩，而 ^{18}F-FDG PET 显像早期可见尾状核葡萄糖代谢明显减低，随病情发展可波及壳核（图 10-26）。这种代谢的改变可以早于临床症状的出现，相反，在出现临床症状以后，CT、MRI 仍可表现为正常，有助于早期诊断。Mazziotta 等研究无症状的 HD 儿童，发现在部分携带疾病基因的患者尾状核与豆状核有代谢缺陷，所有有症状的患者均显示糖代谢异常。在脑多巴胺受体显像中，以纹状体多巴胺 D_1 和 D_2 受体减少为主要表现。对亨廷顿病

（HD）与家族性 AD 两种疾病的研究表明,PET 可探测静止期、无症状的疾病,前瞻性研究的结果提示代谢的异常可在临床症状出现之前大约 7 年被检测。Small 等研究结果表明 PET 代谢的异常在症状出现之前大约 5 年可被检测。

3. 脑肿瘤的诊断 PET 在脑肿瘤的临床诊断和评价方面具有重要作用,包括肿瘤分级、放射性坏死与肿瘤复发的鉴别、预后判断。[18]F-FDG PET 显像结果表明,高度恶性肿瘤为高代谢而低度恶性肿瘤为低代谢。为鉴别 Ⅰ ~ Ⅱ 级低度恶性肿瘤与感染性、脱髓鞘等良性疾病,通常需要[18]F-FDG 与[11]C-Choline、[11]C-Methionine 联合显像(图 10-27)。Chiro 等研究 72 例患者,结果表明低度恶性肿瘤葡萄糖代谢率为 4.0mg±1.8mg/(100g·min),而高度恶性肿瘤为 7.4mg±3.5mg/(100g·min)。低代谢与局部水肿、囊性变、肿瘤附近的坏死以及与肿瘤在神经元有联系的区域有关,另外还可见远处代谢的异常,如对侧小脑半球(CCD)。PET 在脑肿瘤中应用较多且具有重要价值的是肿瘤放疗后复发与坏死水肿等的鉴别诊断。综

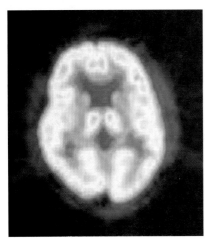

图 10-26 HD 患者[18]F-FDG 显像
双侧尾状核和壳核放射性摄取减低

合文献报道,[18]F-FDG PET 鉴别胶质瘤复发与放射性坏死的能力:灵敏度 80% ~ 100%,特异性 63% ~ 100%,阳性预测值 80% ~ 92%,阴性预测值 46% ~ 89%。脑放射损伤是放疗的主要并发症,其症状也为颅内高压的表现,与肿瘤复发相似;由于两者都有占位效应,并且皆有血-脑屏障破坏,故两者鉴别诊断困难,但两者预后和治疗方案又完全不同。PET 有助于鉴别肿瘤的复发与坏死,由于放射性损伤后脑细胞较正常组织少,故损伤区糖代谢低于正常。如果病灶存在[18]F-FDG 摄取,则提示有活力的肿瘤存在或肿瘤复发。

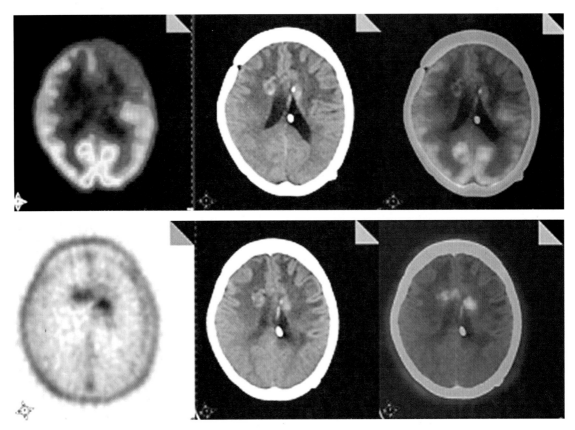

图 10-27 Ⅱ期星形神经胶质瘤[18]F-FDG PET 显示[18]F-FDG 低摄取、[11]C-Choline 高摄取(上排为[18]F-FDG、下排为[11]C-Choline)

胶质瘤治疗后的复发在[18]F-FDG PET 图像上可表现为不规则片状、环状、局灶性或点状的异常放射性浓聚。相反,如果无[18]F-FDG 摄取,则为坏死(特别是高度恶性肿瘤和治疗前 PET 图像上[18]F-FDG 摄取增高者)。脑肿瘤病变治疗后病变区出现明显的团块样、环状或半环状[18]F-FDG 增高影时,诊断脑肿瘤复发无困难(图 10-28),但当出现不典型的轻度增高时,诊断就有困难,如术后的胶质增生也可引起[18]F-FDG 的轻度摄取。近期放疗、大剂量激素的应用、恶性程度较低、肿瘤细胞数较少等均可造成 PET 对复发评价的假阴性结果,非肿瘤的炎症(包括放疗后的放射性炎症)、难治性癫痫的亚临床发作、脑脓肿等可造成[18]F-FDG PET 假阳性。故一般认为,放射治疗后 3 ~ 6 个月的结果较为可靠。对低恶性脑肿瘤,治疗前基础的[18]F-FDG PET 显像也具有重要意义,其复发灶的葡萄糖代谢可以不增高,结合[11]C-Choline 或[11]C-Methionine 显像更有价值(图 10-27)。Chiro 等人研究发现放射性坏死只与白质内低代谢有关,而化疗引起的坏死除与白质异常外还与灰质变化有关。

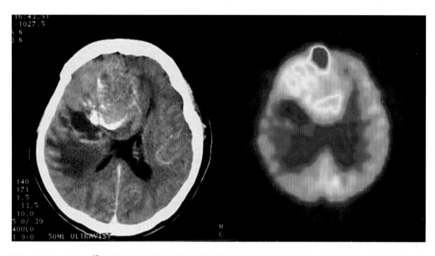

图 10-28　CT、[18]F-FDG PET 图像Ⅰ期星形神经胶质瘤右侧额叶肿瘤病灶切除后,[18]F-FDG 摄取增加,提示肿瘤复发

　　PET 能预测胶质瘤患者的生存期,Alavi 等发现高代谢胶质瘤从明确诊断平均生存期为 7 ~ 11 个月,而低代谢胶质瘤平均生存期为 33 个月(1 ~ 7 年以上)。

　　脑转移瘤的[18]F-FDG PET 显像可表现为高代谢、等代谢或低代谢,病灶周围的水肿或中心区的坏死表现为低代谢或摄取缺损(图 10-29)。Griffeth 等报道未经治疗的不同类型肿瘤的脑转移瘤,[18]F-FDG PET 显像约有 1/3 患者脑转移灶不能清晰显示,特别是当小的转移灶位于脑灰质时。[11]C-Choline 由于正常脑皮质摄取低,对脑转移瘤的检出较[18]F-FDG 有一定的优势(图 10-30)。PET 对脑转移瘤的价值在于判断转移瘤的活力以及原发病灶或其他部位的转移灶。

　　4. 缺血性脑血管病变的诊断　[18]F-FDG PET 对脑中风的研究表明 PET 比 CT 更能够早期发现病灶,并且所显示病灶的范围超过 CT 所显示的范围。脑梗死后即刻局部氧摄取分数(rOEF)增加而局部脑血流量(rCBF)明显下降,局部葡萄糖代谢率(rCMRglc)轻度下降,血流和代谢的这种不一致表现为灌注减低后代谢代偿性转变,称为贫乏灌注(misery perfusion)。1 周后梗死的脑区倾向于 rCBF 增加而 rCMRglc 仍降低,这种现象称为过度灌注,往往提示预后良好。1 月后,rCBF 与 rCMRglc 在较对侧正常脑组织低的水平(可能比梗死前低)再次匹配。

　　有关严重脑缺血或梗死区周围有活力的脑组织是否可以恢复是一个值得研究的课题,PET 可以提供梗死区周围的脑区在 rCBF 恢复后是否可以挽救的信息。当 rCBF 和 $rCMRglc/rCMRO_2$ 在比基础值低的水平再匹配,通过介入方式增加 rCBF,神经元的功能将不能恢复。运动皮层的脑卒中将干扰皮质脑

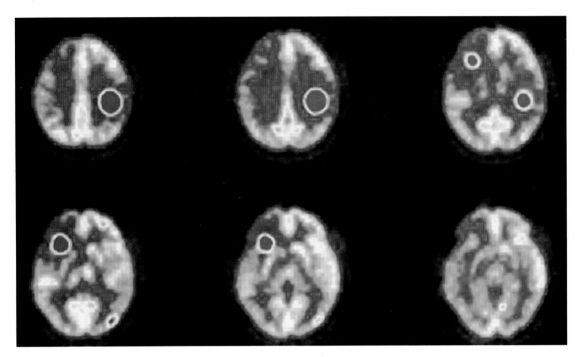

图 10-29　^{18}F-FDG PET 显示肺癌患者多处脑转移

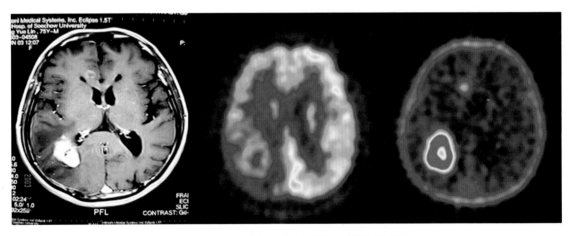

图 10-30　肺癌脑转移患者 MRI 和 PET 显示图

MRI 显示两处转移病灶，^{18}F-FDG PET 显示右侧额叶的高代谢病灶，另一病灶不清晰，^{11}C-choline PET 非常清晰地显示了两个病灶

桥小脑束的传导，引起对侧小脑半球的血流与代谢的减低，即交叉性小脑失联络（CCD）。Kuhl 发现不仅脑皮层可以出现失联络，而且梗死灶对侧的纹状体、丘脑、小脑都可以出现，所有的这些结构在 CT 上没有异常改变。梗死灶对侧对称部位出现代谢减低，称为镜灶（mirror foci），这表示双侧半球纤维联系的中断。主要动脉支梗死后形成交通循环以维持脑组织的存活，此时靠局部脑血流容积（rCBV）的增加来部分补偿灌注压的降低，动脉舒张降低血流的阻力使 rCBF、rCMRglc、rCMRO$_2$ 维持在正常水平，rCBV 的增加提示与之有关的脑区已经应用补偿机制来保持灌注，PET 可以灵敏的测量 rCBF/rCBV 比率定量评价灌注贮备。低灌注贮备的脑区血管扩张，rOEF 增加，可以预测脑梗死的危险性。

5. 脑外伤的诊断　急性脑外伤患者,脑功能异常可以超出解剖病变的范围,可以出现创伤部位外的远隔影响,PET 结合 CT 或 MRI 影像对脑外伤的评价是有益的。脑挫伤、颅内血肿及伴发的脑软化等引起的代谢变化往往局限于损伤部位,而硬膜下和硬膜外血肿可引起广泛性代谢减低,也可引起对侧半球的变化。脑外伤患者也可出现交叉性小脑失联络或同侧小脑的代谢减低。Alavi 等研究结果显示脑外伤严重程度评分(GCS)与全脑低代谢的范围有较好的相关性。另有研究表明脑外伤后症状的持续存在与神经心理测试以及脑代谢相应的病损相关,随患者症状的改善,全脑和局部脑葡萄糖代谢率也得到改善。Bergsneider 等发现88%患者出现局部葡萄糖代谢减低,通常发生于颞叶,特别是认知功能受损的患者。重度脑外伤患者与轻中度脑外伤比较,发生全脑葡萄糖代谢率下降的几率高,分别为86%、67%。

6. 精神疾病和脑功能研究　[18]F-FDG PET 可用于精神疾病的诊断和治疗效果的评价。精神分裂症患者常见额叶葡萄糖代谢降低,其次为颞叶的低代谢,也可出现左颞葡萄糖代谢增加伴有左基底节代谢减低(图 10-31)。抑郁症等情感性精神障碍[18]F-FDG PET 影像学表现呈多样性,双相精神病的抑郁期,整个幕上结构的葡萄糖代谢降低可达25%,治疗前后的对比有助于了解疗效和判断预后。[18]F-FDG PET 发现强迫症患者扣带回、眶额叶、尾状核头部呈高代谢,药物治疗后[18]F-FDG 代谢减低的程度与强迫理念的改善具有相关性(图 10-32)。

在生理静息状态下,正常人左右两侧大脑半球葡萄糖代谢基本对称,接受外界刺激或运动肢体时,由于支配感觉或运动中枢的能量需求和代谢活动加强,其对应的特定区域的葡萄糖代谢表现出相应变化,显示该中枢所在部位的放射性增强。如给予单纯语言刺激时,左侧颞叶代谢增高;用灯光给予视觉刺激时视觉皮层代谢增高;单侧手指运动时,对侧中央前回及辅助运动皮质区代谢增高;给予音乐刺激时,右侧颞叶代谢增高。

^{18}F-FDG PET 还可用于:新生儿缺血缺氧性脑病、酒精滥用或可卡因等药物成瘾脑功能的改变或机制的研究、获得性免疫缺陷综合征(AIDS)脑代谢的变化、针刺机制研究、脑功能重塑研究等。

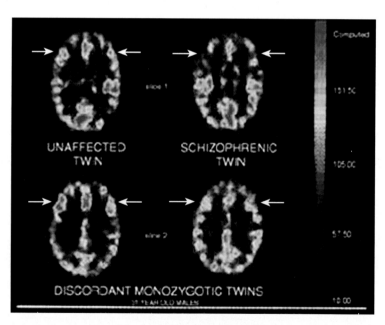

图 10-31　精神分裂症患者[18]F-FDG PET

双侧额叶糖代谢缺损和减低

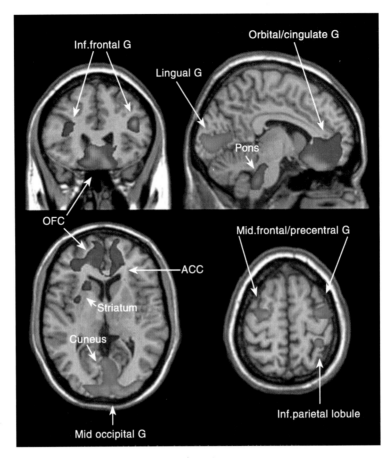

图 10-32　强迫性神经官能症患者[18]F-FDG PET
双侧额叶糖代谢缺损和减低

第三节　神经受体和递质显像

中枢神经受体和递质显像(central neuroreceptor-neurotransmitter imaging)是根据受体-配体特异性结合性能,用放射性核素标记特定的配体或神经递质,通过显像获得受体的分布、密度和功能的信息。脑受体显像可以显示脑内各种神经受体的分布状态,并可观察其在病理情况下的改变,对疾病的诊断和鉴别诊断、发病机制的探讨、治疗方案的选择及治疗效果评价、预后判断等具有重要价值。

一、多巴胺受体-转运体-递质显像

医学研究已经显示了多巴胺能神经递质系统在运动功能失调方面起着重要的作用,特别是对于帕金森病、痴呆、路易小体的诊断。分析突触前膜和突触后膜多巴胺能神经递质的释放、吸收和作用于D_1、D_2受体,用以分析黑质-纹状体多巴胺能神经通路在纹状体神经调节的作用。突触前膜、后膜、间隙的多巴胺转运体、递质和受体的表达定性和定位均可以用 PET 和 SPECT 放射性示踪剂标记后显像。目前由于 SPECT/CT 和 PET/CT 的广泛应用,特别是新型显像剂的临床应用,使得 SPECT/CT 和 PET/CT 功能性显像在神经系统疾病的诊断中,以直观的活体影像起着重要的临床价值。

核医学影像对多巴胺能系统的诊断和评价分为两个方面:一个是突触后膜的多巴胺 D_2 受体。D_2 受体主要位于突触后膜,因此 D_2 受体显像也就是突触后膜 D_2 受体显像。第二是突触前膜的多巴胺转运体

显像,第三是多巴胺显像。

(一)多巴胺受体显像

1. 原理　多巴胺系统是脑功能活动最重要的系统之一,也是运动性疾病治疗药物或精神神经中枢抑制药物的主要作用部位。多巴胺受体分为 D_1、D_2、D_3、D_4 和 D_5 五种亚型,因 D_1、D_5 受体亚型结构的同源性,统称为 D_1 样受体,而 D_2、D_3、D_4 三种亚型性质相近,统称为 D_2 样受体。

D_2 受体显像主要应用于各种运动性疾病、精神分裂症、认知功能的研究,药物作用及其疗效的评价等。D_2 受体显像发现 PD 患者黑质和纹状体(特别是豆状核)D_2 受体数目减少,结合力明显降低。并可检测临床上用 L-多巴治疗 PD 患者的疗效,同时对神经精神药物的药理学研究和指导用药及研究影响多巴胺受体的生理性因素具有重要意义(图 10-33)。

2. 显像剂　放射性碘标记的 D_1 受体配基(^{123}I-IBZP、^{123}I-SCH23982、^{123}I-FISCH、^{123}I-TISCH)。SPECT 受体显像均表现基底神经节有较高的放射性浓聚;D_1 受体 PET 显像剂有 ^{11}C-SCH23390、^{11}C-NNC756,7-氯-8-18F-氟代-3-甲基-1-(3'-氨基苯基)-2,3,4,5-四氢-1H-3-苯并丫庚酮。

D_2 受体 PET 显像剂的研究非常活跃,品种很多,主要包括螺环哌啶酮(spiperone)类衍生物、苯甲酰胺(benzamide)类衍生物、Pride 类和麦角乙脲(lisuride)类衍生物。临床常用的 SPECT/CT 和 PET/CT 显像剂为:^{123}I-IBZM(iodobenzamide):^{123}I-(S)-(-)-3-碘-2-羟基-6-甲氧基-N-[(1-乙基-2-吡咯烷基)苯酰

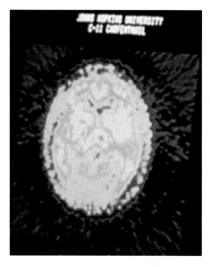

图 10-33　正常 ^{11}C-NMSP dopamine D_2 recepter 显像

胺,^{123}I-epipride:^{123}I-(S)-(-)-N-乙基-2-氨基-甲基-吡咯烷,以及正电子标记的药物,^{11}C-raclopride(^{11}C-雷氯必利),^{18}F-Fallypride:(s)-(-)-N-(1-烯丙基吡咯烷-2-氨基甲基)-5-氟[18F]-2,3-二甲氧基苯甲酰胺,^{18}F-DMFP。

3. 方法

(1)患者准备

1)停用对 D_2 样受体有影响的药物;

2)在使用 ^{123}I 之前需要封闭甲状腺;

3)患者有精神疾病的既往史;

4)能够接受 40~60 分钟的检查。

(2)采集时间:不同药物的采集时间有所不同,^{123}I-IBZM 需要 1.5~3 小时;^{123}I-epipride 需要 2~3 小时;^{11}C-raclopride 需要 30~60 分钟,如需动态采集,需延时 50~60 分钟;^{18}F-desmethoxyfallypride 需要 1~1.5 小时;^{18}F-fallypride 需要 2.5~3 小时。

(3)采集方法

1)使用 ^{123}I 标记物时,其能量(159keV)与 ^{99m}Tc(140keV)接近,一般配低能高分辨或(通用型)准直器,须采用多探头采集,也可采用中能准直器但会降低灵敏度,扇形探头优于平行探头,有利于提高分辨率和灵敏度,采集矩阵 128×128,角度<3°,旋转 360°,采集像素大小 1/3 或 1/2,须进行图像重建,采集总计数>300 万。

2)使用 ^{18}F 标记物时,可采用 2D 或 3D 模式采集,采集矩阵 128×128,采集像素大小 1/3 或 1/2,须进行图像重建和 CT 校正。

4. 适应证和禁忌证

(1)适应证

1）帕金森病。

2）治疗帕金森病药物的观察、亨廷顿病、Wilson 病、垂体瘤诊断。

（2）禁忌证:孕妇和哺乳期妇女以及不愿意接受该项检查者。

5. 图像分析

（1）目测法和影响因素

1）双侧结构和放射性摄取对称;如果摄取增高或者降低,应指出其具体部位;

2）受色差本底和对比度影响,建议用显示器读片;

3）需建立标准数据库,采用同类设备、处理程序等;

4）排除年龄干扰(纹状体 D_2 受体结合力随年龄每 10 年降低 6% ~8%),需参考 CT、MRI 结构影像,特别要注意基底节并可选用半定量感兴趣区分析(ROI)。

（2）半定量法

1）ROI 技术用于评估纹状体(尾状核、壳核) D_2 受体结合力以及 D_2 受体密度;

2）ROI 分析可将 ROI 大小和形状标准化(SPM 模板);

3）ROI 的 D_2 受体量化(纹状体 ROI 均数−本底 ROI 均数)/本底 ROI 均数 =DAT 结合力(可采用中心数据库标准模板)。

（3）定量法:

1）采用半定量化方法客观分析 D_2 受体结合力;

2）PET 特别是 11C-raclopride 的定量化需结合简化参考组织模型;

3）采用横断/斜位 ROI 进行定量化分析,或者仅采用计数最高的纹状体层面或者采用整个纹状体计数分析;需采用标准化的模板或者 MRI 融合图像分析;

4）图像需进行校正、与年龄段进行配对。

6. 临床应用

（1）帕金森病诊断和鉴别诊断:帕金森病是一种进行性的慢性神经失调性疾病,以运动性失调为特征,包括行动迟缓、僵硬、姿态失衡;但也有非运动性症状,但最终发展成姿态失衡摔倒、僵化、语言和吞咽障碍,对 PD 的诊断和治疗是一个非常大的挑战。除了 PD 运动性症状外,在运动症状出现之前,非运动性症如嗅觉减退、快速眨眼、睡眠障碍、个体行为改变、疼痛、感觉异常和抑郁等是主要的一些表现。常常也伴随一些排尿习惯改变、体位性低血压、神经精神症状(痴呆、幻觉、谵妄),晚期常伴有痴呆并发症,迟发性并发症会出现姿态失衡摔倒、僵化、语言和吞咽障碍。

PD 机制是黑质体部分密度改变致黑质纹状体束去神经化的多巴胺能神经元的损伤以及纹状体的多巴胺的减少,其过程是纹状体-苍白球和苍白球-丘脑通道的失衡,引起主要运动的缺陷。结合环境因素导致的基因发病诱因,被认为是细胞内线粒体功能障碍导致的进行性的神经退化,也包括氧化和蛋白质功能退化。在多巴胺神经元的路易小体(细胞质内物质)也被认为是 PD 的标志物。

PD 是一种全球性疾病,每年发病率在 4.5 ~19 人/10 万人,经过年龄等因素标准化后 9.7 ~13.8 人/10 万人,患病率高于发病率。上海市人口普查发现 PD 发病率在 18 人/10 万人。大多数研究报告报道患病率在 100 ~200 人/10 万人。目前并没有确凿的证据说明 PD 新患患者数的增加,但近来由于对 PD 的认识,特别是由于 SPECT/CT 和 PET/CT 技术的应用,使得对 PD 发病年龄,以前认为大约在 50 ~60 岁年龄,但现在认识到在 40 岁之前被诊断为 PD,称之为早期 PD,最早发病年龄甚至提前到 21 岁,称之为"青少年 PD",这就对 PD 的早期诊断提出了更高的要求。

尽管没有明确的生物学或影像学标志性诊断工具,诊断依然参照临床诊断标准,临床标准仍被广泛应用且具有明确诊断和分期,但加拿大学者报道有高达 25% 的误诊率,其原因是震颤、血管性 PD 和非典型性的 PD 综合征。目前使用新的诊断工具,用于确定多巴胺能的去神经化,用以支持 PD 的诊断,最常见的就是 FDOPA-PET 和 DAT-SPECT、 D_2 受体-SPECT(图 10-34)。

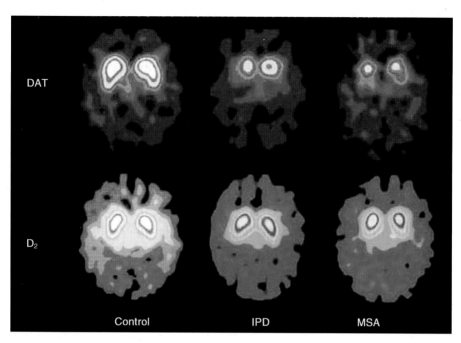

图 10-34　PD 和 MSA 的鉴别

control 对照组、IPD 早期 PD 患者、MSA 多系统萎缩。在 IPD 和 MSA,壳核 DAT 结合力分别降低了 32%、19%。纹状体 DAT 结合力的非对称性,IPD 比 MSA 更为明显,纹状体 D_2 结合力患者和正常人没有差异,但尾状核 DAT 结合力、D_2 结合力的比值,IPD 依次高于 MSA 和正常组。图像显示:^{123}I-β-CIT DAT 结合力降低和两侧差异>15%,考虑 IPD;如果 ^{123}I-β-CIT DAT 结合力降低和两侧差异在 5% ~ 15% 之间,考虑 MSA。^{123}I-epidepride D_2 可以更进一步明确诊断,DAT 结合力和 D_2 结合力的比值,IPD 明显高于 MSA(IPD 和 MSA 患者 ^{123}I-epidepride D_2、^{123}I-β-CIT DAT 图像)

(2) 药物治疗前后的观察:妄想症又称妄想性障碍(Delusional infestation,DI),指"抱有一个或多个非怪诞性的妄想,同时不存在任何其他精神病症状"。妄想症患者没有精神分裂症病史,一般有两个典型特征:一种 DI 是以小动物或者无生命特征粒子为特定信仰,目前无医学证据证明;二是 DI 出现以妄想致病菌引起的触觉性幻觉,被定义为孤立性 DI,以及躯体性 DI 和其他种类 DI,尽管有这些幻觉,但无法观察到妄想性失调者的表现,也不清楚神经系统与抗精神疾病药物治疗 DI 机制之间的关系。

仍未清楚 DI 的病理生理基础,但一些研究证据提示多巴胺在 DI 中起着重要作用(多巴胺药物诱导和对抗精神疾病药物的反应),有证据表明 DI 疾病,存在病态的多巴胺能神经突出前膜转运体改变,导致异常的多巴胺能神经递质改变。MRI 显示 DI 的纹状体和壳核背侧病变,SPECT 显示双侧额叶、左侧颞叶-顶叶、右侧顶叶到双侧基底节血流灌注减低,病检也提示丘脑-皮质层失调可引起 DI 的临床表现,这些研究成果和其他研究提出一个假说:额叶-纹状体-丘脑-顶叶网络功能失调假说,用以解释 DI 的两个表现。一个是额叶功能受损,引起判断和妄想;另一个是纹状体-丘脑-顶叶功能失调引起异常感觉障碍。

核医学以多模态功能显像,在神经递质传输信号表达、受体表达、血流灌注、FDG 代谢等多种水平上,探讨和研究症状的神经基础和 DI 药物治疗效果和反应,以活体影像证据来证实额叶-纹状体-丘脑-顶叶网络功能失调假说是 DI 的神经基础,额叶脑功能区与判断有关,知觉与背侧环和顶叶躯体功能区有关,感觉与丘脑有关,D_2 受体和丘脑介导抗精神病药物治疗的效果和反应(图 10-35,图 10-36)。

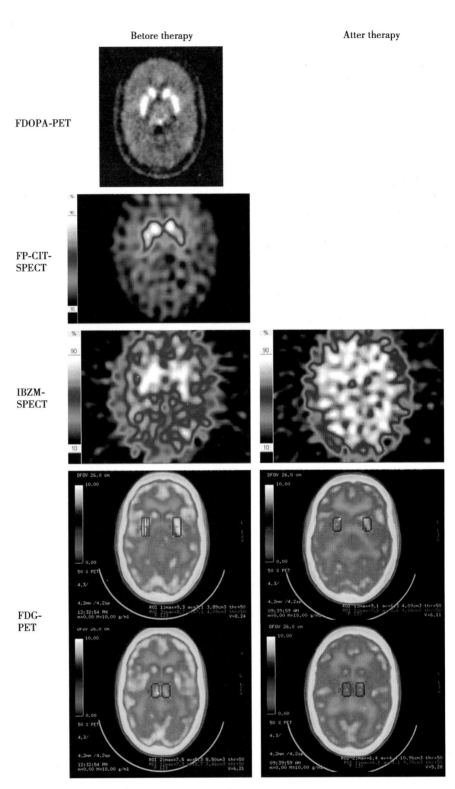

图 10-35　DI 患者治疗前后的图像比较

DI 患者,多巴胺能神经传递和葡萄糖代谢 FDOPA-PET 显像:突触前纹状体多巴胺量减少（左侧+右侧）;FP-CIT-SPECT 显像:除了左侧壳核外,纹状体多巴胺转运体（DAT）正常;IBZM-SPECT 显像:治疗前,除了左侧纹状体放射性摄取有轻微减低,D_2 受体显示正常;而在治疗后,双侧纹状体 D_2 受体放射性摄取正常;FDG-PET 显像显示:双侧壳核丘脑 FDG 代谢不对称（左侧高于右侧）;治疗后壳核 FDG 代谢无改变,而丘脑 FDG 代谢,右侧高于左侧

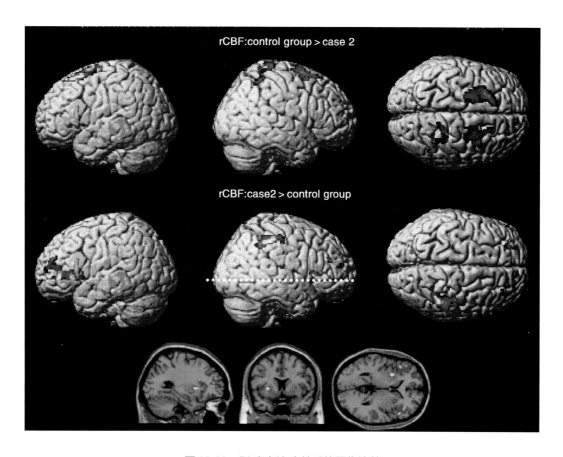

图 10-36 　DI 患者治疗前后的图像比较

DI 患者,脑血流灌注显像(上排对照组高于 DI 组,SPM 模板),双侧额上回、右侧顶下回、右侧中央后回
(躯体性皮层)低灌注(rCBF 减少);(下排 DI 组高于对照组,SPM 模板)右侧顶下回、右侧中央后回、双侧
额中回、双侧额下回、双侧壳核和双侧扣带回高灌注(rCBF 增加)

（3）精神疾病:在大多数精神类疾病中,对疾病的病理生理的研究往往缺乏证据,且往往没有脑部
结构完整性的破坏,尽管尸体解剖能够提供客观的证据,但往往重复性差。SPECT 和 PET 所标记的放
射性示踪剂在活体可以直观观察脑的分子功能性变化。目前多通过两个方面进行研究,5-HT 系统和
DA 系统。

（二）多巴胺转运体显像

1. 原理 　多巴胺转运体(dopamine transporter,DAT)是位于多巴胺神经元突触前膜的一种膜蛋白,
主要功能是再摄取突触间隙内的多巴胺,是控制脑内多巴胺水平的关键因素。目前可用 ^{18}F、^{11}C、^{123}I 标
记芳香氨基酸脱羧酶、单胺囊泡转运体(VMAT-2)以及 DAT。

2. 显像剂 　目前研制的比较成功的 DAT 配体多为可卡因衍生物,^{123}I-β-CIT 类:^{123}I-2β-carboxymethoxy-
3β-(4-iodophenyl)tropane 和 ^{123}I-FP-CIT 类:^{123}I-N-ω-fluoropropyl-2β-carbomethoxy-3β-(4-iodophenyl)nortropane。

3. 方法

（1）患者准备

1）停用对 DAT 有影响的药物,至少在药物的 5 个半衰期以上;

2）抗帕金森病药物并不能非常明显影响地 DAT,可以有个体化要求;

3）禁止吸烟;

4）在使用^{123}I之前需要封闭甲状腺;

5）患者有精神疾病的既往史;

6）能够接受40~60分钟的检查;

7）注射时间须大约20秒,同时建立静脉生理盐水通道;

8）注射剂量150~250MBq,目前无儿童适应证。

（2）采集时间:不同药物的采集时间有所不同,^{123}I-β-CIT:注射后18~24小时;^{123}I-FP-CIT:注射后3~6小时。

（3）采集方法

1）使用^{123}I标记物时,其能量(159keV)与^{99m}Tc(140keV)接近,一般配低能高分辨或(通用型)准直器,须采用多探头采集,也可采用中能准直器但会降低灵敏度,扇形探头优于平行探头,有利于提高分辨率和灵敏度,采集矩阵128×128,角度<3°,旋转360°,采集像素大小1/3或1/2,须进行图像重建,采集总计数^{123}I-β-CIT>100万,^{123}I-FP-CIT>300万。

2）使用^{18}F标记物时,可采用2D或3D模式采集,采集矩阵128×128,采集像素大小1/3或1/2,须进行图像重建和CT校正。

4. 适应证和禁忌证

（1）适应证

1）纹状体的功能性多巴胺能神经元末梢的丧失:临床不能确诊的帕金森病。有助于鉴别帕金森综合征和帕金森病的基本震颤;多系统萎缩、核上性麻痹的进展;

2）鉴别路易小体与其他痴呆。

（2）相对适应证

1）帕金森病的早期诊断;

2）帕金森病的分期分级;

3）鉴别突触前类型帕金森病和其他类型帕金森病。

（3）禁忌证:孕妇和哺乳期妇女以及不愿意接受该项检查者。

5. 图像分析

（1）目测法和影响因素

1）双侧结构和放射性摄取对称,如果摄取增高或者降低,应指出其具体部位;

2）受色差本底和对比度影响,建议用显示器读片;

3）排除年龄干扰,需参考CT、MRI结构影像,特别要注意基底节并可选用半定量感兴趣区分析(ROI)。

（2）半定量法

1）ROI技术用于评估纹状体(尾状核、壳核)DAT结合力以及DAT密度;

2）ROI分析可将ROI大小和形状标准化(SPM模板);

3）ROI的DAT量化(纹状体ROI均数–本底ROI均数)/本底ROI均数=DAT结合力(可采用中心数据库标准模板)。

（3）定量法

1）采用横断/斜位ROI进行定量化分析,或者仅采用计数最高的纹状体层面或者采用整个纹状体计数分析;

2）需采用标准化的模板或者MRI融合图像分析;

3）图像需进行校正、与年龄段进行配对。

6. 临床应用

（1）帕金森病的诊断和鉴别诊断：病因学上帕金森综合征可分为四种类型：帕金森病（先天性自发或者特发性，idiopathic Parkinsonian syndrome，PD 或者 PS）、痴呆性 PD（Parkinson disease with dementia，PDD）、家族性 PS（familial PS）、非典型性 PS（atypical PS）；第二种是不常见的诊断，震颤综合征，包括：多系统萎缩、进行性的核上性麻痹、皮层-基底节神经退化、脊髓-小脑萎缩，以及路易小体性痴呆。其他血管性、药物性、代谢性、感染性、外伤、肿瘤都属于此类。其他还有特殊的特发性震颤（essential tremor，ET）和震颤综合征，要与 PD 和 PS 区别（图 10-37 ~ 图 10-42）。

（2）药物治疗前后的观察和随访：应用 SPECT ^{123}I-FP-CIT DAT 显像，可以有效地监测疾病的进展以及治疗前后和随访的变化，为临床治疗方案和康复训练及随访提供有价值的参考信息。

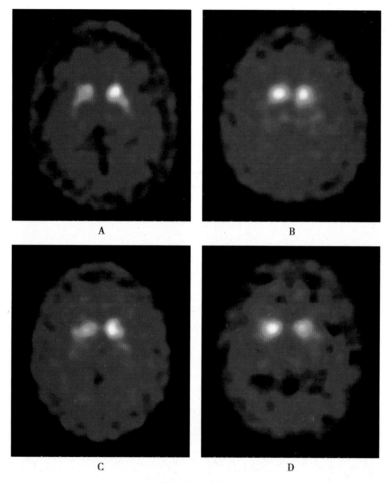

图 10-37　^{123}I-FP-CIT SPECT 显像

A. 显示神经变性 PD 综合征；B. 显示多系统萎缩；C. 显示进展期的核上性萎缩；D. 显示路易小体痴呆。四种疾病均显示^{123}IFP-CIT 摄取降低，说明均有突触前神经元完整性的损伤。均涉及壳核，一定程度上是从后到前，最后尾状核损伤。并且存在纹状体的不对称

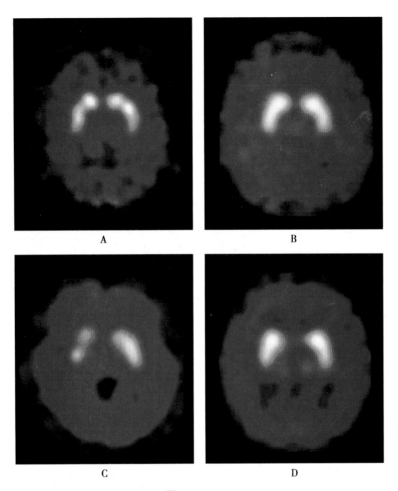

图 10-38　^{123}I-FP-CIT SPECT 显像

A. 震颤综合征和症状性 PS；B. 药物诱发 PS；C. 血管性 PS；D. 脑水肿。每一种疾病都清晰显示纹状体。血管性 PS 显示纹状体缺陷，右侧壳核 DAT 结合力降低，但与神经退化性病变有明确区别。脑水肿有明显的 DAT 结合部位的分离和脑室扩大

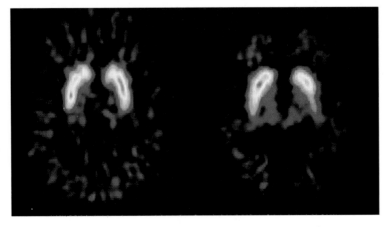

图 10-39　PD 患者^{18}F-FP-β-CIT PET 显像

右侧为早期 PD，左侧为正常对照组

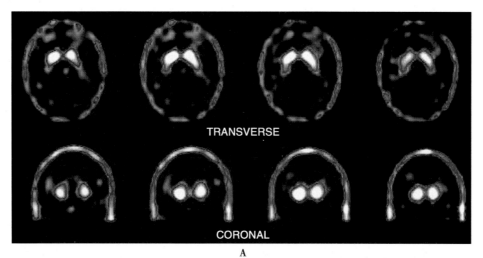

图 10-40 ^{99m}Tc-TRODAT-1 SPECT 显像

A. 正常对照组；B. PD 患者

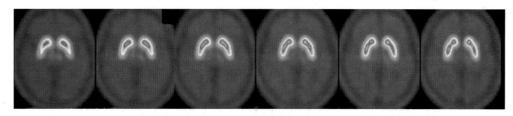

图 10-41 ^{123}I-FP-CIT SPECT 显像

正常日本人^{123}I-FP-CIT 模板显像

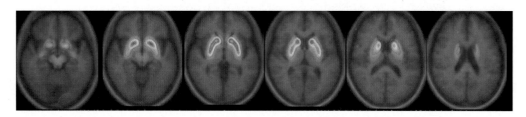

图 10-42 帕金森病患者^{123}I-FP-CIT SPECT 显像

日本帕金森病患者^{123}I-FP-CIT SPECT 标准化模板显像（MRI 基础上叠加）显示纹状体（尾状核和壳核）放射性摄取减低。采用 SPM8 软件易进行精确地定量化分析和比较

　　无运动性危重 PD（akinetic crisis）类似于神经抑制的恶性综合征（neuroleptic malignant syndrome，NMS），其诊断仍取决于临床诊断标准，但可借助于[123]I-FP-CIT，进行鉴别诊断，有利于明确诊断及时治疗（图 10-43，图 10-44）。

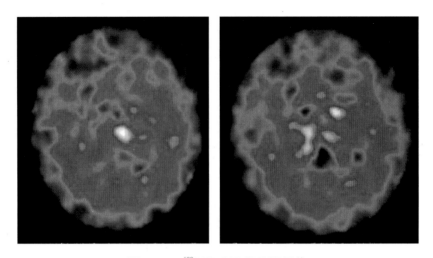

图 10-43　[123]I-FP-CIT SPECT 显像
AC 患者，仅有左侧尾状核显示，其他均显示不清，称之为纹状体破裂。患者确诊 AC 后，接受 SPECT 扫描且服用吗啡类药物，在随访中进行 SPECT 扫描，结构不清摄取低下近于本底水平，最终死亡。提示 AC 在纹状体重度损伤的情况下，较难以恢复

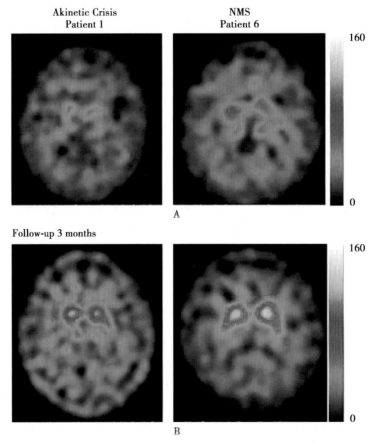

图 10-44　[123]I-FP-CIT SPECT 显像
分别是 AC 和 NMS 患者，治疗前仅接近于本底水平，接受 3 个月治疗后，均有所恢复，但 AC 仍差于 NMS

（三）多巴胺能神经递质显像

放射性药物：^{18}F-多巴（L-6-[^{18}F]fluoro-3,4-dihydroxyphenylalnine ^{18}F-DOPA）为多巴胺能神经递质显像剂，它为 L-多巴的类似物，作为多巴胺神经递质的合成前体，可通过血-脑屏障进入脑内，被多巴胺脱羧酶脱羧生成 6-^{18}F-L-氟代多巴胺，经摄取、贮存、释放及代谢而发挥生理作用。根据 ^{18}F-DOPA 在纹状体内的摄取和清除，及其代谢的改变，可获得芳香族氨基酸脱羧酶（AAAD）活性和神经递质 DA 在脑内的分布，可用于突触前 DA 功能失调疾患的鉴别诊断。临床应用：^{18}F-DOPA 是一种正电子显像剂，可用于评价突触前膜多巴胺能神经元的完整性，用以准确反映 PD 单胺能神经元的分布以及 PD 鉴别和早期诊断以及对肿瘤复发转移的诊断。

PET 的示踪剂有多种，临床最常见的是 ^{18}F-FDG，但对于低分化的脑部肿瘤并无太多优势，又可能受炎症的影响，又陆续研究出其他多种示踪剂，如 ^{11}C-methionine（^{11}C-MET）、^{18}F-fluorothymidine（^{18}F-FLT）、^{18}F-fluoroethyltirosine（^{18}F-FET）、（^{18}F or ^{11}C）choline、^{18}F-fluoromisonidazole（^{18}F-MISO）以及 ^{18}F-fluoro-3,4-dihydroxy-l-phenylalanine（^{18}F-DOPA）等，但有些示踪剂在脑部代谢较低，^{11}C-MET 是氨基酸类似物，虽然在肿瘤组织中有较高的代谢，但受短半衰期（20 分钟）的影响，临床应用受到一定的限制。

1. PD 诊断、鉴别诊断和疗效观察　除了对 PD 诊断和鉴别诊断外（图 10-45，图 10-46），^{18}F-DOPA 主要用于抗 PD 治疗药物的观察。

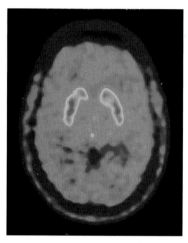

图 10-45　^{18}F-DOPA PET

怀疑 PD 患者，^{18}F-DOPA 阴性，图像显示双侧尾状核和壳核代谢对称，排除 PD 诊断

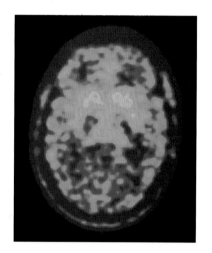

图 10-46　^{18}F-DOPA PET

怀疑 PD 患者，^{18}F-DOPA 阳性，图像显示双侧尾状核和壳核代谢明显减低，明确 PD 诊断

2. 肿瘤复发和转移的判断　^{18}F-DOPA 是氨基酸类似物，具有良好的半衰期，虽然主要应用于运动性神经功能失调 PD 的诊断，但也可用于低分化脑部肿瘤（图 10-47）。

二、其他神经递质受体显像

（一）乙酰胆碱受体显像

乙酰胆碱受体（acetylcholine receptor）包括 M（毒蕈碱）和 N（烟碱）两种。^{11}C-或 ^{123}I-奎丁环基苯甲酸（^{11}C-或 ^{123}I-QNB）作为 M 受体显像剂和 ^{11}C-尼古丁（^{11}C-Nicotine）作为 N 受体显像剂，已用于人体 PET 和 SPECT 乙酰胆碱受体显像。AD 患者的大脑皮质和海马 M 受体密度明显减低，脑皮质摄取 ^{11}C-Nicotine 亦显著降低。

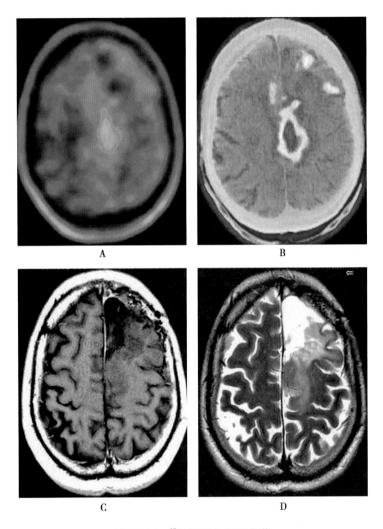

图 10-47　¹⁸F-DOPA PET 显像

A.¹⁸F-DOPA PET；B. PET/CT；C. T_1 加权 MRI；D. T_2 加权 MRI。A、B 图显示左侧额叶、顶叶皮层下高代谢病灶，C 图显示低信号病灶，D 图显示稍高信号病灶。患者曾行左侧颞叶和顶叶星形细胞瘤手术切除，手术后 2 年较 MRI 更好地显示肿瘤复发

（二）苯二氮䓬受体显像

BZ 受体（benzodiazepine receptor）是脑内主要的抑制性受体。¹¹C-Ro-15-1788（苯氮杂类药物中毒的解毒剂）和¹²³I-Ro-16-0154（Ro-15-1788 类似物）为较理想的 BZ 受体显像剂，并已用于活体显像。目前研究结果表明 HD、AD、躁狂症和原发性癫痫等均与 BZ 受体的活性减低有关。

（三）5-羟色胺受体显像

5-羟色胺受体（5-serotonin receptor，5-HT）分为 5-HT$_{1A,B,C}$ 和 5-HT$_{2,3}$ 亚型，5-HT 受体与躁狂/抑郁型精神病有关，用¹²³I-2-ketanserin、¹²³I-β-CIT 对正常对照和抑郁症进行脑 5-HT 受体显像，观察到单纯或轻度抑郁症患者顶叶皮层放射性摄取增高，额叶下部右侧较左侧增高，而重度抑郁症或躁狂/抑郁型精神病患者脑 5-HT 受体密度和亲和力降低，同时还观察到 Citalopram 抗抑郁症治疗后脑内 5-HT 摄取增加。¹²³I-β-CIT 脑 SPECT 显像可同时观察到 DAT 和 5-HT 再摄取抑制剂类抗抑郁症 Citalopram 对脑内 5-

羟色胺再摄取部位的阻断作用。

（四）阿片受体显像

阿片受体（opiate receptor）生理作用极为广泛，与麻醉药物成瘾密切相关。国外已用[11]C-DPN([11]C-特培洛啡)、[11]C-CFN(^{11}C-4-碳-甲氧基-芬太尼)和[123]I-DPN 或[123]I-O-IA-DPN(^{123}I-O-碘烷-特培洛啡)进行人脑阿片受体显像，发现颞叶癫痫灶阿片受体密度增加，呈现明显异常放射性浓聚灶。同时阿片受体显像还可用于吗啡类药物成瘾与依赖性以及药物戒断治疗的临床研究。

（五）生长抑素受体显像

生长抑素（Somatostatin, SST receptors scintigraphy SRS）是由下丘脑、垂体、脑干、胃肠道、胰腺以及甲状腺、颌下腺、肾上腺、前列腺、胎盘、肝脏、胆囊等器官组织分泌的多肽类激素，其生物活性极其广泛，能抑制神经传导和多种激素的释放。SST 具有多肽类的特点，遇酶易分解难以保持生物活性，经修饰后的 SST 类似物更稳定、生物活性更持久。SSTR 除了广泛分布于正常组织以外，也分布于多种肿瘤组织中，但是不同类型的肿瘤组织 SSTR 的表达水平有极大的差异，如脑膜瘤和髓母细胞瘤过度表达SSTR，且 SSTR 的均质性越高，其靶向性越好。[111]In 标记 SST 类似物 DTPAOC 显像（diethylenetriaminepen-taacetic-acid-octreotide）受 SPECT/CT 分辨率的限制，应用并不广泛。但采用[68]Ga 标记 DOTATOC 后，由于半衰期短（α,3.5 分钟；β,63 分钟），血液中清除快，分辨率高等优点，常用于脑膜瘤、神经瘤、神经纤维瘤分级分期以及脑膜瘤随访（图 10-48、图 10-49）。

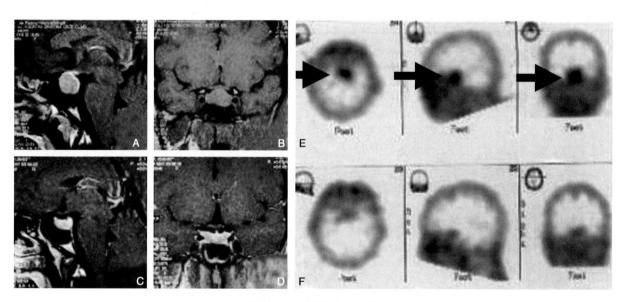

图 10-48　垂体腺瘤患者

A,B. MRI 显示垂体腺瘤；C,D. 垂体腺瘤术后，MRI 显示垂体腺瘤明显缩小；E. ^{111}In-DTPA-octreoscan 显示蝶窦区有一明显放射性摄取；F. 经治疗后，[111]In-DTPA-octreoscan 显示蝶窦区放射性摄取明显减低

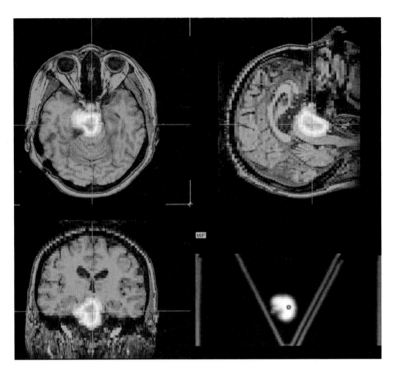

图 10-49　脑膜瘤患者

MRI 和[68]Ga-DOTA-octreoscan PET 的融合图像显示颅底部的脑膜瘤

本章小结

本章对脑血管疾病、神经功能性退化性疾病等，采用 PET/CT、PET/MRI、SPECT/CT 分子多模态显像技术，从多视觉（2D、3D 技术）、多方位（全身/断层/融合）、多表现（功能/形态）、多技术（SPECT、PET、CT、MRI）等介绍了功能性成像的优势，特别是各种新型放射性分子显像剂，在基因、受体、蛋白质、葡萄糖、氨基酸等代谢水平的临床应用，显示了对神经系统疾病的功能性损伤，所引起人体思维、视觉、语言、感觉、运动、行为等异常和障碍。在病因、发病机制、病理生理、诊断、治疗、疗效评估、随访等方面，进行了深入的阐述，有助于对机体与神经核团的反射区域定位的更加直观的认识，并将这种认识用于临床诊断。

相信随着新的放射性药物的不断问世，新的特异性的靶向功能性显像剂，将更加有利于推动人类对自身神经精神疾病的认识和了解。

（袁耿彪）

第十一章　呼吸系统显像

核医学呼吸系统显像通过应用放射性核素及其标记物进行肺灌注显像、肺通气显像以及双下肢深静脉显像等无创安全、简便可靠的方法,可为肺部多种疾病的诊断、鉴别诊断、病因的判明提供有力依据,其中对肺血栓栓塞症的诊断、鉴别诊断及疗效评价是临床应用的主要方面。

第一节　肺灌注显像和肺通气显像的原理和方法

呼吸道和肺是机体进行气体交换的重要器官。正常成人每天通过约 2.3 万次的呼吸(respiration)运动,摄取氧气排出二氧化碳以维持人体的正常生理活动。肺脏病变将会对机体的新陈代谢和功能活动产生严重的影响。

肺脏表面由脏层胸膜覆盖。左肺分上、下两叶,右肺分上、中、下三叶。气管经逐级分支,最后与肺泡相连,后者约有 2.5 ~ 3 亿个,面积约为 50 ~ 100m²,上皮细胞间嵌有大量直径为 8μm 的毛细血管。气体交换是在肺泡(alveoli)和毛细血管之间进行的。气体所穿过的膜称为肺泡-肺毛细血管膜(alveolar capillary membrane),也称呼吸膜。气道的结构、胸廓运动、肺泡表面活性物质的含量及气道黏液的分泌、纤毛的运动、胸膜腔内的液体量等均是影响气体进出肺部的重要因素。肺组织具有双重血液供应,肺动脉按气管分支形式逐级分布至全肺,肺动脉收缩压约为体循环收缩压的 1/5。肺脏血流的生理分布有受体位影响的特点,在坐位或立位时肺上部 1/3 的血流与肺下部 1/3 的血流比为 0.54±0.10,当影响肺部血流动力学的疾病发生时,这种分布会出现特征性改变,血流比可升高为 1.0 以上。除肺动脉外,肺脏还有支气管动脉供血,是肺脏的营养血管。

肺脏除了完成机体的通气(ventilation)和换气功能外,其内的多种组织细胞可产生和分泌多种生物活性物质,如血清素、激肽、前列腺 E_2、前列腺 $F_{2\alpha}$、白三烯 C_4、肺表面生物活性物质等。因此,肺脏本身还有代谢和内分泌功能。

由于肺脏本身直接与外界相通且其血管网络丰富,更易于受到外来颗粒物质和病原微生物的损害和侵袭,是血栓栓塞、肿瘤、转移瘤、急慢性炎症等疾病的高发器官。通过应用放射性核素及其标记物进行肺灌注显像(pulmonary perfusion imaging)、肺通气显像(pulmonary ventilation imaging)、双下肢深静脉显像(deep vein imaging of lower limbs)等无创安全、简便可靠的方法,可对肺部多种疾病的诊断、鉴别诊断、病因的判明提供有力依据,目前已成为临床较广泛采用的手段。

一、肺灌注显像的原理和方法

(一)显像原理及显像剂

经肘静脉注射颗粒直径大小约为 10 ~ 60μm 的显像剂,随肺动脉血流均匀地暂时栓塞嵌顿于肺毛细血管床内,其在肺毛细血管内的分布可反映肺内动脉血流灌注状况。通过平面或断层显像,可观察肺动脉的血流在亚肺段、肺段、肺叶等的分布。当肺动脉血流减少或中断时,显像剂在该区域的分布则相应减少或缺如,肺影像的相应区域出现显像剂分布减低或缺损。应用感兴趣区技术进行定量分析,可对肺局部及分肺血流和功能进行评估和预测。

常规显像的显像剂颗粒数约 200 000 ~ 700 000 个,栓塞嵌顿 0.1% 的肺毛细血管床。不会对肺血流动力学产生影响,显像剂在肺内的有效半衰期为 3 ~ 5 小时,降解为碎片后进入体循环,被单核吞噬细胞吞噬清除,大部分解离后经尿排出体外。

肺血流灌注显像剂为 ⁹⁹ᵐTc 标记的大颗粒聚合人血清白蛋白(macroaggregated albumin,MAA)或人血清白蛋白微球(human albumin microspheres,HAM),以前者最为常用(表 11-1)。注射剂量成人为 37 ~ 185MBq,儿童为 0.5 ~ 2.0MBq/kg。

表 11-1　肺血流灌注显像剂

显像剂	剂量（MBq）	生物半衰期（小时）	粒径（μm）
^{99m}Tc-MAA	37 ~ 148	3	10 ~ 90
^{99m}Tc-HAM	37 ~ 185	7	10 ~ 30

（二）操作方法

1. 检查前患者无需特殊准备，但要向患者讲清整个检查过程，以取得患者的合作。

2. 静脉注射前再次轻轻混匀注射器内的^{99m}Tc-MAA 悬液，注入静脉时避免回血，缓慢推注，注射同时嘱患者深呼吸。注药后 5 ~ 10 分钟即可开始显像。对于有严重急性胸痛、肺心病和临床疑有右向左分流的患者，^{99m}Tc-MAA 注射剂量减为 37MBq，颗粒数控制在 10 万 ~ 20 万为宜。

3. 肺血流分布受体位影响较大。通常采用仰卧位注射。疑有肺动脉高压（pulmonary hypertension）等可引起肺内血流重新分布的疾病时可采用坐位或直立位。最好的显像体位是坐位或立位，以避免腹部结构对肺的挤压。

4. 平面显像常规取前后位（ANT）、后前位（POST）、左侧位（L-LAT）、右侧位（R-LAT）、左后斜位（LPO）、右后斜位（RPO），必要时加做左前斜位（LAO）、右前斜位（LAO）。选用配备低能平行孔高分辨准直器的大视野 γ-照相机，矩阵 128×128，能峰 140keV，窗宽 20%，预置计数 500 000/帧。SPECT 断层显像时嘱患者平卧于断层床上，双手上举抱头，探头尽量接近胸部，围绕胸部做 360°旋转采集，每 5.6°/帧，20 ~ 30 秒/帧，共采集 64 帧。

二、肺通气显像的原理和方法

（一）显像原理及显像剂

显像剂被雾化成粒径大小不一的气溶胶（aerosol）微粒，吸入（inhalation）后，依微粒直径的不同，分别沉降在咽喉、气管、支气管、细支气管和肺泡壁上。采用 γ 相机行气道及肺显像。当呼吸道某部位发生狭窄或完全阻塞时，雾化颗粒则不能通过阻塞部位，可在阻塞部位形成沉积，在阻塞远端出现显像剂分布稀疏或缺损区。

当气溶胶微粒粒径为 1 ~ 3μm 时，放射性气溶胶微粒可经肺泡壁"气血屏障"入血，经肾排泄。定量测定肺内放射性清除的快慢，可反映肺泡上皮的通透能力及受损情况。

肺通气显像显像剂见表 11-2。

表 11-2　肺通气显像显像剂

显像剂	物理半衰期（小时）	射线能量（keV）	使用剂量（MBq）	在灌注显像前或后进行	显像方式	体位
^{99m}Tc-DTPA	6.02	140	740 ~ 1480	前	吸入	多个
Technegas	6.02	140	500	前	吸入	多个

^{99m}Tc-DTPA 由气溶胶雾化器雾化成直径大小不等的颗粒，气溶胶在肺内沉积的部位与颗粒直径直接相关。当气溶胶微粒大于 10μm 时，主要沉积于细支气管以上部位，粒径愈大愈靠近大气道；5 ~ 10μm 时沉积于细支气管；1 ~ 3μm 时主要沉积于肺泡内。

（二）显像方法

1. ^{99m}Tc-DTPA 气溶胶显像操作方法

（1）患者准备：检查前患者无需特殊准备，但要向患者说明检查的整个过程，取得患者的配合。患者取仰卧位，接通雾化器各管口。以 8 ~ 10（L/min）流速的氧气，将 740 ~ 1480MBq ^{99m}Tc-DTPA 溶液（体积 3 ~ 4ml）充分雾化，患者反复呼吸放射性气溶胶，吸入时间应不少于 5 ~ 7 分钟，以使^{99m}Tc-DTPA 在肺内的分布达到 25.9 ~ 37MBq（130 000 ~ 180 000cpm）。雾化结束后，患者漱口，清除口腔内的放射性。

（2）采集方法：显像仪配备低能平行孔准直器。能峰140keV，窗宽20%。行多体位静态显像常规采集前位、后位、左侧位、右侧位、左后斜位和右后斜位6个体位或灌注显像稀疏、缺损显示最明显的体位图像，采集计数200 000～300 000。行肺气-血屏障通透性检查时，患者取仰卧位，显像仪探头正对背部，连续动态采集40分钟（帧/分钟），矩阵128×128。采毕，分别计算左、右肺及上、中、下肺野的^{99m}Tc-DTPA半廓清时间（$T_{1/2}$），单位为分钟。

2. 呼吸道纤毛清除功能显像方法

（1）患者准备：检查前患者无需特殊准备，但要向患者说明检查的整个过程，取得患者的配合。患者取坐位或仰卧位，接通雾化器各管口，嘱患者用嘴夹住口管，用鼻夹夹住鼻子，患者从雾化器中吸入经充分雾化的^{99m}Tc-HSA或^{99m}Tc-DTPA气溶胶740～925MBq，吸入时间3～5分钟，其颗粒直径应>5μm，以减少雾化颗粒沉积于远侧非纤毛气道。雾化结束后，患者漱口，清除口腔内放射性。

（2）采集方法：显像仪配备低能平行孔准直器。患者立即仰卧于检查床上，行动态采集，以30秒/帧连续采集120帧，同时在20分钟内每5分钟拍片1张，其后每10分钟拍1张，直至60分钟，再分别行多体位静态显像，常规采集前位、后位、左侧位、右侧位4个体位，由于黏膜清除速度较慢，必要时延长采集时间。

3. 锝气体（Technegas）显像方法

（1）患者准备：检查前患者无需特殊准备，但要向患者说明检查的整个过程，取得患者的配合。将高比度（>370MBq/0.1ml）的^{99m}TcO$_4^-$锝气体注入发生器的石墨坩埚内，在充满氩气的密闭装置内通电加温，在2500℃的条件下^{99m}TcO$_4^-$蒸发成锝气体，患者取坐位或仰卧位，接通雾化器各管口，嘱患者通过连接管及口罩吸入3～5口锝气体。雾化结束后，患者漱口，清除口腔内的放射性。

（2）采集方法：γ相机配备低能平行孔准直器。能峰140keV，窗宽20%。常规采集前位、后位、左侧位、右侧位、左后斜位和右后斜位6个体位或灌注显像稀疏、缺损显示最明显的体位图像，采集计数200 000～300 000。

三、影像分析

（一）肺灌注平面影像

1. 前后位 双肺轮廓主要由左肺上叶、右肺上叶和中叶构成。右肺影像大于左肺。双肺中间空白区为纵隔及心脏影，左肺下野大部被左心占据，呈与左心形状一致的显像剂分布减低区，肺底与膈肌水平一致，受呼吸运动的影响而稍欠整齐。除肺尖、周边和肋膈角处略显稀疏外，双肺内显像剂分布均匀。分肺血流定量分析示左肺为45%，右肺为55%。

2. 后前位 此体位双肺影像显示最为完整，是观察双肺下野和下界的首选体位。中间空白区由脊柱及脊柱旁组织所构成。双肺放射性分布均匀，肺上部及周边略稀疏。

3. 侧位 双肺影边缘和形状与胸廓和膈肌一致。左肺前下缘受心脏影响略向内凹陷，中部由于受肺门的影响，显像剂分布略显稀疏。侧位像有助于前基底段、右肺中叶和舌段间的区分。分析左、右侧位显像时，要注意来自对侧肺放射性的干扰。

4. 斜位 对下叶背段、舌段和右肺中叶的观察有益，有助于病灶的定位。

肺灌注平面显像正常图像及肺各叶解剖定位对照见图11-1和图11-2。

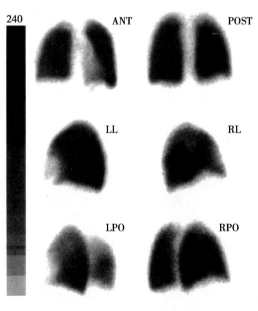

图11-1 肺灌注平面显像正常图像

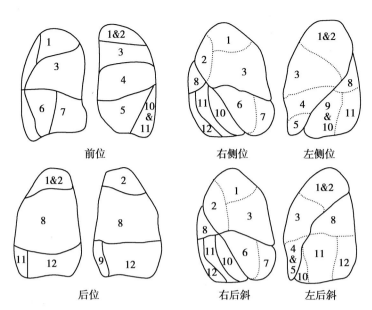

图 11-2　肺解剖定位图

右肺:1 尖段,2 后段,3 前段,4 内侧段,5 外侧段,6 背段,7 内底段,8 前底段,9 外底段

左肺:1&2 尖后段,3 前段,4 上舌段,5 下舌段,6 背段,8 前内底段,9 外底段,10 后底段

　　尽管临床采用多体位显像,但由于肺段间的结构重叠和正常肺组织的放射性对邻近放射性分布减低区影像的干扰,临床上约50%的病例不能完整显示病变肺段形态,观察图像时要结合解剖定位图和X线检查等综合判断。

（二）肺灌注断层影像

　　肺断层影像是以人体纵轴为长轴,分为横断、冠状断和矢状断三个断面。通过断层显像,可有效克服肺段间结构的重叠及放射性的干扰(图 11-3)。

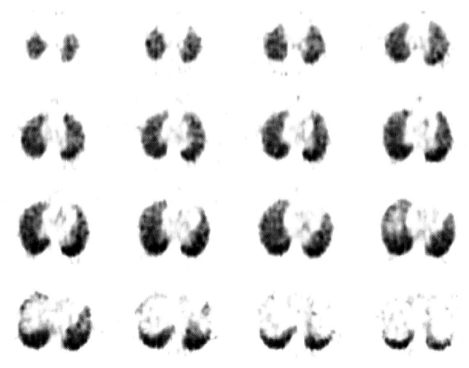

图 11-3　正常横断面图像

（三）肺通气影像

^{99m}Tc-DTPA 雾化颗粒在肺内清除缓慢,可进行多体位显像,影像与肺灌注像相似,但解剖界限不如肺灌注显像明确(图 11-4)。当雾化颗粒直径不一时,雾化颗粒则会在大气道内沉积使其显影;通气过程中如口腔内放射性通过食管进入胃,则在胃区可见放射性浓集;当雾化颗粒经肺泡壁入血较快时,可见双肾影像。

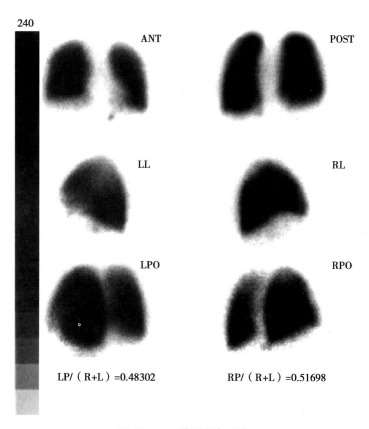

图 11-4　正常肺通气影像

第二节　临床应用

（一）肺血栓栓塞

1. 诊断与疗效判断　肺栓塞为内源性或外源性栓子堵塞肺动脉及其分支,引起肺循环障碍的临床和病理生理综合征。肺动脉栓塞典型的肺灌注显像表现为多发肺段性显像剂分布减低或缺损区,而同期的肺通气显像和胸部 X 线检查正常(图 11-5)。但随栓子的大小不同,显像剂分布减低或缺损区也可为亚肺段性、叶性或全肺。栓子较小时,放射性分布减低或缺损区主要分布于肺的周边区。栓子较大时,显像剂分布减低或缺损区多为节段性、叶性或全肺性的减低或缺损区。约 2/3 的肺栓塞分布于双肺下叶。肺灌注显像可观察到直径在 1mm 以上的血管发生栓塞产生的显像剂分布改变。因许多其他肺实质病变也可导致肺灌注显像出现局限性显像剂分布减低或缺损改变,使其特异性降低。由于肺动脉血栓栓塞灶多位于肺下叶,进行通气显像时,通常取后前位像。因为此体位显示的肺容积最大,双肺下叶最清晰。因此,在肺动脉血栓栓塞的诊断中,应常规进行肺通气显像与肺灌注显像的联合应用(图11-6)。

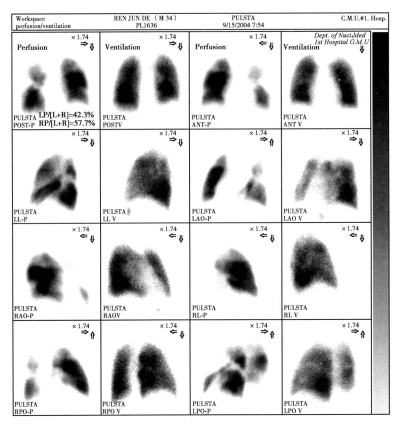

图 11-5　肺灌注显像（1、3 列）示双肺多发肺叶性、肺段性显像剂分布稀疏缺损区；肺通气显像（2、4 列）示双肺显像剂分布均匀，呈"不匹配"改变

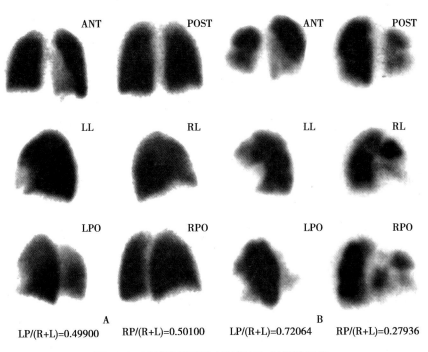

图 11-6　肺动脉栓塞患者肺通气与肺灌注显像

A. 检查基本正常,肺通气显像;B. 则表现为多发肺叶、段性核素分布减低或缺损区,肺灌注显像

为更便于临床通过肺灌注显像判读肺血栓栓塞,简化检查流程,通过多中心前瞻性研究,并与多种影像学进行对比,2006年建立了新的 PIOPED Ⅱ标准(见表11-3)。在新标准中,突出的特点之一是简化了判别的方法,尤其是删减了通气显像的对比。

表11-3　重新修订的 PIOPED Ⅱ 诊断标准

高度可能性

2 个或更多节段性的灌注稀疏、缺损区,同一部位 X 线胸片检查正常,呈不匹配改变

正常灌注或极低度可能性

1. 非节段性的病变,例如 X 线胸片中的增大的肺门、扩大的心影、膈肌抬高、线性肺不张或者肋膈角积液等表现为灌注显像中的缺损改变;X 线胸片中的病灶在灌注显像上未见异常
2. 灌注缺损的面积小于胸片的病变
3. 1~3 个小的节段性缺损区
4. 出现在肺中野或上野的孤立性灌注缺损区,同一部位 X 线胸片检查呈匹配改变
5. 灌注稀疏、缺损区周围呈条索状(在切视图上)
6. 胸腔积液占肺容积的1/3 以上,并不伴其它的灌注缺损区

中度可能性或低度可能性

所有其他影像表现

迄今为止溶栓疗法已被认为是治疗肺栓塞最有效的方法。肺灌注显像可为评价疗效提供简便无创、客观准确的手段(图11-7)。

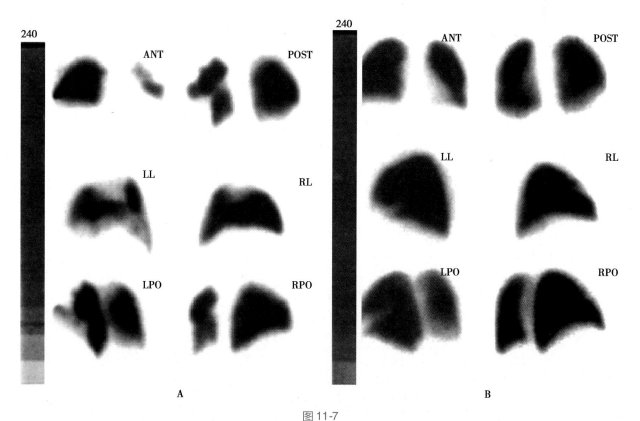

图 11-7
A. 肺栓塞治疗前肺灌注显像图;B. 经溶栓有效治疗后肺灌注显像明显改善

2. 鉴别诊断

(1) 慢性阻塞性肺疾病(chronic obstructive pulmonary disease,COPD)肺灌注显像可呈多发、大小不

等、非肺段分布的灌注缺损区,需通过与肺通气显像的仔细对比来加以鉴别。COPD肺通气显像呈放射性缺损区,非肺段分布,部位常与灌注缺损区"匹配",或范围大于灌注缺损区,形成"反向不匹配"。患者往往有长期慢性呼吸道感染史,辅以病史、体格检查等。但要注意COPD合并PTE的诊断,尤其在COPD患者肺灌注显像出现肺段性缺损区时,应加以鉴别诊断。

(2) 大动脉炎累及肺动脉的肺V/Q显像可呈肺段分布的多发性"不匹配"放射性缺损区,甚至肺灌注显像一侧不显影,影像表现与PTE相似。需要通过病史和体格检查等鉴别。鉴别要点:虽然大动脉炎累及肺动脉的灌注缺损也呈肺段分布,但下肢深静脉显像多数正常,且有明确的大动脉炎病史。

(3) 先天性肺动脉发育异常较少见,表现为一侧肺不显影,灌注完全缺失。应结合病史和相关检查。

其他心影增大、纵隔抬高、胸膜增厚、胸腔积液、肺实质病变和肺大疱等病变可出现肺灌注异常,但灌注的异常部位与胸部X线片病变部位一致。

3. 与其他相关影像学比较 核素肺灌注显像是PE诊断和鉴别诊断的有效方法之一。随着核医学影像设备的普及,其在临床中的应用会越来越广。

随着医学影像技术的不断发展,多种影像技术在肺动脉栓塞的诊断中也进行了探索和应用,并具有不同的特点。

X线胸片是筛查和鉴别PE的简便快捷手段,已做为临床常规检查。

超声总体检出率较低,尤其在新鲜血栓时,因回声较低,超声不易识别;机化血栓与血管壁融合紧密时不易区分;肺动脉外周分支内血栓超声难以发现。

肺动脉造影仍是诊断肺动脉栓塞的"金标准",但其为有创的检查,有研究提示该项检查有2%~5%的并发症及1%的死亡率,且有禁忌证。对于肺周较小的PE诊断能力明显受限。

CT肺动脉造影(computer tomography pulmonary angiography,CTA)发展和推广迅速。CTA可清楚显示主动脉至肺血管血栓的部位、形态及其与管壁的关系和内腔受损的情况,但在诊断亚段或更小分支的肺动脉栓塞效果欠佳。有研究显示,CTA对中心型肺动脉栓塞检出率较高。CTA使患者承受的放射性剂量有所增加,国际放射防护委员会(ICRP)测定成人CTA的辐射吸收剂量为2~6mSv,明显高于其他相关影像学检查。

磁共振肺动脉造影(magnetic resonance pulmonary artery image,MRPA)不需要造影剂,但其诊断的灵敏度及特异度均不高,且耗时较长,价格昂贵。

(二) 肺动脉高压症的评价

肺动脉压力正常者坐位注射显像剂行肺灌注显像时,肺尖部核素分布低于肺底部。肺灌注显像有助于肺动脉高压的诊断。原发性及继发肺动脉高压时均可导致肺血管阻力升高,动脉管壁内的平滑肌增生,管腔变窄,血流降低。正常情况下肺下部动脉壁内的平滑肌分布较上部丰富,故此时肺下部动脉管腔狭窄更加明显,坐位注射显像剂时尽管存在重力影响,但显像剂分布仍可呈上部高于底部的"翻转"改变。

(三) 肺肿瘤手术适应证的选择和肺功能预测

肺肿瘤切除术前肺功能检查的目的主要为:①识别肺部手术高危患者。这些患者手术死亡可能性较高,大范围切除手术可能并非最佳的方法,而采取小范围手术或其他的治疗方法可能预后更好。②识别可以通过采取预防措施降低呼吸系统并发症发生率的患者。术前预测发生呼吸系统并发症的患者,对并发症发生几率较高患者采取措施,预防呼吸系统并发症的发生,减低术后死亡率。③识别需进一步进行肺功能评估患者,以明确是否有异常或有手术危险性。因此,术前预测术后残余肺功能和评估手术的可行性对于疗效和预后具有重要意义。对此,肺灌注和(或)通气显像均可提供简便准确的信息。术后肺功能1秒钟用力呼气量(FEV$_1$)预测值计算方法为:肺叶切除术后预测FEV$_1$=术前FEV$_1$×[1-(切除肺叶段数/患侧肺段总数)×患侧肺Q%或V%];一侧肺切除后预测FEV$_1$=术前FEV$_1$×(1-患侧肺Q%或V%)。当预测FEV$_1$值小于800ml时,患者术后发生呼吸障碍的可能性明显增加。有学者研究表

明对预测术后 FEV_1 率≥40% 的患者行肺切除是可行的。

肺灌注显像还可用于评价分肺血流比(图 11-8)。其临床意义在于在术前可估测病变侵及肺动脉血管的程度,为术前制订手术方案提供依据。

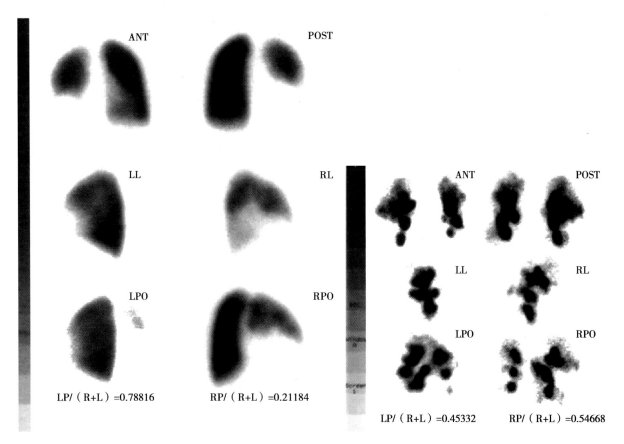

图 11-8　肺癌分肺血流比测定

图 11-9　慢性阻塞性肺病患者气溶胶吸入显像
气道狭窄处放射性沉积增多,图像上形成放射性"热点",其远端肺实质内放射性分布减少,呈弥漫性减低区或缺损区

(四) 慢性阻塞性肺部疾病的诊断

慢性阻塞性肺部疾病的病理生理改变主要表现为持续的呼气功能障碍。气道阻塞可以是功能性或器质性的。气道阻塞时,^{133}Xe 吸入相放射性充盈缓慢且分布不均;达到平衡相时,通气障碍区可见斑块样放射性稀疏、缺损;清除相表现为相应区域放射性清除缓慢。清除相的异常改变为慢性阻塞性肺部疾病最常见的变化,也是与肺栓塞进行鉴别的特异表现。肺通气显像时,吸入的气溶胶颗粒随吸入气体通过狭窄气道时受涡流形成的影响,气道狭窄处放射性沉积增多,图像上形成"热点",其远端肺实质内放射性分布减少,呈弥漫性减低区或缺损区(图 11-9)。

(五) 支气管阻塞

肿瘤、异物、黏液堵塞等使气道狭窄或阻塞时,通气显像可表现出不同程度的异常。与慢性阻塞性肺部疾病气道阻塞不同的是显像多呈肺叶(图 11-10)、肺段性放射性分布异常。^{133}Xe 吸入相放射性充盈缓慢且分布不均;平衡相通气障碍区可见斑块样放射性稀疏、缺损;清除相则表现为相应区域放射性清除缓慢。气溶胶随吸入气体通过狭窄气道时形成涡流,气道狭窄处放射性沉积增多图像上形成放射性"热点",其远端肺实质内放射性分布减少,呈弥漫性减低区或缺损区(图 11-11)。通气显像可判断狭窄或阻塞的部位及程度,当气道完全阻塞时,可仅表现为放射性缺损。

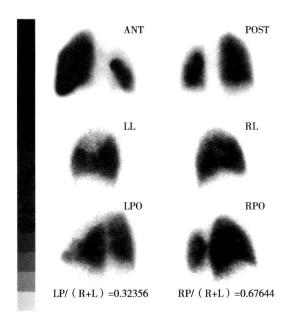

LP/（R+L）=0.32356　　RP/（R+L）=0.67644

图 11-10　左肺癌患者肺通气显像示左肺上叶核素分布缺损

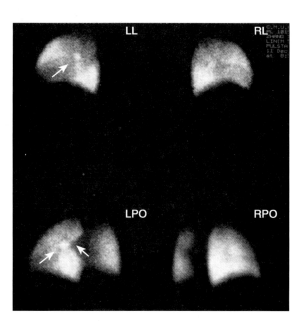

图 11-11　气溶胶随吸入气体通过狭窄气道时形成涡流，气道狭窄处放射性沉积增多，图像上形成放射性"热点"（箭头所指处），其远端肺实质内放射性分布减少，呈弥漫性减低区或缺损区

（六）评估治疗前后的局部通气功能

肺癌患者进行肺通气显像的主要目的是通过显像评估肺功能，预测术后残肺功能，以决定能否进行肿瘤手术。应用肺通气显像可以进行多体位平面及断层显像，对局部及分肺肺功能进行定量分析。肺癌患者进行放射治疗时如发生放射性肺炎、肺纤维化，肺通气障碍要较血供障碍更明显，行肺通气显像有利于早期发现继发改变。通气显像亦可为临床观察支气管哮喘痉挛部位、范围、治疗效果提供有价值的信息。

（七）间质性肺疾病肺上皮细胞通透性的评价

间质性肺疾病是以肺泡壁受损为主要病变的一组疾病。正常生理情况下，肺泡上皮和肺泡毛细血管内皮是肺内气体交换的主要结构，其中肺泡上皮是气体交换的限速环节。当间质性肺疾病肺泡上皮广泛受损时，肺泡上皮通透性将异常增高。研究表明间质性肺疾病患者双肺放射性清除（半廓清时间）均显著快于正常人，核素显像诊断活动性间质性肺疾病的敏感性为90%，特异性为60%，结合同期X线显像结果，诊断敏感性为100%，特异性为90%。因此，肺通气显像可对肺泡上皮通透性的受损情况进行整体和局部的定量评价，结合有关检查可为临床对间质性肺疾病的诊断、药物疗效观察、病情追踪提供简便无创、客观有效的有力手段。

（八）呼吸道黏膜纤毛清除功能的评价

正常情况下，下呼吸道黏膜的纤毛具有向气管、口腔方向清除分泌物及异物的功能。当气道发生炎症、肿瘤等使纤毛上皮细胞破坏时，黏膜纤毛清除功能降低。随空气进入呼吸道的放射性颗粒直径在 $3 \sim 10 \mu m$ 时，可通过上呼吸道沉积在下呼吸道。应用 ^{99m}Tc-HSA 或 ^{99m}Tc-DTPA 肺通气显像方法可定量分析黏膜纤毛清除功能，判断黏膜纤毛清除功能损伤的程度及药物治疗疗效。

（九）疑大动脉炎综合征等疾病累及肺血管者

大动脉炎综合征可先于其他大动脉或与其他大动脉同时累及肺动脉，除严重的病变外，X线检查往往难于诊断，此时行肺灌注显像有助于该病的诊断，肺灌注显像呈显像剂分布缺损改变。

（十）急性呼吸窘迫综合征、慢性阻塞性肺疾病患者肺血管受损程度与治疗效果

肺血管阻塞是急性呼吸窘迫综合征（acute respiratory distress syndrome，ARDS）患者X线血管造影和病理学检查的主要表现之一。X线血管造影仅能观察部分血管床，肺灌注显像可克服这一不足，采用多体位显像提供肺部血流改变的总体情况。典型肺灌注显像改变为主要分布于肺周边区和体位相对低垂区的多发、非节段性显像剂分布缺损区。COPD肺灌注显像也表现为多发非节段性显像剂分布缺损区，但缺损区主要分布于肺下野。由于肺灌注显像简便易行，可用于上述疾病的病情评估和疗效观察。

（十一）慢性阻塞性肺病肺减容术术前评价

肺减容术（lung volume reduction surgery）是COPD，如肺气肿改善肺功能的有效治疗手段。通过手术切除过度膨胀的组织可以减少换气死腔，改善通气/血流比。慢性阻塞性肺疾病灌注、通气显像示肺内局灶性显像剂核素分布稀疏缺损，部分病例表现为通气显像局部核素分布"浓聚"而灌注显像为稀疏缺损。显像能准确显示病变的部位、范围和病情程度；由于术后显像改善与FEV_1%改善一致，对比术前、术后的通气、血流灌注显像，可准确评价治疗效果。

（十二）心脏及肺内右向左分流患者的诊断和定量分析

当先天性心脏病出现右向左分流时，显像剂可进入体循环，主要分布于血供丰富的脑和肾等器官，进行全身显像有助于判断右向左分流的存在。通过定量分析，计算分流率，可评估分流程度。评估计算公式为：分流率=[（全身总计数−双肺计数）/全身总计数]×100%。

（十三）肺移植排斥反应的预测

单侧肺移植已成为晚期肺疾病的有效治疗手段，而慢性排斥反应是单侧肺移植术后重要并发症之一。术后早期预测慢性排斥反应的发生已成为临床亟待解决的问题。当进行单侧肺移植时，术后早期进行肺灌注显像，应用定量肺灌注闪烁扫描法获得分肺血流比（移植肺放射性计数/全肺放射性计数），又称相对灌注分数（relative perfusion），此灌注分数下降时（有研究显示低于53%时），提示出现慢性排斥反应的可能性较大，其敏感性和特异性分别为83%和88%。

第三节　下肢深静脉显像

一、显像原理及显像剂

在双下肢踝部阻断下肢浅静脉，在阻断部远端经足背静脉同时等速注入等量显像剂，同时开始采集图像，显示和记录显像剂经双下肢深静脉随血流回流的全程影像，以观察下肢深静脉血管的走行、侧支循环形成、血液回流速度、静脉瓣功能等变化。由于深静脉血栓（deep vein thrombosis，DVT）患者PTE发生率较高，通常选用^{99m}Tc-MAA显像剂，经一次注药可同时完成肺血流灌注显像。

二、操作方法

检查时嘱患者仰卧于检查床上，在双足背静脉建立静脉通路。取^{99m}Tc-MAA 148MBq/4ml，等分为二。于双踝上方结扎止血带阻断浅静脉后，自双足背静脉同时分别注入^{99m}Tc-MAA。开始采集图像，按20cm/分钟自足向头行双下肢连续扫描，显像视野一般终止于双肺下缘。阻断浅静脉时，止血带松紧要适度。使用^{99m}Tc-MAA时的注意事项同肺灌注显像。

三、影像分析

正常情况下，下肢深静脉在显像剂注入后由远端向近端迅速显影，每侧肢体表现为单根连续清晰的血管影像,两侧显像剂随血流回流速度基本同步。除注射点远端外,止血带上方无浅静脉或侧支血管显影。活动后,显影静脉内无因显像剂滞留而形成的"热点"(图 11-12)。

四、临床应用

(一)下肢深静脉血栓形成的诊断

行双下肢深静脉显像时可见患侧深静脉血流回流受阻。不完全阻塞时,影像可表现为阻塞远端显像剂滞留,血流回流较健侧减慢,影像较淡且不连续,可见不同程度的侧支循环形成(图 11-13)。完全阻塞时,深静脉影像在血栓近端中断,远端显像剂明显滞留,侧支循环形成明显(图 11-14)。根据国内外的尸检结果,对肺血栓栓塞症的误、漏诊率高达 70% ~ 80%。而肺血栓栓塞症患者的血栓 80% 来自下肢静脉系统。因此,核素下肢深静脉显像有助于肺血栓栓塞症患者的诊断和病因的判断,同时可指导患者采取有效措施进行预防。

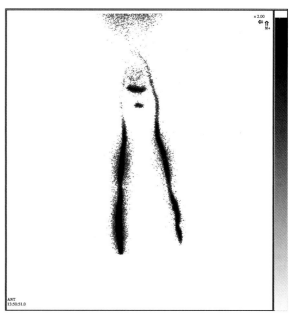

图 11-12　正常双下肢深静脉显像

(二)静脉瓣膜功能不全

影像上表现为肢体同时有深、浅两组静脉显影,形态改变不明显,伴小腿静脉丛显影剂明显充盈滞留。

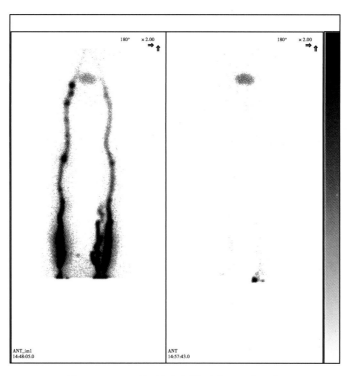

图 11-13　下肢深静脉血栓形成,不全阻塞

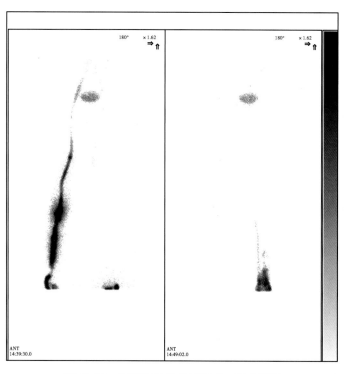

图 11-14　下肢深静脉血栓形成，完全阻塞

五、与相关影像学比较

数字减影血管造影（digital subtraction angiography，DSA）目前仍然是诊断 DVT 诊断的"金标准"。但它是一种有创性检查，费用较高，必须使用造影剂，需要专业操作技术，有发生过敏和栓塞的危险，且不能区分引起血管狭窄的原因是管内或管外因素，也不能与健侧比较。

彩色多普勒超声检查（color doppler ultrasound，CDU）是较好的无创性诊断方法，由于其成本低、效益高，尤其适用于一些高危患者。研究者认为，CDU 对近心端 DVT 的诊断精确率更高。但 CDU 在实际使用时，也存在不足，主要有以下几个方面：CDU 对远心端即小腿以下 DVT 的诊断敏感度较低；仪器的分辨率力也影响 DVT 的检查精度；CDU 检查手法在许多情况下是影响诊断结果准确性的关键因素。

多层螺旋 CT 血管成像（multi-slice spiral CT angiography，MSCTA）由于其时间分辨力与空间分辨力的提高，近年已被广泛应用于下肢静脉系统疾病的判别。有研究认为其显示近心端及远心端的敏感度和特异度均较高。

MRI 近年来已越来越多的应用于四肢血管病变的诊断，MRI 具有很高的软组织对比度，可以反映组织的特征和成分变化。因此，MRI 可以直接显示血栓，并能区分血栓的新鲜度。但是血栓形成后成分的变化会影响血栓的 MRI 信号。

第四节 典型病例分析

1. 病史摘要 患者,女,59 岁,以"呼吸困难 1 月余,加重 6 天"为主诉入院。查体:患者平卧位,呼吸平稳,胸廓对称,双侧呼吸运动一致,双肺叩诊呈清音,双肺呼吸音粗糙,左肺底可闻及干鸣音。实验室检查:血气分析:PO_2:60mmHg,PCO_2:80mmHg,D-二聚体:D-D 3.28μg/ml。急诊心脏超声提示肺动脉内径增宽,双下肢静脉超声提示左下肢深静脉血栓形成。肺部 CT 平扫未见异常。行肺通气/灌注显像明确患者是否为肺栓塞性。

2. 检查方法 患者上午行^{99m}Tc-DTPA 肺通气平面显像,下午行^{99m}Tc-MAA 行肺灌注平面显像及 SPECT/CT 断层显像。

3. 影像表现 肺通气平面显像提示:双肺下叶局部见显像剂分布不均匀增浓区,余部双肺内显像剂分布基本均匀,未见异常显像剂分布稀疏缺损区或增浓区。肺灌注平面及 SPECT 断层显像提示:右肺上叶前段局部、右肺中叶内侧段、右肺下叶背段、右肺下叶外侧底段局部、左肺上叶下舌段见显像剂分布稀疏缺损区,右肺中叶外侧段、右肺下叶后底段、左肺上叶前段见显像剂分不均匀增浓区(图 11-15、图 11-16)。

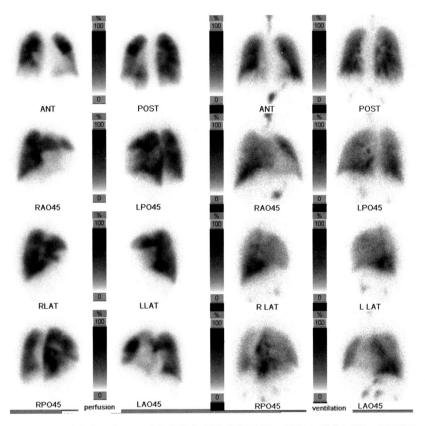

图 11-15 肺灌注显像示双肺多发显像剂分布稀疏区,肺通气显像正常,呈不匹配改变

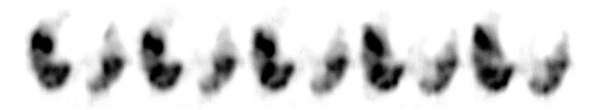

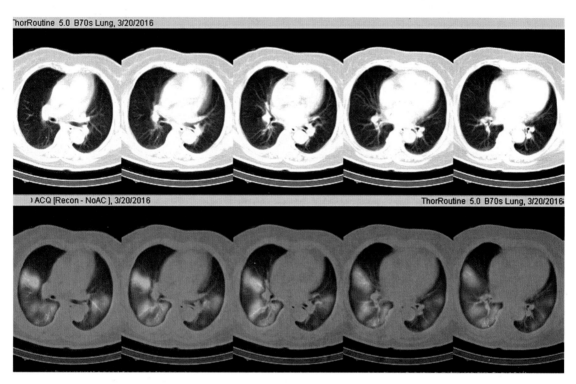

图 11-16　肺灌注 SPECT 断层显像示肺段显像剂分布稀疏区，CT 未见异常密度影

4. 鉴别诊断　慢性阻塞性肺疾病：肺灌注显像表现为双肺多发非肺段性放射性稀疏缺损改变，与肺通气显像呈匹配改变。

5. 临床诊断　双肺肺动脉栓塞；左下肢深静脉血栓。

6. 治疗计划　低分子肝素抗凝治疗。

7. 随访复查　3 个月后复查肺通气/灌注显像提示未见异常（图 11-17）。

8. 病例小结　本例患者为典型肺血栓栓塞症，有典型的临床表现，实验室检查 D-二聚体升高，心脏超声提示肺动脉增宽，双下肢超声提示左下肢深静脉血栓形成，以及肺灌注显像有典型多发肺段性显像剂分布稀疏缺损，与通气显像不匹配，均支持肺血栓栓塞诊断。肺通气/灌注显像作为无创检查较直观地显示了病变的范围，并为疗效评价提供了客观准确的证据。

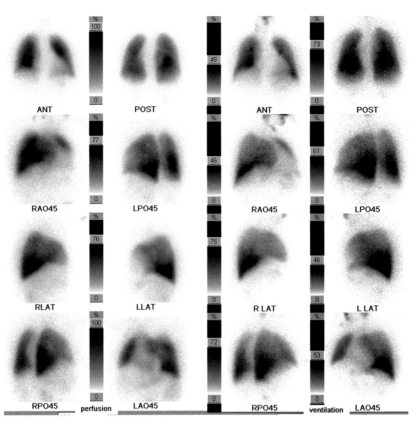

图 11-17　治疗后随访肺通气/灌注显像提示正常

本章小结

　　核医学呼吸系统显像通过应用放射性核素及其标记物进行肺灌注显像、肺通气显以及双下肢深静脉显像等无创安全、简便可靠的方法，可为肺部多种疾病的诊断、鉴别诊断、病因的判明提供有力依据，其中对肺血栓栓塞症的诊断、鉴别诊断及疗效评价是临床应用的主要方面。

（李亚明）

第十二章　消化系统显像

自 1951 年 Benedict Cassen 成功研制第一台闪烁扫描机以来,消化系统的放射性核素显像得到了广泛的应用。在消化道器官的功能检查、下消化道出血、肝胆以及肝外疾病引起的黄疸鉴别等的诊断与鉴别诊断方面,放射性核素显像具有不可替代的优势。而且,由于放射性核素标记的特异性显像剂的开发应用和放射性核素显像仪器 SPECT、PET 性能的不断提高,加之 PET/CT、SPECT/CT 和 PET/MRI 的开发应用,使放射性核素显像在消化系统良、恶性疾病的诊断与鉴别诊断以及在恶性肿瘤放化疗中的应用等方面,均具有与 X 线造影、CT、MRI、B 超等影像学方法和内窥镜技术相同甚至更高的临床价值。

第一节　肝胆显像

肝脏是人体代谢的枢纽,也是人体最大的实质性器官,平均约占人体体重的 2%,成年男性肝重 1230～1450g,女性 1100～1300g。正常肝脏接受两种血液供应,即门静脉(70%～80%)和肝动脉(20%～30%),均经肝门入肝。肝脏的结构和功能的基本单位是肝小叶,由肝细胞、血窦、小胆管和中央静脉组成。肝实质细胞由多角细胞和网状内皮(Kupffer's)细胞组成。多角细胞约占肝细胞成分的85%,负责执行肝脏的代谢功能;Kupffer's 细胞约占肝细胞成分的 15%,具有吞噬白细胞、细菌和胶体颗粒等异物的功能。

一、肝胶体显像

(一)显像原理

肝脏的实质细胞包含多角细胞和 Kupffer's 细胞。Kupffer's 细胞属于单核-巨噬细胞系统,能清除异物颗粒。当静脉引入 30～1000nm 大小的放射性胶体颗粒,一次性流经肝脏时,90% 的颗粒由网状内皮细胞吞噬固定,其余则被脾脏、骨髓、肺等摄取。由于肝脏网状内皮细胞与肝多角细胞是平行存在的,因此网状内皮细胞显像就代表肝实质显像,当肝脏发生弥漫性或局限性病变后,病变部分网状内皮细胞的吞噬功能丧失或减低,用显像方法可显示病变区呈显像剂分布减低或缺损区,该类显像方法系"阴性显像"。

(二)显像方法

1. 显像剂　^{99m}Tc-植酸钠(phytate,PHY)。值得注意的是 PHY 本身不是胶体颗粒,它须入血后与血中 Ca^{2+} 螯合而形成不溶性的植酸钙胶体(Φ300nm),然后才会被 Kupffer's 细胞所吞噬。

2. 方法

(1)静态平面显像:静脉注射^{99m}Tc-PHY 185～370MBq 15 分钟后进行肝脏前、后、右侧位显像,必要时加做左/右前、后斜位或左侧位。

(2)断层显像:可于静态平面显像后继续进行。患者取仰卧体位,将探头视野对准肝区,探头绕体表 360°旋转行断层显像,最后由计算机重建三维图像。

(三)图像分析

1. 正常图像

(1)静态图像:①前位:显像剂分布均匀,但由于肝脏实质各部位组织多少不一,可见肝右叶显像剂聚集高于左叶,中心高于周边;左右叶间可见由于镰状韧带存在而致的显像剂减低带,左叶上方可见心脏压迹,右叶顶部穹隆样突出(边缘光滑),肝门区及胆囊窝区向内凹陷,分布稍低;右叶下极有时可见正常变异的 Riedel's lobule;②后位:右叶显像剂分布均匀,右叶下缘为肾脏压迹,左叶常为脊柱挡住而不显影;③右侧位:呈逗点状或卵圆形,显像剂分布均匀,其前份有时可见脾脏和右叶重叠影像。在肝脏静态显像时,可见脾脏清晰显像,而脊柱不显影。

（2）断层图像：①横断面：从上到下依次为，1～3 层面呈椭圆形，中间 4～12 层面似三角，先后显示 4 个凹陷性显像剂分布稀疏区，依次为镰状韧带，肝右、中静脉及门静脉分支，胆囊和肾脏压迹，其后 13～16 层面似椭圆形；②冠状面：从前至后分为 16 个层面，1～3 个层面近似于平面像，4～16 层面依次可见胆囊，肝中静脉和门静脉及其分支，肝右静脉所致的显像剂分布缺损区；③矢状面：起始的 8 个层面似椭圆形，中间 8 个层面显示 3 个缺损区，分别为右叶后下方的肾脏压迹，左叶后方条索状的腔静脉及前下方肝门。在断层显像分析时，由于层面厚度不同，其形态和帧数也会略有差异（图 12-1）。

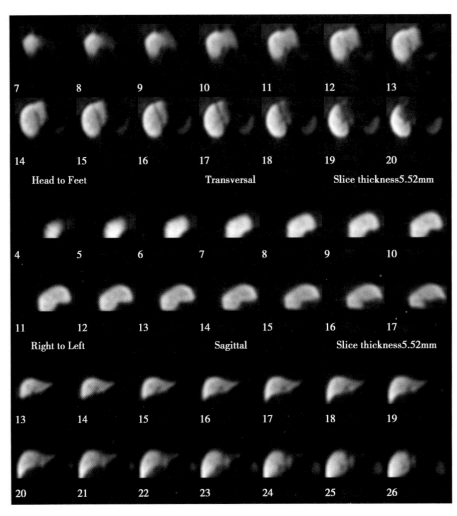

图 12-1　正常肝胶体断层显像

2. 异常图像

异常图像主要分为位置、大小、形态以及显像剂分布的异常。

（1）位置异常：肝下垂、肝位上移、左位肝（常同时存在其他脏器的左右反位）。

（2）大小异常：常见的肝脏大小异常有：①弥漫性肿大：见于急慢性肝炎、脂肪肝、血吸虫病等；②局部肿大：肝实质出现局部性病变（肝脓肿、肝囊肿、肝癌、肝转移癌等），常表现为肝脏局部肿大，且同时伴有肝脏形态的改变；③肝缩小：如晚期肝硬化时，可出现肝右叶的明显缩小，甚至可出现全肝弥漫性缩小的改变。

（3）形态异常：①发育异常：三叶肝、象鼻肝、帽形肝、水平带肝；②肝内局限性占位性病变所致：形态不完整或失常；③中晚期肝硬化的典型形态改变：肝右叶萎缩，左叶相对增大，同时伴脾脏肿大和功能亢进(脾影较肝影浓),构成蝙蝠型(或蝴蝶型)影像(图 12-2),同时伴骨髓显影等改变;④肝邻近器官挤压:肝内胆囊、肾脏肿大或肿瘤、胃压迫等均可引起肝脏形态的异常。

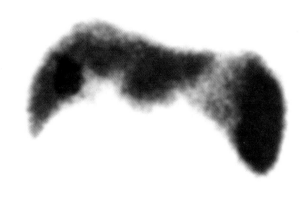

图 12-2 肝硬化胶体显像

(4) 显像剂分布的异常:①局限性的显像剂分布稀疏区:绝大多数由肝内占位性病变所致,如肝良恶性肿瘤、肝脓肿、囊肿、肝结石、肝硬化结节等;②肝内弥漫性显像剂分布稀疏:常见于肝内的弥漫性疾病,如肝癌、肝转移癌、肝硬化、脂肪肝、淀粉样变性肝等;③肝内局限性热区:上下腔静脉梗阻、肝内错构瘤等;④肝外显像剂分布异常增多:肝功能受损时,肝外显像剂分布异常增多,表现为脾、骨髓和肺显像剂分布异常增多,肝硬化或脾功亢进时,脾脏影像异常清晰。值得注意的是肝胶体显像的异常改变无特异性,须结合临床,并作进一步的鉴别检查。

(四) 临床应用

1. 肝内占位性病变的诊断和定位 肝血管瘤在胶体影像中呈显像剂分布缺损区,其定位、定性诊断常需与肝血池显像联合应用。肝囊肿、肝脓肿、原发性肝癌或转移癌等肝内占位性病变,胶体显像常表现为显像剂分布缺损区(图 12-3,图 12-4)。肝腺瘤、肝错构瘤、上腔静脉阻塞综合征和肝静脉栓塞(Buda-Chiari's 综合征)等良性病变可呈显像剂分布"热区"。

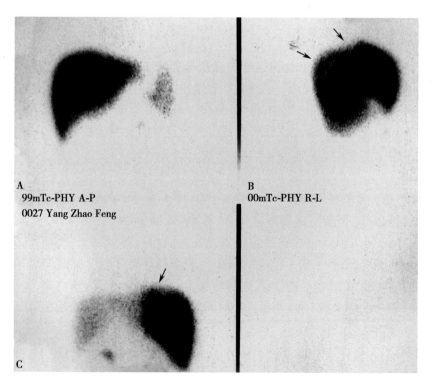

图 12-3 肝胶体平面显像

A. 前位,肝内占位性病变显示不清;B. 右侧位,显示肝内两处占位性病变;C. 后位,肝后上缘显示占位性病变

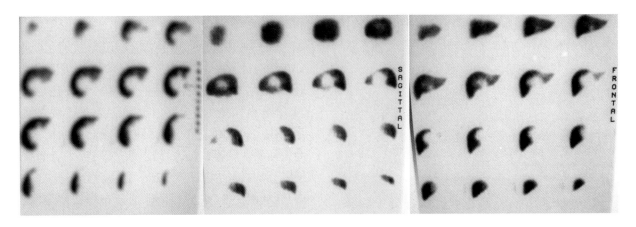

图 12-4　肝胶体显像断层像示肝内占位性病变（血管瘤）

2. 上腹部肿块的鉴别　为了解上腹部肿块与肝脏的关系,肝显像有一定帮助。如肝脏影正常,且肿块不显影,可考虑为肝外肿块。若肿块显影,并与肝脏影相连,提示为肝脏的肿块。

3. 肝脏位置和形态的判断　胶体显像发现肝脏形态改变,位置下移可能与胸腔积液、膈下脓肿或肺气肿等病变有关。肝脏位置上移,可能是膈疝、腹水及右肺术后或发育不良等原因所致。肝胶体显像与肺灌注/通气显像配合,也能判断肺显像异常是否与肝脏上移或右胸腔积液有关。

二、肝动态血流及血池显像

（一）显像原理

不同性质的肝脏病变的血供来源、血流速度和血管丰富程度是不同的。正常肝脏有肝动脉和门静脉两套供血系统,血供丰富,可将其视为一个血池。若用放射性核素标记血液的某些成分或注射能滞留于血液中的放射性核素标记的化合物,则可行体外显像。肝内显像剂的聚集程度反映的是肝内血供情况（有无或丰富与否）,由此可对肝内占位性病变做出一定程度的鉴别诊断,可提高对肝内占位性病变检测的特异性。

（二）显像方法

患者无需特殊准备。常用显像剂有^{99m}Tc-RBC、^{99m}Tc-HSA 等。平面显像:检查时患者仰卧于检查床上,探头视野应包括肝、脾、心脏等。由肘静脉床旁"弹丸"式静脉注射^{99m}Tc-RBC 或^{99m}Tc-HSA740MBq/0.1ml,同时启动计算机,以 1 帧/3 秒的速度连拍 20 帧（血流相）;并分别于注射后 5 分钟、10 分钟、15分钟、20 分钟、30 分钟、60 分钟各采集 1 帧（血池相）。若怀疑肝血管瘤可加做 90、120 分钟的影像,以便发现肝血管瘤的"缓慢灌注"征象。断层显像:体位同上,矩阵64×64 或128×128,步进式采集,探头沿肝脏体表旋转360°,每3°～6°采集 1 帧,每帧采集时间20～30 秒,然后经计算机重建肝血池横断、矢状、冠状面影像。

（三）图像分析

1. 正常图像

（1）肝血流相:3～12 秒为动脉相,心、肺、腹主动脉、双肾及脾脏相继显影,肝区无或仅有少许显像剂分布;

（2）静脉相:12～30 秒进入肝静脉相,肝区才开始出现显像剂分布（图 12-5）。

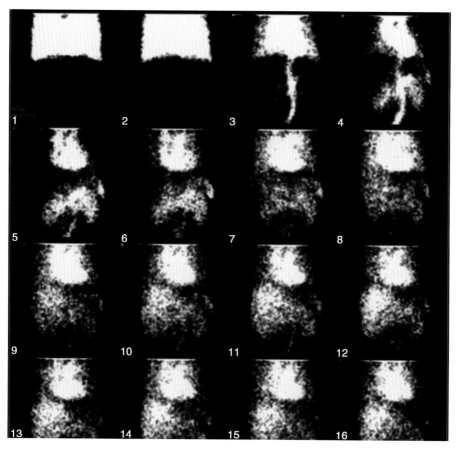

图 12-5　正常肝血流灌注显像

（3）肝血池显像：①平面像：注射后 15 分钟处于平衡后血池相，反映病变区域血容量，其正常影像近似于肝脏胶体平面影像，同时可见心、肺、大血管、双肾及脾脏影像。根据此时病灶区放射性活度高于、等于或低于正常肝组织的表现，或采用病变区与周围正常组织的放射性活度比较的方法（T/N 比值），来推断病灶区血管丰富的程度；②断层像：横断面自上到下初始为清晰的心影，之后为较淡的肝影和较浓的下腔静脉、腹主动脉、脾影及门静脉影。肝门呈放射性缺损区。冠状面从前至后依次为心影、肝影、门静脉影、腔静脉和腹主动脉影及脾影，肝影和脾影下缘可见双肾显影。矢状面自右向左为肝右叶、右肾区和腔静脉、腹主动脉影，之后出现脾脏和左肾影（图 12-6）。

2. 异常图像

（1）肝血流显像：动脉相时病变区有显像剂聚集，肝动脉化征象，提示原发性肝癌（图 12-7）。

（2）肝血池显像：根据显像剂分布，可将其分为：

1）不充填：即病灶区放射性活度低于正常肝组织。肝胶体显像所示占位性病变（显像剂分布稀疏区）仍表现为显像剂分布稀疏或缺损，表明该病变缺乏血供，提示肝囊肿、肝脓肿等良性占位性病变可能性大，符合率达 90% 以上，如结合动态显像的放射性分布的稀疏区，则诊断的符合率更高。

2）充填：即病灶区放射性活度等于或相似于正常肝组织。肝胶体显像所示占位性病变部位，有不同程度的显像剂充填，其显像剂分布接近于正常肝组织，表明该病变血供丰富，则可排除脓肿、囊肿等，多提示原发性肝癌，但不能仅以此诊断肝癌。

3）过度充填：即病灶区放射性活度高于正常肝组织。胶体显像所示的稀疏缺损区，有大量显像剂填充，其水平高于周围正常组织，提示病灶区域血供丰富，多提示肝海绵状血管瘤（图 12-8）。

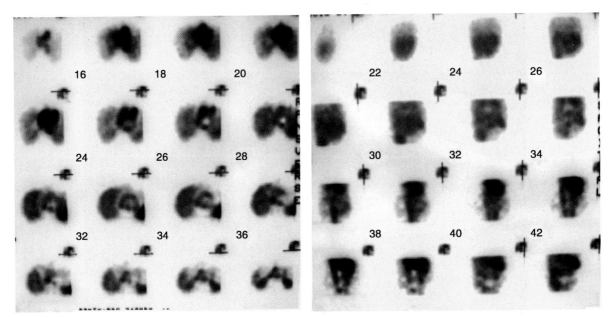

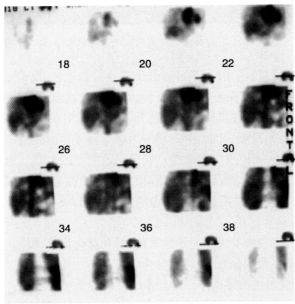

图 12-6　正常肝血池断层像

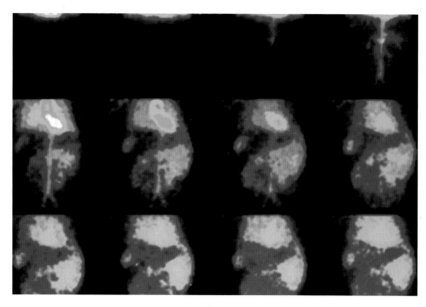

图 12-7　肝动脉灌注显像

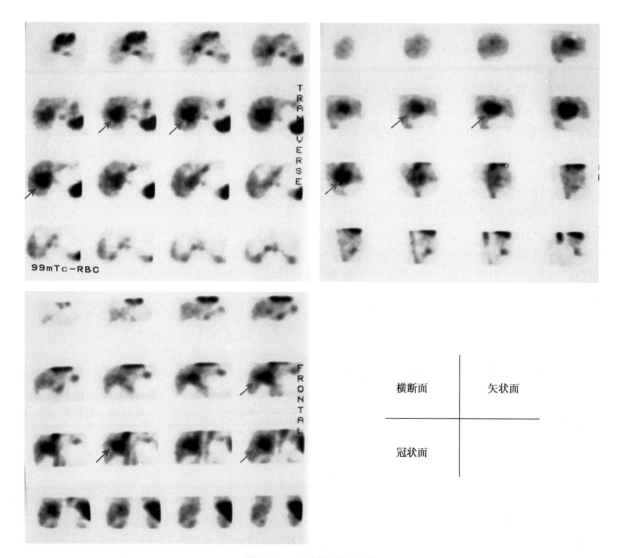

图 12-8　肝血管瘤断层像

肝内占位性病变的鉴别通常应结合肝血流血池显像进行综合分析。见表 12-1。

表 12-1 肝脏疾病的肝胆显像表现

肝内病变	肝胶体显像	肝动态血流及血池显像		
		动脉相	静脉相	血池相
肝囊肿	稀缺/缺损区	无	不充填	不充填
肝脓肿	稀缺/缺损区	无	不充填	不充填
肝腺瘤	稀缺/缺损区	无	充填	充填
肝血管瘤	稀缺/缺损区	有/无	充填	过度充填/缓慢灌注
肝癌	稀缺/缺损区	有/无	充填	充填
肝转移癌	稀缺/缺损区	有/无	不充填	不充填

三、肝胆动态显像

（一）显像原理

肝的多角细胞能摄取亚氨基二醋酸类(IDA)显像剂,并均匀地分布于肝脏,经短暂的停留后排入微胆管,并随胆汁经胆道系统排入肠道。在此过程中,显像剂在胆汁中高度浓聚,并且到达肠腔后不被肠道黏膜所吸收,故可用显像仪器在体外动态观察其在肝、胆囊、胆道及肠腔内的分布情况,达到了解肝胆系统的功能和通畅情况的目的。

（二）显像剂

肝胆显像剂主要以^{99m}Tc 标记的化合物为主,可分为两大类:

1. 亚氨二乙酸（iminodiacetic acid，IDA）类衍生物 该类显像剂中以^{99m}Tc 标记的二乙基乙酰苯胺亚氨二乙酸(^{99m}Tc-EHIDA)、二甲基乙酰苯胺亚氨二乙酸(^{99m}Tc-HIDA)和二异丙基乙酰苯胺亚氨二乙酸(^{99m}Tc-DISIDA)较为常用;IDA 类药物具有亲水和亲脂基团,在体内外均稳定,在血中有效半衰期为 4.6±1 分钟,引入后 10~20 分钟由肾脏排泄 15%,30 分钟时肾影基本消失;值得注意的是胆系显像剂受血中胆红素的影响,血中胆红素高时,胆囊不显影。

2. 吡哆醛-氨基酸（pyridoxylidene amino acid，PAA）类衍生物 这类显像剂中以^{99m}Tc 标记的吡哆-5-甲基色氨酸(pyridoxyl-5-methyltryptophan,PMT)最为常用。^{99m}Tc 标记的 PMT 和 EHIDA 肝胆显像剂还能被分化较高的肝癌细胞和肝腺瘤细胞所摄取和分泌。由于这类肿瘤组织中无胆管系统,不能将显像剂排出而滞留于肿瘤组织。因此,临床上可用此类显像剂进行肝细胞癌和肝腺瘤的诊断。

（三）显像方法

1. 患者检查前禁食 4~12 小时(进食可刺激胆囊内胆汁排空使胆囊显影不佳或不显影);儿童可在检查前 15~30 分钟使用镇静剂,如苯巴比妥钠,每次 2~3mg/kg,以确保显像时体位不变。

2. 患者受检前避免使用影响显像质量的药物,如吗啡类和收缩胆囊类制剂等。

3. 患者取仰卧位,静脉注射^{99m}Tc 标记的显像剂 185~555MBq(5~15mCi),儿童按 74MBq/kg(0.2mCi/kg),分别于注射后 0 分钟、5 分钟、10 分钟、15 分钟、20 分钟、30 分钟、40 分钟各拍一帧,最后加拍一帧右侧位,以确定胆囊位置。如 1 小时后肠道仍不显影,可以延迟 2~3 小时或 4~6 小时显像,必要时延迟至 24 小时显像。

4. 为了明确诊断,肝胆动态显像时需要进行药物或物理等方法介入试验,使胆道系统的功能发生改变,并通过一系列影像变化来鉴别该系统的疾病。

（1）脂肪餐或缩胆囊素试验(fatty meal test or cholecystokinin test):当胆囊显影稳定后,可口服脂肪类食物或缓慢静脉注射缩胆囊素 200mg/kg,结束后立即以 2 分钟/帧的显像方式连续采集 15 帧。15 分钟时胆囊收缩达到高峰,若 30 分钟后胆囊仍不收缩可停止采集。采集结束后可以测定胆囊的排胆分数(gallbladder ejection fraction,GBEF),了解胆囊的收缩功能。方法是用感兴趣区(ROI)分别勾画出试验前(收缩前)胆囊区的计数和试验后(收缩后)30 分钟胆囊区的计数,然后按公式求出 GBEF 值,当 GBEF <35% 时,可以提示胆囊收缩功能异常。即:

$$GBEF = \frac{收缩前计数 - 收缩后计数}{收缩前计数} \times 100\%$$

(2) 吗啡试验(morphine test):如果肝胆动态显像 40 ~ 60 分钟胆囊不显影,可静脉注射吗啡 0.04mg/kg,然后继续显像 30 分钟,观察胆囊显影情况。当胆管通畅时,注射吗啡后 20 ~ 30 分钟胆囊可以显影。本试验是利用吗啡刺激 Oddi 括约肌收缩的功能,使胆总管压力升高,延迟显像剂从胆囊中排出,促使胆囊显影。该法常用于急性胆囊炎的诊断。

(3) 苯巴比妥试验(Phenobarbital test):方法是每次口服苯巴比妥 2.5mg/kg,每天 2 次,连续 5 天,然后再次肝胆动态显像。苯巴比妥能提高胆红素及肝胆显像剂通过胆管排泄的速度,胆道通畅时可使之排泄加快。临床上常用此法鉴别先天性胆道闭锁和新生儿肝炎引起的黄疸。

(四) 图像分析

1. 正常图像　显像顺序大致分为四期。

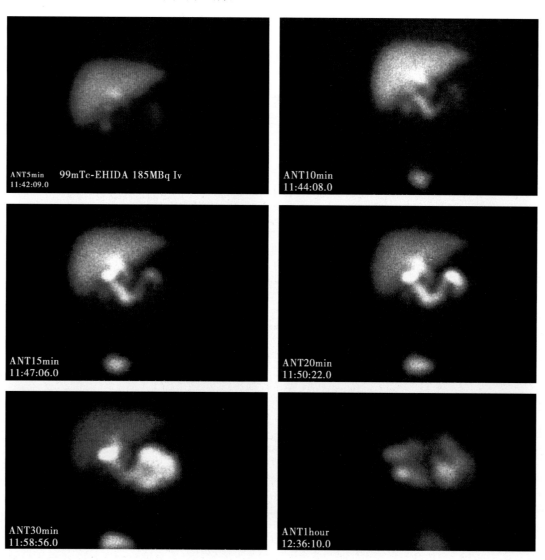

图 12-9　正常肝胆动态显像

（1）肝实质显像期:5~10分钟,可见肝实质影像,与肝胶体影像一致,但脾脏不显影,有利于肝左叶界限及肝脏大小的判断。此期肝管可显影,但胆囊不显影。

（2）肝胆显影期:10~15分钟,肝内胆管、肝总管、胆总管、胆囊开始显影,此期可见肾影。

（3）胆囊明显显像,肠道开始显像期:15~30分钟,肝内显像剂分布减少,胆囊、胆总管显影清晰,近端肠道开始显影。

（4）肠道显像期:30~60分钟,肝影减淡或消退不清,胆囊影缩小或消失,肠道可见大量显像剂聚集(图12-9)。

2. 异常图像　肝胆动态显像的异常图像有以下几种表现:

（1）肝影增大,肝实质显影较淡或模糊不清,多见于肝细胞受损或重度黄疸的患者。

（2）肝脏持续显影,甚至24小时后仍清晰可见,多见于肝细胞受损或胆系的完全阻塞性病变。

（3）心脏和肾脏持续显影,多见于肝功能受损或肝外胆系完全性梗阻。

（4）胆囊不显影,多见于胆系发育异常或急性胆囊炎等病症。

（5）肠道显影延缓或不显影,多见于胆系阻塞性疾病。有时肝功能受损严重,肠道显影较淡且延缓。

（五）临床应用与评价

1. 急性胆囊炎　肝实质、胆系显影过程、形态时间顺序均正常,仅表现为胆囊始终不显影。在急腹症情况下,延迟显像1小时以上胆囊也始终不显影。但慢性胆囊炎、禁食时间过短或过长,以及慢性肝细胞性病变等原因也可导致胆囊不显影,分析时应注意鉴别,超声是最简便的鉴别方法。必要时应延迟至4小时以上显像或进一步加做吗啡介入试验使胆囊显影,如果胆囊仍持续不显影,95%以上的患者可以确诊(图12-10)。

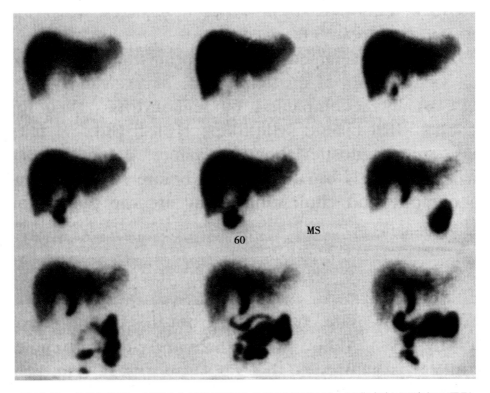

图12-10　急性胆囊炎,肝胆动态显像持续60分钟胆囊不显影,吗啡试验后胆囊仍不显影

2. 慢性胆囊炎和胆系感染 此类患者肝胆显像常常是正常的,少数患者显像异常,且多表现为胆囊显影延迟、体积增大,可进一步测定 GBEF 确定胆囊的收缩功能。此外,约有 10% ~ 15% 的慢性胆囊炎患者胆囊不显影,在显像诊断时应该注意鉴别,通过超声和其他方法可以证实(图 12-11)。

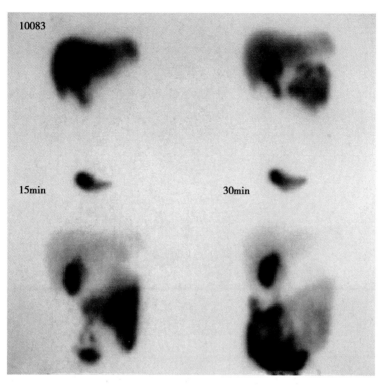

图 12-11 慢性胆囊炎,胆囊增大,脂餐后仍未见收缩

3. 黄疸的鉴别

(1)肝细胞性黄疸:由于肝细胞受损,摄取显像剂功能障碍,血液中清除缓慢。可见心影持续存在,肾影清晰,肝脏及胆系显影极差,肠道可出现显像剂分布(图 12-12)。此种情况 B 超、CT 仅能观察到肝实质、胆囊和胆管有无扩张的变化,对该类黄疸的诊断和鉴别意义不大。

(2)外科性黄疸:①肝外不完全性梗阻性黄疸:肝脏显影正常,心、肾不显影,肠道延缓显影是此类黄疸的主要特点之一(图 12-13)。B 超和 CT 影像对此类黄疸的诊断也有一定帮助,尤其 B 超对胆系结石所致黄疸的诊断优于 CT 检查;②肝外完全性梗阻性黄疸:肝脏影清晰,心、肾持续显影,24 小时肠道不显影为其主要特点,该特点是与肝细胞性黄疸鉴别的重要特征(图 12-14)。B 超和 CT 除了显示扩张的胆管外,还能够发现导致阻塞性黄疸的器质性病变。

4. 新生儿胆道疾病的诊断 胆道闭锁和胆总管囊肿是新生儿常见的先天性胆道疾病。胆道闭锁的影像特点与肝外完全性阻塞性黄疸相一致,苯巴比妥介入试验后仍无肠道影像。先天性胆总管囊肿可有以下显像特征:①早期显像,囊肿部位常呈圆形或椭圆形显像剂分布缺损区;②延迟显像,上述缺损区有显像剂逐渐填充(呈显像剂浓集区);③显像剂浓集区的长轴向下,多数与胆总管走向基本一致;④胆总管囊肿可持续显影至 3 ~ 6 小时,甚至 24 小时(图 12-15),脂肪餐后仍然存在。B 超、CT 对该病的诊断有一定的帮助,可与肝胆动态显像优势互补。

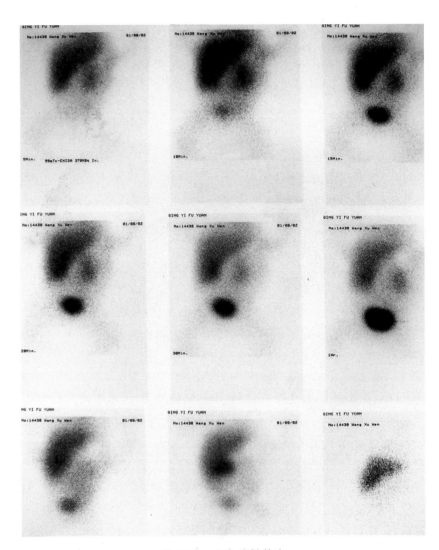

图 12-12　肝细胞性黄疸

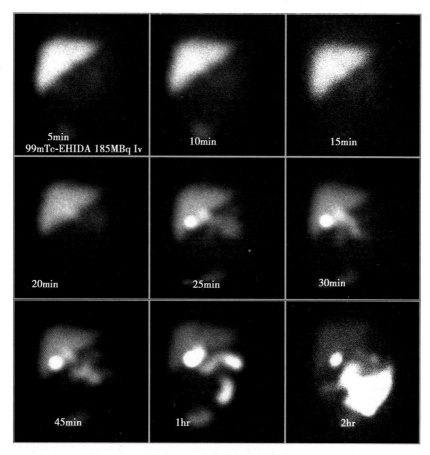

图 12-13 不完全阻塞性黄疸

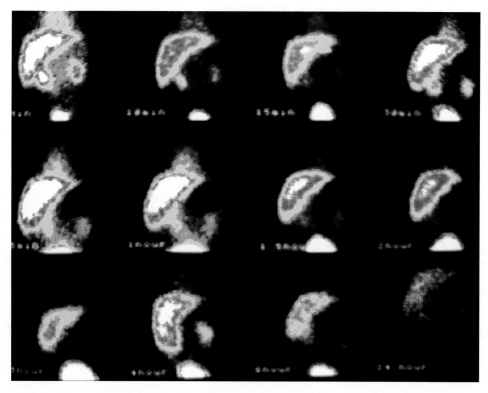

图 12-14 完全阻塞性黄疸

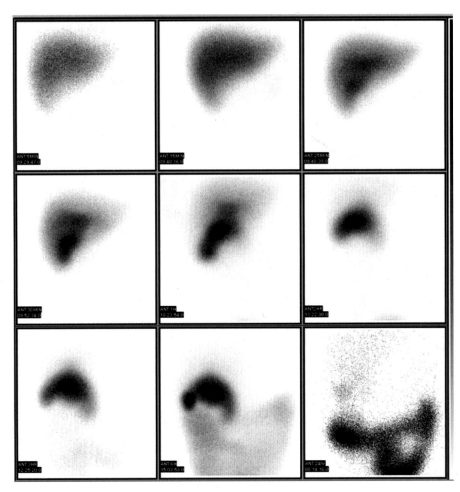

图 12-15　先天性胆总管囊肿

5. 胆道术后的观察　胆道术后肝胆动态显像能够观察术后吻合口是否存在狭窄,了解胆道通畅情况。若术后胆道阻塞或吻合口狭窄,肝胆显像可呈肝外完全或不完全梗阻表现。肝脏外伤或胆总管囊肿破裂及胆道术后可出现胆汁漏,如有胆汁漏存在,肠道外可见片状异常显像剂浓聚影(图 12-16)。

6. 肝移植术后的监测　近年来,随着肝移植技术水平的不断提高,肝移植的患者逐渐增多。肝移植后出现并发症,仅依靠 B 超、CT 检查远达不到临床的要求。肝胆动态显像有助于了解肝移植术后的情况,如:①肝功能的恢复情况;②有无胆汁漏存在;③及时发现胆系梗阻;④观察和判断肝脏有无排异反应等。

7. 肝细胞癌的定性及其转移灶的定位　某些肝细胞癌有类似肝细胞的功能。基于这一特点,可用 ^{99m}Tc 标记的 PMT 和 EHIDA 肝胆显像定性诊断原发性肝癌及其转移灶。其表现为早期显像病变部位呈显像剂分布缺损区,延迟显像 1～3 小时后原缺损区内有显像剂填充。但是需要与之鉴别的是一些肝脏良性肿瘤,如肝脏腺瘤、增生性结节等病变,也有可能摄取肝胆显像剂,产生假阳性结果。这些肝脏良性病变与肝细胞癌显像的区别在于良性病变早期显像时就有显像剂的填充,而肝细胞癌则无。研究发现,一些肝细胞癌的骨转移灶也能摄取肝胆显像剂,必要时可用此法对骨转移灶进行定位、定性诊断(图 12-17)。

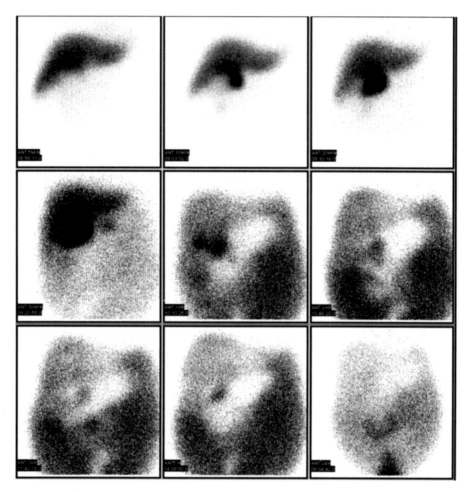

图 12-16 胆总管囊肿破裂后形成胆汁漏

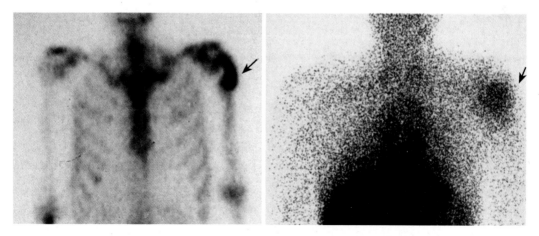

图 12-17 肝细胞癌转移灶定位

第二节 消化道出血显像

一、胃肠道出血显像

（一）显像原理及显像剂

胃肠道出血显像（gastrointestinal tract bleeding imaging）是应用不能自由透过血管壁的^{99m}Tc标记显像剂，静脉注射后仅能使大血管和血供丰富、血容量大的脏器显影，如肝、脾等，最终从血池中消失；而肠壁血供不如前者丰富，一般不显影。当胃肠壁血管破损、发生活动性出血时，^{99m}Tc标记的显像剂可随血液不断溢出血管外进入胃肠道，出现位移性异常显像剂聚集灶，此时用放射性核素显像仪器可以观察出血的位置和范围。

常用的胃肠道出血显像剂有2类。

1. ^{99m}Tc-RBC 静脉注射后能较长时间在血管内随血循环流动，适宜于慢性、间歇性胃肠道出血，显示出血部位的敏感性达93%，特异性95%，准确性94%；但若是采用体内标记红细胞法，常导致游离^{99m}TcO$_4^-$在胃中聚集、经肠道排泄，可出现较多的假阳性，需注意鉴别。

2. ^{99m}Tc-SC 或^{99m}Tc-PHY 注入静脉后能被肝、脾等网状内皮细胞所摄取，并不断被清除，在血循环中存留时间较短，多用于急性持续性出血。与前者相比，胶体类显像剂的优点为腹部放射性本底较低，有利于出血灶的观察，必要时1小时后还可以重复使用，缺点是肝脾放射性较高，容易掩饰其邻近肠道的出血部位而导致漏诊、误诊。

（二）显像方法

检查前30分钟，患者口服过氯酸钾200mg，减少正常胃黏膜对^{99m}TcO$_4^-$的摄取和分泌。然后患者仰卧位于探头下，视野包括整个腹部。静脉注射^{99m}Tc-SC（^{99m}Tc-PHY）370～555MBq（10～15mCi）或^{99m}Tc-RBC 370～740MBq（10～20mCi）后，立即启动显像仪器以2～3秒/帧速度，连续采集20～30帧动态像，之后再间隔10～15分钟采集一帧腹部影像，连续采集至60分钟。如果仍为阴性，应继续延迟2小时、4小时、6小时或24小时显像。

（三）影像分析

1. 正常影像 ^{99m}Tc-RBC早期影像，肝、脾、肾、腹大血管显示最清晰，延迟影像可见膀胱显影。胃肠道显影不清。

^{99m}Tc-SC（^{99m}Tc-PHY）影像，除肝、脾显影清晰外，脊柱和骨盆还可能轻度显影。胃肠道不显影。

2. 异常影像 胃肠道活动性出血量大、速度快时，腹部出血部位可呈片状或团块状异常显像剂聚集灶。因肠蠕动异常显像剂聚集灶的部位可产生位移，有时可呈条索状影或出现肠道影（图12-18）。出血速度缓慢、出血量较少时，延迟显像可见异常片状显像剂聚集灶。

（四）临床应用

胃肠道出血显像是一种无创伤、无痛苦又灵敏的检查方法。文献报告^{99m}Tc-SC（^{99m}Tc-PHY）显像诊断胃肠道出血的灵敏性达到85%～96%，甚至能发现<0.1ml/分钟的微量肠道出血，而腹部血管造影很难发现这类肠道出血。内镜检查可直接观察胃及十二指肠或结肠、直肠的出血，但对小肠的出血也不易发现。因此，胃肠道出血显像对小肠的急、慢性出血的探测显得更为重要。

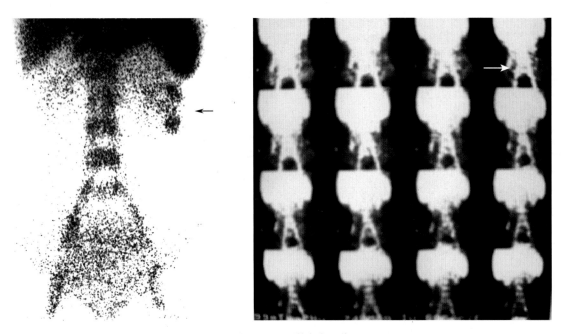

图 12-18 胃肠道出血显像

左上腹出血灶,术后证实结肠类癌;右腹部出血灶,术后证实为结肠溃疡所致出血

二、异位胃黏膜显像

(一)原理及显像剂

正常胃黏膜和异位胃黏膜(ectopic gastric mucosa)都可摄取和分泌游离$^{99m}TcO_4^-$。梅克尔憩室(Meckel's diverticulum)的并发症通常有胃肠道出血,57%的有症状患者存在异位胃黏膜,常发生在2岁前,也可以出现在任何年龄。静脉注射$^{99m}TcO_4^-$ 185~370MBq(5~10mCi)(儿童7.4~11.1MBq/kg)后,异位胃黏膜可显示异常显像剂聚集灶。因此,用核素显像技术能达到定位、定性的诊断目的。

(二)检查方法

1. 患者准备 患者检查前空腹4小时以上,并在3~4天前避免X线钡剂造影和禁用影响胃黏膜摄取、分泌的药物,如过氯酸钾、水合氯醛、阿托品等。

2. 采集方法 患者仰卧于探头下,视野应包括耻骨联合以上的腹部。静脉注射$^{99m}TcO_4^-$后,立即以2~3秒/帧速度,连续采集20~30帧动态血流图像,之后以5分钟/帧的速度,连续采集30分钟,然后每间隔10分钟采集1帧影像,连续60分钟。当显像阴性时,适当延长显像时间,直至胃内$^{99m}TcO_4^-$排入小肠为止。

(三)影像分析

1. 正常影像 胃和膀胱正常显影,同时肾脏可轻度显影。延迟显像时十二指肠、小肠可以显影。

2. 异常影像 梅克尔憩室多在脐周围/右下腹显示位置固定的局限性异常显像剂浓集区(图12-19),也可以出现在腹部的任何部位;异位胃黏膜的显像剂聚集应和正常胃黏膜的显像剂同时出现。应注意从胃排入小肠的放射性,以及肾脏、输尿管或膀胱放射性的影响,避免误认为阳性病灶。若需准确定位,可在最早出现局限性异常显像剂浓集区时段进行SPECT/CT融合显像。

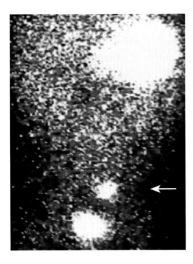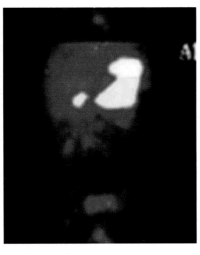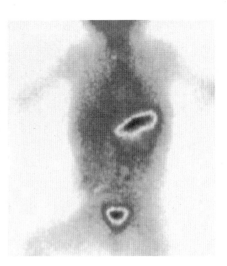

图 12-19　梅克尔憩室

（四）临床应用

梅克尔憩室是儿童消化道出血的常见原因,好发于小肠的回肠部位。$^{99m}TcO_4^-$显像对该病诊断有较高的灵敏性(最高报道 85%)和准确性(最高报道 90%),又具有无创、无痛苦,辐射剂量低,方法简便之优点。通常的钡剂造影和内镜对该病诊断意义不大。$^{99m}TcO_4^-$显像的不足之处,有时可出现假阴性和假阳性,如憩室内炎症、水肿、坏死或异位胃黏膜数量较少等原因常出现假阴性。小肠的梗阻、肠套叠(图12-20)、动静脉畸形、溃疡、炎性病变、肠道肿瘤等因素均易产生假阳性结果。

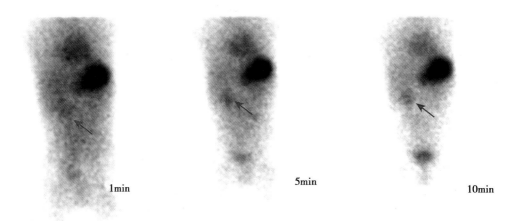

1min　　　　　　5min　　　　　　10min

图 12-20　肠套叠异位胃黏膜动态显像

女性,1 岁,肠套叠。异位胃黏膜动态显像示右侧上腹部局灶性异常显像剂聚集灶,与胃显像同步,随时间改变位置固定不变(如箭头所示)。腹部彩超提示肠套叠伴肠系膜淋巴结增大,行空气复位成功

第三节　唾液腺显像

一、原理及显像剂

唾液腺(包括腮腺、颌下腺和舌下腺)具有摄取和分泌$^{99m}TcO_4^-$的功能。静脉注射$^{99m}TcO_4^-$后随血流

到达唾液腺,被叶间导管上皮细胞摄取,并暂时浓集于腺体内,之后经导管逐渐分泌排泄到口腔。因此,通过唾液腺显像(salivary gland imaging)可以观察唾液腺的位置、形态、大小和唾液腺的功能及其导管的通畅情况。

二、显像方法

1. 患者准备　动态显像前避免使用影响唾液腺摄取或分泌 $^{99m}TcO_4^-$ 的药物及检查,如阿托品类药物和过氯酸钾等能抑制唾液的分泌,腮腺X线造影可以影响唾液腺摄取 $^{99m}TcO_4^-$ 数日之久。

2. 采集方法　患者取仰卧位于探头下,头固定不动,视野应包括所有唾液腺和部分甲状腺。动态显像:“弹丸”式静脉注射 $^{99m}TcO_4^-$ 185~370MBq(5~10mCi),立即启动显像仪器以30~60秒/帧的速度,连续采集30分钟。期间,第15分钟时,在保持头部体位不变的情况下,给予维生素C 100~200mg含化进行酸刺激试验。采集结束后用ROI技术获取双侧腮腺、双侧颌下腺及口腔区域计数,绘制时间-放射性曲线。静态显像:静脉注射显像剂后分别于5分钟、10分钟、20分钟、40分钟行前位和左、右侧位显像,用以观察唾液腺的位置、形态、大小及腺体的显像剂分布情况。

三、影像分析

1. 正常图像　注射显像剂1~2分钟后双侧腮腺和颌下腺开始轻度显影并逐渐清晰,10~15分钟腮腺和颌下腺显影最佳,口腔内开始出现显像剂聚集。腮腺和颌下腺左右对称,轮廓完整,均匀显像,但腮腺显像剂聚集高于颌下腺,舌下腺一般不显影。腮腺影像呈椭圆形,上宽下窄;颌下腺一般呈圆形或椭圆形;同一患者双侧腺体的大小和位置基本对称,但不同个体间腺体的大小可能存在差异。正常时,唾液腺和甲状腺摄取 $^{99m}TcO_4^-$ 的速度相同,显像时间同步。正常唾液腺的时间-放射性曲线,从初始至10~15分钟时曲线逐渐上升,口服酸剂后迅速下降,口腔曲线迅速上升(图12-21,图12-22)。

2. 异常图像

(1)腺体增大,欠对称性。

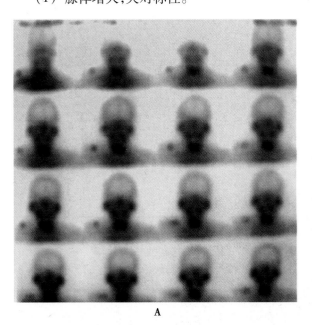
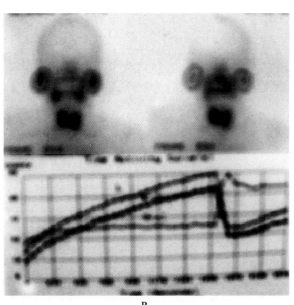

图12-21　正常唾液腺动态像
A. 60s/F动态像;B. 双腮腺动态放射性曲线,服酸剂后下降,口内放射性曲线上升

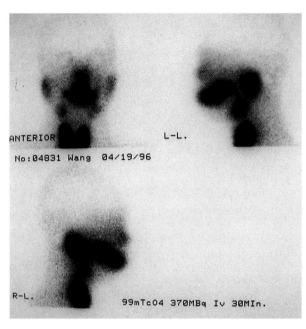

图 12-22　正常唾液腺静态像

（2）唾液腺和口腔内无或仅有少量显像剂分布。

（3）唾液腺的时间-放射性曲线在酸性刺激后曲线持续上升,无下降或轻度下降。

（4）腺体内显像剂分布不均匀,常提示占位性病变的存在。唾液腺内显像剂分布不均匀可表现为"冷区"、"热区"和"温区"。"冷区":病灶区显像剂分布明显低于周围正常唾液腺组织,若边缘清楚多提示为良性病变,如囊肿、脓肿等;若边缘不清楚多提示为恶性病变。"温区":病灶区显像剂分布接近于周围正常唾液腺组织,多见于腮腺混合瘤或腺瘤。"热区":病灶区显像剂分布明显高于周围正常唾液腺组织,多见于淋巴乳头状囊腺瘤（warthin's瘤）、病毒、细菌感染、酒精中毒及放射治疗所致的炎症反应。

四、临床应用

1. 唾液腺炎症的诊断　急性唾液腺炎表现为摄取显像剂的功能增强,双侧或一侧呈弥漫性显像剂聚集。慢性唾液腺炎,由于腺体内细胞萎缩,摄取显像剂的功能下降,表现为双侧或一侧弥漫性显像剂分布稀疏或不显影。鼻咽癌(图 12-23)、口腔癌放射治疗和甲状腺癌[131]I 治疗所致的唾液腺辐射损伤的常见并发症之一就是口干、吞咽困难,患者主要表现为唾液腺的排泌功能障碍,唾液腺显像常表现为"热区"。

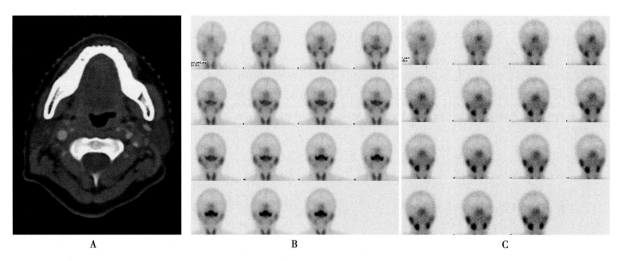

图 12-23　鼻咽癌放疗前后唾液腺动态显像

女性,42 岁,鼻咽癌。A. CT示鼻咽癌,侵犯邻近组织,伴右侧咽旁间隙、双侧颈动脉鞘周围淋巴结转移。B. 患者放疗前唾液腺动态显像示双侧腮腺、颌下腺摄取和排泄显像剂功能良好,口腔内显像剂聚集明显;C. 患者第四次放疗后,左侧腮腺摄取显像剂功能差,右侧腮腺及双侧颌下腺摄取显像剂功能良好,排泄功能差,呈"热区",口腔内无明显显像剂聚集

2. 舍格伦综合征（Sjögren syndrome）　　又称口干综合征/干燥综合征,是一种外分泌腺体及全身其他器官受影响的自身免疫性疾病,如风湿性关节炎、系统红斑狼疮、结缔组织病、淋巴瘤、结核等。Sjögren 综合征可使唾液腺的摄取和分泌功能逐渐丧失,口干是其最重要的症状。Sjögren 综合征患者唾液腺显像的主要表现:唾液腺显影欠清晰或不显影,对酸性刺激不敏感,口腔无或仅少量显像剂分布;在酸性刺激后时间-放射性曲线无下降,口腔曲线无升高(图 12-24)。唾液腺显像是一种诊断 Sjögren 综合征简便而直观的检查方法,其结果敏感、准确,患者无痛苦,易于接受。X 线唾液腺造影、CT、MRI 和 B 超单独应用对该病诊断意义不大。

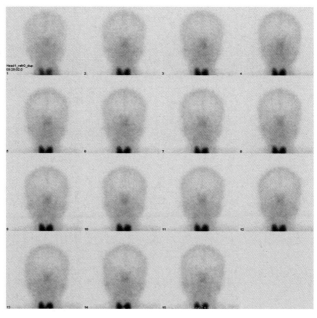

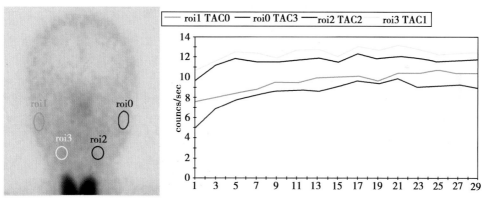

图 12-24　口干综合征唾液腺动态显像

女性,44 岁,口干综合征。唾液腺动态显像示双侧腮腺、颌下腺摄取和排泄显像剂功能差,口腔内
无明显显像剂聚集;动态曲线示双侧腮腺、颌下腺酸刺激后无明显变化

3. 唾液腺肿瘤的诊断　　唾液腺肿瘤通常禁忌做活检,$^{99m}TcO_4^-$ 显像对唾液腺肿块性质的筛选有一定价值。唾液腺的囊肿、脓肿等良性病变,显像时多表现为"冷区"。若肿块边缘模糊不清或不规整有可能为恶性肿瘤,应进一步检查。唾液腺的混合瘤和腺瘤以"温区"较为多见。Warthin 瘤多表现为"热区"(图 12-25),有报道 $^{99m}TcO_4^-$ 显像对 Warthin 瘤的定性诊断有较高的临床价值,准确性可达 75% ~ 100%。

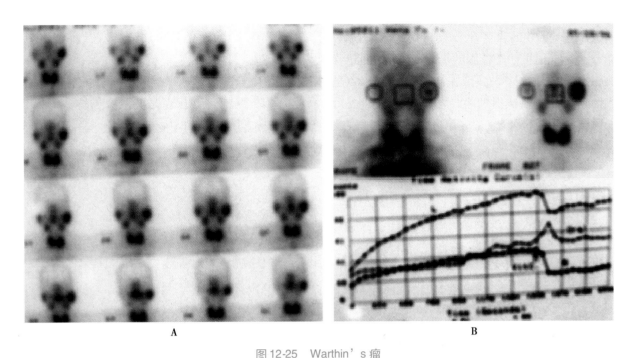

图 12-25 Warthin's 瘤

A. 动态像左侧腮腺内肿瘤显示放射性浓集;B. 酸性刺激后左腮腺动态曲线与右侧变化相同,但曲线明显高于对侧

第四节 典型病例分析

1. 病史摘要 患者,男,2 岁,以"阵发性哭闹 1+周,恶性呕吐 1 天"为主诉入院。查体:生命体征平稳,神清,双肺呼吸音清,心律齐,腹部稍膨隆,腹软,无压痛反跳痛,叩诊呈鼓音,肠鸣音未见异常,无气过水声、金属声。行梅克尔憩室显像进一步明确诊断。

2. 实验室检查 血常规:WBC 8.76×10^9/L, HGB 118g/L;C-反应蛋白 5.38mg/L,降钙素原 0.094ng/ml;大便常规示隐血(+)。

3. 检查方法 静脉注射 $^{99m}TcO_4^-$ 后即刻动态显像 1 分钟,并分别于 5~30 分钟进行静态显像。

4. 影像表现 梅克尔憩室显像示(见图 12-20):心脏、肝脏、肾脏影像清晰可见,逐渐减淡;胃内显像剂逐渐聚集,随着时间延长胃影像持续增浓;1 分钟时右侧中上腹(箭头所指)见团状显像剂异常浓聚,其后影像逐渐变淡,至 30 分钟异常显像剂浓聚灶影像消失;膀胱显影,逐渐聚集。考虑梅克尔憩室。

腹部彩超提示:肠套叠伴肠系膜淋巴结增大。

X 线平片提示:结肠肝曲杯口状梗阻,空气灌肠复位成功(图 12-26)。

5. 鉴别诊断 梅克尔憩室:多在脐周围/右下腹显示位置固定的局限性异常显像剂浓集区,也可以出现在腹部的任何部位。多种原因可导致假阳性和假阴性。

6. 临床诊断 肠套叠,肠痉挛。

7. 治疗计划 解痉,空气灌肠复位。

8. 病例小结 该例患者系梅克尔憩室显像的假阳性结果。患者为 2 岁男性,临床表现阵发性哭闹不安、恶心呕吐、腹部稍膨隆,临床症状典型,大便常规示隐血(+),梅克尔憩室显像提示右侧中上腹异常显像剂浓聚灶,均支持肠套叠的诊断。但腹部彩超提示肠套叠,X 线平片示结肠肝曲杯口状梗阻,且空气灌肠复位成功。可见,梅克尔憩室显像作为无创检查可为进一步治疗方案的制定提供客观依据,但应注意结合其他临床资料进行综合分析。

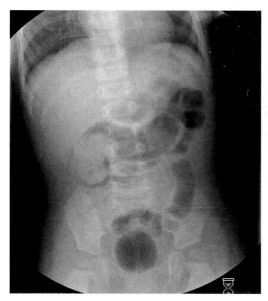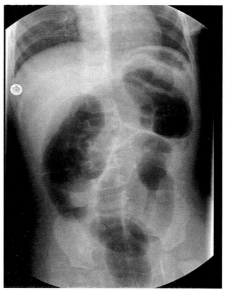

图 12-26　X 线平片

本章小结

　　肝胆显像在肝脏占位性病变诊断的价值日趋下降，但结合肝血池显像在肝血管瘤的鉴别诊断方面的价值却是独特的，在判断胆道通畅情况、黄疸的鉴别诊断方面的价值却仍然是无法取代的。胃肠道出血显像在肠道急慢性出血的定位诊断方面的价值仍然是独特的，在梅克尔憩室的定位诊断方面的价值是值得肯定的。唾液腺显像在判断唾液腺的功能方面是临床首选且是无法取代的，特别是在全身免疫性疾病的辅助诊断方面的价值是被广泛认可的。

（游金辉）

泌尿系统是临床核医学的重要组成部分。泌尿系统主要由肾、输尿管、膀胱和尿道组成。泌尿系统核医学显像可以无创性地获得肾(包括分肾)功能的信息,主要包括肾脏的静态、动态显像及功能测定(肾图、GFR 和 ERPF)、膀胱显像等。

第一节　肾动态显像和介入试验

肾脏具有排泄体内代谢产物、维持水、电解质和酸碱平衡的作用,在维持人体的正常生命代谢过程中起着极为重要的作用。在血液流经肾脏时,通过肾小球的滤过作用、肾小管的排泌和重吸收功能,即尿液生成的整个过程将体内的代谢产物排出体外。其功能主要包括肾小球滤过功能和肾小管功能。反映其功能的直接而重要的指标有肾小球滤过率(glomerular filtration rate,GFR)、有效肾血浆流量(effective renal plasma flow,ERPF)和肾小管排泄率(tubular extraction rate,TER)等,而尿路通畅是维持肾脏正常排泄功能的重要途径。

一、肾动态显像

肾动态显像(renal dynamic scintigraphy)包括肾血流灌注显像(renal perfusion imaging)和肾功能动态显像(dynamic renal function imaging),可以提供肾脏的形态、大小和位置,并充分反映双侧肾脏的总肾和分肾功能、血流灌注和尿路通畅等信息。

(一)显像原理和显像剂

静脉注射经肾小球滤过或肾小管上皮细胞摄取、排泌而不被回吸收的放射性显像剂,用 SPECT 或 γ 照相机快速连续动态采集包括双肾和膀胱区域的放射性影像,可依序观察到显像剂灌注腹主动脉、肾动脉后迅速集聚在肾实质内,随后由肾实质逐渐流向肾盏、肾盂,经输尿管到达膀胱的全过程。应用计算机感兴趣区(region of interest,ROI)技术,依据双肾系列影像而获得的双肾时间与放射性计数曲线,称为肾图(renogram)。该曲线可反映肾脏的功能状态和尿路排泄的通畅情况。本法也可利用双肾早期集聚显像剂程度,通过特定的计算机软件来获得总的和分侧的有效肾血浆流量和肾小球滤过率。

肾动态显像可以使用肾小球滤过型或肾小管分泌型显像药物,因选用的显像剂不同而分别能够反映出肾小球或小管功能。

1. 肾小球滤过型药物　^{99m}Tc-二乙撑三胺五乙酸(^{99m}Tc-diethylenetriaminepentaacetic acid,^{99m}Tc-DTPA)是一种肾小球滤过型显像剂(glomerular filtration agent),可用于评价肾血流灌注以及总肾和分肾功能,用于测定肾小球滤过率。成人使用剂量为 185~370MBq,注射体积<1ml。儿童剂量为 3.7MBq/kg(最小 37MBq,最大 185MBq)。

2. 肾小管分泌型药物

(1) ^{131}I-OIH 和 ^{123}I-OIH:由 ^{131}I 或 ^{123}I 标记的邻碘马尿酸(orthiodohippuran,OIH)^{131}I-OIH、^{123}I-OIH 是经典的肾小管分泌型肾显像剂,用于测定肾有效血浆流量。因 ^{131}I 半衰期长,释放的γ射线能量高,不适用于显像。而 ^{123}I 为单一 γ 光子发射体,能量适中,半衰期为 13 小时,用 ^{123}I-OIH 进行肾动态显像,可获得满意的显像图像。但因其商售价格昂贵,国内很少使用。^{131}I-OIH 和 ^{123}I-OIH 的使用剂量分别为 7.4~11.1MBq 和 37MBq。

(2) ^{99m}Tc-MAG$_3$(mercaptoacetyltriglycine)和 ^{99m}Tc-EC(ethulenedicysteine):两者均为锝-99m 标记的肾小管分泌型显像剂(tubular secretion agent),主要通过肾小管分泌排泄,性能类似于邻碘马尿酸。两种放射性药物均适宜于动态观察肾小管功能,并能获得清晰的双肾影像,其图像质量要明显优于 ^{99m}Tc-DTPA影像。常规成人使用剂量为 296~370MBq,注射体积<1ml。

(二)显像方法

1. 检查前准备　显像前三天,受检者应停服任何利尿剂或停止行静脉肾盂造影检查;隔夜空腹或少量清淡饮食,显像前20~30分钟给予水负荷5~7ml/kg;记录受检者的身高(cm)和体重(kg);于显像前排空膀胱。

2. 显像体位　常规肾血流灌注显像和功能显像:坐位或仰卧位,后位采集。移植肾的监测:仰卧位,前位采集。

3. 采集条件　使用^{99m}Tc或^{123}I标记物为显像剂时,探头配置低能高分辨准直器,能峰分别为140keV或159keV;使用^{131}I标记物为显像剂时,探头配置高能准直器,能峰为360keV,窗宽20%,矩阵64×64或128×128,放大倍数(Zoom)1~1.5倍。

4. 操作程序　肘静脉"弹丸"式注射显像剂,同时启动采集开关,行连续双肾动态采集。肾血流灌注显像:1~2秒/帧,共60秒;肾功能动态显像:15~60秒/帧,共20~40分钟。

5. 数据处理　应用ROI技术分别勾画两肾、肾脏下外方的本底和腹主动脉ROI,获取血流灌注、功能曲线(肾图)和相关定量参数。

（三）图像分析

1. 正常图像

（1）肾血流灌注显像:腹主动脉上段显影后2~4秒,两侧肾动脉影几乎同时显影,随后出现完好"肾影",并逐渐变得清晰。此为肾内小动脉和毛细血管床,即肾小球和二次毛细血管的血流灌注影像,两侧基本对称,其影像出现的时间差和峰时差均小于1~2秒,峰值差小于25%（图13-1）。此影像在肾图上表现为放射性出现段,即肾图的a段,详见肾图部分。

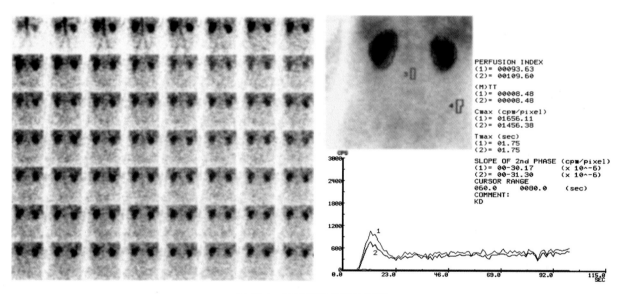

图13-1　正常肾动脉灌注显像

（2）肾功能动态显像:肾脏血流灌注显影后,肾影逐渐增浓,在2~4分钟时肾影最浓,双肾形态完整,放射性分布均匀,呈蚕豆形,显像剂尚未随尿液经肾盏、肾盂排入膀胱,此时肾影为肾实质影像。此后肾皮质内的放射性逐渐消退、减低,肾盏、肾盂处显像剂逐渐增浓,输尿管可隐约显影或不显影,膀胱于注射显像剂后3分钟开始逐渐显影、增浓、增大。在20~40分钟显影结束时,肾影基本消退,大部分显像剂集聚于膀胱内。双肾的相对肾功能各占50%,正常范围为45%~55%（图13-2）。此时的影像对应于肾图的示踪剂聚集段(b段)和排泄段(c段),详见肾图部分。

2. 异常图像　肾血流灌注显像表现为单侧或双侧肾影出现延迟、显像剂分布稀疏或未显影,分别表示患侧肾脏的血流灌注减少、中断或患肾功能的减低和(或)丧失。肾功能异常可由肾脏疾病和上尿路病变引起,常表现为肾皮质对显像剂的摄取或集聚减少,摄取高峰减低、延后或消失,显像剂分布稀

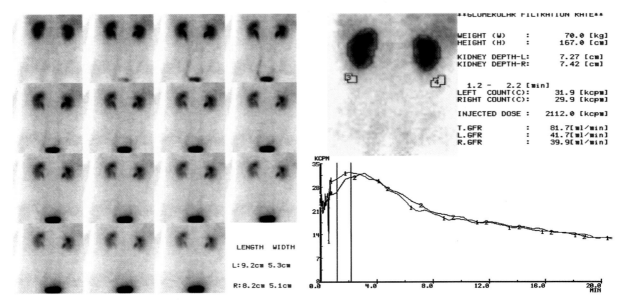

图 13-2　正常肾功能动态显像

疏、缺损或不均匀,显像剂排泄延缓或呈梗阻性表现,双肾功能参数不一致等,而显像剂出现于膀胱内的时间明显滞后且尿液量显著减少。

（四）肾小球滤过率及肾有效血浆流量测定

1. 肾小球滤过率测定

（1）原理和显像剂:肾小球滤过率是指单位时间（每分钟）内双肾生成的超滤液量,其正常值为 125ml/（min·1.73m^2）。利用仅从肾小球滤过而不被肾小管摄取或分泌的放射性显像剂,进行体外计数分析或双肾显像获得 GFR。双肾显像可通过"ROI"技术处理获得分肾和总肾 GFR 值。显像剂为 ^{99m}Tc-DTPA,剂量小于 111MBq。

（2）GFR 测定:根据 Gates 法技术,测定全肾及分肾肾小球滤过功能。

（3）正常参考值:不同地域和医院的正常参考值不同。GFR 随年龄的增长而有所下降。正常参考值:男性（105±19）ml/min,女性（100±15）ml/min。

2. 肾有效血浆流量

（1）原理和显像剂:血浆中的某一物质如酚红或马尿酸类衍生物,在流经肾脏时,可从肾小球滤过或由肾小管摄取、分泌,经过肾循环一周后可被完全清除掉,而不被重吸收,则该物质每分钟的尿中排出量应等于每分钟通过肾脏的血浆中所含的量。故该物质的血浆清除率即为每分钟通过肾脏的血浆量。而肾脏的血供量包括肾脏泌尿部分和非泌尿部分（如肾被膜、肾盂等）两部分,肾脏泌尿部分占总肾供血量的 92%~95%,故称为肾有效血浆流量。显像剂:^{131}I-OIH 和 ^{123}I-OIH 剂量分别为 11.1MBq 和 37MBq;^{99m}Tc-MAG$_3$剂量为 296~370MBq;^{99m}Tc-EC 剂量为 296~370MBq。

（2）ERPF 测定:根据 Schlegel 计算公式,测定分肾和总肾 ERPF 值。

（3）正常参考值:不同地域和医院的正常参考值不同。ERPF 也随年龄的增长而有所下降。正常参考值:总肾（537.86±109.08）ml/min,右肾（254.51±65.48）ml/min,左肾（281.51±54.82）ml/min。

（五）肾图

1. 原理和示踪剂

（1）原理:静脉注射由肾小球滤过或肾小管上皮细胞摄取、分泌而不被重吸收的放射性示踪剂,在体外连续记录其滤过或摄取、分泌和排泄的全过程。所记录的双肾时间—放射性计数曲线称为肾图,反映肾脏的功能状态和上尿路排泄的通畅情况。通常根据肾动态显像的影像获得。在无核医学显像仪器的单位和床前行移植肾监测时,仍常规应用非显像核素肾图仪检测。

（2）示踪剂:^{131}I-OIH,描记法用量 0.185 ~ 0.37MBq;显像法见肾动态显像。

2. 方法

（1）肾图仪描记法

1）准备:检查当日常规饮水 200 ~ 300ml,显像前排空膀胱。

2）体位:常规肾图取坐位或仰卧位,后位测定。移植肾的监测取仰卧位,前位测定。

3）仪器条件:调整仪器的探测条件,使探头的探测效率处于同一水平。

4）采集和处理:静脉弹丸样注射显像剂,同时启动测定开关,记录双肾区曲线,然后通过计算机处理曲线,计算有关定量参数。

（2）显像法:同肾动态显像。

3. 肾图及分析指标

（1）正常肾图曲线:包括三部分内容,分别由陡然上升的放射性出现段（a 段）、示踪剂聚集段（b 段）和排泄段（c 段）组成（图 13-3）。

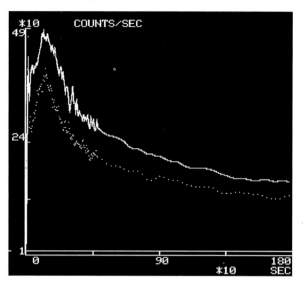

图 13-3　正常肾图曲线

a 段:静脉注射示踪剂后 10 秒左右,肾图曲线出现急剧上升段。此段为血管段,即示踪剂快速通过肾动脉进入肾脏内的阶段,该段时间短,约 30 秒,其高度在一定程度上反映了肾动脉的血流灌注量和相应的肾功能情况。

b 段:a 段之后的斜行上升段,3 ~ 5 分钟达高峰,其上升斜率和高度与肾血流量、肾小球滤过功能和肾小管上皮细胞摄取、分泌功能有关,直接反映肾皮质功能。

c 段:b 段之后的下降段,首部下降斜率与 b 段上升斜率相近,下降至峰值一半的时间小于 8 分钟。为示踪剂经肾集合系统排入膀胱的过程,主要与上尿路通畅和尿流量多少有关。

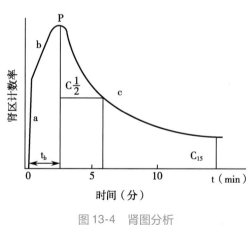

图 13-4　肾图分析

（2）肾图定量分析指标:常用参数的分析方法和正常值见图 13-4 和表 13-1。

表 13-1　肾图定量分析指标及正常参考值

指标	计算方法	正常值	目的
高峰时间（t_p）	从注射药物到肾内放射性计数最高	<5 分钟（平均 2 ~ 4 分钟）	尿路通畅时肾功能观察
半排时间（$C_{1/2}$）	从高峰下降到峰值一半的时间	<8 分钟（平均 4 分钟）	尿路通畅时肾功能观察
15 分钟残留率	（C_{15}/b）×100%	<50 %（平均 30%）	尿路通畅时肾功能观察
肾脏指数	[（$b-a$）^{2}+（$b-c_{15}$）^{2}]/b^2×100%	>45 %（平均 60%）	尿路通畅时肾功能观察

指标	计算方法	正常值	目的
分浓缩率	$(b-a)/(a×t_p)×100\%$	>6%（平均18%）	尿路不畅时肾功能观察
峰时差	$\|t_{p左}-t_{p右}\|$	<1分钟	观察两侧肾功能之差
峰值差	$\|b_左-b_右\|/b×100\%$	<25%	观察两侧肾功能之差
肾脏指数差	$\|RI_左-RI_右\|/RI×100\%$	<30%	观察两侧肾功能之差

备注：C_{15}为注射药物后15分钟时的肾内计数率，b为高峰时的计数率，a为肾血流灌注峰的计数率；RI为肾脏指数。

（3）异常肾图

1）持续上升型：a段基本正常，b段持续上升，未见c段出现。单侧出现时，多见于急性上尿路梗阻；双侧同时出现，多见于急性肾性肾衰竭。

2）高水平延长型：a段基本正常，b段斜率降低，上升较慢，此后基本维持在同一水平，未见明显下降的c段。多见于上尿路梗阻伴明显肾盂积水。

3）抛物线型：a段正常或稍低，b段上升缓慢，峰时后延，c段下降缓慢，峰型圆钝。主要见于脱水、肾缺血、肾功能受损和上尿路引流不畅伴轻、中度肾盂积水。

4）低水平延长型：a段低，b段上升不明显，基本维持在同一水平。常见于肾功能严重受损和急性肾前性肾衰竭，也可见于慢性上尿路严重梗阻。偶见于急性上尿路梗阻，当梗阻原因解除，肾图可很快恢复正常。

5）低水平递降型：a段低，无b段，放射性计数递减，且较健侧同一时间的计数低。见于肾脏无功能、肾功能极差、肾缺如或肾切除。

6）阶梯状下降型：a、b段基本正常，c段呈规则的或不规则的阶梯状下降。见于尿返流和因疼痛、精神紧张、尿路感染、少尿或卧位等所致上尿路不稳定性痉挛。

7）单侧小肾图型：较对侧正常肾图明显缩小，但其形态正常，a、b、c段都存在，可见于单侧肾动脉狭窄、先天性小肾脏和游走肾坐位采集肾图。

二、介入肾动态显像

介入试验是充分利用药物或其他负荷方式，如运动等，改变肾脏的正常或病理生理过程，获得更多的肾脏信息（如血流、功能、尿路通畅等），以达到诊断的目的。临床最为常用的介入肾动态显像有利尿剂介入试验和巯甲丙脯酸介入试验。

（一）利尿剂介入试验

利尿肾动态显像是临床最常用的一种介入试验，主要用于梗阻性上尿路积液与非梗阻性肾盂扩张病变的鉴别诊断。

1. 原理和显像剂　非梗阻性肾盂扩张病变因其扩张、容积增大导致放射性活性延迟潴留。注射利尿剂后，尿流量迅速增加，可迅速将扩张的非梗阻性集合系统中潴留的放射性示踪剂洗出。而在机械性梗阻病变中亦可有肾盂扩张，但因尿路不畅，注射利尿剂后梗阻部位近端潴留的放射性示踪剂洗出缓慢或无法洗出。该试验要求患侧肾脏必须有足够的能力（肾功能）对利尿剂作用做出充足的反应以便显著地增加尿流量。

显像剂同肾动态显像。

2. 显像方法　实施利尿肾动态显像分两步进行，即利尿剂的选择、注射和肾动态显像。临床常用速尿（即呋塞米注射液），成人静脉注射40mg，或0.5mg/kg计算给药；儿童1mg/kg，最大40mg。

静脉注射速尿时间有三种：

（1）F+20 方法：注射显像剂后 15～20 分钟，为经典方法。

（2）F-15 方法：注射显像剂前 15 分钟。

（3）F+0 方法：与显像剂同时注射。

F-15 和 F+0 通常作为 F+20 为可疑梗阻的后续补充诊断手段。

（二）巯甲丙脯酸介入试验

巯甲丙脯酸肾动态显像用于单侧肾血管性高血压的鉴别诊断。

1. 原理和显像剂　肾血管性高血压（renovascular hypertension，RVH）伴有肾动脉主干或大分支狭窄，若狭窄≥50%，其远端的肾动脉压和血流量将会暂时性降低，刺激患侧肾脏的近球小体分泌肾素。肾素（renin）作用于肝脏合成的血管紧张素原（angiotensinogen），使其转换为血管紧张素Ⅰ（angiotonin Ⅰ，AⅠ），AⅠ在血管紧张素转换酶作用下又转换为血管紧张素Ⅱ（angiotonin Ⅱ，AⅡ）。患侧肾动脉血流灌注压降低，刺激 AⅡ生成，对肾小球出球小动脉产生收缩效应，使肾小球血流灌注压和滤过压增高，维持正常的 GFR 值。巯甲丙脯酸作为 ACE 抑制剂可抑制肾素-血管紧张素-醛固酮系统活性，可使 ACE 活性降低，阻断 AⅠ转化为 AⅡ，AⅡ浓度减少，使肾小球血流灌注压和滤过压降低，因而 GFR 降低，放射性显像剂潴留，表现为肾图不正常。

显像剂同肾动态显像。

2. 显像方法

（1）巯甲丙脯酸给药剂量和途径：空腹口服 25～50mg。

（2）监护：给药期间，每隔 15 分钟监测一次血压，共 1 小时。

（3）显像：同肾动态显像。

三、临床应用

（一）了解肾脏大小、位置和数目状况

1. 肾位置异常　肾下垂多见于一侧肾脏，若肾影中心下降>3cm 即属肾下垂。游走肾于坐位时明显下降，且小于卧位影；卧位肾影大小、位置基本与对侧正常肾脏相同。

2. 肾形态异常　多囊肾表现为囊区显像剂分布缺损或明显稀疏，残留肾组织显影。

3. 一侧肾不显影　见于先天性肾缺如、肾功能丧失或肾切除术后，该侧肾区无显像剂集聚，健侧肾脏常常代偿性增大。

4. 双肾影显示不良　提示双侧肾功能严重受损，残留肾功能组织明显减少。

（二）肾皮质功能的评价

双肾功能包括肾小球功能和肾小管功能。临床应用不同的显像剂，可用于判断不同的肾脏功能、分肾功能以及 GFR 和 ERPF 值的变化。肾动态显像在评价肾功能方面明显优于肾盂静脉造影（IVP）。核素显像方法通过肾小球滤过或肾小管上皮细胞摄取、分泌显像剂来判定肾脏的肾小球和肾小管功能，是一种功能显像，在评价肾功能方面具有得天独厚的优势。

（三）尿路梗阻性疾病

梗阻性肾病（obstructive uropathy）是一组由各种因素所致的泌尿系统梗阻性病变，可发生于肾盂、肾盏、输尿管及尿道的任何部位，引起肾盂、肾盏、输尿管积水和肾功能损害等。该种疾患比较常见，可根据尿路梗阻的部位分为上尿路梗阻和下尿路梗阻。上尿路梗阻多为单侧，对肾功能的影响发生较快，所致原因很多，包括机械性梗阻和动力性梗阻两大类。

利尿剂肾动态显像可同时对可疑上尿路梗阻和肾功能两方面加以评价，而成为诊断上尿路梗阻的

主要方法之一。核素肾显像的生物学基础不同于 B 超、CT 等检查方法,与 IVP 也有一定的差别。B 超主要用于形态学的检查,但对泌尿系统器官的功能和输尿管内结石的诊断尚有欠缺。IVP 虽对泌尿系统检查有形态与功能两方面的应用,但它与 MRU 一样,受干扰的因素较多,致使诊断阳性率相对较低,甚或出现假象。CT 检查常用于寻找泌尿系统结石,但目前 CTU 技术还不能像核医学检查那样较为精确地动态评估肾功能。尽管核素肾动态显像类似于 IVP,但它不能进行非常细致的形态学观察和一些占位性病变的定性诊断。然而,核素肾动态显像是一种安全、简便、无痛苦、无损伤、无须特殊准备的检查方法,对一些年老、体弱、泛影葡胺过敏者也可实施。肾动态显像不仅能从形态和功能上观察肾脏,而且能够提供较为准确的反映总肾及分肾功能的 GFR 和 ERPF 值,且在反映肾功能方面其灵敏性、准确性大大优于 IVP。

肾动态显像可显示双侧上尿路通畅情况。上尿路通畅时,结果同正常影像。上尿路梗阻时,因梗阻程度、部位不同,影像结果不同。其典型影像特点为:肾盏和(或)肾盂显影明显、扩张,显像剂浓聚,消退延缓(图 13-5),有时可见梗阻上方输尿管显影、扩张。因尿路梗阻程度和时间不同,患侧肾功能状况也有很大差别。部分梗阻、时间较短时,同侧肾功能受损程度小;完全梗阻、时间长,可致该侧肾功能完全丧失。在患侧肾功能正常时,IVP 灵敏度明显低于肾功能显像。当水负荷不足,膀胱内尿液充盈,休克、弥漫性肾小管腔淤塞或压力明显增高、肾功能严重受损时,肾内影像持续不退,可出现假阳性结果。利尿试验主要用于梗阻性肾盂积液和单纯肾盂扩张的鉴别诊断。

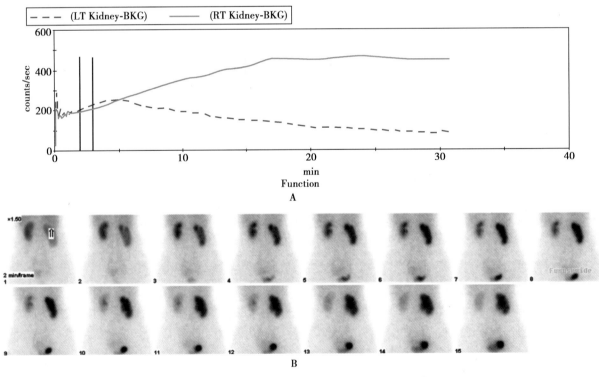

图 13-5　右肾盂输尿管连接部狭窄致上尿路不全梗阻
A. 肾图;B. 肾功能图像

四、肾血管性高血压

肾血管性高血压是由肾动脉的主干或主要分支狭窄所引起的。但也有部分肾动脉狭窄患者的血压为正常,因此肾血管性高血压病与肾动脉狭窄和其他高血压病的鉴别诊断就显得相对重要。目前,筛选和鉴别诊断肾血管性高血压病的方法很多,其中巯甲丙脯酸肾动态显像可明显提高探测单侧肾血管性高血压的诊断灵敏度和特异性,而对双侧肾血管狭窄的诊断作用还存有较大争议。

肾血管性高血压病在常规肾动态显像中的影像学特点为患侧肾血流灌注减低,影像延迟,肾实质影像小,多伴肾功能受损,肾图曲线呈小肾图型,而 GFR 降低。在行巯甲丙脯酸试验后,GFR 值明显减少,能提高单侧肾血管性高血压病的诊断率。而严重者肾脏可不显影,肾图为无功能图形,提示患肾无血流灌注或肾脏几乎无功能,巯甲丙脯酸试验为假阴性。

巯甲丙脯酸肾动态显像诊断肾血管性高血压的准确性相对较高,多数研究的诊断灵敏度和特异性均接近 90%,而诊断低灵敏度的原因可能与该研究中的研究对象肾功能损伤严重、双侧肾动脉狭窄的病例相对较多有关,诊断的高特异性是本法筛查肾血管性高血压的重要优势。

五、移植肾的监测

移植肾通常被手术置于右髂窝,术中和术后伴有许多合并症,根据解剖结构可分为肾前性、肾性和肾后性。肾前性包括:血管阻塞,肾动脉狭窄,动脉撕裂等;肾性包括:急性肾小管坏死(acute tubular necrosis,ATN),急慢性环孢素 A 中毒性肾病,排异反应,梗塞,出血,移植肾破裂和动静脉瘘等;肾后性包括:腔内梗死,输尿管狭窄,血凝块,腔外梗阻,肾周液体储集,尿漏,脓肿和膀胱输尿管返流等。

排异反应分成四种:超急性排异反应(hyperacute rejection)、加速排异反应(accelerated acute rejection)、急性排异反应(acute rejection)和慢性排异反应(chronic rejection)。出现超急性排异反应的受者体内事先已存有抗供者组织抗原的抗体,包括抗供者 HLA 抗体和血小板抗体。在肾移植时,此反应可以预防,关键在于两者血型要相同。其唯一补救措施为再移植。放射性核素肾显像表现为移植肾无血流灌注和功能丧失,显像剂分布缺损,需与血管梗塞相鉴别。

急性排异反应多见,典型反应发生于术后的 5~7 天内,主要由 T 细胞的免疫反应所致。临床主要表现为发热,移植肾肿大,局部胀痛。移植肾活检是诊断排异反应的"金标准"。放射性核素肾显像显示移植肾血流灌注减低,功能差,应与 ATN 鉴别。

加速排异反应见于曾有输血和器官移植病史患者,此类患者对移植肾过度敏感,时常发生于术后第一周。慢性排异反应为一种延后排异反应,可发生于移植术后半月到半年。该过程发展隐匿,缓慢,移植肾功能逐渐减退,免疫损伤主要是血管慢性排异以及非免疫损伤机制所致组织器官退行性变。放射性核素肾显像示移植肾血流灌注减低,肾皮质聚集显像剂减少、延缓,尿液形成减少。

急性肾小管坏死几乎全部出现在尸体移植肾中,活体移植肾罕见。该并发症时常出现于术后 24 小时内,于 1~3 周消失,表现为肾功能恢复,排尿量正常。是由肾素-血管紧张素系统局部活性引起的肾内反射性缺血性反应。核素肾显像表现为血流灌注好,肾功能差,尿液排出量减少。

肾盂输尿管或膀胱输尿管处术后早期可能出现尿漏。核素肾显像示上尿路外出现异常放射性浓聚,形状不规则,外缘边界不清。

六、肾占位性病变

肾内占位性病变(space-occupying lesions in kidney)大多伴有肾脏结构和功能的异常,可分为良性(benign)、恶性(malignant)病变或实性(solid)、囊性病变(cystic lesions)。常规影像学方法如 CT、MRI、超声等是探测肾内占位性病变和鉴别诊断实性和囊性病变或良性和恶性病变的首选方法。CT 和 MRI 虽可提供清晰的局部解剖学关系,却无法了解肾内占位性病变和残留肾功能的状况。而肾动态显像正好可以提供占位性病变的血流和功能信息。

恶性肾内占位性病变以肾细胞癌为多见,约占成人肾恶性肿瘤的85%～95%。而良性病变则以肾内囊性病变为主。无论良性还是恶性肾内占位性病变都很少集聚放射性显像药物,在肾动态影像中均呈现为局部放射性缺损。在实性肾内占位性病变中,通过肾动态血流灌注和功能显像可分别了解占位部位的血流分布和功能状况,以此来进行良恶性病变的鉴别诊断。肾细胞癌通常具有高血流量供应,却无正常肾功能,但偶尔也能发现肾细胞癌摄取放射性显像药物。

七、肾衰竭

肾衰竭(renal failure)是指各种原因导致的肾脏功能衰竭而引发的临床综合征,包括急性肾衰竭(acute renal failure,ARF)和慢性肾衰竭(chronic renal failure,CRF),均表现为血尿素氮和血肌酐异常增高,GFR 明显降低。

急性肾衰竭由多种原因引起,在此之前没有明显的肾脏疾病,经过去除病因和积极治疗后,肾功能可以恢复正常。肾显像显示双肾大小、形态正常,显像剂长时间滞留于双肾皮质内,清除明显减慢,膀胱内出现显像剂的时间明显延后和数量减少,GFR 显著降低(图 13-6)。

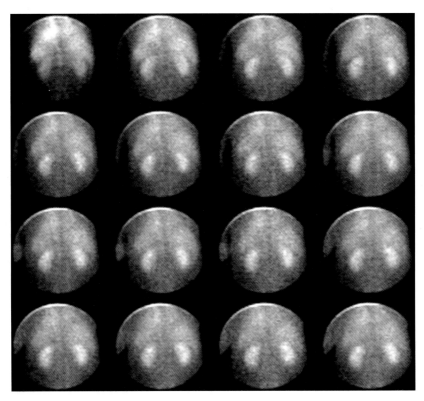

图 13-6　急性肾衰

慢性肾衰竭通常是长期肾脏疾病发展的结果,治疗对肾功能的恢复没有大的帮助,仅能预防病情的进一步发展和恶化。在肾功能损害的不同时期,肾显像结果有明显差别。慢性肾衰竭表现为双肾对称性显著缩小、无显像剂摄取高峰,清除明显延缓,膀胱内显像剂出现较晚且量很少,周围本底明显增高,GFR 很低。

八、肾外伤

肾脏遭受外伤后,肾内血管、组织损伤,其血运可能降低;肾外包膜或输尿管破裂,尿液将出现于泌尿系统之外,形成尿漏。核素肾显像示肾包膜内出血处显像剂分布缺损,较周围本底放射性计数低;肾外包膜或输尿管破裂后,泌尿系统外可见不规则的显像剂浓聚影。

第二节 肾静态显像

一、原理和显像剂

通过静脉注射被有功能肾小管上皮细胞特定摄取而清除缓慢的放射性显像药物,使肾脏清晰显影,可以获得相关的肾脏信息,如肾脏的大小、形态、位置、分肾功能及占位性病变等。

^{99m}Tc-二巯基丁二酸(^{99m}Tc-dimercaptosuccinic acid,^{99m}Tc-DMSA)^{99m}Tc-DMSA 是目前最好的肾皮质显像剂。注射后 3 小时约有注射剂量 40% ~ 60% 的^{99m}Tc-DMSA 与肾近球小管细胞紧密结合,其余药物基本通过尿液缓慢排出。成人剂量 74 ~ 185MBq,儿童剂量为 1.85MBq/kg(最小为 22.2MBq)。

二、显像方法

显像前应嘱咐患者排空膀胱。行前位、后位、左右后斜位双肾显像。采集条件:针孔准直器:100K 计数/帧,高分辨率平行孔准直器:300 000 ~ 500 000 计数/帧。双肾断层显像,用双探头或三探头 SPECT,能峰 140keV,窗宽:20%,矩阵:128×128。旋转图像处理:通过计算机重建,获得双肾横断,冠状和矢状面三维图像,并计算相对分肾功能。

三、图像分析

1. 正常图像 双肾呈蚕豆状,影像清晰,轮廓完整,肾门平第1~2腰椎,双肾纵轴呈"八"字形,右肾多较左肾略低和宽,左肾较右肾略长。大小约为 11cm×6cm,两肾纵径差<1.5cm,横径差<1.0cm。肾影周边显像剂分布增高,肾门和中心处稍低,两侧基本对称(图 13-7)。

2. 异常图像

(1)肾脏大小、位置、形态和数目异常,如异位肾、单肾、先天性畸形等。

(2)肾内占位性病变表现为局限性显像剂分布稀疏或缺损,如肿瘤、囊肿等。

(3)肾内单个或多个肾皮质显像剂分布稀疏、缺损区,形态各异。偶可见全肾显像剂分布减低,如急性肾盂肾炎。6 个月内,急性肾盂肾炎可完全治愈,显像结果也可恢复正常。

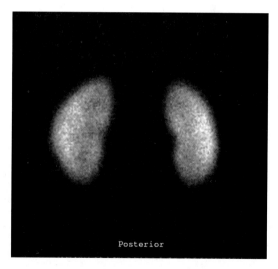

图 13-7 正常肾静态显像(^{99m}Tc-DMSA)

(4)肾皮质变薄,肾外形变宽或肾皮质楔形缺损,如肾皮质瘢痕,尤其随周围正常皮质组织生长发育,陈旧瘢痕变得更为明显。

四、临床应用

1. 先天性变异 可明确显示异位肾和先天性肾畸形,如马蹄肾、孤立肾、双肾一侧融合、重复肾等,并可了解其功能状况,优于 B 超和 CT 等影像学检查方法,还可用于鉴别腹部和盆腔肿物与肾脏的关系。

2. 肾功能的评价 因肾静态显像使用与肾小管特异性结合的显像剂,肾影异常清晰,可对双肾进行相对肾功能比值的估算和评价。

3. 肾内占位性病变　在探测肾内占位性病变的大小方面,肾静态显像较肾动态显像具有明显的优势。肾静态显像就是通过有功能的肾小管细胞对特定药物的摄取,使肾脏清晰显影,以此了解和观察肾脏的功能和形态。^{99m}Tc-DMSASPECT 显像可探测到最小为 2cm 的肾内占位性病变,其分辨率优于肾盂静脉造影,但明显低于超声、CT 和 MRI。肾静态显像对被 IVP 和超声探测到的肾内较小实性组织,如增生肥大的肾柱和肾内结构形态变异等有很好的鉴别诊断优势。这些实性组织具有正常功能,可以摄取放射性显像药物。

4. 急性肾盂肾炎　泌尿系感染常发生于儿童,女婴发病率约为男婴 2 倍,由于儿童尿路较短,急性肾盂肾炎发生率明显高于成人。急性肾盂肾炎通常导致一个或多个肾皮质不同程度的放射性分布稀疏缺损区,肾脏轮廓无畸形,体积大小正常,偶见肾皮质显像剂分布稀疏部位体积增大。病变多发生于肾脏上下极,中段也非少见。有时可见受累肾脏体积增大,显像剂分布弥漫性减低。该病可在数月内完全治愈,随访复查显像结果也可恢复正常,或转化为肾脏局部永久性损害,形成瘢痕。瘢痕收缩将使受累皮质体积缩小,瘢痕的大小形态与病灶部位、炎症程度和患者年龄有密切关系。

肾静态显像诊断急性肾盂肾炎和肾脏瘢痕损害的阳性率明显高于 B 超、CT、IVP 等其他影像学检查。影像特点表现为肾内局限性显像剂分布缺损,可为单发性病灶,也可为多发性病变。单肾或双肾均可累及。急性肾盂肾炎早期由于炎症受累区肾小管上皮细胞受损,间质水肿使肾小球受压及肾小管周围毛细血管管腔闭塞引发局灶性缺血,使该部位出现局灶性显像剂分布稀疏或缺损。若此时治疗积极,方法得当,病灶处水肿消退,肾小管缺血得到改善,局灶性显像剂分布缺损将会消失,正常肾组织恢复功能。若治疗不积极,方法欠妥,造成炎性改变迁延不愈,受累处肾组织坏死,由纤维瘢痕取而代之,成为永久性放射性缺损区。由于长期炎症改变,使患肾长期处于水肿、缺血状态而致大量有功能肾组织受损坏死,出现肾皮质变薄、轮廓缩小和多发显像剂分布缺损区。肾静态显像可确诊肾脏炎性改变,了解病变范围和程度,且可指导治疗和判断预后。

第三节　典型病例分析

1. 病史摘要　患者,女,25 岁,体检发现右肾积水,不伴发热、腰痛、乏力、血尿、尿频、尿痛等不适症状。查体时双肾区压痛、叩击痛均为阴性。腹部超声示右肾积水;肾盂静脉造影示右肾盂、肾盏积水。行利尿肾动态显像以判断右肾盂积水的性质。

2. 检查方法　患者行 ^{99m}Tc-DTPA 利尿肾动态显像,于注射显像剂后第 15 分钟静脉注射速尿 40mg。

3. 影像表现　利尿肾动态显像结果示右肾明显增大,早期功能像见该肾肾盂、肾盏处显像剂分布稀疏,随时间推移,显像剂逐渐填充浓集,肾盂、肾盏影明显增大。于注射显像剂后 15 分钟静脉注射速尿 40mg,随后见肾盂、肾盏内显像剂逐渐减少、部分排出,但肾盂肾盏影范围却较前有所扩大。肾图示注射速尿后 c 段呈高水平延长型,未见示踪剂明显排泄。左肾大小、肾影各阶段显像剂分布和排泄均正常(图 13-5)。

4. 鉴别诊断　单纯肾盂扩张:利尿肾动态显像早期显示肾盂、肾盏处显像剂明显浓集、增大,注射速尿后可见肾盂、肾盏处显像剂快速排出。

5. 临床诊断

(1) 右肾明显增大,功能正常,右肾盂中重度积水,考虑右侧肾盂输尿管不全机械性梗阻可能。

(2) 左肾大小、功能正常,上尿路排泄通畅。

(3) 术后诊断:右肾盂输尿管连接部狭窄,肾盂积水。

6. 治疗计划　在泌尿外科行右肾盂成形术。

7. 随访复查　3 个月后复查腹部超声提示右肾未见明显积水。

8. 病例小结　本例患者为肾盂输尿管机械性梗阻病例,无临床症状和体征,体检意外发现。腹部超声示右肾积水;肾盂静脉造影示右肾盂、肾盏积水。利尿肾动态显像可见右肾盂、肾盏处显像剂明显浓集、增大,注射速尿后显像剂部分排出,但肾盂肾盏影范围却较前有所扩大,支持右肾盂输尿管不全机械性梗阻诊断。右肾盂成形术中明确诊断:右肾盂输尿管连接部狭窄,肾盂积水。

本章小结

肾动态显像是指静脉注射经肾小球滤过或肾小管上皮细胞摄取、排泌而不被回吸收的放射性显像剂,用 SPECT 或 γ-照相机快速连续动态采集包括双肾和膀胱区域的放射性影像,可依序观察到显像剂灌注腹主动脉、肾动脉后迅速集聚在肾实质内,随后由肾实质逐渐流向肾盏、肾盂,经输尿管到达膀胱的全过程影像。该过程可获得双肾 GFR、ERPF 以及其他相关肾功能定量指标,并能反映尿路通畅情况。通过核素显像和体外示踪剂探测技术所获得的双肾时间与放射性计数曲线,称为肾图,该曲线可反映肾脏的功能状态和尿路排泄的通畅情况。肾动态显像介入试验包括利尿剂介入试验和巯甲丙脯酸介入试验,二者分别用于梗阻性肾盂积液和单纯肾盂扩张的鉴别诊断和单侧肾血管性高血压的鉴别诊断。而肾动态显像可用于了解肾脏大小、位置和数目状况、评价肾皮质功能、进行移植肾的监测以及肾占位性病变、肾衰竭和肾外伤的诊断。肾静态显像是指通过静脉注射被有功能肾小管上皮细胞特定摄取而清除缓慢的放射性显像药物,使肾脏清晰显影。该显像可获得相关肾脏信息,如肾脏大小、形态、位置、分肾功能及占位性病变等以及进行急性肾盂肾炎的诊断和疗效评价。

（赵德善）

放射性核素全身骨髓显像可显示活体条件下全身骨髓造血组织容量和功能状态。能弥补局部骨髓穿刺检查和活检的局限性。放射性核素淋巴显像具有灵敏度和特异性高、图像清晰和方法简便的特点。

第一节　骨髓显像

一、原理及显像剂

骨髓包括红骨髓和黄骨髓。前者由造血组织和血窦组成,通常情况下其吞噬等功能与骨髓造血功能相一致。根据作用的靶细胞不同可分为以下内容。

（一）单核巨噬细胞骨髓显像

也称为放射性胶体骨髓显像,目前常用。骨髓间质中的单核巨噬细胞系统能够吞噬放射性胶体而使骨髓显像,通常情况下骨髓的单核巨噬细胞活性与骨髓的红细胞生成活性相一致,因此可间接反映红骨髓的造血功能和分布状况。临床最为常用且效果最好的胶体显像剂是^{99m}Tc-硫胶体(^{99m}Tc-sulfur colloid),此外还有^{99m}Tc-植酸钠(^{99m}Tc-sodiun phytate)和^{113m}In-胶体。

（二）红细胞生成骨髓显像

标记了放射性核素药物(如:^{52}Fe-枸橼酸铁)的转铁蛋白进入红骨髓后,参与红细胞的生成代谢,从而使造血骨髓显影,直接反映骨髓造血功能和分布情况。氯化铟(^{111}In-chloride)与转铁蛋白有很强的结合能力,但氯化铟不参与血红蛋白的合成。

（三）粒细胞生成细胞骨髓显像

1. 抗粒细胞单克隆抗体　癌胚抗原(CEA)亚单位 NCA95 是一种糖蛋白,可在粒细胞生成细胞的分化过程于细胞膜表面表达。^{99m}Tc-NCA95 抗体进入体内后与 NCA95 特异性结合,用于粒细胞生成细胞的骨髓显像。

2. ^{99m}Tc-HMPAO-白细胞　具有亲脂性^{99m}Tc 与 HMPAO 复合物进入白细胞内,能达到标记显像目的。

（四）细胞代谢活性骨髓成像

1. 对^{18}F-FDG 的摄取程度能反映细胞代谢功能状态,它非常适用于检测红骨髓功能和在良/恶性肿瘤疾病时骨髓受侵袭的状况。另外骨髓摄取^{18}F-FDG 大量增加,也可能是由于粒细胞集落刺激因子(G-CSF)或粒细胞-巨噬细胞集落刺激因子(GM-CSF)治疗诱导的结果。

2. ^{99m}Tc-MIBI 也被推荐作为"多发性骨髓瘤"潜在的示踪剂,其在脊柱和骨盆的弥漫性病变显影上优于^{18}F-FDG PET/CT。

3. ^{111}In-喷曲肽生长抑素受体显像能够探测多发性骨髓瘤患者的恶性浆细胞和浆细胞瘤,尤其适合复发患者。

（五）细胞增殖活性骨髓成像

1. ^{18}F-FLT-PET 显像用于细胞增殖的评价　它通过被动扩散和依赖 Na$^+$ 转运体进入细胞,经磷酸胸苷激酶 1(TK1)磷酸化为^{18}F-FLT 磷酸,然后滞留在细胞中,但不参与进一步的代谢合成核酸。在急性髓系白血病患者的骨髓和脾中^{18}F-FLT 的摄取是增加的,在难治性的、复发的或未经治疗的白血病患者中^{18}F-FLT 的摄取也明显升高。另外,在骨髓移植后骨髓活性的评估方面,本显像是非常有前景的无创诊断方法。

2. ^{11}C-蛋氨酸的 PET 显像　骨髓中的^{11}C-蛋氨酸的摄取增加的机制是细胞增殖和蛋白质合成表达增加,能反映细胞的增殖状况。

二、显像方法

检查前患者无需特殊准备,显像前排空膀胱。常规进行前位和后位全身显像,根据需要对感兴趣区部位行多体位局部显像。

三、适应证

1. 造血功能障碍等疾病需要了解骨髓活性。

2. 某些骨髓增生性疾病的辅助诊断。

3. 选择最佳的骨髓穿刺部位。

4. 骨髓栓塞的诊断。

5. 多发性骨髓瘤的辅助诊断等。

四、图像分析

正常成年人具有造血功能的红骨髓主要分布于中轴骨,称为中央骨髓,少量分布用于四肢骨,称为外周骨髓。进行影像分析时应注意中央骨髓内的显像剂分布情况和集聚程度,外周骨髓是否扩张和有无髓外造血等。

(一)正常图像

单核巨噬细胞骨髓显像(放射性胶体显像)时,显像剂分布与骨髓中具有造血活性的红骨髓的分布一致,主要集中在正常成年人中轴骨及肱骨和股骨的上 1/3 部位,显像剂呈均匀性分布(图 14-1)。肝脾能聚集大量显像剂而显影清晰。胸骨和肋骨显影常不清晰。正常婴幼儿红骨髓均分布于全身,除中央骨髓外、四肢整个骨髓(包括长骨髓腔及骨骺)均可显影。5～10 岁时尺骨、桡骨、胫骨和腓骨部分显影或不显影;10～18 岁时肱骨和股骨下段开始不显影;18～20 岁以上呈现成人骨髓的分布特点。

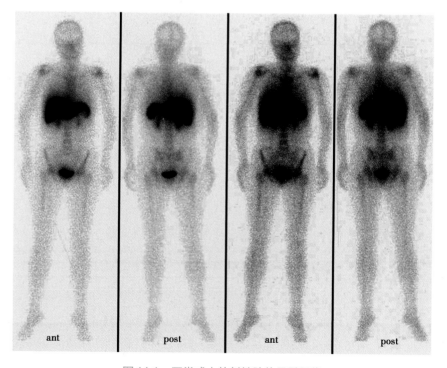

图 14-1　正常成人放射性胶体骨髓显像

红细胞生成骨髓显像时^{52}Fe-枸橼酸铁等主要分布于中轴骨骨髓,正常肝脾中浓聚较少,如果脾明显显影,往往提示有髓外造血可能。而^{111}In骨髓像与放射性胶体图像相类似,但^{111}In显像剂在肝脾内摄取较少,因此具有胸椎下段和腰椎上段的骨髓显示清晰的特点。通常骨髓影像被分为0~4级(表14-1)。

表14-1　骨髓活性水平分级及其临床意义

分级	骨髓显影程度	临床意义
0级	骨髓未显影,中心骨髓放射性分布与周围软组织相似	骨髓功能严重受抑制
1级	骨髓隐约显影,略高于周围软组织本底,轮廓不清晰	骨髓功能轻、中度受抑制
2级	骨清晰显影,轮廓基本清晰	骨髓活性正常
3级	骨髓清晰显影,摄取放射性增多,轮廓清晰	骨髓造血活性高于正常
4级	骨清晰显影十分清晰,与骨髓影像相似	骨髓造血功能活性明显增强

(二)异常图像

通常表现为骨髓分布和活性的异常(图14-2)。主要是观察骨髓内显像剂分布和浓聚情况,常见于以下类型(以放射性胶体骨髓显像为例)表14-2:

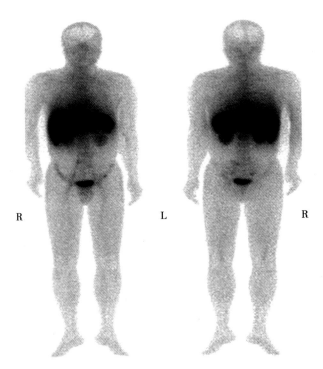

图14-2　中央骨髓和外周骨髓功能均受到抑制

表14-2　放射性胶体骨髓显像异常的类型

异常类型	影像特点
全身骨髓功能严重受损型	中央骨髓和外周骨髓均不显影或明显显影不良(图14-2)
局部骨髓功能受损型	骨髓局部显像剂分布减低、缺损或增高,提示局部骨髓功能减低、缺失或增强。
骨髓增生活跃型	中央骨髓和外周骨髓显影增强,影像清晰,甚至向四肢远心端扩张,提示全身骨髓增生活跃

异常类型	影像特点
外周骨髓扩张型	中央骨髓显影不良,而肱骨和股骨骨髓显影并向远心端扩张;提示中央骨髓受抑制,外周骨髓功能代偿性增生。
造血功能的代偿型	中央骨髓显影不良,而外周骨髓、肝、脾等其他部位出现显像剂局灶性分布增高,提示有髓外造血

五、临床应用

(一) 再生障碍性贫血

再生障碍性贫血(aplastic anemia)是一种造血功能衰竭的综合征,病理特点是全身性造血组织总容量减少,但在造血功能抑制的骨髓组织中有散在岛状增生灶。X 线平片、CT 及 MR 无特异性表现,而骨髓核医学显像呈多样化表现:

1. 荒芜型　全身骨髓不显影,仅见肝脾影像,表明全身骨髓造血功能广泛性严重受抑制,见于重度再障。

2. 抑制型　全身骨髓活性低于正常,中央骨髓分布稀疏,容量减少,显影不良。骨髓抑制程度与病情轻重一致。

3. 灶型　在全身不同程度受抑制的中央骨髓中可见界限清楚的"灶状放射性浓聚影"或者在外周骨髓(如股骨和胫骨干中段)的活性明显扩张,常见于慢性再障和青年再障患者,预后较好。

4. 正常型　少数病情较轻再障患者的骨髓影像基本正常,该类患者预后佳。

(二) 白血病

是起源于造血(或淋巴)干细胞的恶性疾病,在骨髓和其他造血组织中白血病细胞大量增生积聚,正常造血受到抑制,并浸润其他器官和组织。

1. 急性白血病　中心骨髓绝大多数表现为明显抑制,与骨髓内白血病细胞比例有关;而外周骨髓扩张。

2. 慢性白血病　与上述急性白血病相似。晚期伴发中轴骨纤维化时,外周骨髓扩张更为明显,部分出现脾大。

3. ^{18}F-FDG-PET 显像　可观察慢性粒细胞白血病(CML)治疗结束骨髓摄取 FDG 的减少,也可以提示急性淋巴细胞白血病(ALL)局部复发情况。但要与注射促粒细胞生长因子、促红素等药物及近期化疗后骨髓增生活跃相鉴别,后者有明确的治疗史。

骨髓改变在 CT,MR 和 X 线片上无特异性表现。但 CT、B 超等技术在揭示肝、脾肿大,包括脾内病变浸润方面有一定参考价值。

(三) 其他血液系统疾病

1. 原发性真性红细胞增多症(polycythaemia vera, PV)和骨髓增生异常综合征(MDS)　均表现为早期中心骨髓正常,随病情进展中央骨髓活性明显增强,外周骨髓扩张;晚期中央骨髓活性受抑制,外周骨髓纤维化和脾大。继发性红细胞增多症骨髓显像基本正常。

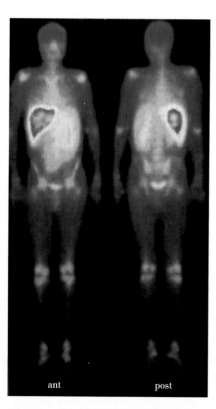

图 14-3　中心骨髓活性明显增强伴外周骨髓扩张和脾肿大

2. 慢性溶血性贫血、慢性失血性贫血和缺铁性贫血　中心骨髓活性明显增强和外周骨髓扩张及脾脏肿大(图 14-3)，属于生理性代偿反应，病情好转时恢复正常。急性溶血性贫血骨髓显像可正常或中心骨髓活性轻度增强。

3. 多发性骨髓瘤（multiple myeloma）　可见中央骨髓内有单个或多个显像剂局灶性分布缺损区，常伴有外周骨髓扩张。骨髓瘤的 X 线片常发现相应区域多发溶骨性病灶、病理骨折及骨质疏松。^{99m}Tc-胶体显像比 X 线检查出现溶骨性改变早几个月，若结合断层显像还可提高诊断灵敏度。

4. 骨髓纤维化　早期表现为中心骨髓受抑制，外周骨髓扩张。随着病情发展，外周骨髓开始纤维化时，其活性也逐渐被抑制(图 14-4)。

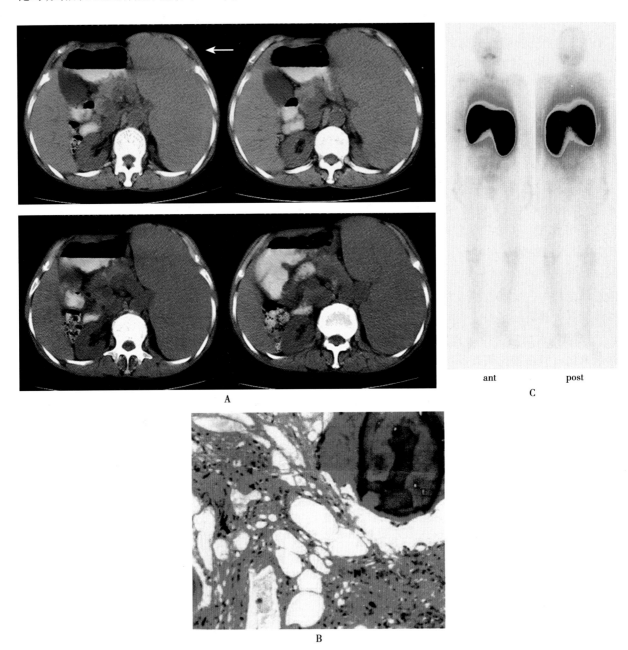

图 14-4　原发性骨髓纤维化

A. CT 示脾脏明显肿大，腹主动脉旁淋巴结肿大；B. 骨髓穿刺活检示骨髓纤维化；C. PMF 骨髓显像示全身骨髓重度抑制

（四）骨髓穿刺最佳部位的选择

能显示不同部位的骨髓活性,有助于选择最佳的穿刺和活检部位,提高骨髓穿刺的阳性率。

（五）骨髓循环障碍性疾病的诊断

1. 骨髓栓塞 常见于镰状细胞性贫血和镰状细胞性血红蛋白病,急性期 X 线检查多无异常。骨髓显像时病灶部位呈放射性分布缺损,外周骨髓影像正常或增浓的典型征象。

2. 股骨头无菌性缺血坏死 病变早期 X 线多无异常易误诊。骨髓显像可见患侧股骨头放射性分布明显低于健侧,甚至缺损,而周边骨髓影正常。断层显像可提高诊断的灵敏性。

第二节 淋巴显像

淋巴显像(lymphoscintigraphy)可无创显示淋巴系统结构变化和淋巴液动态回流状况。对了解淋巴回流通畅情况和评价肿瘤淋巴结转移具有临床意义,淋巴显像要优于 X 射线淋巴管造影。尤其是前哨淋巴显像在肿瘤诊治方面体现了越来越重要的临床价值。

一、淋巴管显像

（一）显像原理与显像剂

1. 显像原理 毛细淋巴管内皮细胞具有主动吞噬、胞饮大分子和微粒物质的特性。放射性核素淋巴显像剂被毛细淋巴管吸收进入淋巴循环,显像仪可追踪和显示:淋巴结和淋巴链的分布、形态、大小和功能状态,淋巴液流通和循环的情况,以及动态影像等。

2. 显像剂 目前常用的是放射性胶体物质^{99m}Tc-硫化锑(^{99m}Tc-ASC)等和高分子聚合物类,如^{99m}Tc-右旋糖酐(^{99m}Tc-DX)等,前者注入组织液后经毛细淋巴管吸收、引流入淋巴管显像,后者因其分子量较小,淋巴引流快,经常用于动态显像。还有蛋白质^{99m}Tc-人血清白蛋白(^{99m}Tc-HAS)等。

（二）适应证

1. 了解恶性淋巴瘤的累及范围。

2. 了解恶性肿瘤经淋巴系统转移的途径和程度,旨在肿瘤分期、治疗方案选择和疗效评价。

3. 检测其他累及淋巴系统的良性疾病,包括:肢体水肿、乳糜尿、乳糜胸、腹水、乳糜心包和蛋白丢失性肠症。

无明确禁忌证。

（三）显像方法

根据怀疑的病变区域淋巴管的引流范围,选择该淋巴管的收集区域注射显像剂。对于较大范围者,尤其是下肢及腹部淋巴联合显像时,宜用全身显像(表 14-3)。为利于淋巴结解剖定位,应确定体表标志(表 14-4)。

表 14-3 常用淋巴显像的注射部位及其显示淋巴系统的范围

注射部位	显示淋巴系统范围	适应证
肿瘤内、肿瘤周围、肿瘤周围皮下	前哨淋巴结、病变上行淋巴	经淋巴系统转移的恶性肿瘤
双手拇、示指间皮下	双上肢、腋窝、锁骨上淋巴结	头颈部肿瘤
双足 1~2 趾蹼间皮下	双下肢、腹股沟、髂外、髂总、腹主动脉旁淋巴结、淋巴管、淋巴干	盆腔肿瘤转移及恶性淋巴瘤;乳糜症、乳糜胸、乳糜腹、肢体淋巴管炎、肢体淋巴水肿

注射部位	显示淋巴系统范围	适应证
两侧肋缘下腹直肌后鞘(肋弓下1~2cm 中线旁3cm)	乳内及胸骨旁淋巴结	乳腺癌
双耳后乳突尖端皮下	颈部、耳后、锁骨区淋巴结	头面部肿瘤
乳晕、乳房皮下	腋窝淋巴结	乳腺癌
肛周3、9点和(或)肛-尾骨连线中点	盆腔、直肠旁、骶前、髂内、腰干、乳糜池	盆腔恶性肿瘤
局部皮下	该部位皮肤局部引流淋巴结	局部皮肤肿瘤、皮肤黑色素瘤
右下腹阑尾点下	纵隔淋巴结	纵隔恶性肿瘤

表 14-4 淋巴系统显像常用体表标志

显像部位	前位标志点	侧位标志点	后位标志点
颈淋巴	下颏尖、胸骨上缘	外耳孔	
腋淋巴	肩峰、胸骨上缘	腋窝前、后缘中心	
胸廓淋巴	剑突、胸骨上缘		
腹股沟淋巴、髂淋巴	耻骨联合、脐、剑突		尾骨尖、髂嵴
盆腔内淋巴	耻骨联合、脐、剑突		尾骨尖、坐骨结节
其他	根据具体部位标出相关体表解剖标志点		

(四)图像分析

1. 正常图像 序贯显示通畅淋巴管影,两侧淋巴管基本对称,无明显延迟或中断;沿引流淋巴管链各站淋巴结清晰显示,显像剂分布基本均匀。心脏和肝脾可显影。判断时需考虑淋巴解剖特点、两侧对比,观察其走行趋势和连贯性,不拘泥于数目、大小、形态和显像剂分布的绝对一致和对称。影响因素有:肝内显像剂的摄取程度、引流区域的炎症、手术或放疗等。

2. 异常图像 正常淋巴管链出现显像剂中断、引流区域淋巴结出现过度浓聚或显像剂缺损,淋巴引流区以外部位出现显像剂浓聚均视为异常图像。

(1) 显影时间明显延迟:2~4 小时后仍不见明确的淋巴结或淋巴管显影。

(2) 淋巴系统梗阻:淋巴链中断局部显像剂淤积,或出现侧支影像,淋巴管迂曲、扩张,显像剂外漏或向皮肤返流,提示淋巴系统严重梗阻。2~4 小时后肝不显影,组织内血本底不升高,提示淋巴系统重度梗阻。

(3) 淋巴结肿大:一处或多处淋巴结体积增大而显像剂摄取降低。

(4) 淋巴结影像缺失或淋巴链影明显中断。

(5) 两侧淋巴显像明显不对称:一侧淋巴管扩张,淋巴结增大或缺损。

(五)临床应用

1. 乳糜症的定位诊断 乳糜症是指由各种病因引起的淋巴液外漏,主要包括乳糜尿、乳糜胸和乳糜腹等。显示在淋巴引流区域以外或显像剂进入血液循环之前其他部位出现的异常浓聚影,可清晰显示乳糜症中淋巴液外漏的位置,从而协助制订临床治疗方案。

2. 肢体淋巴水肿 原发淋巴水肿以下肢淋巴水肿最为多见。X 线造影术应用范围有限,有较强的损伤性,生理性差,并发症或后遗症相对较多。CT 和 MR 可以显示淋巴结的大小和质地,但应用范围有限。许多临床研究显示,单凭淋巴结大小诊断有无病变的误诊率高达20%~40%。而且 X 线造影、CT和MR都无法揭示正常条件下淋巴系统的引流功能。核素淋巴显像有针对性地克服了上述缺点,可用于几乎全身所有部位。几乎没有损伤后遗症及并发症。生理性强,可如实反映引流淋巴的途径及功能等。表现为水肿的下肢显影差且淋巴管显影中断,淋巴结摄取显像剂量也少,显像剂向表皮返流扩散,甚至不显像,显像剂滞留在注射部位(图14-5)。继发性淋巴水肿可发生于任何部位,影像呈现局部淋巴引流缓慢甚至停滞,淋巴管显影中断并多有扩张,可出现多条侧支淋巴管显影等表现。

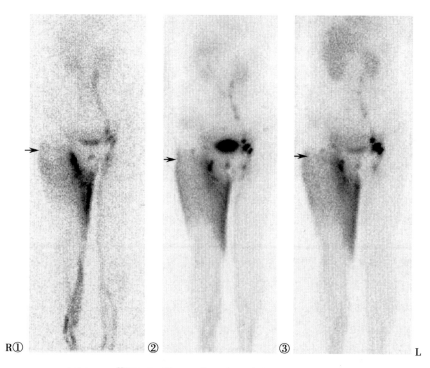

R① ② ③ L

图14-5　^{99m}Tc-Dx 淋巴显像示右下肢腹股沟处淋巴管完全性梗阻

3. 恶性肿瘤淋巴转移的诊断　CT和MR在霍奇金淋巴瘤,尤其是对淋巴结受累肿大的效果较好,但对肿大不明显或治疗后淋巴结是否有复发灶的判断不理想。受投照视野的限制,CT和MR在淋巴瘤分期方面的价值不高。核素淋巴显像可明显补充前述技术的不足。核素淋巴显像可用于了解恶性肿瘤的淋巴引流途经、局部与远端淋巴结受累状况,对恶性肿瘤的临床分期、治疗方案的制订、评估预后有一定的作用。恶性肿瘤淋巴转移的影像表现为受累淋巴结肿大、模糊、缺损、形态不规则、边缘不清或正常淋巴链中断,淋巴引流梗阻时可见淋巴管扩张,局部显像剂摄取增强等。

4. 淋巴瘤的辅助诊断　表现为一处或多处淋巴结影增大,早期可见显像剂浓聚,中晚期显像剂摄取多降低,呈现显像剂分布稀疏或缺损改变。多部位的动态观察受累淋巴结数目、位置和显像剂摄取降低程度的变化,有助于该病分型、分期和疗效观察。如果在CT证实肿大的淋巴结位置,无核素显像剂聚集分布则更有诊断意义。

5. 辅助放疗靶区的勾画　可明确局部淋巴结的空间分布和位置,有助于恶性肿瘤放射治疗的靶区勾画和布野设计,从而保证肿瘤适形调强放疗的质量,提高治疗增益比。

二、前哨淋巴结显像

前哨淋巴结(sentinel lymph node,SLN)是原发肿瘤淋巴回流和转移的第一站淋巴结(图14-6),是原发肿瘤淋巴引流区域中最先接受肿瘤淋巴引流、最早被肿瘤侵犯的淋巴结。其组织病理学状态可反映整个区域淋巴结的状态,即前哨淋巴结病理检查未发现肿瘤转移的患者,局部淋巴结转移的可能性很

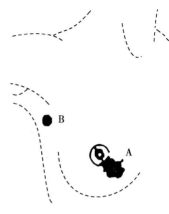

图 14-6　前哨淋巴结示例图
A. 显像剂注射点；B. 前哨淋巴结

小，避免清除术可能带来的各种并发症。然而，由于原发肿瘤的淋巴引流往往存在多个淋巴循环，很难预测哪个淋巴循环转移的可能性大，而跳跃转移现象使施行准确淋巴结活检显得困难。如果 SLN 没有癌细胞转移，则区域中其他淋巴结转移的可能性就非常小。同样，如果 SLN 阳性，则第二站、第三站、甚至更远的淋巴结均存在肿瘤转移的风险。

因此从理论上讲，前哨淋巴结病理检查未发现肿瘤转移的患者，可以不进行局部淋巴结的手术清除或放射治疗的预防照射，从而使手术或放疗的范围缩小，能减少或避免不必要的淋巴清扫手术或放疗并发症的出现。针对分期较早的肿瘤患者，具有较高的临床价值。因此，前哨淋巴结显像可以为活检提供准确位置和数目，对于保证准确的分期、判断是否需要作区域淋巴结清扫术、决定是否进行术后辅助治疗和预后评价提供重要的影像诊断信息。

（一）显像原理

在肿瘤周围或皮下注射的放射性胶体颗粒，将沿局部淋巴管逐级引流到周围的各级淋巴结，最终被单核-巨噬细胞系统所捕获和吞取，使其滞留聚集于淋巴结，通过显像观察肿瘤局部淋巴结引流情况，可标定出肿瘤局部区域内首先显影的淋巴结，此即肿瘤的前哨淋巴结。

（二）显像剂

常用^{99m}Tc-硫胶体（sulfur colloid，^{99m}Tc-SC），^{99m}Tc-人血清白蛋白（^{99m}Tc-HAS）和^{99m}Tc-右旋糖酐（^{99m}Tc-dextran，^{99m}Tc-DX）等（表 14-5）。近年来有一些新型的显像剂也陆续被研制出来，如^{99m}Tc 单克隆抗体、甘露糖结合受体、改良的脂质体以及放射性核素标记的纳米颗粒显像剂等。

表 14-5　常用前哨淋巴结显像显像剂

显像剂	颗粒大小（nm）	常用剂量
^{99m}Tc-硫化锑（^{99m}Tc-antimony sulfide colloid）	3 ~ 25	37 ~ 74MBq（1 ~ 2mCi）
^{99m}Tc 硫胶体（^{99m}Tc-sulfur colloid）	100 ~ 1000	37 ~ 74MBq（1 ~ 2mCi）
^{99m}Tc-右旋糖酐（^{99m}Tc-dextran，^{99m}Tc-DX）	6 ~ 7	37 ~ 74MBq（1 ~ 2mCi）

（三）显像方法

1. 注射方法　手术前一天于肿瘤周围的皮下分四点（3、6、9、12 点钟方位）或肿瘤表面正中皮下注射或肿瘤内单点注射显像剂，总注射剂量为 1 ~ 2mCi（37 ~ 74MBq）。

2. 定位方法

（1）术前显像：患者仰卧位，充分暴露检查部位、动态采集 30 分钟后间隔多次静态显像，对所有显影的淋巴引流区域及放射活性热点（即前哨淋巴结）进行定位并在相应的表面皮肤进行标记，以协助术中定位。核素断层影像和 CT 影像同机图像融合显像技术，将功能影像和解剖影像融合，具有核素功能影像的高灵敏度与 CT 影像的高解剖对比度的优点，综合显示 SLN，获得高诊断阳性率（图 14-7）。

（2）术中探测：术中在手提式 γ 探测仪指引下，在放射活性最高点表面皮肤行适当大小的切口，仔细解剖，随时用 γ 探头指引，寻找高放射活性的淋巴结，对放射性最高区域进行反复 3 次以上探测，若结果一致则判定此点为 SLN 的位置。可对 SLN 进行活检，若未发现恶性转移细胞，可不必对引流区域的淋巴结进行彻底清扫；若 SLN 被肿瘤细胞侵犯，则必须对该区域淋巴结进行清扫。

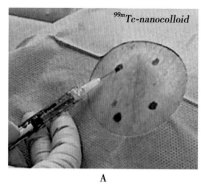
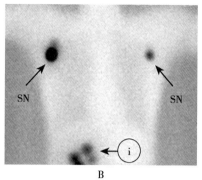
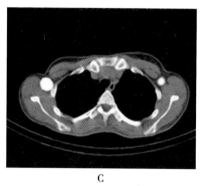

图 14-7　前哨淋巴结的 SPECT/CT 显像

（四）临床应用

准确定位乳腺癌、皮肤黑色素瘤、宫颈癌、胃肠肿瘤、外阴癌和肺癌等肿瘤的前哨淋巴结,辅助患者临床分期,决定是否进行术后辅助治疗以及患者预后预测。临床常常应用于:

1. 乳腺癌　目前国内外报道最多的是乳腺癌前哨淋巴结的研究。腋窝淋巴结的状况是决定乳腺癌患者分期和预后的主要因素。前哨淋巴结探测可使病理医师专注于检查 1~2 个淋巴结,提高病理诊断率,有助于临床上更精确的分期,从而为选择合理的手术治疗方案、减少手术的难度和提高患者生活质量提供准确可靠的诊断技术(图 14-8)。

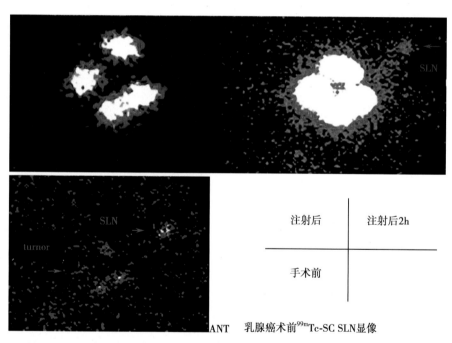

图 14-8　^{99m}Tc-SC 乳腺癌前哨淋巴结显像

2. 其他肿瘤　前哨淋巴结显像还应用于黑色素瘤、胃肠道肿瘤、妇科恶性肿瘤、头颈部肿瘤、前列腺癌及非小细胞肺癌等恶性肿瘤的诊断与治疗上,能够准确定位,指导 SLN 活检,进而对肿瘤进行准确分期和预后判断,制订更为合理的治疗方案,提高患者的生存率和生存质量。

除上述的放射性核素定位前哨淋巴结方法外,还有生物染料法、生物染料法联合放射性核素显像、CT、MRI、超声造影技术和荧光纳米影像技术等。

第三节　典型病例分析

1. 病史摘要　患者,女,36岁,以"间断性阴道出血1月余"为主诉入院。有阴道排液,液体为白色或血性。

2. 体征　宫颈肥大、质硬、宫颈管略膨大。超声检查盆腔未见明显的淋巴结肿大,再进行 SPECT/CT 和 PET/CT 显像检查。

3. 病理活检　宫颈高分化鳞癌。

4. 前哨淋巴结显像(图 14-9)　A. 平面正位显像;B. 平面右侧位显像;C. SPECT/CT 横断面显像;D. SPECT/CT 冠状面显像;E. PET/CT 横断面显像;F. PET/CT 冠状面显像。

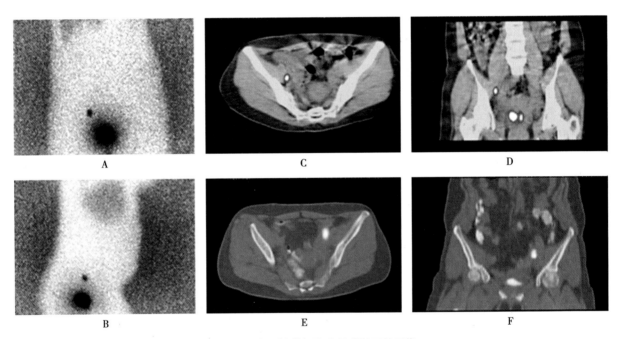

图 14-9　宫颈鳞状细胞癌前哨淋巴结显像

5. 临床诊断　宫颈鳞状细胞癌,盆腔前哨淋巴结转移。

6. 病例小结　宫颈癌的淋巴结转移是影响患者生存的最重要的预后因素。前哨淋巴结活检在宫颈癌中的应用越来越广泛,并在微转移的检测具有重要作用。宫颈癌 PET/CT 显像在评价早期是否有淋巴结转移上具有很大的价值,它能够指导调整术前方案,且是一种无创的检查方法。

本章小结

放射性核素骨髓显像能无创性显示全身功能性骨髓的分布和骨髓造血功能的变化。淋巴显像无创显示淋巴结及淋巴管的形态和功能变化,还可反映淋巴回流动力学的改变,适用了解局部引流淋巴管、淋巴结的解剖分布及生理功能。前哨淋巴结显像可显示出肿瘤局部区域内首先显影的淋巴结,能够较准确定位和指导活检,进而对肿瘤进行分期诊断和预后判断,并能协助制订更为合理的治疗方案。

（李小东）

放射性核素治疗是临床核医学最重要的组成部分之一。甲状腺疾病的^{131}I治疗,转移性骨肿瘤的放射性核素治疗目前均已成为临床治疗的一个常规方法。放射性血管内支架置入防止血管再狭窄和放射性粒子植入治疗肿瘤是近期快速发展的放射性核素治疗新技术,具有较好的应用前景。放射免疫治疗、受体介导放射性核素靶向治疗、核素反义治疗和基因转染介导核素靶向治疗等一系列靶向治疗技术方法学的探索,为放射性核素治疗开辟了一个极富前景的发展空间,丰富了临床核医学的内容,已成为放射性核素治疗的主要发展研究方向。

第一节　放射性核素治疗方法

放射性核素治疗(radionuclide Therapy)可分为内照射治疗(internal radiation therapy)与外照射治疗(external beam radiotherapy)。前者系将非密封辐射源(放射性核素治疗药物)引入体内病变的器官或组织,通过射线的辐射生物学效应,破坏病变,达到治疗病变的目的,能用于治疗体内各器官和组织的病变。后者系将非密封性辐射源紧贴近病变的表面,利用射线直接照射病变组织,产生辐射生物学效应使病变破坏,达到治疗疾病的目的,主要用于治疗体表或黏膜等浅层病变。核素治疗以内照射为主,少数治疗为外照射。治疗用放射性核素多为发射α射线、β$^-$射线和低能γ射线的放射性核素。核素治疗时,病变组织所受辐照剂量大,而病变周围或邻近正常器官、组织所受辐照剂量小,即能保证病变遭遇最大程度破坏的同时邻近正常器官组织不受或少受损害。与临床广泛应用的化疗、放疗比较,放射性核素治疗具有选择性高、疗效好、全身毒副作用小的特点。

放射性核素治疗的原理是利用放射性核素衰变过程中释放的射线粒子(电离辐射),在组织中运动过程中与组织作用,发生能量传递和电离作用,从而产生一系列的电离辐射生物学效应。而根据所选择放射性核素浓聚于病变器官、组织机制的不同,放射性核素治疗的方法主要分为以下几种:

一、利用器官或组织的特异性摄取机制治疗

甲状腺组织选择性摄取碘,放射性^{131}I与非放射性碘的化学性质相同,口服进入体内后主要被功能性甲状腺组织摄取,利用其发射的β$^-$射线治疗甲状腺良恶性疾病。转移性骨肿瘤组织可高摄取亲骨性的放射性药物,如^{153}钐-EDTMP、氯化锶(^{89}Sr)、^{186}铼(Re)-HEDP等,利用其发射的β$^-$射线可治疗转移性骨肿瘤;^{223}Ra发射α射线也可治疗转移性骨肿瘤。真性红细胞增多症、原发性血小板增多症等骨髓增生性疾病,骨髓摄取磷明显增多,可用放射性^{32}磷(^{32}P)-磷酸盐治疗这些疾病。

二、组织种植治疗

在CT或超声引导下经皮穿刺或术中将放射性核素粒子源植入病灶内,放射性核素粒子源释放的射线直接造成病变组织的破坏。如放射性^{125}I粒子植入治疗前列腺癌等。

三、靶向治疗

根据抗原抗体反应的原理,用放射性核素标记的特异性抗体进行肿瘤治疗,即放射免疫治疗(Radioimmunotherapy,RIT)。如应用^{90}钇-ibritumonab tiuxetan(Zevalin)和^{131}I-tositumonmoab(Bexxar)通过靶向CD20治疗淋巴瘤;应用^{131}I-chTNT(Vivatuxin)通过靶向肿瘤坏死抗原治疗晚期肺癌等。

根据受体配体反应的原理,用放射性核素标记的特异性受体配体进行治疗,即放射受体治疗(Radioreceptor therapy,RRT)。如应用^{131}I-MIBG(间位碘代苄胍)治疗恶性嗜铬细胞瘤和神经母细胞瘤。

四、敷贴治疗

应用发射β$^-$射线的放射性核素,如^{32}P或^{90}Sr-^{90}Y均匀地吸附于滤纸或银箔上,密封于塑料或银片

内做成不同大小和形状的敷贴器或按病变的形状、大小制成专用的敷贴器,将其紧贴于病变表面对表浅病变进行照射。包括皮肤表面血管瘤、局限性皮肤顽固性湿疹、牛皮癣、神经性皮炎等的敷贴治疗。

五、其他放射性核素治疗

放射性核素治疗还可以通过其他一些方法进行疾病治疗。包括通过导管可将放射性药物引入到病变组织达到治疗目的,如经肝动脉插管注射^{32}磷-玻璃微球治疗肝癌等。放射性粒子^{125}I、^{103}Pd 近距离放射治疗肿瘤。通过穿刺将放射性药物直接注入体腔内达到治疗的目的,如胸腹腔注射放射性胶体治疗恶性胸腹水,关节腔内注射^{32}磷-微球治疗关节滑膜炎等。

第二节　甲状腺功能亢进^{131}I 治疗

放射性核素^{131}I 可同时释放 γ 射线和 β$^-$ 射线,半衰期约 8.4 天。^{131}I 衰变时主要发射出 β$^-$ 射线,其最大能量为 0.61MeV,平均能量为 0.129MeV,在组织中的射程为 0.8mm。进入组织后可产生辐射生物效应,起到治疗作用。γ 射线的能量为 364keV,可通过 SPECT 进行显像。放射性核素^{131}I 具有与稳定性碘元素同样的化学性质,被功能性甲状腺组织摄取后,聚集在甲状腺组织内,使病变组织受到 β 射线的集中照射,通过电离辐射作用使甲状腺组织细胞受到破坏,达到治疗甲状腺疾病目的。目前,放射性核素^{131}I 治疗的甲状腺疾病主要包括甲状腺功能亢进和分化性甲状腺癌两类。

甲状腺功能亢进症是甲状腺毒症的一种。主要是指甲状腺腺体本身产生甲状腺激素过多而引起的临床综合征。其病因包括弥漫性毒性甲状腺肿,结节性毒性甲状腺肿和甲状腺自主高功能腺瘤。临床诊断主要依据高代谢临床症状和体征、甲状腺肿大以及血清学检查(FT$_4$增高、TSH 减低)。临床治疗目前主要包括三种方法。即抗甲状腺药物(ATD)、放射性碘和手术治疗。ATD 治疗是目前甲亢的基础治疗,但是单纯 ATD 治疗的治愈率仅有 40% 左右,复发率高达 50% ~60%。手术治疗由于其创伤性,临床目前已经很少采用。放射性^{131}I 治疗由于其无创伤性、简单方便且疗效肯定,目前已经成为甲状腺功能亢进症特别是弥漫性毒性甲状腺肿首选的治疗方法之一。

甲状腺功能亢进^{131}I 治疗优点:确切控制甲状腺毒症所需的时间较短;避免手术风险;避免应用抗甲状腺药物(ATD)治疗的潜在不良反应。

(一) 适应证

1. ^{131}I 治疗可以作为成人格雷夫斯甲亢的首选治疗方法之一。

2. 对抗甲状腺药物过敏、疗效差、疗效差或复发者。

3. 有颈部手术或外照射史。

4. 病程较长;老年患者(特别是有心血管疾病高危因素者)。

5. Graves 病伴白细胞或血小板减少。

6. 合并心脏病等。

7. 合并肝功能损伤。

8. 合并慢性淋巴细胞性甲状腺炎的患者中,RAIU 增高者。

(二) 禁忌证

1. 妊娠、哺乳。

2. GD 患者确诊或临床怀疑甲状腺癌。

3. 不能遵循放射性治疗安全指导。

(三) 治疗前准备

治疗前禁食高碘食物,如海带、紫菜等,停用所有可能降低甲状腺组织摄碘能力的药物和制剂,以消除其对甲状腺摄碘功能的影响（表 15-1）。

表 15-1 降低甲状腺摄取[131]I 能力的制剂和药物

药物类型	停药时间
抗甲状腺药物（甲巯咪唑、丙基硫氧嘧啶）	3 天
多种维生素	7 天[*]
甲状腺激素 T_4	3~4 周
三碘甲腺原胺酸 T_3	10~14 天
卢戈液	2~3 周[*]
皮肤局部碘涂擦	2~3 周[*]
静脉注射水溶性放射性增强造影剂	3~4 周（肾功能正常）
胺碘酮	3~6 月或更长

[*] 甲状腺癌治疗时需停 6 周

1. 治疗前必须向患者解释方法的全过程、治疗的预期效果和可能出现的副反应、并发症和治疗随访安排，签订知情同意书等书面资料 知情同意书重点内容应包括：一次治愈率非 100%，可能需多次治疗；发生甲状腺功能减退（hypothyroidism）（甲减）的风险较高，尤其是 Graves 病治疗后，可能需要终身服用甲状腺素；需要进行终身随访复查；格雷夫斯甲亢治疗后可能出现眼病或眼病加重等。

2. 必要的检查 检测血清 FT_3、FT_4、TSH、甲状腺球蛋白抗体（Tg-Ab）、甲状腺过氧化酶抗体（TPO-Ab）等。必要时进行全血细胞计数、肝肾功能、生化代谢等检查。进行甲状腺摄[131]I 率（RAIU）测定，估计甲状腺摄碘能力，同时也可排除甲状腺炎和使用外源性甲状腺激素所致的假性甲状腺毒症。核素甲状腺显像和超声检查有助于确定甲状腺大小、甲状腺结节的功能状况，对确定[131]I 剂量有重要参考价值。

3. 抗甲状腺药物（ATD）和 β 受体阻滞剂使用 因[131]I 治疗后甲状腺滤泡组织破坏，大量储存于甲状腺腺体内的甲状腺激素释放进入循环系统，甲亢症状可能加重，甚至发生甲状腺危象。为预防此情况发生，部分患者在[131]I 治疗前可能需用 ATD 进行准备性治疗，减少甲状腺内甲状腺激素的储存。这些患者包括亲碘多结节且腺体较大、需使用较大[131]I 治疗剂量的患者，年老体弱患者，合并心脏疾病和严重的全身系统疾病等患者。[131]I 治疗前应停用 ATD 至少 3 天，治疗 3 天后可重新使用。治疗前使用 β 受体阻滞剂有利于控制症状，[131]I 治疗时不需要停用。

4. 人重组 TSH（rhTSH）的应用 为提高非毒性多结节性甲状腺肿甲状腺摄碘能力和减少全身辐照剂量，[131]I 治疗前可使用 rhTSH。

（四）治疗剂量的确定

确定[131]I 剂量常用的方法有二类，固定剂量法和计算剂量法。固定剂量法即给所有患者一个固定的剂量，计算法则根据甲状腺大小和甲状腺 24 小时 RAIU 计算剂量。

1. 固定剂量法 所用剂量差别较大，常用剂量范围为 185~555MBq（5~15mCi），文献记载也有在固定剂量的基础上，如果甲状腺较大或 24 小时 RAIU 较低就增加剂量。所用固定剂量越大甲亢受控的机会就越高，甲低的可能性也增高。

2. 剂量计算法 Alexander and Larsen 用公式：[298MBq（8mCi）×100/24 小时 RAIU]进行计算，该法不考虑甲状腺大小。许多人用另外一个将甲状腺大小和 24 小时 RAIU 结合的公式计算剂量：[Z×甲状腺大小（g）×100]/24 小时 RAIU；公式中 Z 为计划每克甲状腺组织给药的 Bq 或 μCi 数，范围为 3.7~7.4MBq（100~200μCi）。从上述公式中可理解，甲状腺大小的准确测量非常关键，超声确定甲状腺大小较准确。也可用正常甲状腺大小的 1、2、3 倍的经验方法估计甲状腺重量，对非常大的甲状腺估重可能会过低。

由于目前所使用的甲状腺摄碘能力的评估方法微剂量 RAIU 是否能准确代表大剂量[131]I 在体内的

生物动力学特性尚有争议,以及现阶段尚无法评估患腺对辐射的敏感程度等影响,临床上常将计算的剂量结果与疾病本身的情况结合起来考虑确定最终剂量,如病程长,甲状腺腺体较硬,第一次治疗后未愈的患者进行再次治疗时,适当增加剂量,而病程短、手术后复发患者可适当减少剂量。

毒性自主功能性结节多采用固定经验剂量。固定剂量范围为370MBq ~ 1.1GBq(10 ~ 30mCi),结节越大需要的剂量越大。毒性多结节性甲状腺肿计划剂量为200μCi/g,若RAIU较低,可使用rhTSH。

如前所述,进行^{131}I治疗时确定^{131}I剂量的方法主要分两大类,即经验固定剂量法和用公式进行计算的计算法。前者不考虑甲状腺大小和甲状腺摄碘能力,让所有患者都用相同的剂量,显然缺乏科学性。后者考虑了甲状腺的大小和摄碘能力,有一定的科学性,用公式计算剂量的方法是假定甲状腺大小和重量数据是准确的,但现实是,能用于测定甲状腺大小和重量的方法,如核素显像、超声和触诊等,无一能完全满足准确性的要求,另一方面,这些方法学中固有的非科学性或不确定性导致了目前^{131}I治疗结果的不确定,有必要进一步深入研究探讨。

(五)不良反应

甲亢^{131}I治疗的严重副作用少见。部分患者可出现颈部疼痛、头晕、恶心呕吐和腹泻等症状,这些表现持续时间短,轻者不需处理,重者可进行对症治疗。Graves病患者^{131}I治疗后辐射性甲状腺炎罕见,表现为颈痛,与亚急性甲状腺炎相似,疼痛可放射到耳和咽喉部,消炎或短期糖皮质激素治疗有效。治疗几天后可发生甲状腺危象,更多见于老年患者和病情严重的患者,这些患者在^{131}I治疗前使用ATD治疗可减少发生的机会。儿童病例发生甲亢危象的报道则少见。

致癌效应是一理论性风险,尤其是浓聚^{131}I的部位,如甲状腺、唾液腺、胃、泌尿道、肠和乳腺,目前尚无有力的证据支持这种风险的存在。致畸作用,即对生育功能和后代的影响,也未见有力的证据证实,但一般认为在治疗后6个月内不应怀孕。患者服^{131}I后充分水化,加快^{131}I的吸收和排泄,可减少全身辐射剂量,降低这些风险。

(六)疗效评价

评价格雷夫斯甲亢疗效的标准包括完全缓解、部分缓解、无效、复发和甲减。甲状腺功能亢进尤其是Graves病,口服^{131}I后,一般要2 ~ 3周才逐渐出现疗效,症状缓解,甲状腺缩小,体重增加。随后症状逐渐消失,甲状腺明显缩小。临床可见部分病例^{131}I的治疗作用持续到半年以上。根据所用剂量的不同和患者对辐射的敏感性差异,治愈的时间有较大差异,大多数患者治疗后3 ~ 6个月治愈,少部分患者要达1年方治愈。单次治疗的治愈率有明显的差异,治疗剂量小则治愈率低,一个疗程的治愈率62.6% ~ 77.0%,有效率在95%以上,无效率2% ~ 4%,复发率1% ~ 4%。一次未治愈的患者,3 ~ 6个月后可进行第二次或多次治疗。一般格雷夫斯甲亢的疗效好,治愈率较高,甲状腺肿大明显的格雷夫斯甲亢患者、毒性多结节性甲状腺肿和毒性自主功能结节患者,常需几个疗程的治疗方能治愈。

甲状腺功能减退是甲亢^{131}I治疗最常见的转归结果。国内报告一年内的发生率约4.6% ~ 5.4%。格雷夫斯甲亢患者会逐渐由于自身免疫因素(如淋巴细胞浸润和甲状腺自身免疫破坏等)而出现自发性甲状腺功能减退,年发生率2% ~ 3%。有研究显示,不管^{131}I剂量如何,在治疗后10年有50%以上的患者会出现甲减。

甲亢患者在ATD治疗或手术治疗后均可自发的发展为甲状腺功能减退,并非^{131}I治疗所特有。因此,在^{131}I治疗甲状腺功能亢进过程中出现的甲状腺功能减退不应看作是并发症,可能是甲亢患者必然的一种转归或治疗目标,是一种积极治疗而非消极治疗甲状腺功能亢进的结果。

尽管甲状腺激素水平正常是治疗格雷夫斯甲亢的理想目标,但已有研究明,对于^{131}I治疗格雷夫斯甲亢,不存在既可以纠正甲亢又不会造成甲减的理想剂量。

(七)随访

格雷夫斯甲亢^{131}I治疗后发生甲状腺功能减退的可能性很大,具有不可避免性,同时发生的时间也具有不确定性。定期有效的监测其甲状腺激素水平,能及时发现甲状腺功能减退,使其得到正确、合理使用甲状腺激素替代治疗。

1. 复查随访时间 不同中心随访时间不同,一般认为患者在治疗后第1、3、6、12个月应进行复查,以后每半年复查一次至终身。甲状腺功能减退患者发现后应立即使用甲状腺素替代治疗,替代治疗1个月后复查,评估甲状腺激素用量是否正确,调整甲状腺激素量至血清甲状腺激素水平正常后,每半年复查一次。

2. 复查随访检查指标 检测血清 FT_3、FT_4、TSH,必要时进行肝肾功能检查。

第三节 分化型甲状腺癌[131]I治疗

甲状腺癌约占所有恶性肿瘤的1%。根据组织形态,一般分为4种类型:乳头状癌、滤泡状癌、髓样癌和未分化癌及罕见间变细胞癌。多数甲状腺结节是良性,甲状腺癌一般并非高度恶性,如治疗得当,可以达到正常预期寿命。针刺吸取活检是区别良性和恶性的最好诊断方法。手术是治疗甲状腺癌的首选方法。由于分化型甲状腺癌细胞(differentiated thyroid cancer,DTC,包括乳头状、滤泡状)具有摄碘功能,对于未能完全切除或已经发生转移的分化型甲状腺癌患者也可采取放射性核素[131]I治疗。

[131]I治疗DTC一是采用[131]I清除术后残留的甲状腺组织,简称"清甲";二是采用[131]I清除手术不能切除的DTC转移灶,简称"清灶"。

(一)适应证

1. 对存在癌组织周围组织明显侵犯(术中可见)、淋巴结转移或远处转移(如肺、骨、脑等器官)者需行[131]I"清甲"治疗。

2. 肿瘤较小(≤1cm),没有周围组织的明显侵犯、淋巴结转移及其他侵袭性特征者,为了方便随诊,可以行[131]I"清甲"治疗。

3. 对摄碘性DTC转移或复发病灶,可选择性应用[131]I"清灶"治疗。

(二)禁忌证

1. 妊娠期和哺乳期妇女。

2. 计划6个月内妊娠者。

(三)治疗前准备

1. 升高TSH水平 升高内源性TSH,术后不服甲状腺素药物,约术后4周行[131]I"清甲"治疗,或术后服用甲状腺素药物,择期停药行[131]I"清甲"治疗。T_3至少停10~14天,T_4至少停3~4周,使TSH>$30\mu U/mL$。给予外源性重组人促甲状腺激素(rhTSH),可以避免停用甲状腺素后出现甲状腺功能减退所带来的不适。

2. 低碘饮食 给[131]I前低碘饮食(<50μg/天)至少1~2周,以改善[131]I的摄取。最好使用无碘盐。特别注意避免增强CT检查。如已行增强CT检查,建议1~2个月后再行[131]I治疗。使用利尿剂(如氢氯噻嗪)可减少体内碘,但可产生低血钾、低血压等副作用,应密切监测。

3. 治疗前评估 [131]I"清甲"治疗前评估包括测定甲状腺激素、TSH、Tg、甲状腺球蛋白抗体(TgAb)、血清钙、甲状旁腺素、血常规、肝肾功能,颈部超声、心电图、胸部CT或胸部X线检查等。$^{99m}TcO_4^-$甲状腺显像可以用于评估术后残留甲状腺组织的多少。

进行RAIU测定,"清甲"治疗前可进行诊断性[131]I全身扫描(Dx-WBS)。Tg升高并不能保证肿瘤组织一定摄碘,诊断性[131]I扫描未显示有摄碘病灶,但[131]I治疗后显像却显示有甲状腺组织的存在。刺激后[18]F-FDG PET显像和超声检查对鉴别[131]I扫描阴性而刺激状态下血清Tg升高的患者是否存在转移有帮助。^{99m}Tc-MIBI、^{201}Tl显像也具有一定的应用价值。

4. 签订知情同意书 其重点内容应包括,治疗的目的是破坏正常和癌变的甲状腺组织,其他正常组织可能会受影响;可能需要多次治疗等。应向患者介绍治疗目的、实施过程、治疗后可能出现的不良反应等,并进行辐射安全防护指导。

实施"清甲"治疗前,育龄妇女需要进行妊娠测试。

（四）剂量确定

术后残留甲状腺组织的清除剂量为 1.11 ~ 3.7GBq（30 ~ 100mCi）。如颈部残留手术未切除的 DTC 组织、伴发颈部淋巴结或远处转移,但无法手术或患者拒绝手术的、全甲状腺切除术后不明原因血清 Tg 尤其是刺激性 Tg 水平升高者,"清甲"治疗同时应兼顾"清灶"治疗,[131]I 剂量为 3.7 ~ 7.4GBq。颈部淋巴结转移者,给予[131]I 3.7 ~ 5.55GBq。肺转移[131]I 治疗剂量为 5.55 ~ 7.4GBq。最多不宜超过 9.25GBq。

（五）不良反应

早期副作用可能包括:黏膜炎、恶心、呕吐、唾液腺位置疼痛和触痛,味觉缺失,手术后甲状腺残留较多时可出现颈部疼痛,血细胞计数减少,易感染,一般这些副作用是暂时的。应鼓励患者在治疗后几天至 1 周的时间内多饮水、多排尿,含服酸性食品如话梅等,刺激唾液腺分泌,降低膀胱和唾液腺的辐射剂量。如出现恶心呕吐,可使用止吐药。患者每天最少大便一次,必要时使用缓泻药,以减少结肠的辐射剂量。服[131]I 治疗后 3 天开始服用甲状腺激素,根据血清 TSH 水平调整其用量,低危患者 TSH 保持在 0.1 ~ 0.5mU/mL,而高危患者 TSH<0.1mU/mL。治疗后 2 ~ 10 日,进行治疗后[131]I 全身扫描（Rx-WBS）,进行分期。Rx-WBS 是对 DTC 进行再分期和确定后续[131]I 治疗适应证的基础。采用[131]I SPECT/CT 检查可以进一步提高 Rx-WBS 诊断的准确性。

晚期副作用可能包括,暂时性不育、唾液腺永久性损害而产生无唾液分泌和涎石病、龋齿、味觉减退、泪管瘢痕致干眼、泪溢症,罕见发生其他恶性肿瘤,包括胃、膀胱、结肠、唾液腺和白血病。这些晚期副作用都是罕见的,不应该阻止患者进行[131]I 治疗。

（六）复查与随访

1. 复查随访目的和意义

（1）判断残留甲状腺组织和癌组织的情况,决定是否需要多次治疗。

（2）评估甲状腺素抑制治疗和监测复发和转移。

2. 复查随访检查内容和时间

（1）"清甲"治疗 1 月、3 月应常规随诊,进行甲状腺激素、TSH、Tg、TgAb 水平监测,及时了解 TSH、Tg 变化,调整甲状腺素剂量,将 TSH 控制至相应的抑制水平。必要时加做颈部超声监测可疑转移淋巴结经[131]I 治疗后的变化。

L-T_4 应当清晨空腹顿服。在剂量调整期间,约每 4 周测定 1 次血清 TSH。

（2）[131]I 治疗后 6 个月左右,可进行"清甲"是否成功的评估。随访前应停用 T_4 3 ~ 4 周或者三碘甲状腺原氨酸（T_3）2 周。"清甲"成功的判断标准:[131]I 显像甲状腺床无放射性浓聚或停用 T_4 后刺激性 Tg<1ng/L;DTC 完全缓解的标准:甲状腺手术后行放射性碘清除残余甲状腺组织的患者满足如下标准,被认为肿瘤完全缓解。①没有肿瘤存在的临床证据;②没有肿瘤存在的影像学证据;③"清甲"治疗后[131]I WBS 没有发现甲状腺床和床外组织[131]I 摄取;④在无 TgAb 干扰时,甲状腺激素抑制治疗情况下测不到血清 Tg,TSH 刺激情况下 Tg<1ng/L。

（3）如"清甲"成功且未发现转移则每年随访 1 次,若发生转移,应尽早安排治疗。复查随访为终生性的,每年至少随访 1 次。必要时缩短随访间隔时间。

当疑有 DTC 复发或转移时,CT 和 MRI 能够提供病灶的解剖学图像,以帮助诊断,但由于病变组织与周边组织界限不清,可做增强 CT 进行鉴别。若患者后续拟行[131]I 治疗,还应避免近期使用含碘的增强 CT 造影剂。

PET/CT 在 DTC 的临床价值得到认可,能够指导个体化治疗。PET/CT 常规用于血清 Tg 或 TgAb 升高而治疗剂量[131]I 全身显像阴性、临床怀疑复发或转移的 DTC 患者。

女性 DTC 患者在 ^{131}I 治疗后 6～12 个月内避免妊娠。男性 6 个月内避孕。

第四节　肿瘤骨转移放射性核素靶向治疗

转移性骨肿瘤是恶性肿瘤晚期常见的表现。其中 30% 的癌症患者表现有不同程度的骨痛,随着疾病进展至晚期,60%～90% 的患者可出现骨痛。将亲骨性强、发射 α 射线或 β 射线,且能量和半衰期适宜的放射性核素及其标记药物引入体内,这些放射性药物可以选择性浓聚在骨转移灶部位,利用其发射的 α 射线或 β 射线对肿瘤进行内照射,抑制或破坏骨转移性肿瘤病灶,缩小或清除转移病灶,为转移性骨痛患者提供广泛、持久的缓解疼痛作用,提高患者生活质量。放射性药物治疗骨肿瘤转移灶的同时缓解骨疼痛的机制尚不完全明确,可能与以下因素有关:病灶缩小,骨膜和骨髓腔的压力减轻;肿瘤侵蚀骨的重新钙化;电离辐射作用影响神经末梢去极化过程,干扰疼痛信号传导;抑制缓激肽、前列腺素等疼痛介质的分泌等。

(一) 适应证

成骨性骨转移或混合性骨转移,^{99m}Tc-MDP 全身扫描放射性浓聚,骨痛用常规治疗方法,如镇静止痛剂、二磷酸盐和抗肿瘤治疗(激素、化疗)无效,或多发性病灶不适合应用外放射或手术治疗。

(二) 禁忌证

1. 绝对禁忌证　妊娠和哺乳期患者。

2. 相对禁忌证

(1) 血象偏低:血红蛋白<90g/L,WBC<3.5×10^9/L,血小板计数<100×10^9/L。

(2) 肾功能差:肌酐>180μmol/L 和/或肾小球滤过率<30ml/分钟。肌酐清除率<50ml/分钟的患者可用半剂量。

(3) 急性脊椎压缩性骨折或治疗过程中病理性骨折。部分慢性脊椎压缩性骨折的患者,用大剂量皮质激素治疗和密切临床观察可使用。

(4) 预期生存时间小于 4 周。

(5) 大范围外放射治疗后 3 个月内。

(6) 化疗后 4～12 周内。

(三) 放射性药物

目前临床上常用的几种治疗骨转移肿瘤的放射性药物如下:

1. 氯化^{89}锶(^{89}SrCl$_2$)　^{89}Sr 发射 β$^-$射线,最大能量 1.46MeV,平均能量 0.58MeV,平均软组织射程 2.4mm。发射 0.01% γ 射线,0.91MeV 能峰。物理半衰期 50.5 天。

2. ^{153}钐-乙二胺四甲撑膦酸(^{153}Sm-ethylenediaminetetramethylene phosphonate,^{153}Sm-EDTMP)　^{153}Sm 发射 β$^-$射线,最大能量 0.81MeV,平均能量 2.3MeV,平均软组织射程 0.6mm。发射 28% γ 射线,0.103MeV 能峰。物理半衰期 1.9 天。

3. ^{186}铼-1-羟基亚乙基二膦酸(^{186}Re-hydroxyethylene diphosphoate,^{186}Re-HEDP)　^{186}Re 发射 β$^-$射线,最大能量 1.07MeV,平均能量 0.349MeV,平均软组织射程 1.1mm。发射 9% γ 射线,0.137MeV 能峰。物理半衰期 3.7 天。

4. ^{188}铼-1-羟基亚乙基二膦酸(^{188}Re-hydroxyethylene diphosphoate,^{188}Re-HEDP)　^{188}Re 发射 β$^-$射线,最大能量 2.12MeV,平均软组织射程 3.0mm。发射 15% γ 射线,0.155MeV 能峰。物理半衰期 0.7 天。

5. 氯化^{223}镭(^{223}RaCl$_2$)　^{223}Ra 发射 α$^-$射线,发射 4 种 α$^-$射线,累计能量 28.2MeV,平均能量 5.85MeV,平均软组织射程<0.1mm。也发射 γ 射线。物理半衰期 11.4 天。

（四）患者准备

1. ^{99m}Tc-MDP 骨扫描 患者在治疗前 4 周内应进行 ^{99m}Tc-MDP 骨扫描,证实骨疼痛的部位有放射性浓聚。骨扫描显示的病灶需与其他物理和影像学检查结合,以排除其他原因所致的慢性疼痛,因这些原因所致的疼痛用放射性核素治疗不可能有效。同时应特别排除神经源性疼痛和病理性骨折。

2. 停用广泛照射野的外照射治疗和化疗 临床和实验研究显示,局部外照射放疗后进行放射性核素治疗是安全的。而广泛野的外放射治疗后 3 个月内使用放射性核素治疗,有可能提高骨髓抑制的风险,因此患者在该时间内不宜进行核素治疗。用 ^{89}Sr 前停用长效骨髓抑制性化疗的时间最短需 4 周,用 ^{153}Sm 或 ^{186}Re 需停 6 ~ 12 周,以避免发生协同骨髓抑制。

3. 全血和生化检查 治疗前 7 天内进行全血常规、生化检查。治疗前进行凝血功能检查,排除亚临床性弥散性血管内凝血(DIC)。

4. 知情同意 治疗前应该让患者知道:60% ~ 80% 的患者可能有效;有可能出现骨痛暂时性加重,称为"火焰"现象(pain flare);治疗后一周内疼痛不会减轻,更有可能在第 2 周才有效,也有晚到 4 周后才有效的,尤其是使用长半衰期核素;患者应继续使用止痛药,疼痛减轻后方可停用或减少用量;有效持续时间一般为 2 ~ 6 月,可能需再治疗;核素治疗只是一种保守治疗,不可能治愈转移癌。

（五）治疗剂量

1. ^{89}SrCl$_2$ 静脉注射,一般推荐剂量为 1.48 ~ 2.22MBq(40 ~ 60μCi)/kg 体重,成人一般用量为 111 ~ 185MBq(3 ~ 5mCi),最常用剂量为 148MBq(4mCi)。

2. ^{153}Sm-EDTMP 静脉注射。一般按 22.2 ~ 37MBq(0.4 ~ 1.0mCi)/kg 体重。

3. ^{188}Re-HEDP 静脉注射。给药剂量按 14.8 ~ 22.2MBq(0.4 ~ 0.6mCi)/kg 体重。

4. ^{223}RaCl$_2$ 静脉注射。给药剂量按 46 ~ 250kBq(1.2 ~ 6.8μCi)/kg 体重。可以重复给药。

（六）不良反应

1. "火焰"现象 治疗后约 10% 的患者出现疼痛加重,通常在 72 小时内,暂时性,可自行缓解,对止痛药有反应,一般来说,出现这种现象提示患者对治疗反应好。

2. 脊椎压缩性骨折 如有脊椎转移,治疗后出现脊椎骨压缩性骨折的机会增多,可考虑预防性使用糖皮质激素。

3. 血象改变 因骨髓抑制,常出现周围血小板、白细胞计数减少,最低计数出现时间,^{153}Sm、^{188}Re 3 ~ 5 周,^{89}Sr 12 ~ 16 周,这种血液学毒性通常为暂时性,一般 3 个月后会部分或完全恢复。^{223}RaCl$_2$ 血液学毒性不常见。

（七）疗效评价

转移性骨肿瘤核素治疗的疗效评价主要包括骨痛缓解程度和转移灶消退程度两个方面。

1. 缓解骨痛的评价 缓解骨痛的评价标准主要分为 I 级:所有部位骨痛消失;II 级:至少有 25% 以上部位的骨痛消失;或者骨痛明显减轻,必要时服用少量止痛剂;III 级:骨痛减轻不明显,或无任何改善及加重。

（1）^{89}SrCl$_2$:已被广泛用于前列腺癌、乳腺癌、肺癌、肾癌、鼻咽癌等所致骨转移疼痛的治疗,对前列腺和乳腺癌疗效尤为显著。一般给药 10 ~ 20 天疼痛开始减轻,6 周内明显改善,一次注射后镇痛效果可维持 3 ~ 6 个月。国外报道前列腺和乳腺癌有效率超过 80%,疼痛缓解维持时间 3 ~ 12 个月,平均 6 个月。国内多中心研究报告,^{89}Sr 治疗癌性骨痛的有效率 65.52%,好转 20.69%,无效 13.79%。首次治疗有效的患者,重复治疗时疼痛缓解的时间有逐渐延长的效果。

（2）^{153}Sm-EDTMP:对癌性骨痛的总有效率为 65% ~ 92.7%,止痛效果出现的时间为(7.9±6.8)天,疼痛缓解维持时间 1 ~ 11 个月(平均 2.6 ~ 3 个月)乳腺癌和前列腺癌效果最好,肺癌和鼻咽癌次之。

（3）^{223}RaCl$_2$:单次给予 46 ~ 250kBq(1.2 ~ 6.8μCi)/kg 治疗前列腺癌,治疗后 1 周、4 周、8 周,癌性骨痛缓解率分别为 52%、60%、56%,疼痛缓解维持时间 28 ~ 44 天。

2. 转移灶疗效评价 肿瘤骨转移灶疗效评价的标准主要分为Ⅰ级(显效):X射线或骨显像证实所有部位的转移灶出现钙化或消失;Ⅱ级(有效):X线检查证实转移灶的体积减小或其钙化大于50%,或者骨显像显示转移灶数目减少50%以上;Ⅲ级(好转):X线检查证实转移灶的体积减小或其钙化大于25%,或者骨显像显示转移灶数目减少25%以上;Ⅳ级(无效):X线检查证实转移灶的体积减小或其钙化小于25%,或者骨显像显示转移灶数目减少小于25%或无变化。

(1) $^{89}SrCl_2$:^{89}Sr发射的β射线能杀死肿瘤细胞,既可镇痛,还可抑制骨转移病灶的作用,使其缩小或消失。国内报道用$^{89}SrCl_2$治疗120例骨转移癌患者,在显示良好的镇痛效果的同时(总有效率80.8%),部分患者X线检查显示病灶部位治疗后出现明显的骨小梁修复。国外也有报道,治疗前后^{99m}Tc-MDP骨显像对比观察显示,一次治疗后4个月,同一部位病灶放射性摄取下降80%,病变区与正常骨的放射性比值降低,血清碱性磷酸酶水平降低。X线检查显示部分患者原有的溶骨性损害转变为硬化型,并有再钙化征象,肿瘤相关标志物如前列腺特异抗原(PSA)和血清酸性磷酸酶水平亦伴随下降。

(2) ^{153}Sm-EDTMP:国内一组300例骨转移患者,止痛有效率达90%,同时观察到其中29例病灶完全消失,51例转移灶数量减少或病灶缩小。国外报告骨转移病灶消失的患者约占10%~20%。

(3) $^{223}RaCl_2$:治疗后能延缓骨相关事件发生时间。前列腺癌$^{223}RaCl_2$治疗组总生存时间14.9月,安慰剂组总生存时间11.3月。

第五节 放射性粒子植入治疗肿瘤

放射性粒子组织间近距离治疗肿瘤距今已有100多年的历史。随着低能放射性粒子^{125}I、^{103}Pd的应用,计算机三维治疗计划系统的出现,以及对放射性粒子组织间近距离治疗的物理、生物学特性,特别是临床剂量学与疗效、并发症的关系的深入研究,近十年来,放射性粒子植入肿瘤的近距离放射治疗在临床上应用得到迅速发展。

(一) 放射性粒子组织间近距离治疗的放射物理学特征

放射性粒子的种类:常用于植入治疗的粒子及物理特性列于表15-2。

表15-2 临床使用的放射性粒子特性

	^{125}I	^{103}Pd	^{192}Ir
半衰期(天)	60.2	17	74
平均能量(KeV)	27.4	21	380
源长(mm)	4.5	4.5	
直径(mm)	0.8	0.8	
标记物及长度	Ag,3mm	Pd,1mm	
初始剂量率(cGy/小时)	7.7	18	40
剂量率(cGy/小时)	8~10	20~24	
半价层(mmPd)	0.025	0.008	2.5
释放94%剂量时间(天)	240d	68d	
引入年	1965年	1986年	
RBE(相对生物效应)	1.4	1.9	

^{125}I的半衰期较长,正常组织耐受较好,防护要求较低,主要用于治疗分化较好的肿瘤。^{103}Pd的半衰

期较短,使受损伤的癌细胞修复减少,肿瘤的再分布减少,用于治疗分化差、恶性程度高的肿瘤。

(二)放射性粒子组织间近距离治疗的放射生物学特征

放射性粒子具有非常低的剂量率,达到需要的处方剂量必须有足够长的照射时间。延长照射时间和低剂量率放疗都使正常组织损伤明显减少,但对肿瘤细胞的杀伤没有任何影响。根据实验数据提出数学模型,^{125}I适用于肿瘤潜在倍增时间(Potential Doubling Time,Tpot)Tpot>10天分化较好的肿瘤,而^{103}Pd适用于Tpot<10d,分化较差的肿瘤。用^{125}I或^{103}Pd时,处方剂量也因剂量率不同而不同,如前列腺癌的处方剂量RBE=120Gy时,^{125}I的处方剂量为145Gy,而^{103}Pd则为115Gy。二者折合的相对生物效应(Relative biological effectiveness,RBE)相等。

(三)放射性粒子植入治疗计划系统和质量验证系统

1. 放射性粒子植入治疗计划系统 美国近距离治疗协会规定,所有粒子植入治疗的患者必须有术前治疗计划,给出预期的剂量分布。标准做法是用CT、MR、超声图像等影像学确定靶区,根据肿瘤轮廓、横断面制定植入导针数、粒子数量及粒子活度、总活度。通过TPS观察剂量分布情况,调整导针及粒子位置,得到最佳的剂量分布。

2. 放射性粒子植入的质量验证 粒子植入后剂量分布有很大变化,疗效与并发症都与之有密切关系,为改进疗效必须对植入粒子的质量进行评估,最重要的是进行植入后的剂量测定分析。植入粒子后首先应行影像学检查,利用融合技术,使粒子植入后的影像进行重建,常用的是CT与X线平片图象融合,使粒子位置的准确率达90%以上。大部分患者在术后24小时内行CT检查,尽早的反馈植入的信息,可用再植入或外照射对剂量不足进行补充。术后计划才是植入治疗的质量检查方法。

(四)放射性粒子植入治疗技术流程

放射性粒子治疗需要借助外科、超声、影像等手段帮助实施,因此,其治疗术式有不同的方法,包括:

1. 经皮穿刺植入术 适用于人体浅表肿瘤治疗。缺点:无法了解肿瘤边界;无法了解进针深度;无法保证粒子空间分布均匀;无法避开危险器官;无法保证疗效。

2. 术中植入术 术中植入须借助超声引导,适用于颅内、腹腔、胸腔和盆腔肿瘤。优点:肿瘤靶区明确;粒子空间分布均匀;可避开肿瘤周围危险器官;疗效保证。缺点:设备要求高;超声显示靶区与实际病理学靶区关系不明确。

3. 模板引导植入术 适用于前列腺癌治疗。借助于超声,配合模板技术,使粒子空间分布与治疗计划完全吻合,是近代放射性粒子治疗的最佳方案。

4. 各种腔镜引导下植入术 适用于体内较小体积肿瘤(直径<5cm)治疗、空腔脏器或微创手术时的治疗。优点:微创。缺点:体积较大的肿瘤无法保证粒子均匀分布;空腔脏器肿瘤治疗时慎用,避免穿孔。

5. 超声引导下植入术 适用于体积较小的肿瘤。缺点:无法实施术中计划;邻近骨结构的肿瘤无法获得满意的图像。

6. CT引导下植入术 适用于直肠癌术后复发和椎体转移癌的治疗。优点:适用于邻近骨结构肿瘤治疗;粒子针排列均匀;肿瘤周围危险器官显示清楚。缺点:灵活性与超声相比较差;治疗时间长。

(五)临床应用

1. 放射性粒子组织间近距离治疗前列腺癌 随着经直肠超声技术(TRUS)、经会阴模板指导系统、三维图像系统和新的放射性核素的应用,粒子植入治疗前列腺癌、保留前列腺功能的方法,已广泛应用于临床。据美国放射肿瘤学会估计,2000年早期前列腺癌只有5%用放射性粒子植入治疗,2005年上升到35%,而同期的前列腺癌根治术从35%降至5%。

（1）核素的选择：永久性植入的核素主要为^{125}I和^{103}Pd，二者均释放低能的γ光子，能量为27keV和21keV，半衰期^{103}Pd(17天)较^{125}I(60.2天)短，初始剂量率^{103}Pd(20cGy/小时)较^{125}I(8～10cGy/小时)高。目前一般认为^{125}I Gleason评分<6者，^{103}Pd适用于Gleason评分7～10者。

（2）适应证：根据美国近距离治疗协会(American brachytherapy society,ABS)标准。

1）同时符合以下3条为单纯近距离质量的适应证：①临床分期为T_1～$T_{2\alpha}$期；②Gleason分级为2～6；③PSA<10ng/mL。

2）符合以下任一条件为近距离治疗联合外放疗的适应证：①临床分期为T_{2b}、T_{2c}期；②Gleason分级为8～10；③PSA>20ng/mL；④周围神经受侵犯；⑤多点活检病理结果阳性；⑥双侧活检病理结果为阳性；⑦MRI检查明确有前列腺包膜外侵犯。多数学者建议先行外放疗，再行近距离治疗，以减少放疗并发症。

3）Gleason分级为7或PSA10～20ng/mL者，则要根据具体情况决定是否联合外放疗。

4）近距离治疗(或联合外放疗)联合内分泌治疗的适应证：前列腺体积>60mL，可以辅以内分泌治疗使前列腺缩小。

（3）禁忌证

1）绝对禁忌证：①预计生存期少于5年；②经尿道前列腺切除术(TURP)后缺损较大或预后不佳；③一般情况差；④有远处转移。

2）相对禁忌证：①腺体>60mL；②既往有TURP史；③中叶突出；④严重糖尿病；⑤多次盆腔放疗及手术史。

（4）治疗剂量及治疗计划实施

1）治疗剂量：单纯近距离治疗的患者，^{125}I粒子治疗的吸收剂量为144Gy，^{103}Pd为115～120Gy；联合外放疗者，外放疗的剂量为40～50Gy，而^{125}I和^{103}Pd的剂量为100～110Gy和80～90Gy。

2）治疗计划制订：治疗计划制订包括三个基本步骤：评估前列腺体积、决定源的总活度、确定粒子在前列腺的空间分布。

①前列腺体积测定：经TRUS测量前列腺的体积，所有患者都需要从前列腺底部到顶部以5mm间隔进行横断面的扫描，勾画前列腺轮廓，测量前列腺体积。超声的优势是前列腺边界锐利，操作简单，价格低廉且可以保证获得图像时的体位于手术时基本一致。但是有时超声探头可引起图像扭曲，甚至非常明显，这和探头的位置及导管内水的多少有关。

通过CT测定前列腺体积，扫描体位要求与治疗计划的体位一致。CT扫描图像提供了一个清晰的骨解剖结构，根据其与模板的关系，可以对进针的角度进行调整。

TRUS与CT测定前列腺体积有区别，CT往往过高估计前列腺体积，而TRUS测定的体积与前列腺手术获得的体积接近，但是TRUS获得理想的体积测定结果主要依靠操作者的熟练程度。

②计算粒子总活度：美国纽约Memorial solan-kettering cancer center绘制出^{125}I和^{103}Pd粒子的裂解图描述了肿瘤周缘匹配剂量(MPD)，做计划时首先求出三个轴向的靶尺寸，再计算平均尺寸。^{125}I粒子的MPD为160Gy，^{103}Pd粒子的MPD为110Gy。前列腺靶区处方剂量所覆盖的范围应包括前列腺及其周边3～8mm的范围，因此前列腺靶区大约是实际前列腺体积的1.75倍。靶体积和等剂量曲线体积彼此不能完全吻合。目前这一方法已经被TPS计划系统所替代。

③决定粒子的空间分布：粒子空间分布的内容包括植入针的位置、数量和活度。CT扫描技术可以明确前列腺的位置与模板位置的关系，指导进针方向和精细调整粒子植入。超声技术是通过手术过程中针的位置均匀植入粒子，粒子间隔1cm。大多数研究者都指出，应该降低中心区剂量以减少尿道的并发症。Stock等建议可以在前列腺周边区域植入粒子达到这一目的。Wallner提出尿道剂量应限制在

400Gy 以内,直肠剂量限制在 100Gy 以内。

④粒子植入的治疗三维计划系统:根据治疗计划,CT 扫描的每一层厚度一般为 3～5mm,将这些靶区的多层轴向扫描图像在三维空间上重新构建成整个前列腺和周围正常组织。正确判定肿瘤靶体积和与周围比邻组织结构的关系。计算机模拟的三维粒子植入计划,保证了近距离治疗剂量在靶体积内呈三维空间分布,可以提高近距离治疗的精确度,使肿瘤放疗剂量的计算简单易行。

⑤粒子植入计划的实施:术中应再次利用 TRUS 的引导,根据剂量分布曲线防止粒子,同时在粒子种植过程中也应利用经直肠实时超声来指导操作,随时调整因植入针的偏差而带来的剂量分布的改变。

(5) 粒子植入质量评估:由于粒子植入后空间位置的变化和体位的变化可导致剂量与计划时的剂量不一致,因此剂量验证的目的是了解前列腺、直肠和膀胱实际接受的剂量。所有粒子植入后治疗的前列腺癌患者均应进行植入剂量分析和评估。在粒子植入后 1 个月进行 CT 检查,与手术后即刻得到的影像进行比较。

粒子植入疗效评估

1) 单纯粒子植入治疗:到目前为止,还没有粒子植入治疗前瞻性研究的报道,所有的报道都是单一研究单位的回顾性分析。粒子植入治疗的局部控制率主要取决于诊断时的分期和随访时间。由于不同的治疗中心对局部控制的定义不同和随访时间的差异,所以结果也无法进行比较。大多数研究基于放射性核素初始剂量率的考虑,利用[125]I 粒子治疗低 Gleason 分级的肿瘤,[103]Pd 粒子治疗高 Gleason 分级的肿瘤,2～5 年的局部控制率为 83%～100%,略高于外放疗,根据治疗前后 PSA 水平变化和生物化学控制率评价预后。

2) 前列腺癌外放疗联合粒子植入治疗:危险度较高的患者,单一治疗手段由于病变侵袭部位剂量偏低,往往造成肿瘤的局部复发。粒子植入治疗前应给予外放疗,可以杀灭微侵袭病灶。这些患者一般分期、分级和治疗前的 PSA 水平均较高。目前,这一治疗方案的结果已有报道。外放疗加粒子治疗具有较高的 PSA 无进展生存率和无病生存率。Blacko 等报道,随访 5 年的局部控制率为 97%。以上结果提示,粒子治疗似乎优于单纯放疗,尤其是那些 PSA 为 10～20ng/mL 之间的患者。

(6) 并发症:放射性粒子植入治疗前列腺癌引发的并发症主要有 3 个:直肠损伤、尿道狭窄和性功能障碍。其次还可能发生急性尿道狭窄和前列腺炎。并发症包括短期并发症和远期并发症。通常将一年内发生的并发症定义为短期并发症,一年以后发生的并发症定义为远期并发症。短期并发症:尿频、尿急及尿痛等尿路刺激症状,排尿困难和夜尿增多;大便次数增多及里急后重等直肠刺激症状、直肠炎(轻度便血、肠溃疡、前列腺直肠瘘)等。长期并发症:慢性尿滞留、尿道狭窄、尿失禁为常见。这些并发症的发生与粒子植入的剂量、位置有直接的关系。治疗前谨慎计划、治疗后进行剂量测定评估,都可避免并发症的发生。

总之,前列腺癌近距离治疗是继前列腺癌根治术及外放疗以后的又一种有望根治局限性前列腺癌的方法,疗效肯定、创伤小,尤其适合于不能耐受前列腺癌根治术的高龄前列腺癌患者。

2. 放射性粒子组织间近距离治疗胰腺癌　胰腺癌症状隐蔽,不易早期发现,因此死亡率一直居高不下,其发病率和死亡率相接近。目前对胰腺癌采用的治疗方法,其治疗效果不甚满意,治愈率很低,总体生存率低于 4%。

粒子植入近距离照射是对胰腺癌进行大剂量放疗的一种方法,对周围正常器官损伤很小,目前认为,是配合体外放疗和全身化疗对不可切除胰腺癌的局部控制效果最好的一种方法,能延长患者中位生存时间,并发症发生率低,起到了姑息治疗的作用。由于放射性粒子直接植入到胰腺瘤体内,所以除了符合放射肿瘤学的临床四原则外,还具有以下生物学特点:靶区内剂量很高,而周围正常组织由于射线迅速衰减而很低;由于射线的持续照射而使肿瘤组织再增殖减少;生物效应剂量高;靶区不随照射器官的移动而变化。常用的放射性核素为^{125}I粒子。治疗剂量为110~145Gy，每颗^{125}I粒子的活度以0.5~0.8mCi为宜。肿瘤匹配周边剂量，根治性治疗剂量为145Gy，粒子植入治疗后补充外照射，剂量为115Gy。胰瘘是胰腺癌粒子植入后最常见的并发症，其他可见有肠出血、感染、以及粒子移动所导致的肺栓塞和局部粒子漏出的迁移。

Thomas Jefferson大学报道，81例局限但手术不可切除的胰腺癌患者局部控制率为71%，组织间放疗剂量为120Gy，辅助以50~55Gy的体外放疗，以及5-FU或细胞毒C化疗。早期死亡率为34%，晚期并发症为32%，平均生存时间为12个月。2年、5年生存率分别为21%、7%。Joyce等报道19例胰腺癌患者在超声引导下，经皮植入^{125}I粒子，其中12例患者辅助以外放疗。单纯粒子植入和粒子辅助以外放疗两组生存率和症状的缓解无显著性差异。认为超声引导下经皮植入^{125}I粒子治疗胰腺癌不可行。一般^{125}I粒子植入后，建议辅助以外放疗或者化疗。

3. 放射性粒子组织间近距离治疗肺癌　对失去手术机会的局部晚期非小细胞肺癌（NSCLC）患者，放疗是常用的治疗手段。但多年来，NSCLC根治性放射治疗的5年生存率仅为4%~10%，疗效差的主要原因是局部复发。放射性粒子植入治疗，显示了比传统外照射更多的优势，应用三维肿瘤靶区定位，可使放射性粒子的剂量在肿瘤靶区内均匀分布，在粒子植入的范围之外，放射剂量迅速减少；与外照射相比，可给予靶区更高的剂量，且不增加正常肺组织的损伤。并且这种治疗所需时间短，与单纯外科手术切除相比，不增加死亡率。在多数情况下，术中放射性粒子种植近距离治疗可起到术后外照射加量的治疗效果。

第六节　放射性核素标记的分子靶向治疗

一、放射免疫治疗

尽管肿瘤的分子研究取得了很大进展，肿瘤的根除仍然是临床棘手的问题。放射性核素标记单克隆抗体靶向肿瘤细胞表面抗原取得进展。

放射免疫治疗（radioimmunotherapy，RIT）是应用放射性核素标记的单克隆抗体（monoclonal antibody，McAb）治疗肿瘤的方法。放射免疫治疗将高剂量的治疗照射肿瘤细胞，减少正常细胞的辐射。

近年肿瘤生物学、抗体工程、放射化学取得了明显进展，多种肿瘤放射免疫治疗取得了持久的缓解。

（一）原理

利用发射α射线、β-射线、俄歇电子和内转换电子的放射性核素标记肿瘤相关抗原的特异性抗体，以抗体作为核素载体，与肿瘤相应抗原靶向结合，在肿瘤组织内大量浓聚，并长时间滞留。发射的射线破坏或干扰肿瘤细胞的结构或功能，起到抑制、杀伤或杀死肿瘤细胞，从而发挥治疗作用。由于McAb与相应抗原结合有高度的特异性和亲和力，所以放射性核素标记的McAb用于RIT，有望获得突破性进展。

常用的放射性核素有α射线发射体，如^{211}At、^{212}Bi等；β$^-$射线发射体，如^{131}I、^{153}Sm、^{186}Re、^{90}Y、^{32}P等；发射俄歇电子和内转换电子的核素，如^{125}I、^{123}I等。

RIT常用放射性药物：FDA已经批准^{90}Y-ibritumomab tiuxetan（Zevalin）、^{131}I-tositumomab（Bexxar）用于治疗淋巴瘤。国内批准^{131}I-美妥昔单抗HAb18F（ab'）2（利卡汀）用于治疗肝癌，^{131}I-chTNT（肿瘤细胞核嵌合单克隆抗体注射液，唯美生）用于治疗不能控制的中晚期肺癌。

（二）适应证与禁忌证

1. 适应证　非实体肿瘤、术后残留的较小病灶、复发或转移形成的亚临床微小病灶、全身较广泛转移的患者。

2. 禁忌证 冷抗体皮试阳性或 HAMA 反应阳性;妊娠或哺乳的妇女;肝肾功能严重障碍者。

（三）治疗方法

1. 准备 常规肝、肾功能评价。先进行放射免疫显像(radioimmunoimaging, RII),确定肿瘤病灶浓聚情况,有利于进行吸收剂量评估和计算给药剂量。如使用 ^{131}I 标记的 McAb,需要封闭甲状腺。用"冷"抗体做皮试,阴性者方可治疗。监测是否有人抗鼠抗体(HAMA)产生。

2. 给药方法 常用静脉给药,但病灶浓聚的放射性低。多提倡局部给药,如肝癌、肺癌等实体肿瘤可选择高选择性动脉插管,膀胱癌及腹腔内的肿瘤,可考虑腔内灌注的给药方法,局部给药能明显提高肿瘤病灶的摄取率,达到提高疗效和降低毒副作用的目的。

从患者角度出发,放射免疫治疗比化疗更方便。放射免疫治疗仅需要几分钟时间,数天能发挥肿瘤辐射治疗作用,患者不需要返回医院再次注射。

（四）临床应用

1. 非霍奇金淋巴瘤(non-Hodgkin lymphoma,NHL) CD20 是表达于正常或恶性 B 淋巴细胞膜上的抗原,美国 FAD 已批准两种放射性核素标记的抗体 CD20 鼠源性单克隆抗体用于治疗 NHL,分别是 ^{131}I-tositumomab(Bexxar)和 ^{90}Y-ibritumomab tiuxetan(Zevalin)。使用这两种放射性单抗治疗 NHL,应先给予患者冷抗体(未标记的抗体),可提高病灶对标记抗体的摄取。使用 Zevalin 之前 4 ~ 6 小时给予患者 450mg 冷抗体。使用 Bexxar 之前 1 小时给予患者 450mg 冷抗体,注意封闭甲状腺。

1) ^{90}Y-ibritumomab tiuxetan(Zevalin) 治疗 NHL:在第一天用 185MBq ^{111}In-ibritumomab tiuxetan 行 RII,第八天给予 Zevalin 7.4 ~ 15MBq/Kg 体质量,两次注射前都应用冷抗体减少体内的非特异结合(250mg/m² 体表面积)。

用 Zevalin 或冷抗体治疗 143 例复发或对化疗耐药的 NHL 患者的前瞻性随机对照临床试验结果显示,反应率分别为 80% 和 56%,CR 分别为 30% 和 16%。另一研究纳入 211 例接受 Zevalin 治疗的 NHL 患者,反应率 83.7%,CR 37%,PR46.7%,平均无进展期 9.4 个月,HAMA 反应发生率为 1.4%,HACA(人抗嵌合抗体,human antichimeric antibody)反应发生率为 0.5%。Zevalin 的主要毒副作用是对血液的影响,一般治疗后 7 ~ 9 周血细胞达到最低值。中性粒细胞和血小板减少达到Ⅳ级的约 8.5%,7.6% 的患者因感染住院,18% 的患者接受集落刺激生长因子治疗。22% 患者输血小板,HAMA 和 HACA 反应少于 2%,恶心、寒战、发热、乏力、腹痛多为暂时性的,易于控制。

2) ^{131}I-tositumomab(Bexxar)治疗 NHL:一项临床Ⅲ期试验结果显示,用 Bexxar 治疗对化疗耐受的 NHL 患者,反应率为 65%,CR 为 30%,平均缓解期为 5 年。用 Bexxar 治疗未经化疗的 NHL 反应率为 64%,达到Ⅲ级和Ⅳ级中性粒细胞或血小板减少的患者分别为 34% 和 17%,4 年后甲低发生率为 12%。

使用 Bexxar 治疗 NHL,主要的毒副作用为暂时性中性粒细胞和血小板降低和贫血,治疗后 4 ~ 6 周最为明显,8 ~ 9 周可逐渐恢复。中性粒细胞下降、血小板下降、贫血达到Ⅳ级的患者分别为 17%、3%、2%。使用 Bexxar 治疗的 NHL 患者中,12% 需要输血小板,10% 需要输白细胞,12% 接受集落刺激生长因子和促红细胞生长素治疗,曾经接受过化疗的患者,HAMA 反应发生率为 9%,未接受化疗的患者,HAMA 反应发生率为 65%。

2. 肝癌的治疗 ^{131}I-美妥昔单抗 HAb18 F(ab')2(利卡汀)可以治疗不能手术切除或术后复发的原发性肝癌,以及不适宜进行动脉导管化学栓塞(TACE)治疗或经 TACE 治疗后无效和复发的晚期肝癌患者。103 例无对照开放Ⅱ期临床研究结果显示:利卡汀对晚期原发性肝癌的控制率超过 80%。

3. 腔内给药 用 ^{131}I 标记的抗体通过腹腔注射给药治疗术后残留、复发或转移的肿瘤患者,肿瘤大于 2cm 的 26 例患者中无一例有效。30 例肿瘤小于 2cm 的患者中 5 例有效,15 例微小病灶患者中 7 例获得显著疗效,放射活度 555~5.55GBq,主要毒副作用是一过性骨髓抑制。另外膀胱腔内灌注治疗较表浅和弥散的膀胱肿瘤,也被证明是 RIT 的一种较好给药途径。

影响 RIT 疗效的因素很多,如抗体和放射性核素的选择,不同的给药途径和给药剂量的高低等。临床上可采用一些方法提高 RIT 疗效。使细胞因子可增加肿瘤细胞抗原的表达。一些作用于血管的因素也可增加病灶摄取 McAb,如辐射或使病灶局部温度升高可使血管通透性增加,作用于血管的药物可增加病灶的血液循环。高选择性动脉插管注射 McAb,是提高肿瘤病灶摄取率最有效的手段之一。

二、受体介导放射性核素治疗

肿瘤细胞的变异分化过程中,细胞的某些受体表达可明显提高,这些过度表达的受体可能成为放射性核素靶向治疗的结构和功能基础。利用放射性核素标记的特异配体,通过配体和受体之间的特异结合,使大量放射性浓聚于病灶,达到内照射治疗的目的。目前研究较多的有生长抑素受体,血管活性肠肽受体,叶酸受体,肿瘤坏死因子受体等介导的放射性核素治疗。以下只介绍生长抑素受体介导的放射性核素靶向治疗。

(一) 原理

生长抑素(somatostain,SMS)存在于胃黏膜、胰岛、胃肠道神经、神经垂体和中枢神经系统中的肽激素。

SMS 的受体有 5 种亚型,不同的肿瘤表达 SMS 受体的密度和亚型不同。研究表明许多肿瘤细胞富含 SMS 受体,如垂体肿瘤、脑膜瘤、乳腺瘤、星形细胞瘤和少突神经胶质瘤、成神经细胞瘤、嗜铬细胞瘤、小细胞肺癌以及产生激素的胃肠道肿瘤,如胰岛瘤、胰高血糖素瘤、舒血管肠肽瘤、胃泌素瘤和类癌等。SMS 及生长抑素类似物(somatostain analog,SSA)对肿瘤有明显的抑制作用,主要抑制肿瘤细胞 cAMp 的合成,影响膜离子的转运,出现膜的超级化、K^+ 丧失增加、Ca^{2+} 流入减少,从而使肿瘤的分泌减少和缩小。以上的研究和发现为 SMS 及其类似物(SSA)经放射性核素标记后能进行肿瘤受体显像和放射性核素靶向治疗奠定了基础。

SSTR 是一种具有 7 个跨膜区段的糖蛋白,属 G 蛋白偶联受体家族,在正常人体分布广泛。神经内分泌源性及一些非神经内分泌源性的肿瘤细胞表面均高表达 SSTR,放射性核素标记的 SSA 与 SSTR 特异结合力很大,通过内吞作用进入细胞溶酶体内,可以进行受体阳性肿瘤显像和靶向放射性治疗。

(二) 受体介导放射性核素治疗药物

天然的 SMS 在体内迅速被酶降解,且不易用放射性核素标记,故在 20 世纪 80 年代末期对 SMS 进行结构改造,合成了一种 8 肽衍生物 Octreotide(奥曲肽),它和 SMS 具有相似的生物学特性。将 Octreotide 分子上的苯丙氨酸用酪氨酸取代,得到[Tyr³]-Octreotide。然后用放射性碘进行标记,进行了 SMS 受体阳性肿瘤显像和靶向治疗研究。进一步合成了[DTPA-Phe]-Octreotide,能用 ¹⁸⁸Re、¹⁵³Sm 或 ¹⁸⁶Re 等核素标记,具有受体介导结合特性,能被 SMS 受体阳性肿瘤摄取,实现 SMS 受体介导的放射性核素靶向治疗。

(三) 适应证

对于不能手术或已经出现转移的神经内分泌肿瘤,以及其他难治性 SSTR 阳性的实体瘤,SSTR 介导的放射性核素治疗有一定价值。

(四) 临床应用

用 ⁹⁰Y-DOTATOC(⁹⁰Y-DOTA-Tyr-Octreotide)治疗 39 例来源于胃肠、胰腺和支气管的神经内分泌肿瘤,共给药 4 次,两次给药间隔 6 周总剂量达 7.4GBq。结果为 CR2 例,PR7 例,DS(病情稳定)27 例,有效率为 23%,反应率为 69%。淋巴细胞下降达Ⅳ级 8%、Ⅲ级 15%、Ⅰ~Ⅱ级 38%,15% 的患者血小板降低,3%的患者Ⅲ级贫血,48%的患者Ⅰ~Ⅱ级贫血。

三、基因介导的放射性核素治疗

基因治疗是指将特定的遗传物质转入靶细胞,达到预防或治疗疾病的方法。将基因治疗与放射性核素内照射治疗相结合,基因介导的放射性核素治疗时可通过"交叉火力",克服单纯基因治疗存在的问题,明显提高疗效。基因介导的核素治疗主要包括放射性反义治疗和基因转染介导的核素治疗。

(一)放射性反义治疗

反义寡聚核苷酸(ASON)在转录水平与DNA序列结合阻断基因的转录,在翻译水平与mRNA结合阻断翻译。

1. 转录抑制(transcriptional arrest) 在转录水平有多种反义策略可供选择,如干扰多腺苷酰化(polyadenylation)和载帽作用,或内含子粘接(intron splicing)。常用的方法是进入细胞核的单链DNA与特异靶基因序列形成三螺旋结构,抑制pre-mRNA合成。

2. 翻译抑制(translational arrest) 单链反义DNA在胞质内与靶mRNA结合阻止翻译。翻译水平的抑制作用依赖于核糖核酸酶H(Rnase H)。Rnase H能识别DNA/mRNA双螺旋结构,并降解mRNA。这样反义DNA就像催化剂,从双螺旋释放出来后又开始新一轮循环。

3. 利用反射性核素标记与肿瘤细胞DNA或mRNA中某些序列互补的ASON,通过ASON与靶序列形成特异性结合抑制癌基因的过度表达,又利用核素衰变发射的射线产生辐射生物效应杀伤癌细胞,发挥反义治疗和内照射治疗的双重作用。

(二)基因转染介导放射性核素治疗

通过基因传染,使靶细胞增强或获得表达某种蛋白质的功能,利用其表达产物介导放射性核素治疗。基因转染可以使肿瘤细胞过度表达某种抗原、受体或酶,利用放射性核素标记相应单克隆抗体、配体或底物,可进行放射性核素的靶向治疗。如以腺病毒为载体,将 CEA 基因转染恶性胶质瘤细胞,使其摄取抗 CEA 单克隆抗体的能力提高 5~8 倍。以下仅介绍钠碘同向转运与(NIS)基因转染介导[131]I 治疗的研究进展。

[131]I 治疗分化型甲状腺癌(DTC)已被广泛用于临床,疗效显著,是核素靶向内照射治疗肿瘤最成功的典范。因 DTC 细胞表达 NIS(N^+/I^- symporter),NIS 可逆浓度主动摄取血浆中的[131]I,使 DTC 病灶浓聚大量[131]I,[131]I 发射的 β^- 射线发挥治疗作用。如将 NIS 基因转染不同的肿瘤细胞使其表达 NIS 并浓聚[131]I,这样[131]I 治疗 DTC 的模式和方法,就可被用于治疗各种恶性肿瘤。

Nakamoto 等用 NIS 基因转染的 MCF7 乳癌稳定地表达 NIS,对[125]I 的摄取是未转染 MCF7 细胞的 44 倍,荷 NIS 基因转染肿瘤小鼠[125]I 体内分布显示,肿瘤组织摄取率为 16.73% ID/g,肿瘤/肌肉的比值为 28.68。

Robert 等用 NIS 基因转染的 A375 人黑色素瘤细胞、CT26 鼠结肠癌细胞和 IGROV 人卵巢腺癌细胞都稳定地表达 NIS,[125]I 摄取率是未转染细胞的 9~35 倍。体外实验证明,转染肿瘤细胞 56%~69%被[131]I 杀死,对照组的未转染肿瘤细胞仅 10%~17%被[131]I 杀死。

[131]I 发射的 β 射线组织内平均射程 1mm,体外培养的单层细胞只接受了[131]I 辐射能量的很小部分(<4%),经理论计算,如在体内病灶大于 0.5mm,则可吸收 90%以上的[131]I β 射线的辐射能量,所以对体内较大病灶的疗效可能更显著。由于[131]I 发射的 β 射线在组织内射程为 1mm,病灶内的肿瘤细胞受到来自四周"交叉火力(Crossfire)"的照射,所以如病灶内有部分不表达 NIS 的肿瘤细胞同样可以被杀死。上述荷瘤动物体内实验显示,转染 NIS 基因肿瘤[131]I 摄取率为 11%~17% ID/g,而每克正常甲状腺组织[131]I 摄取率约为 1%,每克 DTC 组织[131]I 摄取率小于 1%。Robort 等经计算后推测,NIS 基因转染的肿

瘤细胞过度表达 *NIS*,特异性地浓聚大量[131]I,可使肿瘤病灶的吸收剂量高达 500Gy,远高于肿瘤细胞所需的致死剂量或外照射可能达到的吸收剂量。[131]I 是临床应用最广泛的治疗放射性核素,供应方便,价格低。理论分析和实验结果都说明,*NIS* 基因转染肿瘤细胞介导的[131]I 靶向内照射治疗,可能成为高效低毒治疗各种非甲状腺恶性肿瘤的新方法。这一领域的研究也为核素靶向治疗开辟了全新的思路和建立了全新的模式,极可能获突破性进展。

放射性核素治疗是核医学的主要组成部分之一。由于放射性药物浓聚于病变细胞,所以辐射治疗作用主要集中于病灶,对病灶周围的正常组织影响较小。病灶的血液供应和病灶血管的通透性的改变、病变细胞与供应血管间的距离增加、病灶组织间的压力增加等因素,都会影响病灶对放射性药物的浓聚。本章讨论了怎样选择治疗用放射性核素,简要介绍了内照射吸收剂量的基础知识。吸收剂量决定于病灶摄取放射性药物的数量和放射性核素在病灶内的滞留时间。

第七节　其他核素治疗

一、[131]I-MIBG 治疗肾上腺素能肿瘤

肾上腺素能肿瘤是起源于交感神经胚细胞的肿瘤,主要包括嗜铬细胞瘤和神经母细胞瘤。自 1979 年美国密执安大学 Weiland 报道[131]I-MIBG(^{131}I-meta-iodobenzylguanidine,[131]I-间碘苄胍)作为肾上腺髓质显像剂后,[131]I-MIBG 不但用于嗜铬细胞瘤及其他内分泌肿瘤的诊断,大剂量还可以用于肾上腺素能肿瘤的治疗。

(一)原理

嗜铬细胞瘤多发于肾上腺髓质,也可见于交感神经节、副交感神经节等嗜铬组织上,MIBG 的化学结构与去甲肾上腺素相似,摄取机制主要通过胺类物质 Ⅰ 型主动摄取机制和 Ⅱ 型非特异的浓度依赖弥散性扩散被动摄取。MIBG 被摄取后储存于细胞的神经分泌囊泡中,同时,所标记的放射性核素也被浓聚在肾上腺髓质和肾上腺神经元内,利用放射性释放的射线进行显像诊断和核素治疗。肿瘤细胞摄取大量的[131]I-MIBG 后,利用[131]I 释放的 β 射线的电离辐射生物效应,杀死肿瘤细胞,抑制和破坏肿瘤组织,使肿瘤萎缩甚至消失,达到治疗的目的。

(二)适应证

1. 不适合常规手术、化疗或放疗的病变。

2. 手术后残余肿瘤病灶。

3. 恶性嗜铬细胞瘤的转移灶。

(三)禁忌证

1. 孕妇及哺乳期妇女。

2. WBC$<4.0\times10^9$/L,血小板$<9.0\times10^{12}$/L,红细胞$<25.0\times10^{12}$/L。

(四)方法

1. 治疗前的准备

(1)停用影响[131]I-MIBG 摄取的药物,如利血平、可卡因、钙通道阻滞剂、三环类抗抑郁药物、拟交感神经作用药物、胰岛素、生物碱、γ 神经元阻滞剂等 7 天以上。

(2)在治疗前 3 天开始服用复方碘液封闭甲状腺,每次 5~10 滴,每日三次,直至治疗后 2 周。

(3)在治疗前测定 24 小时尿儿茶酚胺,以便作疗效判断。

(4)在治疗前作肝、肾功能及血常规检查,如有异常,应暂停治疗。

（5）计算每克肿瘤组织接受的辐射剂量一般采用一次性固定剂量法，^{131}I-MIBG 的用量在 3.7～11.2GBq（100～300mCi）之间，要求 ^{131}I-MIBG 的比放要高，应达到 1.48GBq/mg。也可根据诊断性 ^{131}I-MIBG 显像的结果进行评估，按每疗程肿瘤吸收剂量为 200Gy 计算 ^{131}I-MIBG 用量。两次治疗的间隔时间一般在 4～12 月之间，根据病情和患者身体状况可缩短治疗间隔。

2. 治疗方法

（1）每次静脉滴注 ^{131}I-MIBG 3.7～7.4GBq（100～200mCi）。

（2）^{131}I-MIBG 溶液注入 250ml 生理盐水，缓慢滴注，90～120 分钟完毕，滴注过程中严密监测心率、血压和心电图，每 5 分钟一次，给药后 24 小时内每 1 小时测一次。

（3）治疗过程在放射线隔离室内完成。

（4）治疗后 1 周做 ^{131}I-MIBG 全身显像。

（5）注意事项：患者应多饮水，及时排空小便。治疗后住院隔离时间至少 5～7 天。重复治疗视病情发展和患者的身体状况而定，至少在 3～5 个月进行，剂量确定原则与第一次相同。

（五）疗效评价

1. 疗效评价指标

（1）阵发性高血压控制情况：阵发性高血压发生频率，发作时血压高低变化，发作时轻重程度变化，苯苄明、哌唑嗪等用量减少或停用。

（2）血中肾上腺素、去甲肾上腺素、多巴胺的含量变化。

（3）24 小时尿儿茶酚胺（或 VMA）定量变化。

（4）B 超或 CT 显示肿瘤的大小。

（5）^{131}I-MIBG 显像，肿瘤摄取 ^{131}I-MIBG 量及肿瘤影像范围的变化。

2. 疗效评价 治疗效果的好坏取决于患者肿瘤体积的大小和瘤体摄取 ^{131}I-MIBG 率及有效半衰期等因素。对瘤体小的软组织转移灶，如果每克肿瘤组织治疗累积剂量达到 1000cGy 以上，可达到肿瘤缩小甚至消失的疗效，对瘤体较大的软组织转移病灶疗效较差，仅能达到控制血压、降低血尿儿茶酚胺的效果。而对于骨转移的病灶仅起抑制及止痛的作用。

神经母细胞瘤是交感肾上腺素能器官的高度恶性肿瘤，可发生于身体任何部位，多见于儿童。此瘤转移较早，约 70% 在诊断时已发生肝、脑、骨髓、淋巴结和骨转移。患者的预后和治疗方法的选择主要取决于疾病的分期：局部病变无转移的患者通过手术切除治疗，2 年生存率在 90% 左右；已经有淋巴结或其他器官转移的患者预后较差。虽然神经母细胞瘤不能有效合成儿茶酚胺、去甲肾上腺素和肾上腺素，但能合成其前体多巴胺并排泄其代谢物，因此，大多数神经母细胞瘤存在儿茶酚胺摄取机制，可以选择性摄取 ^{131}I-MIBG。手术、化疗和 ^{131}I-MIBG 等方法相结合，可以使发生转移患者的 5 年生存率达到 20%。

（六）副作用

短期内（1～3 天）可有恶心、呕吐。部分患者白细胞、血小板减少，最低点出现在 5～8 周。朱瑞森等报道，成年患者 5.1% 出现严重骨髓抑制。儿童病人骨髓抑制较严重，特别是血小板，有的难以恢复。如同时接受化疗或放疗者并有骨髓转移者更易发生骨髓抑制。累积活度超过 22 200～33 300MBq（600～900mCi）时容易出现骨髓毒性。远期副作用是甲状腺功能减退，应及时发现，用左旋-甲状腺素纠正。

二、β 射线敷贴治疗

β 射线敷贴治疗是将发射 β 射线的放射性核素制成封闭性放射源（敷贴器）放置于体表病变部位

近距离治疗某些疾病。由于β射线具有电离能力强、穿透能力弱、组织内射程短等特点,因而不会对深部组织和邻近组织造成辐射损伤,适宜于体表的直接照射治疗(敷贴治疗)。β射线屏蔽容易、敷贴器使用方便、造价低廉,临床现已广泛应用于皮肤病的敷贴治疗。

(一)原理

将放射性核素敷贴器作为外照射源紧贴于病变组织表面,通过β射线的电离生物效应,导致病变局部和细胞出现形态和功能变化,这些变化使细胞生长和增殖受到抑制或完全停止而死亡,发挥治疗效果。同时β射线穿透能力弱,组织内射程3~4mm,故绝大多数能量都在皮肤的深层被吸收,不会损害邻近深部组织。病变组织对电离辐射的敏感性比正常组织高,邻近的正常组织所受到的损害相对较小。

(二)适应证和禁忌证

1. 适应证

(1)毛细血管瘤、鲜红斑痣、瘢痕疙瘩。

(2)病变局限的慢性湿疹、牛皮癣、扁平苔癣、神经性皮炎。

(3)角膜和结膜非特异性炎症、角膜溃疡、翼状胬肉、角膜移植后新生血管等。

(4)浅表鸡眼、寻常疣、尖锐湿疣等。

(5)口腔黏膜白斑和外阴白斑。

2. 禁忌证

(1)日光性皮炎、复合性湿疹等过敏性疾病。

(2)泛发性神经皮炎、泛发性湿疹、泛发性牛皮癣。

(三)治疗方法

1. 常用的敷贴器

(1)^{32}P敷贴器 ^{32}P的物理半衰期为14.3天,发射纯β射线,最大能量为1.71MeV,在组织内最大射程可达8mm。其优点是可以根据病变大小或形状,自制成不同形状、大小、放射强度的敷贴器。缺点是使用期短,制作麻烦,故只在使用时自制应用。使用时,需计算^{32}P敷贴器的照射剂量。

(2)^{90}Sr-^{90}Y敷贴器 厂家根据不同的使用目的制备成商品化的各种需求的敷贴器,如皮肤敷贴器、眼科敷贴器等。^{90}Sr物理半衰期为28.1年,发射纯β射线,最大能量0.546MeV,平均能量0.2MeV,在组织内射程仅为2~3mm。但子体^{90}Y物理半衰期为64.2小时,发射β射线能量为2.274MeV,在组织内射程最大为12.9mm。随组织深度的增加,吸收剂量很快下降。其优点在于^{90}Sr物理半衰期长,使用过程中1年进行1次衰减校正即可。

2. 治疗方法

(1)一次大剂量法:将敷贴器持续放在病灶部位,一次完成疗程总剂量。常用于皮肤暴露较好和宜于观察的成年人,其优点是只需要一两次治疗,患者易于接受,缺点是容易出现皮肤急性放射性炎。

(2)分次小剂量法:将总辐射剂量分成多次给予,每次敷贴给予较小的辐射剂量。在一个疗程中,开始剂量可偏高,视反应调整剂量。该方法适用于比较隐蔽、不易观察的皮肤病变和婴幼儿。其优点是反应较小,便于视反应情况终止或增加治疗剂量,缺点是治疗期长、麻烦。但多数学者认为该方法较为安全、妥当。不管采用哪种方法,辐射剂量根据病种、年龄、部位、病损情况和个体对射线的敏感性而定。

(四)临床应用及疗效评价

1. 皮肤病的敷贴治疗

(1)血管瘤:毛细血管瘤是一种由皮肤毛细血管增生扩张所形成的良性肿瘤,属先天性疾病,常在出生时或出生不久被发现。临床上将常见的血管瘤分为葡萄酒色痣又称鲜红斑痣、单纯性毛细血管瘤又称之为草莓状血管瘤、海绵状血管瘤。血管瘤的类型与治疗方法和疗效有很大的关系。不同类型的皮肤血管瘤,血管内皮细胞发育程度不同,对 β 射线的辐射反应有明显差异。另外,由于 β 射线射程短,对病变部位较深的血管瘤只用 β 射线敷贴治疗达不到较好的治疗效果,故 β 射线敷贴治疗适用于单纯性毛细血管瘤和葡萄酒色痣。

1) 治疗剂量:辐射剂量要根据患者的年龄、病变部位、病损情况及个体对射线的敏感性而定。治疗过程中一定要控制剂量,避免遗留后遗症。根据患者不同年龄给予不同的剂量:一疗程总剂量,婴儿 10 ~ 12Gy,1 ~ 6 岁 15 ~ 18Gy,7 ~ 17 岁 15 ~ 20Gy,成人 20 ~ 25Gy。可以一次大剂量给予,也可分次给予(每日一次或隔日一次,连续 10 次)。由于 β 射线的治疗效果是缓慢出现的,一个疗程结束后,皮肤的直接照射作用虽已停止,但 β 射线引起的生物效应还将持续 2 ~ 3 个月。一般 1 ~ 3 个疗程可痊愈。治疗过程中应注意保护皮肤。

2) 疗效和反应:敷贴治疗与激光等其他治疗手段比较,方法简便,疗效确切且副反应少。但疗效与患者年龄、病变类型有关。通常患者年龄越小,疗效较好,且早期治疗不仅疗效好而且疗程短。对幼儿,特别是面积不大的粟粒状、点状,或面积不大的略高出皮肤 1 ~ 2mm 的皮内型毛细血管瘤疗效满意,文献报道有效率可达 100%。如早期进行治疗,剂量恰当,一般一疗程治疗结束后 3 ~ 6 月即可见病变治愈且不留瘢痕,发生色素沉着等现象消失也较早。对一岁以下儿童皮肤毛细血管瘤的治愈率可达 70% ~ 80%。故对儿童毛细血管瘤应积极治疗。成人及其他类型的毛细血管瘤疗效稍差。海绵状毛细血管瘤或皮下型毛细血管瘤则不适合敷贴治疗。

大部分患者于治疗后 2 ~ 3 天出现局部皮肤血管颜色加深(充血)、局部发热、刺痛或蚁行感等,几天后常可自行缓解,无需特殊处理。治疗结束后数月局部皮肤可出现薄片状脱屑(可持续 1 ~ 3 月),血管颜色变淡,即干性皮炎。若治疗后出现局部充血、水肿、灼痛、渗出和水疱形成等则提示形成了湿性皮炎,应及时停止治疗,并进行相应处理,使其不发生感染、扩大,好转后除保持较长时间色素沉着外也可不留痕迹。

(2) 慢性湿疹、牛皮癣、扁平苔藓、神经性皮炎。

1) 治疗剂量:这类疾病的治疗方法可分为一次大剂量法和分次敷贴法。一次大剂量法是将敷贴器持续的放在病灶部位,一次完成疗程总剂量。此法简单,患者易于接受,应用本法时,要准时取下敷贴器,以免发生过量照射或其他意外。分次敷贴治疗法是每次敷贴给予 1 ~ 3Gy,总剂量 6 ~ 15Gy 为一疗程。在一个疗程中,开始剂量可略偏高,视治疗反应再对剂量进行调整。

2) 疗效和反应:疗效和反应取决于患者接受到的辐射剂量及对射线的敏感性。敷贴期间部分患者局部瘙痒感可能加剧,撤除敷贴后 2 ~ 5 天可减轻,一周后可明显好转或消失,病变皮肤开始软化、变平,近期治愈率可达 70% ~ 80%,有效率达 98% ~ 100%。治疗结束后,患者一般无全身和血象反应,部分患者可出现局部痒感加重,病灶渗出液增加,轻度充血、水肿红斑、脱屑、色素沉着、烧灼感等。少数患者在治疗结束后 3 ~ 10 天发生干性皮炎,个别敏感者可发生湿性皮炎。大多反应消退约需 1 ~ 4 周,色素沉着消退则需数月。

(3) 尖锐湿疣

1) 治疗剂量:先用 1% 新吉尔灭液对疣局部进行充分清洗,然后将消毒好的铅橡皮屏蔽疣周围 2 ~ 3mm 以外的组织,并用消毒好的 ^{90}Sr-^{90}Y 敷贴器活性面直接贴于尖锐湿疣表面。每日照射一次,每次吸收剂量 2 ~ 3Gy,7 ~ 10 次为一个疗程,总吸收剂量为 20 ~ 30Gy。

2) 疗效和反应:一般患者接受 3 次照射后湿疣颜色变暗,疣体萎缩,7 ~ 10 次治疗后可基本脱屑,不留瘢痕。治疗中一般无不良反应,也少见复发。

(4) 瘢痕:瘢痕疙瘩好发于胸部、肩胛部或皮肤易受外伤处。多系皮肤受损后在修复过程中结缔组织对创伤的反应超过正常范围,形成瘢痕并不断生长增大,其实质是胶原纤维过度增生及透明变性而形成的一种病变。一般认为手术切除是首选,但复发率较高,如术后结合放射性核素敷贴治疗则可取得较满意的效果。通常治疗总剂量为20Gy,每周1~2次,根据病情必要时可重复治疗。

2. 眼、耳、鼻、咽疾病的敷贴治疗 利用^{90}Sr-^{90}Y敷贴器治疗眼科疾病已有数十年的历史,主要用于眼角膜、结膜新生血管和部分肿瘤的治疗,但应用并不广泛。近年俄罗斯和其他欧洲国家用^{106}Ru/^{106}Rh敷贴器治疗眼内肿瘤,而美国和日本则用^{125}I敷贴器治疗眼内肿瘤,国内也有数家医院眼科已用^{125}I敷贴器治疗眼内肿瘤,取得了一定疗效。也有报道用敷贴治疗耳、鼻、咽疾病,但总体上,眼、耳、鼻、咽疾病的敷贴治疗与皮肤疾病的敷贴治疗相比,有一定的风险,因此临床上未能广泛应用。

第八节 典型病例分析

1. 病史摘要 患者,女,63岁。主诉:眼睛胀痛2+年,发现颈部肿大2+月。现病史:2+年前患者无明显诱因出现眼睛胀痛,伴畏光、流泪、异物感,不伴有性情改变、疲乏无力、怕热多汗、多食善饥、体重显著下降等。在当地医院就诊,诊断为"甲状腺功能亢进症",予甲巯咪唑治疗,用法10mg qd,患者自诉效果可,症状有所缓解。患者2+月前发现颈部肿大,伴烦躁易怒、身软乏力、食欲缺乏、心悸、手足震颤、便秘、体重下降10kg,无胸闷、气促、心慌、怕热多汗、腹胀等,遂于我院门诊就诊,查甲状腺功能示:FT$_3$ 12.37pg/mL、FT$_4$ 4.33ng/dL、TSH<0.010mIU/L。现为求进一步治疗,门诊以"甲状腺功能亢进症"收入我院。患者患病以来食欲差,睡眠差,小便正常,大便如上述,体重下降10kg。体格检查:神志清晰,体位自主,面容与表情安静。全身皮肤未见瘀斑瘀点。全身浅表淋巴结无肿大。眼睑无水肿、下垂、挛缩,眼球凸出,甲亢眼征(+)。颈项无强直、颈静脉怒张、颈动脉异常搏动,肝颈静脉回流征阴性,甲状腺Ⅱ度肿大,质地软,无震颤、血管杂音、结节、触痛。心、肺、腹(-)。

2. 辅助检查 甲功:FT$_3$ 19.3pg/mL、FT$_4$ 5.62ng/dL、TSH<0.010mIU/L,TgAb<0.12IU/ml。心电图示:窦性心动过速,逆钟向转位。眼科超声示:双眼玻璃体混浊,左眼人工晶状体。尿常规检查:蛋白质±0.1。血常规、肝功+血脂血糖、人绒毛膜促性腺激素、BNP及心肌损伤标志物、凝血检验及大便常规未见明显异常。眼眶CT示:双侧上下直肌肌腹增粗;左侧晶状体线样改变,余眼球CT扫描未见确切异常;双侧上颌窦黏膜稍增厚。心脏彩超:三尖瓣、主动脉瓣返流(轻度)左室舒张功能减低。腹部彩超:肝囊肿;胆、胰、脾、双肾未见异常。胸片未见明显异常。胸部CT示:胸部未见明显异常;弥漫性甲状腺肿大。甲状腺显像(锝)示:双侧甲状腺弥漫性增大伴功能增强。

3. 鉴别诊断 亚急性甲状腺炎,单纯性甲状腺肿大,冠心病。

4. 临床诊断 Graves病。

5. 治疗计划 普萘洛尔10mg tid控制心率,停甲巯咪唑3周,低碘饮食。患者一般情况稳定后予以^{131}I 7mCi治疗。

6. 随访复查 ^{131}I治疗后1月、3月、6月、12月定期复查随访。

7. 病例小结 老年女性,Graves病诊断明确,无^{131}I治疗禁忌证,停药用甲状腺药物3~4周,窦性心动过速给予对症治疗,可以行^{131}I治疗。

本章小结

放射性核素治疗是临床核医学最重要的组成部分之一。具有选择性高、疗效好、全身毒副作用小的特点。甲状腺疾病的^{131}I治疗已成为临床治疗的一个常规方法,具有简便、安全、无创、疗效确切的特点,是弥漫性毒性甲状腺肿首选的治疗方法之一。 分化型甲状腺癌细胞具有摄碘功能，对于未能完全切除或已经发生转移的分化型甲状腺癌可采取^{131}I治疗。

亲骨性治疗放射性药物发射 α 射线或 β 射线，选择性浓聚在骨转移灶，对肿瘤进行内照射，抑制或破坏骨转移性肿瘤病灶，缩小或清除转移病灶，为转移性骨痛患者提供广泛、持久的缓解疼痛作用，提高患者生活质量。

嗜铬细胞瘤和神经母细胞瘤能摄取^{131}I-MIBG，利用^{131}I 释放的 β 射线的电离辐射生物效应，杀死肿瘤细胞，抑制和破坏肿瘤组织，使肿瘤萎缩甚至消失，达到治疗的目的。

放射性血管内支架置入防止血管再狭窄和放射性粒子植入治疗肿瘤是近期快速发展的放射性核素治疗新技术，具有较好的应用前景。

放射免疫治疗、受体介导放射性核素靶向治疗、核素反义治疗和基因转染介导核素靶向治疗等靶向治疗具有较好的应用前景。

（陈　跃）

第十六章 标记免疫分析

标记免疫分析是指在体外条件下,利用放射分析法或与其相关的非放射分析技术,定量测定生物样品中生物活性物质含量的一类检测技术。它是将多种标记物作为示踪剂,以抗原抗体免疫结合反应为基础,因而具有灵敏度高,特异性强,准确性高,应用范围广等优点。

早在20世纪60年代初,由Yelow和Berson首先创建了放射免疫分析(radioimmunoassay,RIA)及随后建立起来的免疫放射分析(immunoradiometric,IRMA),历经50多年,无论方法学上的研究,还是试剂的研制和生产都取得了显著的进步。目前已广泛应用于临床诊断与基础医学的研究,其检测的物质已达到了300多种,极大地推动了医学科学的发展。在放射性核素标记免疫分析的理论基础上又相继建立了一批非放射标记的免疫分析技术,如酶免疫分析、化学发光免疫分析、时间分辨荧光免疫分析等。以其无放射性、自动化程度高、稳定性好、出结果快以及试剂有效期长等优点,使标记免疫分析技术更趋成熟,应用更广泛。

第一节 标记免疫分析基本原理

标记免疫分析包括用放射性核素、酶及荧光标记技术所建立的各种方法,各种方法的基本原理大致相同,即以放射性核素或其他非放射性物质标记的配体(ligand)为示踪剂,以配体和结合体的结合反应为基础,在试管内进行的微量生物活性物质的检测技术。主要包括竞争性标记免疫分析和非竞争性标记免疫分析两种基本原理:

一、竞争性标记免疫分析的基本原理

放射免疫分析(RIA)是竞争性标记免疫分析中创建最早、最具有代表性的一种。RIA的基本原理是竞争性抑制的结合反应。即放射性标记抗原和非标记抗原同时与限量的特异性抗体进行竞争性免疫结合反应,在反应体系中:

(一)特异性抗体(Ab)

特异性抗体的数量必须是有限的,即抗体分子的数量要少于标记抗原(*Ag)和非标记抗原(标准抗原或待测抗原,Ag)的分子数量之和。

(二)标记抗原(*Ag)

*Ag和Ag具有相同的免疫活性,与Ab具有相同的结合能力,当两者同时与限量的抗体进行免疫结合反应时,就会出现相互竞争,彼此抑制。反应式如图16-1。

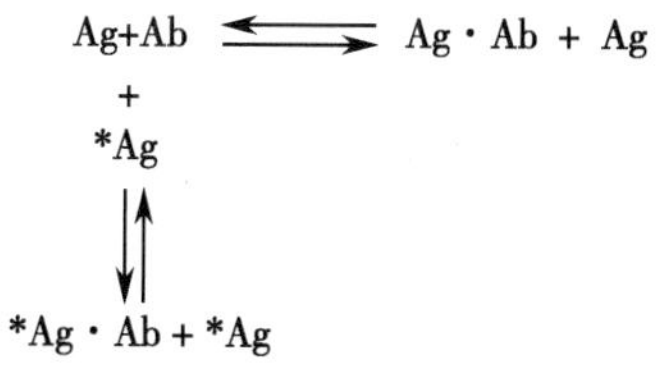

$$Ag+Ab \rightleftharpoons Ag \cdot Ab + Ag$$
$$+$$
$$^*Ag$$
$$\updownarrow$$
$$^*Ag \cdot Ab + ^*Ag$$

图16-1 RIA反应式

(三)RIA理论基础

*Ag和Ag与Ab的竞争性结合是可逆的动态过程,其反应遵循质量作用定律。在反应达到动态平衡时,*Ag和Ag与Ab的结合率取决于两者的原始浓度比例。当*Ag和Ag为恒量时,*Ag的结合率随着Ag量的增加而减少,呈反比非线性函数关系。而未能与Ab结合的游离型*Ag量则与Ag量呈正比非线性函数关系。这种数量关系是放射免疫分析测定的理论基础。

(四)分离和测量技术

设法把结合型B(*Ag · Ab与Ag · Ab)和游离型F(*Ag与Ag)分离开,分别测定B和F的放射性,是依据上述数量关系实现间接推算未标记抗原(待测物)数量的必要技术。

(五)标准曲线的绘制

将一系列已知浓度的标准品(标准抗原)分别加入各个试管中,再在各个试管内加入固定量的*Ag和Ab,在相同条件下参与反应,反应平衡后进行分离和测量。然后计算出B%[B/T(B+F)×100%;称结

合率]或 $B/B_0\%$（B_0表示不含非标记 Ag 管的最大结合放射性），并以 B% 或 $B/B_0\%$ 为纵坐标，标准品的浓度为横坐标，绘制出 B% 或 $B/B_0\%$ 随 Ag 量变化的曲线——标准曲线，即可从标准曲线上查出样品中待测抗原的浓度（图 16-2）。目前已普遍采用计算机数据处理自动绘制出标准曲线和打印显示样品浓度，非常方便。

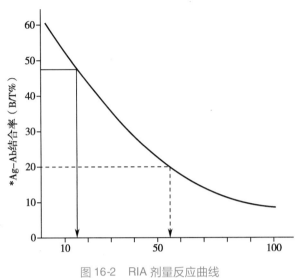

图 16-2　RIA 剂量反应曲线

二、非竞争性标记免疫分析的基本原理

免疫放射分析（IRMA）是应用标记抗体（$^*Ab$）作为示踪剂，在反应系统中加入过量的标记抗体，待测物或标准品（Ag）和标记抗体进行全量反应，是一种非竞争性的反应。待充分反应后，通过一定的方法除去游离的标记抗体，测定复合物的放射性，其活度与待测抗原的量呈正相关。可用下式表示：

$$Ag + {}^*Ab \rightleftharpoons Ag-{}^*Ab + {}^*Ab$$

绘制标准曲线和确定待测抗原浓度的方法和过程均与 RIA 基本相同。

第二节　标记免疫分析基本试剂和基本技术

标记免疫分析方法必须具备的基本试剂和基本技术是：标准抗原、抗体、标记抗原、分离技术、测量技术以及数据处理（标准曲线拟合）等。

一、标准抗原

也称标准品，用于做标准曲线，是样品定量的依据。对其要求有：①应与被测物具有相同的化学结构和免疫活性；②放射化学纯度高，影响分析的杂质要少；③含量要准确，否则测定结果可出现偏高或偏低的系统误差。现大多采用与患者样品相似的校准品（calibration）替代标准品。

二、抗体

对抗体的质量要求是：①亲和力大，是指特定抗原和抗体间的结合能力。亲和力大，表示抗原抗体容易结合，且结合后不易解离；②特异性强，是指抗体与抗原结构类似物发生交叉反应的程度，交叉反应越小，特异性越强；③滴度要高，滴度是指抗体实际应用时的稀释倍数，滴度越高，所需抗血清越少，杂质干扰也越少,通常滴度高于1∶1000以上。

抗体的特异性将决定测定结果的准确性,抗体的亲和力将决定测定方法的灵敏性,因而两者尤为重要。

三、标记抗原

也称示踪剂,用于标记的核素主要有^{125}I、^{14}C、^{3}H,其中以^{125}I最常用。^{125}I半衰期60天,可用γ计数仪测量,方法简单,成本低。对标记抗原的基本要求是:①比活度和放化纯度要高;②应保持原有的免疫活性;③稳定性好。

四、分离技术

分离的目的是在免疫反应达到平衡后,把标记品参与免疫反应的结合部分(B)和未参与免疫反应的游离部分(F)进行有效分离。分离技术直接影响分析结果的准确性,因此,分离方法一般应满足以下要求:①分离要完全,不干扰原来的结合反应;②非特异性结合率应<5%;③分离所得成分便于测量分析;④分离效果不受其他因素如温度、时间、pH等影响或影响小;⑤操作简便,分离易得且价格低廉等。

目前分离方法很多,如双抗体法、沉淀法、吸附分离法、固相分离法和磁化分离技术等。它们各有优缺点,在此不作进一步赘述。

五、数据处理（标准曲线拟合）

RIA的数据处理是以标准品的检测结果为依据,拟合出标准曲线,再通过标准曲线求出待测样品的浓度值,标准曲线是衡量样品的客观尺度。目前常用的方式为数学模型法:包括Logit-Log模型和四参数Logistic模型等。

第三节　标记免疫分析类型

目前常用的标记免疫分析分为放射性核素标记、酶标记、化学发光、荧光标记和胶体金标记分析技术。

一、放射性核素标记免疫分析

主要包括放射免疫分析(RIA)和免疫放射分析(IRMA)。

（一）放射免疫分析（RIA）

1960年Berson和Yalow首次应用放射免疫分析(RIA)测定胰岛素,开创了生物活性物质微量测定的新时代,是微量分析方法学上的一大突破。它的优点:①放射性核素的高灵敏度;②抗原抗体反应的高特异性;③应用范围广:目前至少已有300多种生物活性物质已建立了RIA。它几乎能应用于所有激素的分析(包括多肽类和固醇类激素),还能用于各种蛋白质、肿瘤抗原、病毒抗原、细菌抗原、寄生虫抗原以及一些小分子物质(如环型核苷酸等)和药物(如地高辛、洋地黄苷等)的分析;④操作简便,成本低。

（二）免疫放射分析（IRMA）

开始于1968年,由Miles和Hales首先建立。由于需要大量的特异性抗体,直至1975年单克隆抗体出现后才得以广泛推广和应用。IRMA与RIA的主要区别是放射性核素^{125}I标记的是抗体而不是抗原,待测物与过量标记抗体发生反应是非竞争性的免疫反应。此外,IRMA使用了针对不同抗原决定簇的两种单克隆抗体,避免了交叉反应。其反应速度比RIA快,灵敏度和特异性均比RIA好,而且具有标准曲线工作范围宽,操作简单等优点。

最早建立的实验方法是单位点法,但在应用中需采用特异性较高的单克隆抗体而且每一种特定抗原均需专一标记的单克隆抗体,故应用有限。随着单克隆抗体和生物素-亲和素放大系统的应用及固相技术的进步,免疫放射分析法技术日益完善,目前常用实验方法如下:

1. 双抗体夹心法(double antibody sandwich method) 是将分离抗体涂在反应容器壁上,称为固相抗体。固相抗体先与待测物(抗原)结合,形成固相抗体-抗原复合物,再与^{125}I标记抗体反应,在一定时间、适宜的反应条件、充分反应后,形成固相抗体-抗原-标记抗体复合物附着在管壁上,洗去未结合的标记抗体,测固相放射性此法常用(图16-3)。

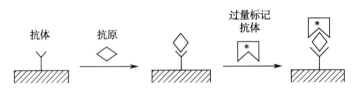

图 16-3　IRMA 法原理示意图

2. 标记第三抗体法(labeled third antibody method) 是将^{125}I标记在第三抗体上,即双抗体夹心法中的第二抗体不再标记,作为抗原去免疫兔(或羊)而得到的抗体。而一般第三抗体是由兔抗鼠IgG的抗血清制成的。反应后得到固相抗体-抗原-第二抗体-标记第三抗体复合物。对于所有小鼠IgG作为第二抗体的反应系统都可形成抗原抗体复合物,因而又称多用性标记抗体。

3. 双标记抗体法(double labeled antibody method) 是利用抗原有多个抗原决定簇,在单抗制备上筛选出3个以上的特异性单克隆抗体,其中一个涂饰在固相上,其余两个进行^{125}I标记,这样的复合物比活度高,利于提高灵敏度和精密度。

IRMA 的不足:由于要分离的游离抗体和抗原抗体复合物都属于大分子物质,非特异性的分离方法很难奏效,主要是靠单克隆抗体作为分离剂,因而在 IRMA 系统中需要两种抗体,至少需要两个抗原决定簇,其应用主要局限于肽类和蛋白质,对小分子的半抗原不合适。而 RIA 则能适合一切小分子半抗原及大分子化合物。

二、酶标记免疫分析

酶标记免疫分析(enzyme immunoassay,EIA)是以免疫学(抗原抗体反应的特异性)和酶学(酶促反应的生物放大作用)结合发展起来的免疫分析技术。其原理是以酶标记抗体与样本中待测抗原相结合形成酶标记抗原-抗体免疫复合物,再利用酶促反应使待测物与酶标记免疫复合物作用,使底物显色而被测定。常用的示踪酶有辣根过氧化物酶、碱性磷酸酶和葡萄糖氧化酶等,各有其相应的底物。

典型的 EIA 是酶联免疫吸附法(enzyme linked immunosorbent assay,ELISA),即用酶标记的抗体与聚苯乙烯形成固相复合物,加入待测物后,通过抗原和抗体的结合反应,形成特异性抗原-抗体复合物,洗去游离抗原,然后在酶的催化作用下使底物反应并显色,通过比色分析可以判断待测标本中特异性抗原或抗体的量的多少。可见,酶标记免疫分析的基本原理与放射免疫分析或免疫放射分析相同。

20 世纪 80 年代末成功地建立了 EIA 荧光测量法,主要是应用了高活性的碱性磷酸酶或半乳糖苷酶标记抗原或抗体,高活性的酶催化荧光产物,经特制的微型荧光酶仪测量,灵敏度较常规的 EIA 提高了 10 ~ 100 倍。

三、化学发光免疫分析技术

化学发光免疫分析是基于化学发光反应和免疫反应建立起来的免疫分析技术,它既具有免疫反应的高特异性，又具有化学发光的高敏感性。反应的基本原理与放射免疫分析和酶标记免疫分析技术相同，其区别仅在于标记物不同。根据发光物质应用方式的不同，化学发光免疫分析技术可分为以下一些基本类型。

（一）化学发光免疫分析

本法能用化学发光的化合物代替放射性标记物，其他步骤与 RIA 或 IRMA 基本相同。常用的发光剂是鲁米诺类和吖啶酯类。它们在碱性条件下遇到过氧化物便发生单光子发射，光子的数量与发光剂的量呈正比。此方法的主要缺点是发光时间集中在加入过氧化物或碱的短时间内，必须严格掌握测量时间。

（二）化学发光酶免疫分析

本法是 EIA 和 CLIA 相结合的一种标记免疫分析方法。其标记物是碱性磷酸酶标记抗体，以金刚烷作为发光物。经夹心法免疫反应（与 IRMA 相似），复合物带有酶标记，然后加入底物（指金刚烷），酶促反应使底物断裂，产生化学发光。底物在碱性磷酸酶作用下先脱去磷酸根形成中间体，可自行断裂，同时发射光子。一般可持续 20 分钟，而且在一段时间内维持稳定，所以本法可靠性较高。

（三）电化学发光免疫分析

它是电化学发光和免疫分析相结合的产物。标记物的发光原理与一般的化学发光不同，它是一种在电极表面由电化学引起的特异性化学发光反应，实际上包括了电化学和化学发光两个过程。发光底物为三联吡啶钌 $[Ru(bpy)_3^{2+}]$，另一反应物为三丙胺（TPA）。在阳电极表面，以上两化学物质可同时失去电子发生氧化反应。二价的 $Ru(bpy)_3^{2+}$ 被氧化成三价 $Ru(bpy)_3^{3+}$，TPA 被氧化称阳离子自由基 TPA^{+*}，后者失去一个质子（H^+），成为自由基 TPA^*，这是一个强还原剂，可将一个电子递给三价 $Ru(bpy)_3^{3+}$ 使其成为激发态的二价 $Ru(bpy)_3^{2+*}$，而 TPA 自身被氧化成 TPA 氧化产物。激发态的 $Ru(bpy)_3^{2+*}$ 在衰减时发射一个波长为 620nm 的光子，重新生成基态的 $Ru(bpy)_3^{2+}$。这一个过程在电极表面周而复始地进行，产生许多光子，使光信号得以加强。

$Ru(bpy)_3^{2+}$ 是电化学发光的标记分子，但只有与抗原、抗体结合成复合物后，才能经电化学激发发光反应，从而具有特异性。故在标记抗体之前 $[Ru(bpy)_3^{2+}]$ 需经过化学修饰形成活化的 $[Ru(bpy)_3^{2+}]$ 衍生物。目前所使用的活化衍生物是 $[Ru(bpy)_3^{2+}]$N 羟基琥珀酰胺（NHS），分子量很小，与抗体结合的分子比超过 20 倍仍不会影响抗体的可溶性和免疫活性。

ECLIA 具有以下优点：标记物再循环利用，使发光时间更长、强度更高、易于测定；敏感度高，可达到 pg/ml 或 pmol 水平；线性范围宽，$>10^4$；反应时间短，20 分钟以内可完成测定；试剂稳定性好，2～5℃可保持一年以上。

四、时间分辨荧光免疫分析

时间分辨荧光免疫分析（time-resolved fluorescent immunoassay，TRFIA）是 20 世纪 80 年代发展起来的一种新型非放射性标记免疫分析技术。TRFIA 是以镧系元素代替放射性核素标记抗原或抗体，利用紫外线或激光使其激发而发射荧光，同时采用波长和时间两种分辨检测技术进行分析，具有超灵敏、动态范围宽、稳定性好、易于自动化等突出优点。

镧系元素共有 15 种，被应用于 TRFIA 的元素有铕（Eu）、铽（Tb）、钐（Sm）、镝（Dy）4 种。镧系元素本身对能量吸收较低，发出荧光也较弱。当在离子价态时（与某些螯合剂结合后），经紫外光或激光激发，才能有效地吸收激发能量并发出特征性荧光，其激发光谱的波长和发射荧光的强度因不同离子而有差异。这种荧光的衰减时间比普通荧光素所发荧光更长，可采用延时读取技术以排除自然本底荧光的干扰，获得最佳的灵敏度和特异性。TRFIA 的原理就是基于镧系元素的上述特性（图 16-4）。

TRFIA 的基本流程与放射性标记、酶标记免疫分析法近似。目前已建立了双位点夹心法、固相抗原竞争法、固相抗体竞争法、均相法等测定方法。

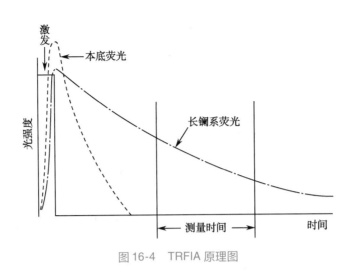

图 16-4 TRFIA 原理图

TRFIA 标记物易制备,灵敏度高,专一性强,稳定性好,有效期长、无放射性,同时还有适用范围宽,样品用量少,分析速度快,样品荧光能重现,自动化程度高等优点。不足之处:仪器主要靠进口,试剂品种少,虽然国产仪器已研制成功,但仍有待进一步提高。

五、胶体金标记分析技术

胶体金标记分析技术(colloidal-gold immunoassay,CGIA)是以胶体金为标记物,应用于免疫组织化学或免疫学分析中,对抗原或抗体的物质进行定位、定性乃至定量研究的标记技术,它已成为继放射性核素、荧光素和酶等标记技术之后的又一种新的标记技术。

胶体金标记是利用氯金酸($HAuCl_4$)在还原剂作用下,金离子被还原后聚合成直径 1~150nm 的金颗粒,由于静电作用,金颗粒之间相互排斥而悬浮成为一种稳定的胶体状态,形成带负电的疏水胶溶液,故称胶体金。胶体金标记实际上就是蛋白质等高分子物质被吸附到胶体金颗粒表面的包被过程。因胶体金溶液中的金离子所聚合形成的金颗粒直径小,仅以纳米计(1~150nm),故又称纳米金。因此,CGIA 又称纳米金标记技术(nanogold labeling technique)。

胶体金本身为红色,不需要加入发色试剂,与 RIA 或 IRMA 比,不需分离结合物;与 EIA 比,不需要种植底物反应步骤,因而它具有简单、快速、准确、无污染等优点,在医学、动植物检疫、食品安全监督各领域取得了日益广泛的作用。目前发展的胶体金试纸条由于其方便、快捷、可操作性强而日益受到大家的重视。

第四节 标记免疫分析质量控制

标记免疫分析技术是一种超微量分析方法,在分析过程中,易导致某些测量误差。并受仪器性能、试剂和样品质量、检测方法和操作人员的水平等影响,导致结果的可靠性降低,因此,质量控制对于保障测定结果的准确性非常重要。

质量控制(quality control,QC)的目的是对整个分析过程中的任何环节造成的误差进行经常性的检查,以保证分析误差控制在可接受的范围内。体外实验的质量控制包括:实验室内部质量控制(简称室内质控)和实验室间质量评价(简称室间质评)。前者是实验室内的专业技术人员通过对整个检测系统的性能评价,评价检测结果的精准度;后者是由地区性或全国性机构通过发放一定数量的样本给各实验室进行检测,再收集各实验室的结果进行比较,得出共性或个性的信息,并反馈给各参加室间质评活动的实验室,以促进实验室工作进一步改进。因此,室间质量评价是考察实验室准确性的重要保证。

（一）室内质量控制

室内质量控制（internal quality control，IQC）是保证从采集样品开始到发出报告的全过程能及时发现检测过程中出现的各种误差，分析发生的原因，实施修正办法，以确保检测结果的准确性。体外分析质控常用的评价指标有：

1. 零标准管结合率（B_0%）　在体外放射分析中指最大结合率，当标准抗原为零时标记抗原与抗体的结合率，一般要求在30%～50%。该指标主要反映特异性抗体的质量是否稳定。

2. 非特异性结合率（NSB%）　是指不加特异性抗体时标记抗原与非特异物质的结合率，一般要求<5%～10%。NSB%增高，测定结果的假阳性率增高。

3. 最低浓度管和最高浓度管的结合率之差应大于30%。

4. 剂量反应曲线连线回归的参数　截距a、斜率b和相关系数r是剂量校正曲线的主要质控指标，要求a、b值稳定，$r>0.99$。剂量反应曲线可用部分的斜率越大，灵敏度越高，但可测量的范围相对变小。

5. ED_{25}、ED_{50}、ED_{75}　即剂量反应曲线的结合率在25%、50%、75%时对应的抗原浓度值，它反映剂量反应曲线的稳定性，有助于批间结果的比较。

6. 质控品　根据国际临床化学和实验室医学联盟（IFCC）的定义，质控品（quality control materials）是指专门用于质量控制目的的标本或溶液，不能用于校准，分定值和不定值两种。理想的质控品应该具有以下特征：①人血清基质；②无传染性；③添加剂和抑菌剂的量尽可能少；④瓶间差异小；⑤冻干品复溶后的定性好；⑥有效期1年以上。

7. 质控图　通常情况下，实验室技术人员将质控品插入患者样本之中，并与患者样本同时测定，将所测得的质控品结果按一定的规则逐日绘集在一起，即形成质控图（quality control chart）。定量分析项目的室内质控常选用Levey-Jennings质控图。按检验结果要求的高低和检验项目质控的难易程度，可选择高、中、低三个浓度质控品进行室内质控。所用质控品，可以是已知值的、也可以是未知值的质控品。对于未知质控品，通常以20次的测定结果来计算均值（$\overline{X}$）和标准差（SD），定出质控限（如$\overline{X}\pm2SD$为警告限，$\overline{X}\pm3SD$为失控限）；对已知质控品，可直接引用（不推荐）厂家提供的$\overline{X}$和SD。无论已知还是未知质控品，在实际使用中都要进行修正，通常每月进行一次，即重新计算$\overline{X}$和SD，连续2～3个月后，所控项目即可实现常态化。图16-5就是按不同水平绘制的室内质控图。

8. 失控的判断　判断失控的标准是质控规则。质控规则是解释质控数据和判断质控状态的标准。当质控结果不能满足某一要求时，表示该批检测违背次规则。如1_{3s}或2_{2s}规则，即当一个质控结果超过$\overline{X}\pm3SD$时或连续2个结果超过$\overline{X}\pm2SD$时即为失控。失控后，须查找原因，待纠正后重新检测该批样本，原有检测结果则不能发出。

（二）质量控制常用指标

1. 精密度（precision）　是指在一定条件下，同一样品进行多次重复测定时所得结果的一致性程度，又称重复性。一般用变异系数（CV）来表示该方法的精密度，RIA通常要求批内CV<5%，批间CV在5%～10%之间。显然，批间变异系数包含了批内变异系数在内。

2. 灵敏度（sensitivity）　是指测定方法的最小检出量，即在特定样品中能够检出靶物质的最小浓度。RIA的灵敏度是指能够测定的用统计学方法可以与零剂量管相区别的最小量。影响灵敏度的主要因素有抗体的亲和常数及特异性、标记品的比活度、抗原的免疫活性以及采用反应方式和温育条件等。

3. 准确度（accuracy）　是指测定值与已知真值在数量上的符合程度，可用回收率来表示（回收率=测定值/真实值×100%）。一般要求达到90%～110%。

4. 特异性（specificity）　方法的特异性主要取决于所用抗体对被测物质专一性的程度。常用抗体的交叉反应率来表示，交叉反应率越小，抗体特异性越好。

5. 稳定性（stability）　指试剂盒在合适的贮藏条件下（温度、湿度、光线等），在有效期内保持原有性能不变的能力。实验室可从标准曲线的稳定性加以检验。

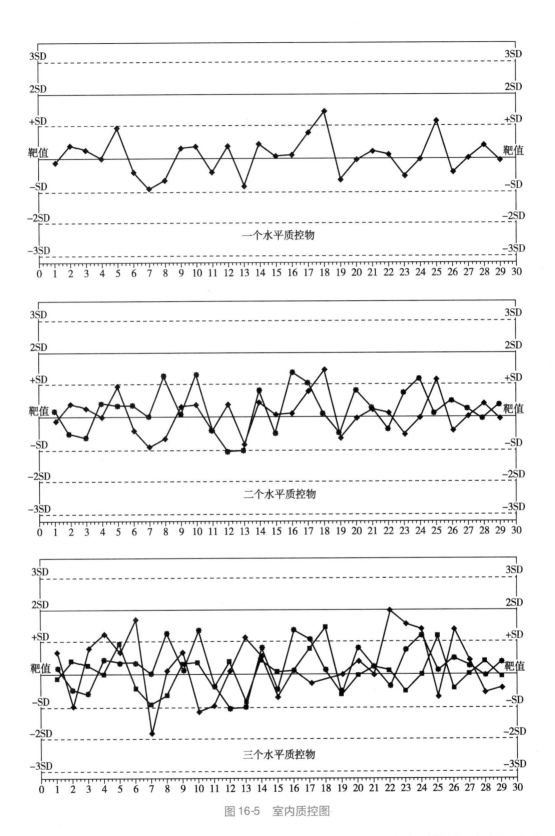

图 16-5　室内质控图

6. 健全性（perfectly）　又称可靠性,是评价标准品与被测物质的免疫活性是否相同。为此,它应有合理的正常值及正常范围,正常与异常值之间有良好的界限,可借助做标准曲线的同样方法做出样品的稀释曲线,用两者的平衡度来判断结果的可靠性。若测定结果在一直线上,说明健全性良好。

（三）室间质量评价

室间质量评价（external quality assessment,EQA）常由一个外部独立机构（如市、省或国家临床检验中心）按预先规定的条件，由多家实验室对相同样本进行检测，收集检测结果进行分析比对，再反馈信息给参评实验室，以此评价实验室的操作水平，发现实验室本身不易发现的问题，帮助其校正，使其结果具有可比性。

第五节　标记免疫分析临床应用

标记免疫分析技术应用广泛，遍及临床各学科，是临床诊断、治疗、观察疗效、预后评价及基础研究等不可缺少的手段。以下对临床中常用的检测项目做一简单介绍（见表 16-1）。

表 16-1　标记免疫分析常用检查项目

项目		临床意义
甲状腺		
促甲状腺素	TSH	判断甲状腺功能，鉴别原发和继发性甲低
甲状腺素	T_4	甲亢、甲低、亚甲炎、地方性甲状腺肿、桥本氏病诊断和疗效评价
三碘甲状腺原氨酸	T_3	甲亢、甲低、亚甲炎诊断和疗效评价
促甲状腺素释放激素	TRH	甲低的鉴别诊断
促甲状腺素受体抗体	TRAb	诊断甲亢，甲亢预后判断，甲亢 ATD 治疗停药指标，判断甲亢有无复发
甲状腺球蛋白抗体	TGAb	判断甲状腺自身免疫性疾病的特异指标，桥本氏甲状腺炎有诊断价值
甲状腺微粒体抗体	TMAb	判断甲状腺自身免疫性疾病的特异指标，桥本氏甲状腺炎有诊断价值
甲状腺球蛋白	Tg	诊断甲癌、慢性淋巴细胞性甲状腺炎、监测甲癌复发
甲状旁腺素	PTH	诊断甲状旁腺疾病，判断骨代谢情况
肿瘤标志物		
癌胚抗原	CEA	消化系统肿瘤等诊断及治疗监测
甲胎蛋白	AFP	原发性肝癌、急慢性活动性肝炎、胎儿畸形、产科疾病可升高。可作肝癌治疗后监测
铁蛋白	SF	诊断缺铁性贫血、再障、急慢性白血病、恶性淋巴瘤、多发性骨髓瘤等疾病。恶性肿瘤骨髓、肝、脾等转移时显著增加
组织多肽抗原	TPA	膀胱癌，前列腺癌，乳腺癌，卵巢癌升高,对膀胱转移细胞癌的诊断敏感性高
鳞状细胞癌相关抗原	SCC	子宫颈癌、肺癌、食道癌、头颈部癌等各种鳞状细胞癌中有明显升高，可用于监测疗效、复发、转移、预后等
Sangtec-100 蛋白	S100	检测脑早期缺血、缺氧性损伤和预后,恶性黑色素瘤诊断和疗效观察
前列腺特异抗原	PSA	诊断前列腺癌、前列腺肥大、前列腺炎等及治疗后的疗效观察。前列腺癌明显升高
游离前列腺特异抗原	fPSA	测定 f-PSA 和 PSA 的比值可用于鉴别良、恶性前列腺疾病，前列腺癌患者 fPSA/PSA 的比值明显降低，一般小于 20%
前列腺酸性磷酸酶	PAP	前列腺癌明显升高，前列腺肥大轻度升高,可监测前列腺癌的疗效
细胞角蛋白十九片段	CYFRA211	非小细胞肺癌的辅助诊断
神经特异性烯醇化酶	NSE	小细胞肺癌、神经母细胞瘤、神经内分泌肿瘤诊断和疗效监测
糖类抗原 724	CA724	胃癌的诊断、治疗后随访及复发和预后判断指标

续表

项目		临床意义
胃泌素释放肽前体	ProGRP	诊断非小细胞肺癌、疗效监测
胃癌 MG 抗原	MGAg	胃癌、食管癌和结肠癌诊断
恶性肿瘤特异性生长因子	TSGF	恶性肿瘤的广谱标志物,用于鉴别良恶性肿瘤,适用于体检与恶性肿瘤的普查
糖类抗原 50	CA-50	胰腺癌,结肠癌,直肠癌,胃癌的辅助诊断预后监测、疗效观察
糖类抗原 199	CA-199	胰腺癌、胆管癌阳性检出率很高,结肠癌、胃癌、肝癌等辅助诊断和疗效随访
糖类抗原 242	CA-242	对胰腺癌、胆管癌的诊断具有很高的特异性
糖类抗原 125	CA-125	卵巢癌诊断、疗效判断和复发监测
糖类抗原 153	CA-153	乳腺癌的诊断、疗效观察、预后,复发和转移判断,卵巢癌、子宫内膜癌可有一定程度增高
降钙素	CT	诊断甲状腺髓样癌,早期诊断小细胞肺癌,甲亢时异常增高,判断肾功能、钙磷代谢
血 β_2 微球蛋白	β_2-MG	多发性骨髓瘤、肝癌、胃癌、结肠癌、白血病时浓度明显升高。慢性肾炎和肾衰时血浓度升高
性激素		
雌二醇	E_2	判断不孕症、性早熟、卵巢肿瘤、多胎妊娠、葡萄胎等,评价胎盘、卵巢功能
黄体生成素	LH	性腺功能状态、睾丸精原细胞癌、原发性闭经、性早熟、多囊卵巢综合征、绝经期综合征的判定,预测排卵期等
孕酮	P	妊娠时增高,葡萄胎时比正常妊娠高,先兆流产、绒毛膜上皮细胞癌、严重妊毒症等降低
睾酮	T	判断性腺功能。睾丸良性间质细胞瘤、女性男性化肿瘤升高;隐睾炎,垂体、性腺功能减退降低
绒毛膜促性腺激素 β 亚单位	β-HCG	早孕、绒毛膜上皮细胞癌、葡萄胎及疗效观察,宫外孕,男性睾丸肿瘤,先兆流产的动态观察指标
垂体催乳素	PRL	下丘脑病变,垂体疾病,内分泌疾病,恶性肿瘤,肾衰竭,生理月经期及泌乳期,男性乳房发育症
生长激素	GH	升高:巨人症,肢端肥大症,低血糖等;降低:侏儒症,腺垂体功能减退症,某些激素和药物影响
卵泡刺激素	FSH	性腺功能状态,睾丸精原细胞癌,原发性闭经;性早熟,多囊卵巢综合征,绝经期综合征,预测排卵期等
雌三醇	E_3	升高:巨大胎儿,多胎妊娠;降低:胎儿宫内生长迟缓,胎儿肾上腺皮质功能减退
其他		
心钠素	ANP	慢性心肾功能不全,原发性醛固酮增多症、高血压、甲亢、肝硬化等增高
肌红蛋白	Mb	急性心肌梗死早期诊断的灵敏指标,可估计梗死范围和判断预后,可判断再梗死
肌酸激酶同工酶	CK-MB	诊断心肌缺血性损伤的重要指标,如急性心肌梗死、心肌炎等

续表

项目		临床意义
肌钙蛋白 I	cTnI	诊断心肌缺血性损伤,以及监测不稳定型心绞痛的病程和评价其危险性
地高辛	Dig	判断地高辛治疗水平,监测洋地黄中毒
内皮素	ET	心力衰竭、急性心肌梗死、急性肾衰竭、高血压等明显升高,肝硬化时降低
红细胞生成素	EPO	升高:高血压和恶性肿瘤,降低:慢性肾性贫血
降钙素原	PCT	用于脓毒症的诊断、预后及治疗监测
维生素 B_{12}	VB_{12}	维生素 B_{12} 缺乏症
叶酸	FA	叶酸缺乏症
胆酸	CG	急性黄疸型肝炎、慢性活动性肝炎、肝硬化、肝癌、胆汁淤滞等均明显升高,慢性迁延性肝炎及胆囊炎轻度升高。妊娠胆淤明显升高
透明质酸	HA	肝纤维化、肝硬化、慢性肝炎(可鉴别慢性活动性与迁延性肝炎)时升高,肝硬化恶变时升高更甚

本章小结

标记免疫分析技术灵敏高、特异性强,临床广泛用于各种样品中微量生物活性物质浓度的测定,它包括放射标记免疫分析和非放射标记免疫分析两大类,前者以 RIA 和 IRMA 为代表,而后者以化学发光和时间分辨荧光免疫分析为代表。随着检测方法的日益多元化、自动化、范围广、灵敏度高,极大地推动了标记免疫分析技术的发展,也弥补了 RIA 的不足,使生物医学检验进入了一个新阶段。

(徐慧琴)

第十七章　放射生物学与放射防护

核医学是利用放射性核素对疾病进行诊疗的学科,核医学工作者以及接受核医学检查的患者不可避免地会受到辐射。科学理解电离辐射的生物效应和辐射防护相关知识,对有效利用和推广核医学技术进行医学诊疗具有重要意义。

第一节　辐射生物效应

一、辐射剂量单位

(一)照射量

照射量(exposure)是度量辐射场的一种物理量,反映 X 射线、γ 射线对空气的电离能力。用符号 X 表示。其定义是 X 射线、γ 射线在单位质量空气中电离产生的所有次级电子(正电子和负电子)完全被阻止时,形成的同一种符号离子的总电荷量 dQ。即该 X 射线、γ 射线的照射量:

$$X = dQ/dm$$

照射量的国际制单位为库仑/千克(C/kg)。专用单位是伦琴(roentgen,R),两者换算关系:

$$1R = 2.58 \times 10^{-4} C/kg$$

照射量仅适用于能量在 10keV ~ 3MeV 的 X 射线、γ 射线。它是从电荷量这一角度来反映相应光子的电离能力。

(二)照射量率

照射量率(exposure rate)指单位时间内照射量的变化量,用符号 X 表示。即:

$$X = dX/dt$$

国际单位为库仑/千克·秒(C/kg·S)。

(三)吸收剂量

吸收剂量(absorbed dose)是指每单位质量的被照射物质所吸收任何电离辐射的平均能量。它是从能量角度来反映一段时间内辐射能量沉积数量的,用符号 D 表示。即:

$$D = dE/dm$$

式中 dE 是质量为 dm 的被照射物所吸收的辐射能量。吸收剂量的国际单位是焦耳/千克$^{-1}$(J/kg),专用符号 Gy(Gray,戈瑞)。两者换算关系:

$$1Gy = 1J/kg$$

戈瑞(Gy)的分数单位是厘戈瑞(cGy)、毫戈瑞(mGy)、微戈瑞(μGy)。核医学中有时也使用拉德(radiation absorbed dose,rad)。两者换算关系:

$$1Gy = 100rad \text{ 或 } 1cGy = 1rad$$

单位时间内的吸收剂量变化量,称为吸收剂量率。单位为戈瑞/秒(Gy/s)。

(四)剂量当量

即使在吸收剂量相同的情况下,不同品质的辐射所产生的生物效应的严重性各不相同。为了便于比较,在辐射防护中引入剂量当量(dose equivalent)这一概念。它是用适当的修正因子对吸收剂量进行加权,从而使修正后的吸收剂量更能反映辐射对机体的危害程度。

剂量当量用符号 H 表示,即:

$$H = D \cdot Q \cdot N$$

式中的 D 是吸收剂量,Q 是品质因数,是与辐射品质有关的修正因子,N 是其他任何修正因素的乘积。不同种类射线的品质因数 Q(表 17-1)。剂量当量的专用符号是希沃特(sievert,Sv)。

$$1Sv = 1J/kg$$

表 17-1　不同种类辐射的品质因数

辐射种类	品质因数 Q
X 射线、γ 射线、电子或正电子	1
中子(能量≤10keV)	3
中子(能量≥10keV)	10
质子	10
α 粒子	20
裂变碎片,反中子	20

有时也用雷姆(roentgen equivalent man,rem)表示。两者换算关系:

$$1Sv = 100rem \text{ 或 } 1rem = 0.01Sv$$

单位时间内的剂量当量变化量,称为剂量当量率,用 H 表示,即:

$$H = dH/dt$$

其国际单位是 Sv/s。

(五)器官当量剂量

器官当量剂量是国际放射防护委员会(International Commission on Radiological Protection,ICRP)于1990 年在第 60 号建议书中推荐使用的指标,简称当量剂量(equivalent dose)。当量剂量依据不同类型射束引发生物效应程度的不同来衡量辐射对特定器官或组织的危害,用于辐射防护领域。当量剂量以辐射权重因子(R)取代品质因数及其他因子的乘积。当量剂量的表达式为:

$$H_T = \sum W_R \cdot D_{T \cdot R}$$

式中 H_T 表示当量剂量,单位 Sv;W_R 表示辐射权重因子;$D_{T \cdot R}$ 表示按组织或器官 T 平均计算的来自辐射 R 的吸收剂量,单位是 J/kg。

二、辐射来源

天然辐射源包含宇宙射线和天然存在的放射性核素;而人工辐射源包含有核武器试验、核能生产、核技术应用和核事故等人类实践活动。

(一)天然本底辐射源

天然本底辐射是指在人类生存的自然环境中存在的多种射线和放射性物质,包括宇宙射线(cosmic radiation)、宇宙射线感生放射性核素(cosmogenic radionuclide)和地球辐射(earth radiation)。

1. 宇宙射线　是由于星球碰撞、爆炸等形成的微粒在宇宙空间磁场的作用下形成的高能粒子流,其中主要是质子,其次是 α 粒子和重离子等,一般称为初级宇宙射线。初级宇宙射线从宇宙空间进入大气层后,与空气分子发生核反应形成光子、电子、质子、中子、π 介子等射线,形成对地球的天然辐射,称为次级宇宙射线。宇宙射线的特点是能量范围宽,强度随海拔高度、纬度的不同而变化,海拔越高,强度越大。宇宙射线对人体产生外照射。

2. 宇宙射线感生放射性核素　初级宇宙射线从宇宙空间进入大气层后,可能与空气中各成分的原子、分子发生核反应。在此过程中,除放出射线外,还产生^{14}C、^{3}H、^{22}Na 和^{7}Be 等放射性核素,被称为宇宙射线感生放射性核素。这些感生放射性核素对人体的影响同宇宙射线,但它们随着尘埃或雨水降落到地面也可产生内照射。

3. 地球辐射 是指由于在地球里天然存在的放射性核素对人体产生的辐射。包括系列衰变放射性核素和^{14}C、^{40}K 等单独存在的天然放射性核素。系列衰变有铀系、锕系和钍系三种。系列衰变放射性核素指半衰期很长的衰变母体核素可经过多代的连续衰变,衰变子体也具有放射性,所以能在地球上长期产生放射性,是地球天然辐射的主要来源。非系列衰变的天然放射性核素中,^{40}K 的半衰期为 1.28×10^{9} 年,^{14}C 的半衰期为 5730 年,但^{14}C 可以通过宇宙射线与大气层分子的核反应不断产生,而且在自然界保持一定的量。地球辐射对人体的影响有外照射和内照射,不同地区有明显差别。

(二) 人工辐射源

人类除受到天然本底的照射,还经常受到各种人工辐射的照射。人工辐射是指与核辐射相关的人为活动引起的照射,主要包括核技术应用、核能生产、核试验和核事故。核试验是环境中人工辐射源对全球公众产生辐射照射的主要来源。电离辐射在医学诊断与治疗中的应用中对公众产生的医疗照射是公众接受的最大的人工辐射源照射。我国公众受各种电离辐射源所致照射剂量,以天然辐射为主,占总照射剂量的 91.9%,其次为医疗活动带来的辐射,约占 4.9%。

其他人工辐射源还有火力发电站释放的放射性核素钍(Th)和氡(Rn)及其衰变子体,以及消费产品中的人工辐射,这些生活用品中或掺入了放射性核素,或能发射 X 射线,包括辐射发光产品、工业表盘和钟表、电子或电器件、静电消除器、烟雾探测器、含铀和钍制品等,这些产品通常是由^{147}Pm、^{226}U、^{3}H、^{241}Am 等放射性核素释放出的辐射作用于闪烁体而产生效果。

三、辐射效应的分类

电离辐射作用于机体后,其能量传递给机体的分子、细胞、组织和器官所造成的形态结构和功能的变化,称为辐射生物效应。电离辐射生物效应包括组织反应(确定性效应)和随机性效应。

1. 组织反应(确定性效应,deterministic effect) 确定性效应是指辐射损伤的严重程度与所受剂量呈正相关,有明显的阈值,剂量未超过阈值不会发生有害效应。一般是在短期内受较大剂量照射时发生的急性损害。如放射性皮肤损伤、生育障碍。

2. 随机性效应(stochastic effect) 随机效应研究的对象是群体,是辐射效应发生的概率(或发病率而非严重程度)与剂量相关的效应,现有防护体系假定不存在具体的阈值。随机效应意味着低的辐射剂量也可能造成损害。因此,在放射防护中关注剂量限值的同时,也应尽可能降低剂量水平。主要指致癌效应和遗传效应。

四、低剂量辐射的兴奋效应

兴奋效应(hormesis)是指某因素在大剂量时有害,而在微小剂量时对机体产生有益作用。当生物机体进行生长繁殖而利用某些已适应于该因素的天然水平时,兴奋效应表现的特别明显,例如土壤中的微量元素,太阳的紫外线及环境温度的变化等,这些因素有利的水平提高不大时可被机体接受并产生有利效应。机体暴露于低剂量有害毒物时,能刺激有利于机体的一些天然防御功能,如对酒精饮料、镇静剂等。

低剂量辐射是指辐射剂量在 0.2Gy 以内的低线能量转移(linear energy transfer,LET)辐射或 0.05Gy 以内的高 LET 辐射。若以上辐射剂量其剂量率在 0.05Gy/分钟以内,则称为低水平辐射。低水平辐射诱导的适应性反应泛指低水平辐射引起的各种刺激性效应。可表现于许多基本生命活动,如促进生长、繁殖,延长寿命,提高适应能力,增强防卫,刺激修复等。

第二节　辐射防护与安全

在与医疗辐射有关的临床实践中,最优化和正当化是重要的指导原则。在达到诊疗目标的前提下,降低医疗辐射,杜绝不必要的照射;从而使患者能够获得最大利益,利大于弊,同时保障公众和从业人员的辐射安全。

一、辐射防护的目的及基本原则

1. 辐射防护的目的　确定性效应和随机性效应共同构成电离辐射危害,这种危害不仅仅发生在受照者本人,也可能会发生在受照者的后代,人们可以通过一系列的防护手段,降低辐射危害,但不能完全消除电离辐射的危害。基于此,辐射防护的目的就是在电离辐射中,防止有害的确定性效应的发生,降低随机性效应的发生概率,使之达到可以接受的水平。

2. 辐射防护的基本原则　根据 ICRP 第 60 号出版物以及我国《电离辐射源基本安全标准 GB18871-2002》,放射防护的基本原则为:

(1) 实践的正当化:医疗实践所致的射线照射同社会和个人从中获得的利益相比是可以接受的,但要确定该医疗实践是否符合适应证、是否应该进行。

(2) 放射防护的最优化:在确定该医疗实践是可行的前提下,使受照辐射剂量尽可能降低,以最小的代价,获得最大的净利益,避免一切不必要的照射。

(3) 个人剂量的限值:在正当化和最优化原则指导下的医疗实践可以保障受检者、公众和从业人员的受益和辐射安全的情况下,我国《放射卫生防护基本标准 GB4792.84》确立了个人剂量限值,确保受照射人员所接受的当量剂量不应超过规定的限值。

二、剂量限值和参考水平

放射防护基本标准的实质就是个人剂量限值。放射工作人员的年当量剂量是指一年工作期间所受外照射的当量剂量与这一年内摄入放射性核素所产生的累积当量剂量二者的总和,但不包括天然本底照射和医疗照射。对放射工作人员进行剂量限制要考虑随机性效应和确定性效应。同时满足以下两种限值:

1. 为了防止有害的确定性效应,任一器官或组织所受的年当量剂量不得超过下列限值:眼晶体为 150mSv,四肢、皮肤为 500mSv。

2. 为了限制随机性效应,放射工作人员受到全身均匀照射时的年个人有效剂量限值为连续 5 年平均 20mSv,但可允许其中一年达到 50mSv。

2012 年卫生部(现卫计委)公布了新版《GBZ165-2012X 射线计算机断层摄影放射防护要求》,首次公布了针对不同人群、不同部位 CT 检查的诊断参考水平。该标准已于 2013 年 2 月 1 日起实施。根据《防护要求》,典型成年患者 X 射线 CT 检查头部、腰椎和腹部的诊断参考水平分别为 50mGy、35mGy 和 25mGy,0~1 岁儿童患者胸部和头部诊断参考水平为 23mGy 和 28mGy。《防护要求》提出,CT 工作人员应在满足诊断需要的同时,尽可能减少受检者所受照射剂量。在开展检查时,做好非检查部位的防护,严格控制对诊断要求之外部位的扫描。

三、外照射的防护措施

1. 时间防护　缩短操作时间以减少外照射剂量的防护措施,称为时间防护。通过熟练的操作、科学有效的工作流程和工作场所分区分流,可尽量缩短与射线接触的时间。

2. 距离防护　一般情况下,在外照射源的工作状态较为稳定的情况下,人员受到的外照射剂量率近似的与其离开放射源的距离的平方呈反比,依据这种规律减少外照射剂量率的防护措施,称为距离防护。因而离开放射源越远,人体受到的辐射剂量率就越小。在放射性核素生产和医疗实践中,可用机械手、长柄钳等取用、分装放射性核素。

3. 屏蔽防护　在人体与放射源之间设置屏蔽,使射线逐步衰减和被吸收是一种安全而有效的措施。X 射线通过屏蔽材料时辐射剂量呈指数衰减。屏蔽 X、γ 射线常用铅、钨等重元素物质作屏蔽材料,墙壁可采用钢筋混凝土。β 射线常用有机玻璃、铝、塑料等低原子序数物质作屏蔽材料。能量较高的 β 射线还应注意防护轫致辐射。

四、内照射防护

放射性物质进入人体内的方式多种多样,内照射防护的基本原则是积极采取各种有效措施,切断放射性物质进入人体的各种途径,减少放射性核素进入人体内的一切机会,以使进入人体内的放射性物质不超过放射性核素年摄入量限值,减少或防止人体受到内照射危害。

内照射防护的基本措施包括在规定的区域内进行放射性操作,避免场所及环境污染,定期进行放射性污染检查和监测,对放射性物品进行屏蔽储藏。内照射防护总的原则是围封包容、隔离放射性物质防止扩散,除污保洁防止污染,讲究个人防护。

第三节　核医学检查的安全评估

核医学检查一般分成普通的单光子显像(SPECT)和融合图像显像(SPECT/CT 和 PET/CT),单光子显像最常用的核素是^{99m}Tc,而 PET/CT 检查的代表显像剂则是^{18}F-FDG。各种常用核医学显像检查患者的当量剂量(表 17-2)。

表 17-2　常用核医学显像检查患者的当量剂量

	显像项目	当量剂量（mSv）
单光子显像	全身骨显像(^{99m}Tc-MDP）	5
	肾小球滤过率测定(^{99m}Tc-DTPA）	1.2
	肺灌注显像(^{99m}Tc-MAA）	1.8
	平衡法核素心血管造影(^{99m}Tc-RBC）	3.75-6.5
	一日法心肌灌注显像^{99m}Tc-MIBI（10mCi+30mCi）	11.4
	二日法心肌灌注显像^{99m}Tc-MIBI（25mCi+25mCi）	14.8
	^{201}Tl 一日法（3.5mCi）	15.3
正电子显像	CT 定位扫描（心肌显像）	0.73
	CT 透射扫描（心肌衰减校正）	0.04
	^{82}Rb-2D（40mCi 静息、40mCi 负荷）	3.76
	^{82}Rb-3D（20mCi 静息、20mCi 负荷）	1.88
	^{13}N-ammonia-2D（20mCi 静息、20mCi 负荷）	3.98
	^{13}N-ammonia-3D（10mCi 静息、10mCi 负荷）	1.99
	^{18}F-FDG-2D（10mCi）	7.03
	^{18}F-FDG-3D（5mCi）	3.51
	全身 CT（PET/CT）	最高 25

目前普遍认为一次性接受 50mSv 以下的辐射剂量是安全的,超过 100mSv 才有可能产生直接辐射损伤的风险(存在辐射确定性效应的风险);达到 250mSv 辐射剂量为亚临床剂量(无症状性过量辐射,有可能造成少量生物细胞损伤,人体可修复或代偿,不至于产生临床症状);超过 500mSv 辐射照射,则可能造成 5% 受照人员出现辐射损伤症状;超过 1000mSv 辐射照射,才可能造成 25% 受照人员出现辐射损伤症状。纵观上述各种核医学检查的患者辐射剂量,均远远低于上述安全剂量,因此核医学检查是非常安全的医学检查。根据国际原子能机构相关说明:完成普通核医学 SPECT/CT 检查(包括骨显像、肾脏 GFR 测定、甲状腺显像、肺通气灌注显像、心肌显像)等,患者体内仅有微量的放射性,不会对周围的人或者医务人员造成任何伤害,因此无需特别关注和防护。

^{18}F-FDG PET/CT 检查时,患者的辐射剂量来源于 ^{18}F-FDG 和 CT。一次注射 10mCi ^{18}F-FDG 造成的当量剂量大约是 7mSv,而 CT 的辐射剂量最高可达 25mSv,一次 ^{18}F-FDG PET/CT 检查的辐射剂量大约在 8~30mSv 之间。具体取决于显像的方法、显像的身体部位数等。有较多的文献报道,一次从颅底到大腿的 ^{18}F-FDG PET/CT 检查平均辐射剂量是 14mSv 左右,远低于安全剂量。另外,PET/CT 检查从注射显像药物到完成显像一般需要经过 100 分钟左右,此时患者体内的放射性由于物理衰变和生物代谢已所剩无几,对周围人员所产生的辐射已经非常低。即使是特殊患者,在检查过程中需要全程陪护,陪护者所接受的最大剂量约为 0.16mSv,对人体健康几乎不会产生影响。因此,完成 PET/CT 检查后,也无需限制患者的活动。患者可以自由进行其日常活动,不会对周围的人造成任何损害。

核医学工作者因为医疗工作的需要,日常工作中无可避免的需要接触放射性核素和注射过放射性核素的患者。国际原子能机构对于核医学工作人员是这样规定的:对于大多数核医学诊断检查项目而言,即使是怀孕的工作人员也没有必要采取任何的额外防护措施,只要与患者直接接触的时间尽可能缩短就可以。因为来自于已经注射放射性药物患者的辐射剂量非常低,因此没有必要基于辐射安全的理由而脱离常规工作环境。

第四节　不同影像技术的辐射剂量比较

常规应用电离辐射的医学影像技术主要包括 X 线摄片检查、CT 和 DSA。一般而言,医用射线都比较安全,除治疗用射线需谨慎外,诊断用射线都是安全的、可以接受的。就检查来说,X 光拍片剂量最低,然后是 CT 和造影。

X 射线摄片是临床诊断最常用的筛查影像技术之一。拍摄一张 X 光胸片的曝光率约为 160mSv/小时,即约为 0.045mSv/秒,可见胸片辐射剂量并不大。以胸部肋骨骨折为例,拍摄一张胸片大约需要 0.5 秒,因此接受一次胸部 X 射线检查,患者要承受约为 0.023mSv 的辐射量。按照 6 次 X 射线检查,一个肋骨骨折的患者前后总共要承受 0.138mSv 的辐射剂量。根据国际放射防护委员会制定的标准,辐射总危险度为 0.0165/Sv,也就是说,身体每接受 1Sv(1Sv=1000mSv)的辐射剂量,会增加 0.0165 的致癌几率。以此推算,一个肋骨骨折患者做一次胸片检查的致癌危险为千万分之三点八。对其他医学检查来说,一般四肢做一次 X 光检查要接受的辐射量为 0.01mSv,腹部为 0.54mSv,骨盆为 0.66mSv,腰椎为 1.4mSv,上消化道为 2.55mSv。以此推算,因 X 光检查导致健康人群患癌的风险在千万分之一到十万分之一之间。

X-CT 扫描已经常规应用于临床疾病的诊断。根据多篇文献报道,一次头颅 CT 扫描的辐射剂量约为 2mSv,胸部 CT 约为 8mSv,腹部 CT 10mSv,骨盆 CT 10mSv。根据有关剂量限值允许辐射相关工作人员五年内每年接受的平均辐射量上限为 20mSv,也就是说,人体一年内接受的总辐射量控制在这个数值以内,应该是安全的。

DSA 是 X 线数字减影血管造影术,它是在 DSA 机监视下的介入诊疗操作,通常是既有透视,又有多辐 X 线照片,如果医生技术水平及设备性能较差,均可能使其成为在所有涉及 X 线的检查中辐射最大的,累积辐射时间往往超过 100 秒,大约 5% 的患者其有效剂量可以超过 100mSv,个别患者的皮肤吸收剂量甚至超过 3Gy,部分心血管介入患者可因累积剂量导致严重的皮肤损伤。因此,DSA 造成的高辐射剂量值得重视。但这并不意味着 DSA 诊疗就一定会产生辐射伤害,也不意味着要避免 DSA 介入诊疗操作,国内外因此而造成辐射伤害的报道却极为罕见。因此,如果疾病对身体的损害超过了 DSA 的损害,也大可不必因噎废食而拒绝接受 DSA 介入诊疗。

本章小结

常用的辐射剂量单位有照射量、照射量率、吸收剂量、剂量当量和当量剂量。我们生活中接触到的辐射来源有天然本底辐射源和人工辐射源,这些辐射会产生组织反应(确定性效应)和随机性效应,而辐射防护的目的就是防止有害的确定性效应的发生,降低随机性效应的发生概率。时间防护、距离防护和屏蔽防护是针对外照射的防护措施,而内照射的防护原则则是围封包容、隔离放射性物质防止扩散,除污保洁防止污染,讲究个人防护。核医学检查对患者、陪护者和相关从业人员都是安全的,其他影像技术也会产生辐射剂量,但总体来说也是安全的。随着仪器装备和技术的不断发展,医疗照射的辐射剂量正逐年降低。

(唐　军)

［1］安锐，黄钢．核医学．3 版．北京：人民卫生出版社，2015．

［2］黄钢，李亚明．核医学．北京：人民卫生出版社，2016．

［3］申宝忠．分子影像学．2 版．北京：人民卫生出版社，2010．

［4］Ralph W，Brian DR，Alnawaz R，et al．分子影像学：原理与实践．申宝忠，译．北京：人民卫生出版社，2013．

［5］李少林．核医学．8 版．北京：人民卫生出版社，2013．

［6］黄钢．核医学与分子影像．上海：上海交通大学出版社，2016．

［7］中华医学会内分泌学分会，中华医学会外科学分会内分泌学组，中国抗癌协会头颈肿瘤专业委员会，等．甲状腺结节和分化型甲状腺癌诊治指南．中华核医学与分子影像杂志．2013，33（02）：96-115．

［8］李艳，李山．临床实验室管理学．3 版．北京：人民卫生出版社，2013．

［9］王凤英．电离辐射防护与安全基础知识．南京：江苏人民出版社，2007．

［10］季成富．电离辐射防护与安全管理．南京：江苏人民出版社，2007．

［11］黄钢．中华临床医学影像学 PET 与分子影像分册．北京：北京大学医学出版社，2015．

［12］世界卫生组织，国际阿尔茨海默病协会．痴呆：一个公共卫生重点．日内瓦：世界卫生组织，2012．

［13］中国抗癌协会乳腺癌专业委员会．中国抗癌协会乳腺癌诊治指南与规范．中国癌症杂志，2015，26（9）：692-754．

［14］中华医学会核医学分会．131I 治疗分化型甲状腺癌指南（2014 版）．中华核医学与分子影像杂志．2014，34（04）：264-278．

［15］Özü Iker T，Özü Iker F．Atlas of PET-CT Imaging in Oncology．Germany：Springer Cham Heidelberg New York Dordrecht London © Springer International Publishing Switzerland，2015．

［16］Chiaravalloti A，Koch G，Toniolo，et al．Comparison between Early-Onset and Late-Onset Alzheimer's Disease Patients with Amnestic Presentation：CSF and 18 F-FDG PET Study．Dement Geriatr Cogn Disord Extra，2016，6：108-119．

［17］Cerci J，Fanti S，Delbeke D．Oncological PET/CT with Histological Confirmation．New York：Springer，2016．

［18］Haugen BR，Alexander EK，Bible KC，et al．2015 American Thyroid Association Management Guidelines for Adult Patients with Thyroid Nodules and Differentiated Thyroid Cancer：The American Thyroid Association Guidelines Task Force on Thyroid Nodules and Differentiated Thyroid Cancer．Thyroid，2016，26（1）：1-133．

［19］Morrow M，Harris JR，Schnitt SJ，et al．Surgical Margins in Lumpectomy for Breast Cancer — Bigger Is Not Better．N Engl J Med，2012，367：79-82．

［20］Ahmed M，Purushotham AD，Douek M，et al．Novel techniques for sentinel lymph node biopsy in breast cancer：a systematic review．The Lancet Oncology，2014，8（15）：e351-e362．

［21］Boellaard R，Delgado-Bolton R，Oyen WJ，et al．FDG PET/CT：EANM procedure guidelines for tumour imaging：version 2.0．Eur J Nucl Med Mol Imaging，2015，42（2）：328-54．

［22］Dekemp RA，Renaud JM，Klein R，et al．Radionuclide Tracers for Myocardial Perfusion Imaging and Blood Flow Quantification．Cardiol Clin，2016，34（1）：37-46．

［23］Verberne HJ，Acampa W，Anagnostopoulos C，et al．EANM procedural guidelines for radionuclide myocardial perfusion imaging with SPECT and SPECT/CT：2015 revision．Eur J Nucl Med Mol Imaging，2015，42（12）：1929-1940．

［24］Dorbala S，Di Carli MF，Delbeke D，et al. SNMMI/ASNC/SCCT guideline for cardiac SPECT/CT and PET/CT 1.0. J Nucl Med，2013，54（8）:1485-1507.

［25］Jeffrey E，Gershenwald M. D，Merrick I，et al. Sentinel-Lymph-Node Biopsy for Cutaneous Melanoma. N Engl J Med，2011，364（18）: 1738-1745.

［26］Alexander S，Doukky R. Effective risk stratification of patients on the basis of myocardial perfusion SPECT is dependent on appropriate patient selection. Curr Cardiol Rep，2015，17（1）:1-7.

［27］Arrighi JA，Dilsizian V. Multimodality imaging for assessment of myocardial viability: nuclear，echocardiography，MR，and CT. Curr Cardiol Rep，2012，14（2）: 234-243.

［28］Ibrahim N，Kusmirek J，Struck AF，et al. The sensitivity and specificity of F-DOPA PET in a movement disorder clinic. Am J Nucl Med Mol Imaging，2016，6（1）:102-109.

［29］World Health Organization. Neurological disorders: public health challenges. Geneva: World Health Organization，2006.

［30］Kwee TC，Basu S，Cheng G，et al. FDG PET/CT in carcinoma of unknown primary. Eur J Nucl Med Mol Imaging，2010，37: 635-644.

Z